高等学校教学用书

分子药理学

叶 勇 ◎ 主编

化学工业出版社

·北京·

分子药理学是在分子水平上研究药物作用机理的一门学科，是医药专业研究生的核心课程。其内容涵盖受体、离子通道、信号转导、酶、核酸、神经递质、激素、自体活性物质和相关药物研究进展，以及其前沿技术研究方法。本教材突出药物及机体作用分子的结构、生物学特性和作用机理，体现了系统性、创新性和实用性。本书可作为理工科院校药学、制药工程、生物制药等专业学生教材和供相关专业研究人员参考。

图书在版编目（CIP）数据

分子药理学/叶勇主编．—北京：化学工业出版社，2014.6（2022.9重印）

高等学校教学用书
ISBN 978-7-122-20470-7

Ⅰ．①分…　Ⅱ．①叶…　Ⅲ．①分子-药理学
Ⅳ．①R966

中国版本图书馆 CIP 数据核字（2014）第 079522 号

责任编辑：何　丽　　　　　　　　文字编辑：焦欣渝
责任校对：边　涛　　　　　　　　装帧设计：关　飞

出版发行：化学工业出版社（北京市东城区青年湖南街 13 号　邮政编码 100011）
印　　装：天津盛通数码科技有限公司
787mm×1092mm　1/16　印张 17¼　字数 447 千字　　2022 年 9 月北京第 1 版第 5 次印刷

购书咨询：010-64518888　　　　　　售后服务：010-64518899
网　　址：http://www.cip.com.cn
凡购买本书，如有缺损质量问题，本社销售中心负责调换。

定　　价：49.00 元

前　言

　　分子药理学是一门在分子水平上研究药物作用机理的课程，是医药专业研究生的核心课程。本课程教材对丰富药学专业知识、培养学生的创新和应用能力十分重要。

　　现有的分子药理学教材少，且有一个共同的特点，是针对医学背景专业研究生的教材，内容偏重于医学，而对非医学背景的学生不太适合。随着高校综合性发展，药学已与多学科交叉，编写一本适合非医药类专业高校学生的分子药理学教材，对于丰富知识领域、提高药学方面的创新水平十分必要。

　　本教材针对化学、制药工程、生物工程等理工科专业对药物研究开发的需要，从八方面阐述药物的分子药理基础，包括受体、离子通道、信号转导、酶、核酸、神经递质、激素、自体活性物质，并介绍其前沿技术研究方法。全书共分为 18 章，系统地介绍各种分子的基础知识和相关应用。第 1 章绪论，介绍学科内容、发展和应用；第 2 至 17 章，分别介绍各种分子和对应的药物系统；第 18 章介绍研究方法。从与药物紧密相关的分子的种类、结构、生物学特性的角度阐述药物作用机制，按分子分类讲述，更好地将分子基础与药物相结合，便于理工科专业学生学习和把握；并侧重于实用，通过学习可将分子药理学知识和技术与学生专业结合，在各自领域内拓展其应用。

　　本书由华南理工大学叶勇主编，其他编写人员有方菲、李月、邢海婷、陈雪兰和郭亚。本书适合作为药学、制药、生物制药等理工科专业的研究生教材，也可以作为创新班本科生的教材，或作为相关专业研究人员的参考书。

　　由于编者水平所限，时间仓促，书中难免存在不足之处，诚挚希望专家和广大读者批评指正。

编　者
2014 年 3 月于广州

目 录

第 11 章　核酸类药物 / 152

第 12 章　神经递质 / 166

第 13 章　神经递质药物 / 177

第1章 绪 论

1.1 分子药理学概念

分子药理学属于一门新兴学科，指其学科层次、水平上的科学性和先进性达到"分子水平"，且又属于"药理学"范畴，分子生物学等相关学科的基础知识贯穿其中所形成的一门交叉学科。其与传统药理学的最大区别就在于：它是从分子水平阐释药物作用及其机制。

首先介绍几个基本概念：

药品（drug） 是指用于预防、治疗、诊断人的疾病，有目的地调节人的生理机能并规定有适应证和用法、用量的物质。世界各国对药品的定义各不相同。在我国，药品专指人用药品。兽药是指用于预防、治疗、诊断动物疾病或者有目的地调节动物生理机能的物质（含药物饲料添加剂）。在我国，鱼药、蜂药、蚕药也列入兽药管理。药品主要包括：血液制品、疫苗、诊断制品、微生物制品、中药材、中成药、化学药品、抗生素、生化药品、放射性药品及外用杀虫剂、消毒剂等。

我国药品分类：

（1）**化学药** 是以化学原料为基础，通过合成、分离提取或化学修饰等方法得到，包括天然来源的有效单体成分（如阿托品等）、人工半合成品（如新青霉素等）、人工合成品（如磺胺药等）及生物技术产品（如胰岛素等）。

（2）**中药** 根据来源不同分为植物（中草药，如大蒜等）、动物（如蜈蚣等）和矿物质（如朱砂等）药物。在中医理论指导下，用于疾病预防、治疗和康复的天然药物及其制品。

（3）**生物药** 是用微生物及其代谢产物、寄生虫和动物毒素、人或动物的血液或组织等直接制成，或利用现代生物技术制成。

在使用药品时，必须赋予其一定的剂型，如片剂、粉剂、散剂、针剂等，以保证疗效和合理用药。

毒物（poisons） 是指损害人类健康的化学物质，较小剂量对机体产生剧烈的毒性作用。药物与毒物仅有剂量的差异，在化学本质上无法截然分开。

新药 是指化学结构、药品组分或药理作用不同于现有药品的药物，包括化学药、中药和生物药品。我国《药品注册管理办法》规定：新药指我国境内未上市销售的药品，已上市的药品改变剂型、改变给药途径亦按新药管理。新药来源包括天然产物、半合成及全合成化学物质、改变剂型和靶向给药系统、生物技术药物和基因工程药物等。

新药研究 其过程大致可分为临床前研究、临床研究和上市后药物监测三个阶段。临床前研究由药学和药理学两部分内容组成，前者包括药物制备工艺路线、理化性质及质量控制标准等；后者包括以实验动物为研究对象的药效学、药代动力学及毒理学研究。临床前的药理研究是要弄清新药的作用范围及可能发生的毒性反应，再经药品监督管理部门的初步审批后才能进行临床试验，目的在于保证用药安全。临床前药理研究是整个新药评价系统工程中不可逾越的阶段，其所获结论对新药从实验研究过渡到临床应用具有重要价值。

新药临床研究　是确定一个药物在人机体上应用是否安全有效的关键一环。一般按其目的分为四期：

Ⅰ期（phaseⅠ）：对20～30例健康成人志愿者进行初步的人体用药安全性评价。观察人对新药的耐受程度和药物代谢动力学，为制定给药方案提供依据。

Ⅱ期（phaseⅡ）：随机双盲法对照试验。对有效性及安全性作出初步评价，推荐临床给药剂量。观察病例不少于100例。

Ⅲ期（phaseⅢ）：扩大的多中心随机对照临床试验。观察病例不少于300例。进一步评价药物有效性和安全性。

Ⅳ期（phaseⅣ）：也称上市后监测或售后调研。在广泛使用条件下考察药物疗效和不良反应，注意罕见不良反应。由此制定适应证、禁忌证、剂量疗程及说明可能发生的不良反应后，再经药政部门的审批，才能生产上市。

药物的研究离不开药理学。**药理学**是研究药物与机体相互作用及作用规律的科学。其研究内容主要包括：

① 药物效应动力学（pharmacodynamics，简称药效学）：研究药物对机体的作用，包括药物的作用、作用机制、临床应用、不良反应等，即机体在使用药物后产生的生理、病理反应。

② 药物代谢动力学（pharmacokinetics，简称药动学）：研究机体对药物的作用，即药物在机体的影响下所发生的变化及其规律。包括药物在体内的吸收、分布、代谢、排泄等动态过程，以及血药浓度随时间而变化的规律，并用数学原理和方法阐述药物在机体的量变规律。

药效学和药动学在体内是同时进行并相互联系的（见图1-1）。药理学研究这两方面的问题，其目的在于：阐明药物的作用机制、药物与机体相互作用的基本规律和原理，为指导临床合理用药提供理论基础；为开发高效、安全的新药提供线索；为探索生命的本质提供重要的科学资料。

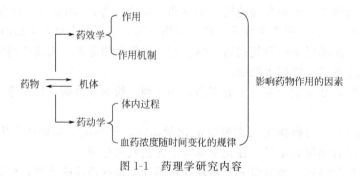

图1-1　药理学研究内容

药理学是基础医学与临床医学之间的桥梁科学，也是药学与医学之间的桥梁科学，既与生理学、生物化学、微生物学、病理学、免疫学等医学基础理论有广泛的联系，还与内科学、外科学等临床医学密切相关。同时，其也与主要研究药物本身的生药学、药物化学、药剂学、制药学等紧密相关。

生命科学的发展由宏观到微观，药理学的发展也由整体水平、器官水平、组织水平深入到细胞水平和分子水平。近代药理学的进展，主要表现在受体理论、离子通道、自体活性物质、信息传递、细胞因子等分子水平上的研究突破。

分子药理学是药理学的一门分支学科，是分子生物学与药理学相结合而产生的一门新兴的前沿学科，是在经典药理学基础上发展起来的，旨在从分子水平上研究药物与机体（包括各种生命体）相互作用及作用规律的一门新兴学科。分子药理学的发展以基础医学中的生理学、治疗学、分子病理学、病理生理学、微生物学、分子免疫学、分子生物学为基础，其研究越来越依赖于基础学科的前沿知识，如基因工程、生物信息学、组合化学知识等；也越来越依赖于各种先进的技术和手段，诸如质谱技术、激光共聚焦技术、流式细胞技术、分子克隆技术等。分子药理学实验方法已与行为学实验方法、形态学实验方法、生物化学和分子生物学方法、分子免疫学方法及化学分析等方法密不可分。

分子药理学是以分子为基本功能单位，利用分子生物学的理论和技术，从分子水平和基因表达的角度去研究、分析和阐释药物与机体间相互作用的原理，包括药物影响机体功能及机体处理药物这两方面的机制和规律。其主要目的是在分子水平上阐明并解释药物化学结构与机体生物活性之间的关系，也就是在分子相互作用的基础上以分子结构及物理化学性质来说明具有生物活性的化合物的药理作用及其机制，在分子水平上研究药物与机体间的相互作用规律。因此，分子药理学除强调系统的药理学基础知识外，更突出了近年来新的研究进展，如某些疾病的发生及药物作用的分子机制，药物作用相关的基因表达与调控，药物与酶、受体等蛋白质的相互作用及生物大分子的改变与调节，药物作用新靶点的发现与建立等。

近年来，随着其他相关学科特别是分子生物学、细胞生物学、生物工程的迅猛发展，以及新技术在药理学中的应用，如组织和细胞培养、微电极测量、同位素技术、电子显微镜、电子计算机技术、各种色谱技术和生物工程超微量分离分析技术等的应用，药理学研究有了很大发展。对药理学的研究也从器官和细胞水平深入到分子和量子水平。在药理学的深度和广度方面，出现了许多药理学的分支学科，如神经药理学、免疫药理学、遗传药理学、分子药理学、量子药理学、时辰药理学、临床药理学等。

分子药理学的学科任务主要是：①从分子水平阐明药物的作用及其作用机制，为临床合理用药、发挥药物最佳疗效、预防不良反应提供理论依据；②为研究开发新药、发现药物新用途提供理论和技术支持；③为其他生命科学研究探索提供重要的科学依据和研究方法。

1.2 分子药理学的研究内容

分子药理学的研究对象包括受体（receptor）、细胞内信号转导（intracellular signal transduction）、离子通道（ion channel）、离子交换体（ion exchanger）、鸟苷酸结合蛋白（guanine nucleotide-binding protein，G蛋白）、酶（enzyme）、核酸（nucleic acid）和生物活性物质（active substance in vivo）等。

1.2.1 受体

受体是存在于细胞膜或细胞内的一些生物活性物质（包括神经递质、激素、自体活性物质、药物等）具有识别能力并可选择性与之结合，通过一系列中介机制引起特异性效应的生物大分子物质，具有高亲和性、特异性、饱和性、可逆性、区域分布性、亚细胞或分子等特性。根据受体在靶细胞上存在的位置或分布分类，可将受体分为胞内受体和膜受体，见图

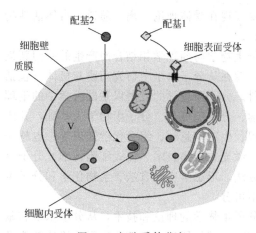

配基2
细胞壁
质膜
配基1
细胞表面受体
N
V
C
细胞内受体

图 1-2　细胞受体分布

1-2。胞内受体最常见的为核受体，是配体依赖性转录因子超家族，与机体生长发育、细胞分化等过程中的基因表达调控密切相关。目前核受体超家族已有 150 多个成员，包括糖皮质激素受体、甲状腺素受体等，新的核受体也被不断发现。膜受体镶嵌在膜上，大多有胞外区、跨膜区及胞内区三部分，根据受体结构组成又可分为 G 蛋白偶联受体、离子通道型受体和受体酪氨酸激酶三个亚类。常见与药物作用的受体有：乙酰胆碱受体（M 型），肾上腺素能受体（α_1、α_2、β_1、β_2 型），血管紧张素受体，降钙素受体，多巴胺受体（D_2 型），促性腺激素释放因子受体，组胺受体（H_1、H_2 型），5-羟色胺受体（5-HT$_3$、5-HT$_4$、5-HT$_1$B、5-HT$_{2A/2X}$型），白三烯受体，阿片受体（κ、μ 型），催产素受体，前列腺素、雌激素受体等。与受体有关的药物可分为激动剂（agonist）和拮抗剂（antagonist）。

药物分子与受体结合的一般表达式如下：

$$D + R \underset{k_2}{\overset{k_1}{\rightleftharpoons}} DR \longrightarrow \cdots \longrightarrow E$$

式中，D 代表药物；R 为受体；DR 为药物受体复合物；E 为效应；k 为反应速率常数。药物和受体的结合反应由它们之间的亲和力（affinity）所决定。由上式可见，药物与受体的相互作用首先是药物与受体结合，结合后产生的复合物仍可解离。

1.2.2　细胞内信号转导

细胞存在着识别各种信息分子并以不同方式在细胞内传递信息的完整体系，即细胞内信息传递系统。细胞膜是信息传递的主要屏障，大多数细胞外信息分子一般不进入细胞，而是通过与靶细胞膜上特异性受体结合，引起细胞膜分子的一系列变化，产生细胞内信息分子（第二信使），并迅速传递扩布，这些信息分子将细胞外刺激的信息传递到细胞内的调节靶点，最终影响细胞功能状态。其作用模型见图 1-3。

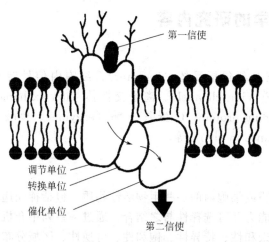

第一信使
调节单位
转换单位
催化单位
第二信使

图 1-3　信号转导模型

第二信使至少有两个基本特性：①第一信使同其膜受体结合后最早在细胞膜内侧或胞浆中出现仅在细胞内部起作用的信号分子；②能启动或调节细胞内稍晚出现的反应信号应答。现在已明确的第二信使物质有环腺苷酸（cAMP）、环鸟苷酸（cGMP）、肌醇三磷酸（IP$_3$）和二酰甘油（DAG）、Ca^{2+}、花生四烯酸（arachidonic acid）及其代谢产物等。cAMP 和 cGMP 是经典的第二信使；IP$_3$ 和 DAG 都可动员 Ca^{2+}，调节细胞的各种功能；Ca^{2+} 则通过钙调蛋白（calmodulin，CM）"键盘"而发挥其本身的第二信使作用。第二信使的研究是分子药理学研究中极为活跃的一个领域。

1.2.3 离子通道

在细胞膜结构中一些特殊蛋白质分子的帮助下，钠、钾、钙、氯等带电离子可以顺着它们各自的浓度差，由膜的高浓度一侧快速移向另一侧。这些专门用来帮助带电离子进出细胞的通道，称之为离子通道，其模型见图1-4。离子通道存在于所有的细胞中，参与包括心脏起搏在内的许多重要生命过程，而且是药物发挥作用的主要靶分子之一。离子通道是蛋白质单体或多聚复合体构成的一种亲水性孔道，有选择性，不同的离子各自具有高度专一的通道，其基本结构是多亚基构成的复合体。钙通道蛋白由4个亚基组成，其中每个亚基又由4个跨膜片段构成。离子通道的蛋白四聚体结构镶嵌在细胞膜上，形成联系细胞膜内外的孔道，并对不同的离子进行选择性通透。其中构成孔道的是 α 亚基，它在膜上形成4个跨膜区，每区有6个 α 螺旋形式的跨膜肽段 S1～S6，其间由肽链连接。S5～S6的肽链贯穿于膜内构成亲水性选择性离子通道，称孔道区（pore region），简称 P 区，是药物影响功能的重要部位。S4含有一些带正电荷的氨基酸残基，可随膜电位变化而在膜内移动。不同的通道结构会稍有不同。临床上常用的一些抗心律失常药、利尿药、麻醉药、降糖药等都是通过作用于离子通道而发挥治疗效应的。离子通道的功能异常也会导致疾病发生，如心血管病、神经退行性疾病、肿瘤等。

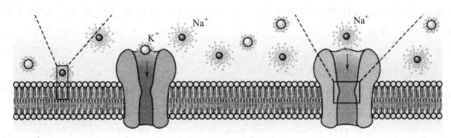

图1-4　离子通道模型

1.2.4 离子交换体

离子交换体是一类位于细胞膜上的蛋白质，它帮助某离子顺（或逆）电化学梯度转运的同时，也带动另一离子作相反的跨膜转运，如 K$^+$-Na$^+$ 离子交换体、Na$^+$-Ca^{2+} 离子交换体和 Cl$^-$-HCO$_3^-$ 离子交换体等，见图1-5。与离子交换体有关的药物有强心苷类药、利尿药、三环类抗抑郁药、钙调节激素类拮抗药、牛磺酸和氨力农等。

1.2.5 酶

酶是活细胞产生的一类具有生物催化作用的有机物，大部分是催化底物发生化学反应的蛋白质，体内几乎所有的化学反应都是在酶的作用下完成。酶有高度的底物特异性，许多药

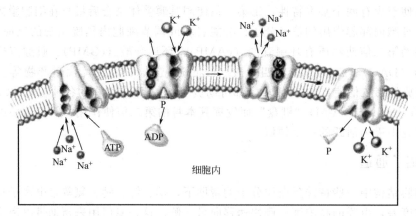

图 1-5 离子交换体

物分子直接影响了酶的活性，从而达到治疗疾病的目的，如血管紧张素转化酶抑制剂（ACEI）、磷酸二酯酶抑制剂、抗乙酰胆碱酯酶药、非甾体抗炎药等。体内各种化学修饰中最普遍的一组酶为蛋白激酶和蛋白磷酸酶。药物代谢酶所催化的氧化反应是机体处理药物最主要的方式，由三种功能成分所组成，包括细胞色素 P450、传递电子的 P450 还原酶及磷脂酰胆碱，其中细胞色素 P450 是终末氧化酶，起最关键的作用。

1.2.6　核酸

核酸包括 DNA 和 RNA，利用分子生物学技术研究药物对 DNA、RNA 的影响已扩展至许多方面，如受体研究、药物代谢酶研究、癌症治疗的研究、糖尿病治疗的研究、抗生素和抗病毒药的研究等。受体研究最成功的例子就是对 M 受体已克隆成功，并与激动剂发生相互作用。药物代谢酶的研究多集中在 CYP，CYP 都来源于一个基因超家族，人类 CYP 遗传多态性图谱将成为临床用药的研究方向，可用于预测和治疗遗传缺陷病。抗肿瘤药物的研究已从传统的细胞毒类药物（cyto oxic drug）向多环节作用的新型抗肿瘤药物发展，作用机制主要体现在干扰核酸生物合成、直接影响 DNA 结构与功能、干扰转录过程和阻止 RNA 合成、阻滞肿瘤基因及其表达等。

核酸在实践应用方面有极重要的作用，现已发现近 2000 种遗传性疾病都和 DNA 结构有关。如人类镰刀形红细胞贫血症是由于患者的血红蛋白分子中一个氨基酸的遗传密码发生了改变；白化病患者则是 DNA 分子上缺乏产生促黑色素生成的酪氨酸酶的基因所致。肿瘤的发生、病毒的感染、射线对机体的作用等都与核酸有关。20 世纪 70 年代以来兴起的遗传工程，使人们可用人工方法改组 DNA，从而有可能创造出新型的生物品种。如应用遗传工程方法已能使大肠杆菌产生胰岛素、干扰素等珍贵的生化药物。

1.2.7　生物活性物质

生物活性物质或称内源性活性物质，是指多种具有生物活性的化合物，当与机体作用后能引起各种生物效应，包括神经递质（neurotransmitters）、激素（hormones）和自体活性物质（autacoids）。它们种类繁多，有糖类、脂类、蛋白质多肽类、甾醇类、生物碱、苷类、挥发油等。生物活性物质本身常可作为药物，如肾上腺素、去甲肾上腺素、糖皮质激素、胰岛素和干扰素等；还有许多药物是模拟生物活性物质的结构而加以改造合成的，如拟交感胺类药和拟胆碱药。

神经递质是由神经组织释放的传递信息物质，如多巴胺、兴奋性氨基酸等。诱导神经肽并非递质但在突触处起调节作用的物质，称为调质。这些递质或调质及受体功能失调与内分泌失调、精神病、脑卒中和多发性脑梗死等疾病的发生有关。

激素在体内是由内分泌腺或散在内分泌细胞所分泌的高性能生物活性物质释放进入血液，运送到远处，选择性地作用于某些器官、组织和细胞，起着"信使"的作用。激素作用的特异性与靶细胞上存在能与该激素发生特异性结合的受体有关，激素与受体互相识别并发生特异性结合，在细胞内发生一系列酶促级联反应，逐级放大，产生特定的生物效应。

自体活性物质又称局部激素 (local hormone)，在动物体内普遍存在，具有广泛生物学活性，包括组胺、5-羟色胺、缓激肽 (bradykinin, BK)、前列腺素 (prostaglandin, PG)、白三烯 (leukotriene, LT)、细胞因子、血小板活性因子、血管活性肽类、一氧化氮 (NO)、腺苷、P物质、血管紧张素 (angiotensin, Ang) 和氧自由基等。多数是机体受到伤害性刺激后产生，以旁分泌方式到达邻近部位发挥作用。它们在局部合成后，不进入血液循环，主要在合成部位附近发挥作用，且半衰期短。正常情况下自体活性物质以其前体或储存状态存在，但当受到某种因素影响而激活或释放时，释放的量虽然很微，但能产生非常广泛、强烈的生物效应。各种伤害性刺激使损伤的组织释放一些自体活性物质，从而引起疼痛、过敏或炎症反应，因此，这些自体活性物质也称为致痛因子、过敏介质或炎症介质。解热镇痛消炎药的共同机制为抑制花生四烯酸代谢过程中的环氧合酶，使 PG 合成减少，发挥解热镇痛、抗炎作用。干扰素 (interferon, IFN)、白细胞介素 (interleukin, IL, 简称白介素) 是免疫系统产生的细胞因子，作为药物使用具有抗病毒、抗肿瘤和免疫调节作用。它们与神经递质或激素的另一不同之处，是机体没有产生它们的特定器官或组织。

自体活性物质的激活和释放，是机体自我保护的一种本能，以抵御或适应异常变化的刺激或影响，从而出现相应的、特殊的生理变化和病理变化。这些变化对机体一般是有益的，但有时会比较强，使机体不能承受（如荨麻疹），甚至会危及生命（如青霉素过敏），因此就要使用药物进行调控。有的自体活性物质可被直接用作药物而治疗疾病，如前列腺素；有的自体活性物质的作用可用相关药物进行调节，如组胺等。

1.2.8 细胞内钙离子

Ca^{2+} 是人体内极为重要的金属离子，广泛存在于细胞和体液之中，在细胞活动的各种生理、生化反应，乃至整个生命活动过程和疾病的发生、发展中，扮演着重要角色。Ca^{2+} 不仅作为重要的第二信使，广泛参与细胞的分裂及分化、肌肉收缩、腺体分泌、神经递质释放等多种细胞功能活动，而且 $[Ca^{2+}]$ 的变化对维持膜两侧的跨膜 Ca^{2+} 梯度，介导细胞对外界刺激的应答反应，实现信息的跨膜传递也具有重要意义。细胞功能的正常维持有赖于 $[Ca^{2+}]$ 的稳态调节。细胞线粒体和内质网中的钙含量比细胞质中高出几百倍，是细胞内钙的主要储存库，简称钙库 (calcium pool)。在安静状态下，线粒体和肌质网膜上的 Ca^{2+}-ATP 酶主动把细胞质中过多的 Ca^{2+} 摄取到钙库，以减少细胞质 $[Ca^{2+}]$；当细胞活动时，钙库释放 Ca^{2+} 增加细胞质 $[Ca^{2+}]$，以适应细胞的功能状态。在机体衰老或多种疾病状态时，均可出现明显 $[Ca^{2+}]$ 升高，而直接激活一些蛋白水解酶，或作为第二信使影响细胞基因的表达，诱发细胞凋亡 (apoptosis) 或死亡。与"钙超载"有关的疾病包括心肌缺血性损伤、变异型心绞痛、高血压、动脉粥样硬化；"钙信号转导失调"引起的疾病有脑细胞缺血性损伤。钙通道阻滞剂是目前应用很广的一类重要药物。

1.3 分子药理学的应用

近年来，分子药理学的应用主要体现在体内信息系统的研究、基因治疗、构效关系、免疫治疗、药物代谢、生物制药和中药制药等几大方面。

1.3.1 体内信息系统的研究

机体接受外来信息后如何在体内进行传递及转导，同时又如何进行反馈调节、控制及储存等一系列过程，是分子药理学研究的主要内容之一。目前已知的主要环节为第一信使→细胞膜受体→G蛋白→第二信使→蛋白激酶→磷酸化→生物效应。药物对各个环节的作用可以改变信息传递和转导，调节和控制机体的各种功能。信息传递的过程如图1-6所示。

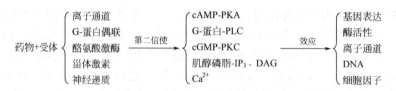

图1-6 体内信息传递过程

其中，第一信使多为药物、多肽类、神经递质等细胞外物质，直接与细胞膜表面受体结合，激活受体引起细胞生物学特性的改变；第二信使为第一信使作用于靶细胞后在胞浆内产生的信息分子，将信息增强、分化、整合并传递给效应器发挥特定的生理功能或药理效应；第三信使为使细胞核信息传递物质，如生长因子、转化因子等，参与基因调控、细胞增殖和分化及肿瘤形成等。

1.3.2 基因治疗

基因治疗是将正常功能的基因或其他基因通过基因转移方式导入患者体内，并使之表达功能正常或表达患者原来不存在或表达很低的外源基因，以获得防治疾病的效果。也就是将外源基因通过基因转移技术将其插入病人的适当的受体细胞中，使外源基因制造的产物能治疗某种疾病。从广义上说，基因治疗还可包括从DNA水平采取的治疗某些疾病的措施和新技术。

基因治疗按基因操作方式分为两类：

一类为基因修正和基因置换，即将缺陷基因的异常序列进行矫正，对缺陷基因精确地原位修复，不涉及基因组的其他任何改变。通过同源重组即基因打靶技术将外源正常的基因在特定的部位进行重组，从而使缺陷基因在原位特异性修复。

另一类为基因增强和基因失活，是不去除异常基因，而通过导入外源基因使其表达正常产物，从而补偿缺陷基因的功能；或特异封闭某些基因的翻译或转录，以抑制某些异常基因表达。

基因治疗与常规治疗方法的不同：一般意义上疾病的治疗针对的是因基因异常而导致的各种症状，而基因治疗针对的是疾病的根源——异常的基因本身。

基因治疗有两种形式：一是体细胞基因治疗，正在广泛使用；二是生殖细胞基因治疗，从理论上讲，直接对生殖细胞进行基因治疗是可行的并能彻底根除遗传病。但由于当前基因治疗技术还不成熟，以及涉及一系列伦理学问题，生殖细胞基因治疗仍属禁区。在现有的条件下，基因治疗仅限于体细胞，基因型的改变只限某一类体细胞，其影响也只限某个体的当代。

基因治疗也不同于基因工程药物治疗，前者是将基因重组于表达载体并直接导入患者体内，而后者是将重组基因（具有应用价值的基因即"目的基因"装配在具有表达所需元件的特定载体中）导入相应的宿主细胞，如细菌、酵母或哺乳动物细胞，在体外进行扩增并经分离、纯化后，获得其表达的蛋白产物（如干扰素等细胞因子、生长激素等激素、链激酶等外源性酶）。

许多疾病与基因遗传变异有关，将这些不正常的基因予以纠正就可以达到治愈疾病的目的。目前已在几个方面得以实现：如利用重组 DNA 技术在体外组装好一段正常的基因，采用导入技术将该片段导入宿主细胞内进行表达；导向治疗可以利用有一定特异性的载体，把药物选择性地运送到病变部位以提高治疗效果。

腺病毒载体是目前基因治疗最为常用的病毒载体之一。基因治疗目前主要是治疗那些对人类健康威胁严重的疾病，包括：遗传病（如血友病、囊性纤维病、家族性高胆固醇血症等）、恶性肿瘤、心血管疾病、单基因缺陷疾病、感染性疾病（如艾滋病、类风湿等）。从近年来的基因治疗研究和临床试验中发现，大多数临床试验疗效有限，而且安全性低。主要问题是：①目前有治疗价值的基因太少；②基因导入系统缺乏靶向性，同时效率较低；③目前针对遗传性疾病的基因治疗方案大多采用反转录病毒载体，其插入或整合到染色体的位置是随机的，有引起插入突变及细胞恶性转化的潜在危险；④导入基因现有的表达量还太低；⑤临床应用的简便性不强；⑥伦理学上的一些禁忌等。图 1-7 为腺病毒基因治疗的示意图。

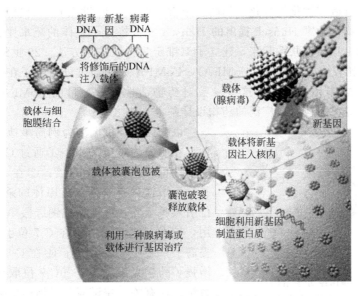

图 1-7　腺病毒基因治疗示意图

人类基因组的 DNA 序列工作框架图的完成，标志着功能基因组时代的到来，人类对自身基因的功能特别是与疾病相关的基因的了解将空前加快，这对基因治疗的研究无疑会产生巨大的推动作用。我们有理由相信，在不远的将来，必然会产生突破性的进展，并带来具有深远意义的医疗革命，也必将对制药产业产生巨大的影响。未来，基因治疗的主要目标是发展安全和高效的基因导入系统，它们能将外源遗传物质靶向性地导入到特异的细胞。研究和解决上述关键问题，基因治疗将会有重大突破，并为相关疾病的治疗开拓广阔的前景。

1.3.3 构效关系

构效关系（structure-activity relationship，SAR）指的是药物或其他生理活性物质的化学结构与其生理活性之间的关系，是药物化学的主要研究内容之一。狭义的构效关系研究的对象是药物，广义的构效关系研究的对象则是一切具有生理活性的化学物质，包括药物、农药、化学毒剂等。体内各种受体、离子通道、酶等均存在很多亚型，每个亚型又有亚组。每种构型的微小差别可产生不同的生物效应，这为药物的选择性提供了物质基础。

构效关系这一概念是随着药物化学这门学科的产生而出现的。1853 年，英国医生 Snow 首次应用氯仿为维多利亚女王实施无痛分娩手术后，开始了吸入性全身麻醉药研究，在研究过程中，确定了首先测定药物沸点和饱和蒸气压的实验原则，这是历史上人类首次考虑到药物分子的理化性质与生理活性的关系，是构效关系研究的雏形。1868 年，英国药理学家 Fraser 和化学家 Crum Brown 提出了化合物的生理活性依赖于其组分的理论，但这一理论没有能够指明何谓组分，也没有阐明组分与活性的具体关系，是对药物构效关系的一种模糊和朦胧的认识。19 世纪后半叶，人们陆续从作为药物使用的植物中提取了一系列化合物并成功解析了它们的结构，通过对这些天然来源的分子的归纳分析，药物化学家发现某些具有类似结构的药物具有相同的生理活性，从而提出了药效团的概念，药效团概念的提出标志着人类开始认识到分子结构与生理活性之间规律性的联系。在药效团理论的指引下，人们成功地研发了局麻药苯佐卡因、普鲁卡因，非甾体抗炎药安替比林，以及磺胺类抗菌药等药物。1951 年，药物化学家 Friedman 将等电子体的概念引入药物化学领域，提出了生物电子等排体的概念，这一概念将结构化学中电子排布和化学性质的理论引入了药物化学研究领域，成为指导进行结构改造、优化先导化合物的一个重要概念。20 世纪 60 年代构效关系研究进入定量时代，由药物化学家 Hansch 提出的 Hansch 分析将分子整体的疏水性、电性、立体参数与药物分子的生理活性联系起来，建立了二维定量构效关系方法。20 世纪 90 年代，Cramer 等人提出了比较分子场方法（CoMFA），CoMFA 方法通过分析分子在三维空间内的疏水场、静电场和立体场分布，将这些参数对药物活性回归。目前 CoMFA 方法和改进的 CoMSIA 方法已经成为应用最广泛的药物设计基本方法之一。

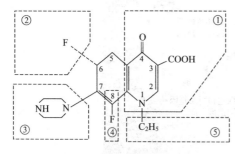

图 1-8 喹诺酮分子结构

①—C-3 羧基和 C-4 羰基为抗菌活性部位；

②—C-6 位氟可增强抗菌活性；

③—C-7 位哌嗪环可扩大抗菌谱；

④—C-8 位氟可增强光敏反应；

⑤—N-1 位乙基可增强抗衣原体、支原体活性

以喹诺酮类抗菌药为例简单地说明其结构和活性存在明显的对应关系：①通过 C-6 位引入 F，抗菌活性可提高 50～100 倍；②在 N-1 位引入环丙基，可增强对衣原体、支原体的杀灭作用，在 C-7 位引入哌嗪环，可增强抗铜绿假单胞菌和金葡菌作用，扩大了抗菌谱；③在 C-7 位引入甲基哌嗪环，提高了口服生物利用度；④在 C-8 位引入氟或氯，增强了药物光敏反应；⑤C-7 位取代基与中枢神经系统毒性有关。喹诺酮分子结构见图 1-8 所示。

药物分子与生物大分子之间的反应，无论后者是酶还是非酶蛋白质，或者核酸，都要求两者分子结构和构象能够契合，或者相互诱导契合。由此，近年来发展了量子药理学和药物分子的定量构效关系（quantitative structure-activity relationship，QSAR），借助于计算机可较精确地掌握规律，以便较准确地设计新药。有机小分子化合物的结构、理论参数与机体大分子如酶、辅酶、受体或细胞、整体动物之间相互作用的关系可用数学模型描述，从而指导化合物分子结

构改造，以优选出作用更强或毒性更低的化合物。

最早期的构效关系研究以直观的方式定性推测生理活性物质结构与活性的关系，进而推测靶酶活性位点的结构和设计新的活性物质结构，随着信息技术的发展，以计算机为辅助工具的定量构效关系成为构效关系研究的主要方向，定量构效关系也成为合理药物设计的重要方法之一。由于大分子化合物如酶的化学结构研究的进展以及电子计算机图像学的进步，可以更直观地了解酶抑制剂的作用。

1.3.4 免疫治疗

免疫治疗是指通过免疫调节剂来纠正免疫功能的失调，以达到治疗有关疾病的目的。抗原是诱发机体产生抗体的外来物质。抗体是由抗原刺激后由淋巴细胞分化增殖的浆细胞合成和分泌的、能与抗原特性性结合并具有多方面免疫功能的球蛋白，由两条轻链和两条重链经二硫键连接而成，呈"Y"形，两支角为结合区域称可变区 V，另一端为恒定区 C。根据 C 区不同可分五类：IgG、IgM、IgF、IgA、IgD。

免疫治疗常用的生物制品有：①人免疫蛋白，从人血中提取，可治疗风疹、低丙种球蛋白血症；②特异性免疫球蛋白，由疾病恢复期患者或超免疫动物的血清提取，如麻疹免疫球蛋白、腮腺炎免疫球蛋白等；③治疗用抗血清，从免疫动物采取，如狂犬病抗血清、破伤风抗毒素、肉毒抗毒素、气性坏疽抗毒素、白喉抗毒素等；④疫苗，有卡介苗、短小棒状杆菌疫苗等；⑤其他，如转移因子、致敏淋巴细胞、胸腺素、干扰素等。

免疫治疗分为免疫增强疗法和免疫抑制疗法。

免疫增强疗法的手段有：①重建缺陷的免疫系统或应用免疫应答产物，如用骨髓、胸腺等细胞移植，以重建免疫系统，注射丙种球蛋白、转移因子等，提高或恢复免疫功能；②加强抗原特异性刺激，注射抗原的同时辅以佐剂，如弗氏佐剂、矿物盐（磷酸铝、氢氧化铝、褐藻酸钙等）、双链核酸（多聚 IC、多聚 AU）、天然物质（内毒素、细菌、真菌等）以及皂素、左旋咪唑等。

免疫抑制疗法的手段有：①非特异性免疫抑制，包括胸腺切除、电离辐射、胸导管引流、服用抗代谢药、以抗淋巴细胞血清等使淋巴细胞灭活或清除；②特异性免疫抑制，在胚胎期或出生后不久注射抗原，在成年后注射被动抗体，或者同时使用抗原和免疫抑制剂，诱发耐受性；多次少量注射变应原，可使机体脱敏，缓解或去除致敏状态。单抗是指单个淋巴细胞针对某一抗原决定簇产生的单个抗体。将人体内癌细胞制成单克隆抗体，用于临床肿瘤的诊断和定位治疗，还可以与化疗、放疗及手术治疗相结合，或用于器官移植中免疫排斥反应的治疗及免疫缺陷病的治疗。对药物、农药、细菌内毒素、蛇毒等中毒的治疗，可采用单克隆抗体予以解毒。单克隆抗体的传统制备过程如图 1-9 所示。

抗体应用的领域主要在肿瘤、抗排斥反应、心血管疾病、类风湿性关节炎、银屑病、病毒性感染、乙型脑炎、艾滋病等，FDA 批准的已有 10 多个。核酸疫苗的构建过程为：抗原基因和载体→两种限制性内切酶作用形成黏性末端→定向连接→转化或转宿主细胞→克隆筛选和鉴定→体外哺乳动物细胞中表达（COS 细胞）。制备过程为：工程菌扩增（含表达质粒，深层液体培养）→收集裂解细胞核质粒的抽提（煮沸法、SDS 法、去污剂法）→质粒 DNA 纯化（离心去细胞碎片、酚除蛋白、氯仿去脂类、RNA 酶降解 RNA、用氯化铯-溴化乙锭梯度离心、聚乙二醇沉淀、柱色谱纯化）→质粒浓缩（乙醇沉淀）等。

抗体药物也存在一些缺陷，如异源性反应（人抗鼠抗体反应）、药物达到靶位量不足、作用不强等问题。目前主要的解决方案或途径有：①通过基因工程技术制备嵌合抗体或改性抗体；②使用抗体片段，制备分子量较小的偶联物，提高其对毛细血管内皮的通透性及细胞

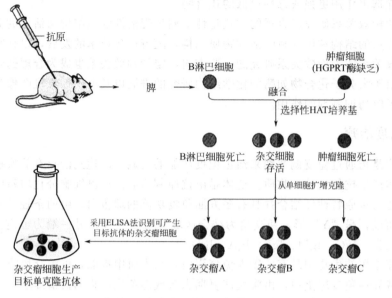

图 1-9　单克隆抗体的传统制备过程

间隙的穿透性；③利用高效弹头药物（化疗药、毒素、放射核素）制备单抗偶联物或融合蛋白，或采用双特异性抗体（活化免疫细胞）；④寻找肿瘤增殖和转移必需的靶分子（如基质金属蛋白酶 MMP、ErbB2），提高药物作用的选择性。

1.3.5　药物代谢

药物代谢是指在体内各种酶及体液环境作用下，在吸收、分布的同时，可能发生一系列化学反应，导致药物化学结构的改变，再通过人体的正常系统排出体外，这种变化称为药物代谢，又称生物转化。它反映了机体对外来药物的处理能力。这已成为药理学研究的一个重要组成部分。药物代谢多使有效药物转变为低效或无效的代谢物，或由无效结构经代谢活化转变成有效结构。在这过程中，也有可能将药物转变成毒副作用较高的产物，其过程见图1-10。因此，研究药物在体内代谢过程中发生的化学变化，能更好地阐明药理作用的特点、作用时间、结构的转变以及产生毒性的原因等。

药物的代谢通常分为两相：第Ⅰ相（phase Ⅰ）生物转化和第Ⅱ相（phase Ⅱ）生物转化。第Ⅰ相主要是官能团化反应，在酶的催化下对药物分子进行氧化、还原、水解和羟化等反应，在药物分子中引入或使药物分子暴露出极性基团，如羟基、羧基、巯基和氨基等。第Ⅱ相又称为结合反应，将第Ⅰ相中药物产生的极性基团与体内的内源性成分如葡萄糖醛酸、硫酸、甘氨酸或谷胱甘肽，经共价键结合，生成极性大、易溶于水和易排出体外的结合物。但是也有药物经第Ⅰ相反应后，无需进行第Ⅱ相的结合反应，即可排出体外；也有一些药物不经Ⅰ相反应，直接进行Ⅱ相反应而排出体外。

药物体内过程包括吸收、分布、代谢和排泄。药物的给药途径、理化性质、吸收环境等影响药物的吸收。影响药物分布的因素有血浆蛋白结合率、局部器官血流量、体内屏障、组织亲和力和体液 pH 等。药物经代谢可灭活、活化或产生毒性。肝药酶是重要而易受药物诱导或抑制的药物代谢酶。肾脏排泄是药物排泄的主要途径。药物代谢动力学的基本参数有生物利用度、表观分布容积、清除率、消除半衰期等。

药物代谢酶所处的肝微粒体，是机体处理药物最主要的场所。肝药酶（hepatic drug-

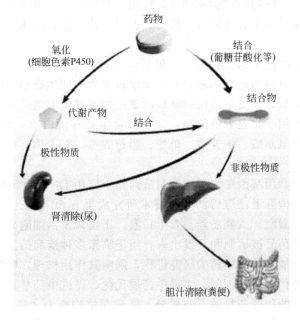

图 1-10　药物代谢的过程

metabolizing enzyme) 全称为肝微粒体混合功能氧化酶系，简称 P450 或 CYP。药物和毒物在体内的转化过程，是肝药酶对药物和毒物分子作用的结果。CYP 的分子生物学研究已深入到基因表达的调控，取得了非常显著的成果。

药物代谢的作用：①使药物失去活性，如磺胺类药物→乙酰化→代谢物（无活性）；②使药物降低活性，如氯丙嗪→去甲氯丙嗪（活性下降）；③使药物活性增强，如非那西丁→对乙酰氨基酚；④使药理作用激活，如左旋多巴→酶解脱羧→多巴胺；⑤产生毒性代谢物，如异烟肼→乙酰肼（肝损害）。

药物代谢过程的研究应用主要有：①以单克隆抗体用于药物检测和分析；②通过对CYP 的研究了解药物代谢的多态性；③通过对代谢物的研究来寻找新药。

研究药物代谢的实用意义在于：

（1）应用于毒物检定　药物在体内的灭活、活性降低、活化、形成毒性代谢物、激活等方式具有现实的临床意义，药物中毒时可检测其代谢物。

（2）应用于临床检查　如早期的肝功能测定方法，应用苯甲酸和氨基苯甲酸与甘氨酸结合，研究其由肝脏向胆汁的排泄能力来测定肝功能。

（3）新药的研发　代谢是发现新药的重要途径。

此外，吸收的药物在体内并不一定都经过代谢，不代谢的药物以原型排出体外，有些药物部分代谢，同时会影响药物的吸收和分布、药物作用的强弱、持续时间的长短以及药物治疗的有效性和安全性。掌握代谢规律，对于设计更合理的给药途径、给药方法、给药剂量、剂型、制剂处方及临床合理用药具有重要的指导意义。

1.3.6　生物制药和中药制药

生物药物（biopharmaceuticals）是指运用生物学、医学、生物化学等的研究成果，利用生物体、生物组织、体液或其代谢产物（初级代谢产物和次级代谢产物），综合应用化学、生物技术、分离纯化工程和药学等学科的原理与方法，加工制成的一类用于预防、治疗和诊断疾病的药物和制品。生物药物包括从动物、植物、海洋生物、微生物等生物原料制取的各种天然生物活性物质及其人工合成的天然物质类似物。抗生素、生化药品、生物制品等均属生物药物的范畴。

生物药物原料以天然的生物材料为主，包括微生物、人体、动物、植物、海洋生物等。随着生物技术的发展，有目的地人工制得的生物原料成为当前生物制药原料的主要来源。如用免疫法制得的动物原料、改变基因结构制得的微生物或其他细胞原料等。生物药物的特点是药理活性高、毒副作用小，营养价值高。生物药物主要有蛋白质、核酸、糖类、脂类等。这些物质的组成单元为氨基酸、核苷酸、单糖、脂肪酸等，对人体不仅无害，而且还是重要的营养物质。

生物技术制药是指利用基因工程用细菌制造药物。应用DNA重组技术生产基因工程药物已有多年历史，目前国际上已取得的生物技术研究成果有60%以上集中在医药工业，已经上市的产品有重组链激酶、人胰岛素、人生长素、干扰素及白细胞介素等。这种趋势仍将持续，会有更多的生物药品被研制和开发出来，用于临床多种疾病的治疗。

生物技术的应用可加快传统中药的研究进程，阐明其作用机理，明确有效物质群，提升中药的科学性，加快现代中药的创制，实现中药现代化，促进中药早日走向世界。同时生物技术的应用可改变现存的传统药材的有效成分，使现存植物变为"转基因药材"。比如已使脑啡肽、表皮生长因子、促红细胞生成素、人血清蛋白和干扰素等的外源基因在转基因植物中得到表达等。

随着现代生物技术的迅猛发展，运用功能基因组学、蛋白质组学、生物信息学等现代生化与分子生物学技术，结合基因工程、蛋白质工程、细胞工程等技术，使生物技术药物研发高潮迭起。1989年，我国第一个具有自主知识产权的基因工程药物获得上市批准。1991年，我国制定了第一个基因治疗临床试验方案。2003年，世界上第一个全身应用的肿瘤坏死因子药物在我国上市。2004年，世界上第一个基因治疗产品在我国上市。2006年，全球首个溶瘤病毒药物在我国上市。可见，生物技术药物已成为我国药品市场中的重要品种，用于癌症、人类免疫缺陷病毒性疾病、心血管疾病、糖尿病、贫血、自身免疫性疾病、基因缺陷病症和许多遗传疾病的治疗。

我国目前能够生产的生物制剂包括 α_{1b}-干扰素、α_{2a}-干扰素、α_{2b}-干扰素、γ-干扰素、白介素-2、粒细胞集落刺激生长因子（G-CSF）、粒细胞-巨噬细胞集落刺激生长因子（GM-CSF）、链激酶、促红细胞生成素（EPO）、碱性成纤维细胞生长因子（bFGF）、人生长激素（GH）、人胰岛素、乙肝疫苗、痢疾疫苗。图1-11是干扰素的基因工程制备流程。

生物制药的发展趋势主要有以下几个方面：①资源的综合利用与扩大开发，如脏器综合利用、血液综合利用、人尿综合利用等；②利用现代生物技术大力发展生物药物，如生理活性物质、干扰素、抗体、疫苗、抗生素、维生素、医疗诊断制品及其他药品；③从天然存在的生

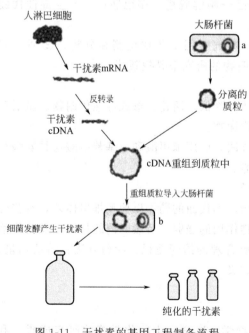

图 1-11　干扰素的基因工程制备流程
a—用于提取质粒的大肠杆菌；
b—含重组质粒用于生产干扰素的大肠杆菌

理活性物质中寻找新的生物药物；④利用化学合成和蛋白质工程技术创新的生物制药；⑤利用中西医结合技术创新的生物药。

在中药研究中，经过几十年的探索，形成了多种研究思想共存的现状，尽管还没有任何一种方法得到公认和获得全面的认可，但这些思想均取得一定成就，多种模式的研究现状虽然影响中药研究的整体发展，但对于中药的学术研究将产生积极地促进作用，有可能产生局部的突破性研究成果。

其不足之处：

（1）临床用药相关研究尚有不足。由于研究重点的转移和多种因素的影响，临床药理学研究虽有发展，但与我国的实际需求还不相适应，临床用药不科学、不合理的现象已经非常普遍，与临床药理学研究落后和药理学知识未能有效传播有密切关系。

（2）新药研究受到重视，发展方向急需探索。我国新药研究的模式基本上遵循国际新药研发的策略和途径，但近年的发展现状使国际药物研究机构均认识到，目前正面临着严重的困扰，传统成功的道路已经出现局限性并受到制约，新药研发正处在新的探索时期，引领国际新药研发方向的探索性研究已经成为药理学家面临的重要任务。

不过，经过数十年的药理学发展，在多学科的密切配合下，药理学家评价了大量的中药、天然产物和化合物，研发出了一批具有良好临床疗效的药物，包括现代中药、天然药物、生化药物和化学药物，有些药物受到了国际的重视和广泛应用。

1.4 分子药理学发展

现代药理学起源于欧洲。18 世纪末，生理学和化学为现代药理学发展奠定了基础。19 世纪初，实验药理学的创立，标志着近代药理学阶段的开始。1803 年，德国药剂师 Fredrick Surturner 从罂粟中分离出吗啡。纯化合物的出现使得能重复定量给药，从而诞生了科学药理学。

从 20 世纪初开始，利用人工合成的化合物及改造天然有效成分的分子结构作为药物来源，发展新的、更有效的药物。1909 年德国 P. Ehrlich 发现砷凡纳明（Arsphenamine）可以治疗梅毒。1940 年英国 H. W. Florey 在 A. Fleming（1928）研究的基础上提取了青霉素。德国 Rudolf Buchheim（"受体"理论前驱者）建立了第一个药理学实验室，写出了第一本药理学教科书。德国 Oswald Schmiedeberg（现代药理学创始人）提出了一系列药理学概念：构效关系、药物受体、选择性毒性。

近代药理学研究新领域的出现（生物技术药物、基因治疗等）促进了新药的发现，如抗生素、抗精神病药、抗高血压药、基因工程药等。药理学已发展成为与生物学、细胞学、细胞生物学、分子生物学、临床医学等密切相关、相互渗透的综合学科，并已形成很多分支学科及边缘交叉学科，如临床药理学（clinical pharmacology）、生化药理学（biochemical pharmacology）、分子药理学（molecular pharmacology）、免疫药理学（immunopharmacology）、心血管药理学（cardiovascular）、神经药理学（neuropharmacology）、遗传药理学（pharmacogenetics）、化学治疗学（chemotherapy）等。

我国近代药理学起步较晚，但发展迅速。我国药理学家在麻黄碱（哮喘药物和升压药物）、吗啡镇痛作用部位（第三脑室和中脑导水管周围灰质）及青蒿素（抗恶性疟疾）的研究方面都作出了重要贡献。

药理学为实验性科学，可在整体水平、器官组织水平、细胞水平、亚细胞水平和分子水平进行。大致可归纳为三类：

（1）**实验药理学方法**　以动物为研究对象，研究药物与动物之间相互作用的规律。包括：①以健康、清醒、不麻醉动物为研究对象，进行整体实验，研究药物的药效学和药动学；②以麻醉动物为研究对象，进行活体解剖，研究药物对某些器官或系统的影响；③离体实验或体外实验，研究药物对离体动物器官、组织、细胞和受体分子的影响。

（2）**实验治疗学方法**　预先采用实验病理学方法对动物造成病理模型，以观察药物的治疗作用。

（3）**临床药理学方法**　在动物研究资料的基础上，进一步进行观察，阐明药物的疗效、不良反应和体内过程等，对药物作出最后的临床评价。

分子生物学的手段是进行分子药理学研究的基础。几乎所有的基因分子生物学技术都可用于分子药物学的研究。从 DNA 印迹（Southern blot）、RNA 印迹（Northern blot）、斑点印迹、核酸原位杂交、蛋白质印迹（Western blot）技术，到 DNA 聚合酶链反应、重组质粒的构建、限制性内切酶酶切分析、探针的制备、真核细胞 DNA 与 RNA 的制备和分析、核酸序列的测定、cDNA 文库、随机分子库以及真核基因表达调控研究技术，特别是各种离子通道、受体、递质转运蛋白的分子克隆技术、细胞程序化死亡研究技术以及转基因动物，在药理学研究中得到了广泛的应用。

放射配体结合技术是用放射性核素（^{3}H、^{125}I）标记配体与含有受体的组织、细胞、细胞膜、细胞质或纯化的蛋白，在适宜条件下孵育，使之形成复合体，测定该复合体的放射性，通过作图、计算求得参数，从其参数判断受体的选择性和分型。受体结合方法包括结合饱和实验、结合竞争实验、结合解离动力学实验。该技术主要用于受体及信号分子研究，可定量地分析受体数目及亲和力、与 G 蛋白偶联、突触前或突触后受体部位、药物选择性以及病理性伤害效应等有关信息，利用放射成像技术，还可研究受体的分布。放射配体-受体结合测定法（radioligand receptor binding assay，RRA）是一种在体外直观观测受体的实验手段。随着各种高比活度的特异性受体-配体的合成，这一方法在理论和实践上都取得了长足进步，成为分子药理学研究的基本技术之一。但在受体研究中，应时刻牢记配体-受体-信号转导-生物效应是一个完整的系统，只有在获取有关系统的完整资料之后，方可作肯定性结论。

膜片钳技术（patch-clamp technique）又称电压钳制技术，通过测定细胞膜上众多离子流，从电压与电流之比求出膜电导变化，分析离子通道开关的动态变化。这项技术包括双微电极法、蔗糖间隔法、双蔗糖间隔法。膜片钳技术对研究细胞膜表面离子通道的活动以及阐明药物对离子通道的作用机制提供了更直观、更客观的手段，是分子药理学研究的重要手段之一。

免疫学检测是利用免疫学抗原与相应抗体接触后形成抗原-抗体复合物的原理，以及利用化学染色技术对组织、细胞特定抗原或抗体进行定位和定量研究，以确定或检测组织、细胞的化学成分或化学性质。在分子药理学试验中，该法是对受体、激素、生物活性物质、蛋白质类代谢产物、病理学因子、毒性分子以及某些药物的定性和定量研究的很重要的一个环节。

分子药理学的兴起，是当今生命学科发展的必然趋势，是药理学研究的方向和前景所在。无论是从研究的深度还是广度上讲，分子药理学都是传统药理学所无法比拟的。未来的分子药理学研究将进一步揭示药物作用的分子原理及对细胞功能影响的机制，使传统的药理学在整体和器官水平上的研究得到更深一层的解释。

第 2 章 受 体

2.1 受体发现

　　受体的概念是英国药理学家兰雷（Langley）首先提出的。1878 年，他在研究阿托品和毛果芸香碱对猫唾液分泌的影响时，发现两者有对抗作用，为了解释这种现象，他设想效应器上有一种接受物质（receptive substance）。1906 年，他又发现箭毒和烟碱对骨骼肌有对抗作用，为了解释其作用机制，他更明确地提出在肌肉的神经区域内，存在一种能与箭毒和烟碱结合的接受物质，箭毒同它结合，引起骨骼肌松弛；烟碱同它结合，引起骨骼肌兴奋。兰雷当时设想的接受物质，就是最原始的受体概念。

　　首先使用受体（receptor）一词的是德国细菌学家欧利希（Ehrlich）。1909 年，他根据自己的研究，认为兰雷所说的接受物质可能是一种化学基团，这种化学基团能和组织的营养物质、化学信使或药物结合，引起生物效应，并提出"除非结合，物质不会发生作用"的名言。1913 年，他又把配基与受体的关系比作是"锁与钥匙"的关系。

　　20 世纪 20～30 年代，受体的概念得到了推广应用。1926 年，英国学者克拉克（Clark）在研究阿托品对乙酰胆碱的拮抗作用后认为，药理效应是与受体结合量成正比的，这种结合是可逆的，其剂量效应关系可以用质量作用定律来解释。1933 年，他出版了《药物对细胞的作用机制》一书，论述了药物对细胞作用的各种规律，认为药物、介质等只作用在细胞膜的极小部分。

　　20 世纪 50 年代后期，美国生理学家萨瑟兰（Sutherland）发现了环磷酸腺苷（cAMP），并发现 cAMP 与 β-肾上腺素受体和许多类肽激素受体的作用有密切关系，1965 年他提出了第二信使学说。这一发现填补了受体-效应之间的部分空白，为研究产生效应的分子过程开辟了途径。学者们对生物膜结构与功能的研究，进一步丰富了细胞受体的知识。

　　20 世纪 70 年代初，放射配基受体结合测定法的诞生，使人们对受体的认识大大前进了一步。用放射性同位素标记配基，然后使配基与在体或离体的组织结合，再用自显影法为受体定位，对不同部位存在的受体数目作出估计。使用放射配基受体测定法，还可以帮助分离、纯化和鉴定受体。

　　从以上简短的回顾中可以看到，经过许多学者近百年的努力，不仅明确了受体的存在，测定了它们的结合性能，并且可以将受体高度纯化，研究它们的理化性质，有些受体还可以用电镜观察。受体已经由一个设想的概念，变成一个可以确实掌握的实体了。

2.2 受体概念

2.2.1 名称的涵义

最早提出的是"接受物质"（receptive substance）的概念，后将其称为"receptor"。早年中译名多为"受体"。近年来的研究表明与药物相互作用的 receptor 是 receptor molecule 中的一个部位（receptor site），因此原有的"受体"一词就不能充分表达其意了。金荫昌教授自 20 世纪 70 年代以来一直建议采用译名"受点"表示 receptor site，而"受体"则被认为是 receptor molecule 的意思。但目前国内译名尚未完全统一。本文中"受体"一词是泛指 receptor 及 receptor molecule 之意；receptor site 则用受点表示。

2.2.2 受体学说的推理

在 Langley 及 Ehrlich 等提出受体的概念后，曾受到人们的怀疑，甚至有人提出这是药理学工作者对作用原理的无知才不得不虚设"受体"来掩饰。因为受到当时科学实验手段的限制，"受体"这一概念暂时未能得到有力的实验支持。其后虽未能直接获得有关受体的证据，但通过药物的量-效关系，从药物的最终生物效应，用受体加以推测，这对建立受体学说起到重要的推动作用。

1926 年，Clark 以乙酰胆碱抑制心脏为例，计算了药物发生作用时的药量（0.02μg）所含分子数及其面积，与心肌细胞总表面积进行比较，表明药物分子只能覆盖心肌细胞面积的 0.016%。1933 年他又以毒毛旋花子苷（Strophanthin）的实验进行同样的分析，表明它也只能覆盖 1% 左右。他从定量计算上为受体学说提供了有力的支持。其后，他还提出药物的作用强度与受体被占领的数量成正比的学说。

1935 年，Dale 根据植物神经末梢释放的递质不同，提出按神经递质不同将神经分类，并提出与肾上腺素结合的为肾上腺素受体，而与乙酰胆碱结合的为胆碱受体。

1948 年 Ahlquist 根据肾上腺素的不同效应提出肾上腺素受体可分为 α-肾上腺素受体和 β-肾上腺素受体两型。

1958 年 Pawell 及 Slator 合成了第一个 β 受体阻滞剂二氯异丙肾上腺素（DCI），并确认了 β 受体，支持了 Ahlguist 的假设。

通过量效关系分析而建立的一些学说将于后面讨论。

1964 年 Furchgott 提出一个特殊受体所必备的条件为：①必须有直接与受体作用的激动剂；②必须有适当的阻滞剂，能选择性地拮抗激动剂的作用；③受体对激动剂的摄取应该能够被阻滞；④应该进行对照实验以排除药物的一般药理作用（即非经受体而产生的效应）。

2.2.3 受体的实体

由于科学技术的发展，使得对受体的分离、提纯和鉴定成为可能，即可以直接认识受体实体。例如通过超速离心等技术可以分离细胞及其亚细胞结构；以放射性同位素的标记、测定以及放射自显影技术对受体进行提纯和鉴定，或再以化学方法可以确定立体分子结构。

已经进行过研究的受体有神经递质类（乙酰胆碱、去甲肾上腺素等儿茶酚胺类）受体，激素类（胰岛素、甲状腺素、胰高血糖素、催乳素、肾上腺皮质激素等）受体，自身调节物质（前列腺素、组胺、5-HT 等）受体，中枢神经系统中的某些受体（如吗啡、苯二氮䓬、GABA 等受体）等。

通过对受体的分离、提纯和鉴定，已经使人们确认受体实体的存在。它是构成细胞的物质成分，它可位于细胞膜，也可位于胞浆，大多数是某种蛋白质性质的大分子，具有严格的立体专一性，具有能识别和结合特异分子（配基）的位点，此位点即受点分子或受点。

位于细胞膜的受体有多肽激素受体、儿茶酚胺等神经递质的受体以及多种生物活性物质（如前列腺素、5-HT、腺苷、组胺等）的受体。它们基本上是属于细胞膜上的镶嵌蛋白质（糖蛋白），一般又分为单体型和聚合体型蛋白质，受体就是指暴露于细胞外面的"调节部位"（单体型蛋白质）或"调节亚单位"（聚合体型蛋白质）。此外，还有一些是脂蛋白（如胰高血糖素及催乳素受体等）或神经节苷酯分子（如吗啡受体等）。

位于胞浆的受体多为甾体激素（可能还有甲状腺素）受体，它们可能是由一些由两个或更多的亚单位组成的大的可溶性蛋白质分子。

至于受体的分子结构，现了解的还很少，但一般认为是一个可塑性的实体，其可塑表现为构象、位置和数量等的可变性。它的识别功能是由配基的立体结构和受体结构间的互补性所决定，即要求两者在构象上相互适应，并通过不同的结合力形成配基-受体复合物而产生效应。

如现已知胆碱受体为相对分子质量 4 万～8 万的蛋白质，对其模式提出的假设是由 4 个平行的杆状亚基所组成，这些亚基镶嵌于细胞膜中，共同组成一个离子通道。受体蛋白未与受体结合时，通道呈关闭状态；结合后，通道开放，使膜对离子的通透性增大，因大量 Na^+ 内流而发生除极化，产生动作电位。

又如在刚发现腺苷环化酶（AC）时就有人想到它是 β-受点分子，AC 是催化亚单位，而 β-受点分子是调节亚单位，二者有固定的偶联。现已知受点分子与 AC 是在细胞膜上的两个不同而可分离的蛋白质，通过 G 蛋白与 AC 偶联而激活 AC，产生效应。

又如胞浆内的甾体激素受体可能是一些由两个或更多的亚单位组成的大的可溶性蛋白质分子，它与进入细胞的激素或其拟似药结合成复合物，复合物转移入细胞核并与染色质 DNA 上的接受部位进行特异结合（故有人称这些受体为载体蛋白质），加速各种 RNA 和多种蛋白质的合成而导致生物效应。

2.3 受体特性

（1）高度的专一性与非绝对性　受体分子能准确识别其配体，具有高度立体特异性。某一特定的受体只能与特定的配体结合，并由此产生特定的生理效应。

分布于不同脏器的同种受体，因为构象不同，对有关配体的反应亦不同。

需指出的是，专一性并非绝对严格，相同受体可与不同配体相作用，不同受体也可与同一配体相作用。如去甲肾上腺素和肾上腺素可与膜上 α 受体相结合，而多巴胺既可与多巴胺受体及 β 受体结合，又可与 α 受体结合。

（2）饱和性与可变性　绝大部分受体位于细胞膜上，受体数目是一定的。当所有的受体被特异性配体结合后，不可能再与其余配体结合，而呈饱和。在药物作用上反映为最大效应和竞争性拮抗作用。

受体的数目可随药物、年龄、疾病及遗传等因素而变化，也可受受体周围的生物活性物质（如神经递质、激素或药物）的调节，并与其周围的生物活性物质的浓度或作用呈负相关。特别是血流中活性物质常对体内受体数目有制约关系，即活性物质血浓度增高时，受体

"向下调节"，受体数目减少；反之，活性物质减少时，则"向上调节"，受体数目增加。前者表现为该受体对该生物活性物质的敏感性降低，后者为敏感性增高。

（3）可逆性　受体中只有占其很小一部分的识别、结合配体和激动整个分子变构的活性基团——受点，才能与配体结合产生效应。配体与受点结合多数是通过离子键、偶极键、氢键结合及范德华引力。结合后的复合物仍可解离，这与其生物效应的可逆性相一致。解离后可得到受体和原配体。

2.4　受体命名原则

常见受体的命名有按药理学和分子生物学的命名方法，按特异的内源性配体命名，对尚不知道内源性配体的则按药物名命名，或根据受体存在的标准命名等。由于实验技术的发展，特别是分子生物学技术在受体研究中的广泛应用，已成功地克隆出数以千计的待定受体，同时又发现即使是同一种受体，在药理、生化以及生物效应方面亦不尽相同，由此而被分为不同的亚型。这些都在客观上要求对受体有一个科学的、通用的分类和命名法则。为此，国际药理学联合会（International Union of Pharmacology，IUPHAR）成立了专门的受体命名和药物分类委员会（简称 NC-IUPHAR），于 1998 年印发了《受体特征和分类纲要》，现分别介绍如下：

受体只有具备了下列 4 项指标，方能考虑予以命名：①已知的蛋白质结构；②明确的与之相偶联的信号转导途径；③已证实有内源性表达；④通过对激动药和拮抗药的效价和选择性测定，确定了其功能特征。

在满足了以上 4 项指标的基础上，即可按下列原则进行受体命名：

（1）NC-IUPHAR 分类的对象是哺乳动物的受体系统。在不损及这一分类的前提下，亦可引申其他脊椎动物。由于非脊椎动物受体的进化变化太大，故难以作为命名的基础。

（2）受体须依据内源性配体或适当的集合名词（即一类与受体相互作用的相关物质）命名。受体以缩写的大写英文字母表示之（表 2-1）。

（3）激动药缩写之后的下标数字是为命名新的受体而设，如 5-HT$_1$、5-HT$_2$ 等。如果确有将某些受体归为同一类的基础，则可进一步在下标数字后加英文大写字母进行再分类，如 5-HT$_{2A}$、5-HT$_{2B}$等。

（4）若在同一科（family）中有不同亚型的受体，则宜称之为型（type），而不是亚型（sub-type）。只有在结构上有极为接近的相同性时，方可进一步分为亚型。如 5-HT$_2$ 型受体由 3 个亚型组成，即 5-HT$_{2A}$、5-HT$_{2B}$、5-HT$_{2C}$，它们相互间的相同性达 68％～80％。

（5）不同种属动物的同一类型受体不应另外命名，必要时在相应受体英文缩写之前加一小写的种属缩写，但其间须空一格。如"m A$_{2A}$"或"h A$_{2A}$"分别表示小鼠或人的腺苷受体 A$_2$。表 2-2 是种属的缩写。

（6）功能特征未经充分证明以及缺乏组织中定位证据的受体，应以小写字母归类，如5-ht$_6$、5-ht$_{1f}$ 等；一旦其在组织中的功能得到充分证实时，则改用大写字母，如 5-HT$_6$、5-HT$_{1F}$等。若有充分的药理学证据表明有一新的受体，但其氨基酸序列尚未确定时，则该受体可以大写斜体标注，如 H_3、B_4 等。

（7）药理学上相关的一些拼接受体，应以下标括号中的小写字母标示，如 EP$_{1(a)}$、EP$_{2(b)}$、EP$_{3(c)}$ 受体。若两个拼接物的大小不同，则分别以 L 和 S 表示之，如 D$_{2S}$、D$_{2L}$ 等。

表 2-1　受体内源性配体或集合名词的缩写

中文	英文	缩写	中文	英文	缩写
乙酰胆碱	acetylcholine	ACH	白细胞介素	interleukins	IL
腺苷	adenosine	ADO	胰岛素	insulin	INS
腺苷和尿苷三磷酸	adenosine and uridine triphosphates	NUT	肌醇 1,4,5-三磷酸	inositol1 4,5-triphosphate	IP$_3$
血管紧张素	angiotensin	ANG	褪黑色素	melatonin	MLT
心房钠尿肽	atrial natriuretic peptide	ANP	神经生长因子	nerve growth factor	NGF
缓激肽	bradykinin	BK	神经激肽	neurokinkins	NK
降血钙素	calcitonin	CALC	神经肽 Y	neuropeptide Y	NPY
大麻醇	cannabinoids	CBD	神经营养因子	neurotrophin	NT
胆囊收缩素	cholecystokinin	CCK	神经降压素	neurotensin	NTSN
降钙素基因相关肽	calcitonin gene-related peptide	CGRP	新神经营养因子	neurturin	NTN
半胱氨酸白三烯	cysteinyl leukotrienes	CLT	去甲肾上腺素/肾上腺素	noradrenaline/adrenaline	ADR
睫状节神经营养因子	ciliary neurotrophic factor	CNTF	嗅觉	olfactory	OLF
促肾上腺皮质激素释放因子	corticotropin releasing factor	CRF	阿片肽	opioid peptide	OP
多巴胺	dopamine	DA	后叶催产素	oxytocin	OXY
上皮源性生长因子	epithelial derived growth factor	EGF	垂体腺苷酸环化酶激活肽	pituitary adenylate cyclase activating polypeptide	PACAP
内皮缩血管肽	endothelins	ET	血小板衍生生长因子	platelet derived growth factor	PDGF
γ-氨基丁酸	gamma aminobutyric acid	GABA	孕酮	progesterone	PROG
胶质细胞源生神经生长因子	glial derived nerve factor	GDNF	前列腺素	prostaglandins	PG
谷氨酸	glutamate	GLU	分泌素	secretin	SEC
甘氨酸	glycine	GLY	生长激素抑制素	somatostatin	SRIF
生长因子	growth factor	GH	转化生长因子	transforming growth factor	TGF
味觉	gustatory	GUS	促甲状腺释放素	thyroliberin	THR
组胺	histamine	HIST	促甲状腺素	thyrotropin	TSH
羟基白三烯	hydroxyl leukotrienes	HLT	甲状腺激素	thyroid hormone	TH
5-羟色胺	5-hydroxy tryptamine (serotonin)	5-HT	后叶加压素	vasopressin	VASO
			血管活性肠肽	vasoactive intestinal peptide	VIP
			维生素 D	vitamin D	VITD

表 2-2　习用受体命名的种属缩写

缩写	相应种属	缩写	相应种属
b	牛	h	人
ca	狗	m	小鼠
ch	鸡	mk	猴
e	马	p	猪
f	猫	r	大鼠
gp	豚鼠	rb	家兔

（8）除极个别情况外（如 α-肾上腺素受体和 β-肾上腺素受体），命名中应避免用希腊和罗马字母，因易导致数据库的混乱，且难以传送。也不可用"R"或"r"作为"receptor"的缩写。

（9）由同一激动药激动的 G 蛋白偶联受体和递质调控的离子通道受体，应有不同的命名。将两类不同的受体仅依靠下标数字的方式（如当前使用的 5-HT$_3$ 受体）标注，似欠妥当，如有可能，应有新的命名以将两者区别开来。

2.5 受体分类

（1）**根据亚细胞结构定位分类** 可分为细胞膜受体、胞浆受体和核受体。

① 细胞膜受体 大多数受体属于这一类，如含氮激素、神经递质及细胞因子等物质的受体都存在于细胞膜上。膜受体蛋白都是在细胞内粗面内质网上合成，再经过高尔基体组装成糖蛋白或脂蛋白，然后再运输到细胞膜上去。

② 胞浆受体 存在于细胞浆里的一类受体，如性激素、肾上腺皮质激素等固醇类激素的受体，都是胞浆受体。

③ 核受体 这类受体存在于细胞核内，如甲状腺激素受体。

（2）**按结构分类** 有单体蛋白受体和跨膜复合蛋白受体。

（3）**按配体种类分类** 有神经递质类受体、激素类受体、自体活性物质类受体（多为内源性配体的受体）。

（4）**按效应分类** 有离子通道偶联受体、G蛋白偶联受体、蛋白激酶偶联受体。

主要是根据与受体选择结合的化学物质进行命名的，能选择性地与胆碱结合的受体，称胆碱受体，能与肾上腺素结合的受体称肾上腺素受体，以此类推，还有多巴胺受体、阿片受体、组胺受体以及与各种激素名称相对应的受体等等。通过药理技术和受体结合技术，增加了受体鉴别的精确性，并发现了新的受体亚型，如胆碱受体可分为M型和N型受体。M受体和N受体又可分为M_1、M_2和N_1、N_2各两种亚型，这主要是根据它们对阻滞剂的反应不一致来划分的。肾上腺素受体分为α受体和β受体，后来，根据放射配体结合研究，α受体和β受体又分为α_1、α_2和β_1、β_2各两种亚型。肾上腺素受体的四种亚型中有三种与腺苷酸环化酶系统相连接，此系统产生第二信使cAMP，β_1和β_2受体刺激该酶的活性，α_2受体则抑制它的活性，α_1受体似乎不与腺苷酸环化酶偶联，而是与调节细胞Ca^{2+}的流动过程有关。受体结合技术已证实了阿片受体的亚型有μ、κ、δ三种，可能还有σ亚型。组胺、多巴胺受体也各有其亚型等等。令人振奋的是，各种亚型受体的相继发现，为科学、准确地设计某些选择性强、副作用小的新药，提供了理论根据。

2.5.1 G蛋白偶联受体

G蛋白偶联受体（G protein-coupled receptors，GPCRs），又称七α螺旋跨膜蛋白受体（seven α-helices transmembrane segment receptors，7TM receptors），是体内最大的蛋白质超家族，迄今已报道了近2000种不同的GPCRs。GPCRs因能结合和调节G蛋白活性而得名。GPCRs的配体多种多样，包括生物胺、肽类、糖蛋白、脂类、核苷酸、离子和蛋白酶等。各种光、臭、味的信号分子也由GPCRs介导。大多数GPCRs通过G蛋白调节细胞内信号传递，例如，刺激或抑制腺苷酸环化酶和活化磷脂酶的活性，调节钾及钙离子通道的活性。现在发现，有些GPCRs通过酪氨酸激酶、Src、Stat3途径传递信息，与细胞增殖、细胞转化有关。

如图2-1所示，GPCRs的肽链由N末端、7个跨膜α螺旋（TM1→TM7）、C末端、3个胞外环（ECL1→ECL3）及3~4个胞内环（ICL1→ICL4）组成。N端在胞外，C端在胞内，7个跨膜的α螺旋反复穿过细胞膜的脂双层，每个TM由20~27个疏水氨基酸残基组成，N端有7~595个氨基酸残基，C端有12~359个氨基酸残基，ECL、ICL各有5~230

个氨基酸残基。

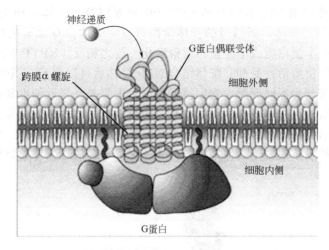

图 2-1　G 蛋白偶联受体结构示意

按 G 蛋白偶联受体一级结构的同源性，将 GPCRs 主要分为 A、B、C 三族。

A 族，又称为视紫红质/β_2 肾上腺素受体样受体族。它们的一级结构具有以下共同特点：N 末端氨基酸残基数少；ECL_1 与 ECL_2 之间以二硫键相连；TM_3 的胞质面有保守的 DRY（Asp-Arg-Tyr）基序；ICL_3 较长；C 末端有棕榈酰化的 Cys，形成 ICL_4；在 7 个 TM α 螺旋中有多个高度保守的氨基酸残基。A 族受体从种系发生上又分为 6 个亚族：①生物胺受体；②胆囊收缩肽、内皮素、速激肽、神经肽 Y 等；③非脊椎动物的视蛋白和缓激肽受体；④腺嘌呤、大麻类、黑皮素及嗅觉受体；⑤趋化因子、互补因子、促性腺激素释放激素（gonadotropin releasing hormone，GnRH）等；⑥褪黑激素受体及其他。

B 族，又称为胰高血糖素/血管活性肠肽/降钙素样受体族。它们的一级结构具有以下共同特点：N 末端的氨基酸残基多达 100 多个，由几个 Cys 形成二硫键的网络结构；ECL_1 与 ECL_2 之间以二硫键相连；TM_3 没有 A 族中的 DRY 基序；ICL_3 较长；C 末端无棕榈酰化位点，不形成 ICL_4；保守脯氨酸的位置不同于 A 族受体。B 族受体又分为 4 个亚族：①降钙素和促肾上腺皮质激素释放因子受体；②甲状旁腺激素受体；③胰高血糖素、类胰高血糖素肽、垂体腺苷酸环化酶活化肽、血管活性肠肽和分泌素受体；④Latrotoxin 受体。

C 族，又称为神经递质/钙受体样受体族。它们的一级结构具有以下共同特点：N 末端有 500～600 个氨基酸残基；ECL_1 与 ECL_2 之间以二硫键相连；ICL_3 很短且高度保守；C 末端无棕榈酰化位点，不形成 ICL_4；TM 中的保守氨基酸残基不同于 A、B 族受体。C 族受体又分为 5 个亚族：①谷氨酸受体；②γ-氨基丁酸（γ-aminobutyric acid，GABA）受体；③钙受体；④鼻神经外激素受体；⑤味觉受体。最近发现，蛋白酶活化受体（protease-activated receptors，PARs）也属于 GPCRs，PARs 分布在多种组织，参与一系列生理和病理过程，例如消化、呼吸和炎症反应等。

2.5.2　酶活性受体

酶活性受体由胞外域、单跨膜域和胞质激酶域 3 部分组成。胞外域可接受信号，引起胞质域激酶活性变化，产生信号级联反应，因此酶活性受体具备信号放大的功能。目前发现有 4 种酶活性受体：受体酪氨酸激酶（RTK）、受体丝氨酸/苏氨酸激酶（RSTK）、受体样蛋白酪氨酸磷酸酶（RPTP）和鸟苷酸环化酶-钠尿激素肽受体（GC-NPR），分别具有酪氨酸激酶、丝氨酸/苏氨酸激酶、酪氨酸磷酸酶和鸟苷酸环化酶的活性。多数受体在结合配体后二聚化并被激活，其中 RTK、RPTP 和 GC-NPR 形成同源二聚体，而 RSTK、RTK 中的 EGF 受体则形成异源二聚体，激活后的受体激酶可以使受体自身关键酶残基磷酸化，也可以使二聚体中的另一个蛋白质或下游蛋白质磷酸化。与之相反，RPTP 在与配体结合后可使胞质蛋白去磷酸化而使酶活性受抑。配体结合 NPR 受体后可以将 GTP 转换成 cGMP。每一类型的酶活性受体又分为不同亚类，它们接受的信号主要来自邻近细胞和组织，以生长因子为主，属于旁分泌信号或相邻细胞信号，也有一些受体接受远距离的信号。在动物细胞中这一类受体虽然所占的比例不大，却发挥重要作用，在植物细胞中丝氨酸/苏氨酸激酶受体激酶家族的成员大量扩增，相对于其他类型的受体占优势。酶活性受体的结构如图 2-2 所示。

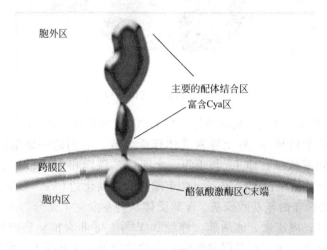

胞外区

主要的配体结合区
富含Cya区

跨膜区

胞内区

酪氨酸激酶区C末端

图 2-2　酶活性受体结构示意

2.5.3　核内受体

类固醇激素、维生素 D、视黄酸和甲状腺素等激素或配体可直接进入细胞内、与相应受体结合成复合物，而后转移至核内，通过激素或配体激活的受体对靶基因的转录起调节作用，完成一系列复杂的生物学功能。因此，这些受体是一类极其重要的转录调节因子，称为核内受体超家族（nucleic receptor superfamily）。该超家族可进一步分为三个亚类，即：类固醇激素受体族，非类固醇激素受体族（甲状腺素受体和视黄酸受体族），以及一类尚未发现相应配体的无亲受体（orphan receptor）。这些受体的构件组成和功能十分相似。

核内受体至少由四个区组成。A/B 区位于受体 N 端，其在各类受体中的长度和序列变异颇大。

位于受体中心部位的 C 区是 DNA 结合区。在各区中，C 区最为保守，由 67～70 个氨基酸组成。大多数受体 C 区含 68 个氨基酸。有人推测，为 C 区编码的基因是由长度相同的原始基因进化而来。比较各种受体的 C 区氨基酸序列发现：在 70 个氨基酸中有 30 个残基完全相同，其余部分半数以上位点也极其相似。在 30 个完全相同的氨基酸残基中包括 9 个 Cys，1 个 His。这种形式的氨基酸序列可与锌离子形成 CⅠ、CⅡ 两个锌指结构（zinc finger）。在 CⅠ 氨基酸组成中碱性残基较少，有 4 个 Cys 和 1 个 His；CⅡ 中有 5 个 Cys，且含有多个 Lys 和 Arg 等碱性氨基酸。这两个锌指结构分别由不同外显子表达，在与 DNA 结合中缺一不可，但功能各异。有人利用点突变技术变换 Cys 位点，发现除 CⅡ 的 Cys-500 外，其他位点的改变均会消除受体活性；如果以 His 代替 Cys，其活性可以部分保留。

E区位于C端，在受体几个片段中最长，其结构也最为复杂，由相互分离的Ti、DM片段及两端的序列组成。该区功能之一是识别并结合相应配体。E区是通过其两端与配体结合的；E区中部的Ti片段起依赖受体的反式调控作用，DM片段与同源二聚体形成有关。这种机能模式解释了为什么受体E区同源性具有下述特点：E区两端在不同受体中差异很大，同种受体不同亚型中基本一致；中部的Ti-DM片段在全部受体中具有高度同源性，保守率达20%～45%。此外，GR、ER等E区还可与一分子质量为90kDa的热休克蛋白（heat shock protein，Hsp90）结合。E区结合Hsp90的部位涉及大约20个氨基酸：在大鼠，Hsp90结合与568～616之间的氨基酸序列有关；在小鼠，Hsp90结合部位则是574～593氨基酸片段。结合Hsp90的氨基酸序列在不同受体中较为保守，根据序列推测该片段位于Ti区。另有文献报道，E区同时与另一小分子质量（＜50kDa）的热稳定调节因子有很高的亲和性。Hsp90及热稳定调节因子可维持结合配体前的受体稳定性和无活性状态。

除上述四个功能区外，在某些受体的C端还有一段F区，其长度变化较大，功能不清。

2.6 受体与配体间的相互作用

能与受体特异性结合的物质通称为配基（或配体），它包括神经递质、激素、自身调节物质或药物。

（1）药物与受体的结合——亲和力 药物与受体的相互作用首先是药物与受体的结合，它们的结合取决于药物具有对受点的亲和力。结合后产生的复合物仍可解离，药物与受体之间的结合反应由它们之间的亲和力所决定。

药物产生效应取决于亲和力和内在活性。pD_2为亲和力指数（最大效应一半时所需的药物剂量），反映亲和力大小。E为内在活性，反映药物产生最大效应的能力。图2-3显示不同药物的亲和力和内在活性的关系。

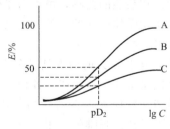
(a) A,B,C三药与受体亲和力(pD_2)
相等，但内在活性(E)不等

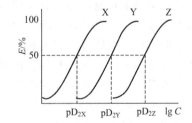
(b) X,Y,Z三药与受体亲和力(pD_2)
不等，但内在活性(E)相等

图2-3 不同药物的亲和力和内在活性的关系

（2）相互作用的化学力

① 共价键 由C、H、N、O等两个原子之间形成的键结合而成共价化合物。一般共价键不易形成，但形成后则较紧密，不易分离，除非借助酶促作用可使之分离。药物与受点以共价键结合者较少。

② 离子键 药物或神经递质的多种基团（如—COOH，—SO_3NH，—NH_2）在生理pH下均呈电离状态，蛋白质性质的受体上的氨基酸也呈电离状态（如谷氨酸、天冬氨酸可生成阴离子；精氨酸、赖氨酸可生成阳离子），药物与受点之间以相反的电荷离子相互吸引形成离子键的结合。离子键的持续时间较短，大多数的药物-受点结合属于离子键结合。

③ 偶极键　分子中由于电子密度分布的不对称（如在药物或受体分子中 C 和 N、O 之负性差别）因而形成带正电荷的区域（δ⁺）或带负电荷的区域（δ⁻），这就成为电子偶极，如碳基带有电荷相反的偶极或离子相吸引而形成偶极键化合物。药物与受体的复合物多为偶极-偶极或偶极-离子结合，前者不如后者稳定。

④ 氢键　由一个氢原子连接于两个或更多的其他原子所形成的氢桥或氢键，如水分子中的 O（δ⁻）与另外一个水分子中的 H（δ⁺）相结合。氢键结合较共价键者为弱。药物与受体相互作用以氢键结合者较少。

⑤ 范德华引力　为原子之间吸引的最普通形式。原子之间距离较近（4～6Å）才有吸引力，原子量越大者吸引力越大（C、N、O＞H）。此结合力最弱。

药物与受体中的结合部位不止一个，因此各部位的结合可能以不同的结合力（键）相结合。

2.7　受体学说

药物与受体结合后通过某些步骤可以产生生理效应，但结合后也可不产生生理效应。通过对结合-效应关系的分析，曾提出下列各种学说：

2.7.1　占领学说

Clark A. J.（1926）及 Gaddum J. H.（1937）认为药物产生效应的强度与药物占领（结合）受体的数量成正比，而占领的多少取决于受体周围的药物浓度及单位面积或容积的受体总数。此学说只能解释那些结合后产生效应的相互作用，而不能解释结合后不产生效应者。Ariens E. J.（1954）与 Stephenson R. P.（1956）对此学说提出了修正，认为药物-受体相互作用而引起效应时，不仅需要药物具有亲和力使之产生结合，而且需要药物具有内在活性（效应力）激动受体才能产生效应，而只有亲和力但无内在活性的药物，虽可与受体结合，但不能激动受体而不引起效应，而且还可能影响其他能激动受体引起效应的药物与受体结合。

因此，可根据药物是否具有亲和力和内在活性将药物分为三类：

（1）激动剂（agonist）　既具有较强的亲和力，又有较大的内在活性的药物。如吗啡，它能激动阿片受体而产生镇痛效应；异丙肾上腺素能激动 β 受体而产生各种 β-效应。

（2）完全拮抗剂（antagonist）　只具有较强的亲和力而无内在活性的药物，如纳洛酮，它可阻断阿片受体，不但不产生镇痛效应，而且还可以拮抗吗啡的作用；心得安可阻断 β 受体，而对抗 β 受体激动剂的各种 β-效应。

（3）部分激动剂（partial agonist）或部分拮抗剂（partial antagonist）　部分激动剂为具有较强的亲和力但也具有较弱的内在活性的药物，如镇痛新，当其单独存在时，呈现激动为主，产生较弱镇痛效应；但当其与其他激动剂（如吗啡）共存时，它还可以表现出拮抗后者与受体结合而产生的效应（镇痛），因而部分激动剂具有激动和拮抗两种特性。同样地，部分拮抗剂即以拮抗作用为主，同时还有一定的激动作用的药物，如 β-阻滞剂中的心得平。

2.7.2　速率学说

Paton W. D. M.（1961）提出药物与受体结合后产生效应的大小与单位时间内药物与受体接触的总次数成正比，即药物的效应是药物-受体的结合速率与解离速率的函数。激动剂的解离速率大，部分激动剂的解离速率其次，而拮抗剂的解离速率低。

2.7.3 变构学说

Karlin 认为受体有两种构象状态：活化状态（R*）与失活状态（R），且可互变。R*与激动剂有亲和力，结合后可产生效应；R 与拮抗剂有亲和力，结合后不产生效应。R* 与 R 之间存在着平衡（平衡常数 L），此平衡可受 DR* 及 DR 的解离常数的比例的影响。

2.7.4 诱导契合学说

Koshland D. E. 于 20 世纪 60 年代在研究酶作用原理的基础上提出药物的小分子可以诱导大分子（受体）构象的改变，使后者的主体结构适合前者而相结合成复合物并引起生物效应。此外，Belleau 提出的大分子干扰学说也有相似的假设，激动剂可诱导专一性的变构，促使无活性型受体（R）变成活性型受体（R*）；而拮抗剂则使受体产生非专一性的变构而导致一种不适当的构象，故呈现拮抗作用；部分激动剂则居两者之间，既有专一性又有非专一性大分子的干扰作用。

四种学说都说明了药物只有和受体结合才呈现作用，但没能说明所引起的效应是如何发生的。近年来，有人从电鳗的电板中分离出相对分子质量为 80000 的一种脂蛋白，具有胆碱能受体的性能，并对 Ach 与胆碱能受体的结合及作用机理提出了受体亚型和亚基的作用机制。

2.8 受体亚型和亚基作用机制

根据受体与药物（拮抗剂、激动剂）之间的特异关系，对受体又区分出许多亚型，如 α-肾上腺素受体可分为 α_1、α_2 亚型；β-肾上腺素受体可分为 β_1、β_2 亚型。以此类推，胆碱受体有 M、N_1、N_2 亚型；多巴胺受体有 D_1、D_2 亚型；5-HT 受体有 D、M、T 亚型；阿片受体有 μ、κ、δ 亚型；组胺受体有 H_1、H_2 亚型等。

胆碱能受体蛋白是由四个亚基组成，这些亚基镶嵌于膜的内部，并共同组成离子通道。受体所含的肌醇磷脂分布在蛋白质的表面，使它具有疏水的性质，易与细胞膜的其他脂类融合。胆碱酯酶分子位于受体四周，迅速灵活水解与受体作用后分离出来的乙酰胆碱（Ach）。受体未与 Ach 结合时，离子通道关闭；而当受体与神经末梢释放的 Ach 结合后，蛋白质构型立即发生改变，离子通道开放，膜的通透性增大，使大量的 Na^+ 内流，从而发生去极化，产生拟胆碱能神经兴奋效应。

（1）β 受体的作用机理 目前认为，β 受体为细胞膜上的腺苷酸环化酶与 ATP 的复合体。腺苷酸环化酶分调节亚单位（R）及催化亚单位（C）。其中调节亚单位在膜外侧，就是膜受体，而催化亚单位位于细胞膜内侧。当激动剂与 R 结合后，改变了 R 的分子构型，而影响 C 的活性，它可催化 ATP 分解出 cAMP（环磷酸腺苷），cAMP 又可激活一些酶类，参与葡萄糖、脂肪代谢，产生心率加快、心收缩力增强和支气管平滑肌松弛等 β 受体兴奋的效应。

（2）α 受体作用机理 受体是 ATP 与 ATP 酶的复合体，它有三个组成部位：①调节部位，其中包括极性区和非极性区；②催化部位；③底物结合部位。

α 受体未结合药物之前，由于调节部位的极性区与 ATP 末端磷酸根带负电而互相排斥，使 ATP 末端磷酸根不易和催化部位发生作用。当去甲肾上腺素作用于受体时，它的儿茶酚核与受体调节部位的非极性区结合，去甲肾上腺素的氨基离子带正电荷，与受体极性区的负电相中和，于是 ATP 末端磷酸根与受体催化部位接近，使 ATP 分解成 ADP 并释放能量，产生生理效应，同时催化部位也被磷酸化。

另外，近年来研究认为，α 受体、β 受体的作用，均与膜离子通透性有关。如心肌 β 受体兴奋，ATP→cAMP，使心肌膜对 Ca^{2+} 通透性增高，并使肌浆网主动吸收 Ca^{2+} 而储存，当心肌膜去极化时，肌浆网释放大量 Ca^{2+} 而使心肌收缩力加强。

肠平滑肌 α 受体和 β 受体兴奋均呈松弛反应，有人解释是由于 α 受体兴奋，加强细胞膜对 K^+ 的通性，使膜电位升高。β 受体兴奋促使生成 cAMP，它可限制对 Ca^{2+} 的通透性，而引起肠肌松弛。

在诸多的受体中，以 α 肾上腺素能受体的研究为受体研究中最活跃的部分，因为肾上腺素能神经末梢突触前膜和突触后膜都存在 α 受体。将突触后膜上的 α 受体称为 α_1 受体，突触前膜上的受体称为 α_2 受体，这些受体既可激活又可抑制递质的释放。

当去甲肾上腺素的释放量增加到一定阈值后则减少，说明它们具有自身的正性和负性调节（反馈）机制。

上述一些受体，除 N_2 受体已从电鳗电板分离出外，其他受体均未获得分子生物学的证实。甚至有很多研究怀疑突触前膜 α_2 受体的存在，同样多巴胺和 5-羟色胺的自身调节受体的存在，也缺乏直接的证据。

外周和中枢神经系统中，受体的研究虽然有很大的进展，但多数尚不能分离、提纯，还有待于在分子水平上进行深入探索与研究。

2.9 受体调节

2.9.1 药物调节

细胞膜上的受体数目或反应性是可以发生变化的，它受受体周围的生物活性物质（如神经递质、激素及药物等）的调节。一般说来，受体数目的变化与其周围生物活性药物的浓度或作用之间呈负相关。这种调节可以表现在同类受体，也可表现在异类受体。受体的生理调节与疾病和药物作用的敏感性有密切关系。

（1）向下调节或衰减性调节　受体周围的生物活性物质浓度高时或强大、长期的激动作用时，可使受体数量减少，称为向下调节或衰减性调节，表现为该受体对该生物活性物质的敏感性降低，出现减敏、去敏或耐受现象，或出现因各受体间的平衡失调的病理现象。如哮喘病以及哮喘病人长期应用激动剂时可产生耐受性。

（2）向上调节或上增性调节　受体周围的生物活性物质浓度低或有强大、长期的阻滞作用时，可使受体数目增加，称为向上调节或上增性调节，表现为该受体对该生物活性物质的敏感性增高，出现增敏或高敏性，或出现出撤药症状或"反跳"现象。如给大鼠注射心得安2周，心肌细胞膜上的 β 受体数目增加，对内源性儿茶酚胺敏感性增加。高血压病人长期应用心得安时对儿茶酚胺出现增敏现象，如突然停药，可出现血压升高的"反跳"现象（撤药症状）。

（3）同类受体调节及异类受体调节　上述调节可表现于同类受体，如 β 受体阻滞剂或激动剂可使 β 受体发生向上或向下调节，是为同类调节；也可以表现于不同类受体，如细胞长期与去甲肾上腺素接触后，不仅对去甲肾上腺素的反应降低，而且对前列腺素的反应也降低，称为异类调节。

2.9.2 生理调节

传统的受体学说只强调突触后膜效应器受体，现知肾上腺素能神经冲动的化学递质过程除作用于突触后膜受体产生效应的最后环节外，前面还有两个受体环节。

（1）神经节细胞膜受体 接受节前纤维末梢释放的乙酰胆碱（Ach）和血流中多种介质或激素的刺激，决定神经冲动传递的频率。

（2）突触前膜受体 接受末梢神经释放的去甲肾上腺素（NE）及血流中多种介质或激素的刺激，产生正反馈或负反馈，调节每一冲动释放的去甲肾上腺素的量。

突触前膜受体的存在不但可以加深理解生理条件下神经末梢释放介质的自动调节，也可以解释某些心血管药物的作用原理。近年来研究证明：突触前 α 受体和 β 受体参与去甲肾上腺素的自动调节。当 NE 从神经末梢释放出来后，一部分作用于突触后膜效应器受体，产生心血管效应，另一部分作用于突触前膜的 α 受体和 β 受体产生反馈作用，调节 NE 的继续释放。一般低频率神经冲动引起低浓度的 NE 释放，作用于突触前 β 受体，通过增高神经末梢 cAMP 水平导致 NE 释放增加，此为正反馈调节。当释放的 NE 浓度增高到一定阈值时，又可兴奋突触前膜的 α 受体导致 NE 释放减少，此为负反馈调节。不同药物对突触前、后膜受体的敏感性不同，如 2-甲基去甲肾上腺素对突触前 α 受体敏感性比对突触后膜 α 受体大 12倍；相反，新福林对突触后膜比前膜 α 受体强 20 倍。又如 α 受体阻断药酚妥拉明可选择性阻断突触后膜的 α 受体，而育亨宾和氯氮平则可选择性阻断突触前 α 受体。这说明两种 α 受体在结构上有差别，故目前把主要收缩血管的突触后膜之 α 受体称为 α_1，把突触前抑制 NE 释放且能抑制肾素释放的 α 受体称为 α_2。α_2 受体的存在可解释某些降压药的作用原理，如可乐宁及 α-甲基多巴的降压作用主要是通过兴奋中枢 α_2 受体，减少 NE 释放的结果。现知除 α 受体、β 受体参与突触前 NE 释放的调节外，尚有许多其他受体参与调节 NE 的释放。其中抑制突触前 NE 释放的受体有：前列腺素 E（PGE）、毒蕈碱（M）、多巴胺（DA）、腺苷（Ad）与组织胺 2（H_2）受体；促进 NE 释放的受体有：烟碱样（N）、血管紧张素 Ⅱ（AngⅡ）、组织胺 1（H_1）、5-羟色胺、前列腺素 $F_{2\alpha}$ 受体。这些突触前受体，在神经冲动传递中不起生理作用，而具有药理活性。即当机体受到这些药物作用时（激动剂或拮抗剂），通过血流达到突触前膜作用于受体，抑制或促进 NE 的释放，从而影响交感神经的传递作用，发挥药理效应。

第3章 药物相关受体

3.1 乙酰胆碱受体

乙酰胆碱受体的研究至今已有 20 多年的历史，它是神经递质介导的离子通道受体。此类受体包括甘氨酸受体、γ-氨基丁酸受体和血管紧张素受体等。脊椎动物中有两种不同的乙酰胆碱受体亚科，即肌肉型乙酰胆碱受体和神经型乙酰胆碱受体。前者存在于骨骼神经肌肉接点的后突触以及电鳐的发电器官；后者存在于中枢和外周神经系统的前突触和后突触膜上。在神经传导过程中，乙酰胆碱作为一种化学信号，与接受信号的神经细胞突触膜上的乙酰胆碱受体相结合，导致乙酰胆碱受体及其相关膜蛋白的构象变化，从而传递神经冲动。重症肌无力是一种自身免疫疾病，在患者血液中存在非正常的乙酰胆碱受体的抗体，它作用于乙酰胆碱受体，使其变形、退化，不能与乙酰胆碱结合，抑制肌肉神经传递。正是由于乙酰胆碱受体作为自身抗原模型和神经肌肉受体模型的双重作用，它的抗原结构和通道功能研究引起了众多科学家的关注。

3.1.1 乙酰胆碱受体结构

无论是肌肉型乙酰胆碱受体还是神经型乙酰胆碱受体，在氨基酸组成及结构上都有一些共同特征。在转译过程中，前体蛋白 N 端部分序列被删除。成熟亚基结构包括：①一个大约 220 个氨基酸的 N 端序列处于胞外，其中含有一个如 α_1 亚基中 128 位和 142 位半胱氨酸之间的同源二硫键，在大多数乙酰胆碱受体亚基的 141 位有一个糖基化位点，某些胞外结构域还含有另外的糖基化位点，但所有的乙酰胆碱受体至少含有一个糖基化位点；②3 个紧密排列的、高度保守的 α 螺旋跨膜结构域彼此通过亲水支链连在一起；③第 4 个跨膜结构域有大约 20 个氨基酸延伸穿过脂质双分子层形成一个短的胞外序列（10～20 个氨基酸位于胞外）；④第 3 和第 4 跨膜区域之间含有 110～270 个氨基酸的胞质结构域，不同亚基其序列亦不同，但都有磷酸化位点。

肌肉型乙酰胆碱受体是一种异聚体跨膜蛋白，由 5 个同源亚基围绕一个阳离子（如 Ca^{2+}，K^+ 等）介导的中央孔组成。肌肉型乙酰胆碱受体有两种亚类：一类发现于胎儿的肌肉中，亚基组成为 $(\alpha_1)_2\beta_1\gamma\delta$；另一类在成人的肌肉神经细胞终极板中发现，由 ε 亚基取代了 γ 亚基。5 个亚基以 $\alpha_1\gamma(\epsilon)\alpha_1\delta\beta$ 的排列形式在离子通道周围形成筒状结构。乙酰胆碱受体有两个乙酰胆碱结合位点，分别位于 α_1 与 γ 或 ε、α_1 与 δ 之间。主要免疫区域位于 α_1 亚基的 66～76 位氨基酸残基，特别是 68～71 位氨基酸残基与肌无力病人产生的自身抗体有较强的结合力。

神经型乙酰胆碱受体由 $\alpha_2 \sim \alpha_9$ 亚基和 $\beta_2 \sim \beta_4$ 亚基组成，其结构与肌肉型乙酰胆碱受体基本相似，在人体中主要有 $(\alpha_4)_2(\beta_2)_3$、$(\alpha_4)_2(\beta_2)_2\alpha_5$、$(\alpha_3)_2(\beta_4)_3$、$(\alpha_3)\beta_2\beta_4\alpha_5$、$(\alpha_3)_2(\beta_4)_2\alpha_5$、$(\alpha_7)_5$。$\alpha$ 亚基和 β 亚基有很大的同源性，在 α 亚基 N 端胞外结构域的乙酰胆碱结合位点的附近有两个相邻的半胱氨酸，β 亚基则缺乏这些半胱氨酸。神经乙酰胆碱受体有两个分支：一个分支由 $\alpha_2 \sim \alpha_6$ 亚基和 $\beta_2 \sim \beta_4$ 亚基组成异聚体，如 $(\alpha_4)_2(\beta_2)_3$，亚基之间按 $\alpha_4\beta_2\alpha_4\beta_2\beta_2$ 方式排列于离子通道周围，乙酰胆碱的两个结合位点在 $\alpha_4\beta_2$ 之间；另一分支由 $\alpha_7 \sim \alpha_9$ 同源亚基组成，如 $(\alpha_7)_5$，它在中枢神经和外周神经中都有分布。

3.1.2 乙酰胆碱受体作用机制

乙酰胆碱受体和其他配体介导的离子通道的功能特性基本相似。乙酰胆碱受体可识别并结合神经递质乙酰胆碱。二者一旦结合，乙酰胆碱受体偶联的离子通道开启，增大阳离子进入脂膜的机会。这样，离子通道开启，细胞磷脂双分子层两面的水溶液又有一个新的离子浓度梯度。胞外溶液具有高的钾离子浓度（流出），胞内溶液具有高的钠离子浓度（流入）。浓度平衡的改变导致膜去极化。膜的去极化又引起神经细胞特定的生理反应。随着细胞膜去极化程度增加，会引起动作电位，动作电位通过肌肉神经细胞膜传播到肌纤维。动作电位的传播同时促使肌肉细胞膜间钙离子的释放，最终导致肌球纤维的收缩。

所有与生物活动有关的乙酰胆碱受体特性都是在与神经递质乙酰胆碱结合时引起的。乙酰胆碱受体与乙酰胆碱结合后，受体构象就会改变。研究表明，乙酰胆碱受体可在 4 个构象之间相互转化。

在神经递质乙酰胆碱不存在的情况下，大多数受体（约 80%）处于静止状态（R），只有约 20% 受体处于脱敏状态（D），此时离子通道是关闭的。在乙酰胆碱刚出现时，受体在数微秒到数毫秒间被激活，处于活化状态（A）。此时，乙酰胆碱受体对乙酰胆碱具有低亲和性，解离常数 K_d 为 $10\mu mol/L \sim 1mmol/L$，离子通道打开。从构象 R 态到 A 态的转化是快速完成的，仅需数微秒到数毫秒的时间。随着结合时间延长，乙酰胆碱受体从活化态转变成一种过渡状态（I），它约需 $1 \sim 100$ 毫秒的时间。继而在几秒到几分钟内转化成 D 状态。构象从 R 转化到 D 状态不需能量或离子梯度的协助。I 和 D 状态对乙酰胆碱拮抗剂以及抗乙酰胆碱受体抗体等反拮抗剂都有高亲和性，解离常数 K_d 范围为 $10nmol/L \sim 10\mu mol/L$。从 D 态到 R 态的回复状态速率比较慢。

肌肉型乙酰胆碱受体和神经型乙酰胆碱受体具有基本相同的功能，只是它们存在于不同的神经元。神经型乙酰胆碱受体形成的离子通道有较高的 Ca^{2+} 通透性，Ca^{2+} 通透性与 Na^+ 通透性比值约为 1.1，而 $\alpha_3\beta_4$ 亚类型构成的离子通道，该通透比值可达到 10 以上。此外，神经型离子通道可通过外界 Ca^{2+} 浓度的调节打开。Ca^{2+} 结合位点在 α_7 亚基上，该结合位点可能在 α_7 的 $161 \sim 172$ 残基之间，另一个位点是 Glu 或 Gln。

乙酰胆碱受体结构和功能的研究，在很大程度上用于重症肌无力症的发病机理和治疗方法的探索。目前，对肌无力症的治疗已取得了一定的进展，但尚未发现真正有效的治疗方法，还需深入研究乙酰胆碱受体的结构及功能性质。肌肉型乙酰胆碱受体的研究报道虽然比较多，但由于从电鳗的发电器官中提取的乙酰胆碱受体稳定性差，而通过基因工程手段构建的工程菌，在表达产生乙酰胆碱受体时几乎都形成了包涵体，因而严重影响了研究的进展。曾有人尝试用分子伴侣蛋白 GroESL 协助乙酰胆碱受体在工程菌中的正确折叠，结果表明，增加了可溶性蛋白的含量，但仍不够理想。进一步的研究还在进行当中。神经型乙酰胆碱受体的研究要落后于肌肉型乙酰胆碱受体，目前虽然推断癫痫等多种疾病可能与神经型乙酰胆碱受体突变有关，但缺乏充足的数据，还需深入研究。

3.2 肾上腺素受体

作为交感神经递质的去甲肾上腺素（NE）及内分泌激素的肾上腺素（Epi）参与体内多数器官功能的调节，而这种调节都要通过靶器官上的肾上腺素受体（adrenergic receptor，AR）来实现。此外，在所有与 G 蛋白偶联的膜表面受体中，AR 是目前相对了解最清楚的一种，因而 AR 又可作为研究整个 G 蛋白偶联受体家族的一个理想模型。由于这两种原因，研究 AR 具有非常重要的意义。以下介绍近年来 AR 研究的进展，主要包括 AR 的药理学与分子生物学分类、构效关系以及各亚型间的交互作用。

3.2.1 肾上腺素受体分类

目前认为受体的分类应按以下三条标准来进行：①对特异性配基（包括拮抗剂与激动剂）的亲和性；②激动后信号转导机制及生物学效应的特点；③基因的结构以及在染色体上的位置。根据这些标准，AR 可分成 α_1、α_2 与 β 三大类。α_1-AR、α_2-AR 与 β-AR 又各自包含多种亚型，它们都有各自相应的基因。

3.2.2 肾上腺素受体结构与功能的关系

分子生物学技术的发展不仅使我们掌握了各种亚型 AR 蛋白的一级结构，而且大大推动了 AR 结构与功能之间关系的研究。这是因为采用目前分子生物学方法很容易有目的地改变 DNA 基因结构，即产生突变基因，再经过在合适的细胞表达，产生部分改变结构的 AR。这种 AR 如有功能改变，很显然是由于该部位结构改变所致，经分析不难掌握 AR 分子各部位与功能间的联系。常用的突变方法有三种：①删除（deletion）法，即有目的地去除一段基因 DNA，使表达的受体缺少一段氨基酸序列；②点突变（site-mutation）法，即有目的地改变基因 DNA 中的碱基对序列，使原有 AR 结构中一个或一段的氨基酸由别的氨基酸来代替；③嵌合（chimeric）法，即在两种亚型 AR 间交换某一区域结构，嵌合成一种新的包含两种亚型结构的受体。这是一种最常用的用法，因为两种亚型 AR 的功能都是明确的，观察随着区域结构的交换是否同时伴有功能的交换，很容易决定交换区域结构的功能意义。采用上述方法，对 AR 各部分结构的功能已有一个大致的轮廓。

3.2.2.1 细胞外区域的功能

所有亚型 AR 在细胞外氨基末端都含有若干糖基化位点，其相连的糖起什么作用至今不明，至少可以肯定它们与配体结合特性没有关系。细胞外环中的某些半胱氨酸可通过二硫键来稳定配体结合袋（ligand-binding pocket）。例如 β_2-AR 中第 1 细胞外环第 106 位及第 2 细胞外环第 184 位、190 位和 191 位都为半胱氨酸，用其他氨基酸取代其中一个半胱氨酸，都能使受体配体结合能力降低。

3.2.2.2 跨膜区域的功能

现有的研究表明，AR 跨膜区域的功能主要与配体结合功能有关。证据来自三个方面：①采用放射性亲和性探针与 β_2-AR 或 α_2-AR 共价结合，然后酶解 AR 蛋白质，显示探针与 AR 共价结合的部位都在跨膜区域；②在 β_2-AR 删除亲和性细胞外环或细胞内环各区域片段，对配体结合特点并无影响，但当删除疏水性跨膜片段的氨基酸片段时，则见配体结合能力明显减弱，如改换 β_2-AR 第 I～Ⅳ 跨膜区中若干高度保守氨基酸中任意一个氨基酸，其配体结合性质也发生重大改变；③研究一系列 β_1-β_2、β_2-α_2 或 β_2-α_{1B} 等嵌合受体的药理特性，发现第Ⅵ与第Ⅶ跨膜区域对决定拮抗剂结合特性起关键作用，而所有Ⅰ～Ⅵ跨膜区域结构都与激动剂结合特性有关。

3.2.2.3 细胞内区域的功能

β_2-α_2-AR 嵌合受体尽管在与配体结合特性上表现出 α_2-AR 的特性，但当 α_2-AR 部分激动剂 P-aminoclonidine（PAC）作用于该受体时却表现出典型 β_2-AR 的效应，即腺苷酸环化酶活性增高，而不是 α_2-AR 激动时产生的腺苷酸环化酶活性降低。这提示尽管配体结合特性由跨膜区结构决定，但决定受体激动后与 G 蛋白偶联的结构则存在于细胞内区域。

3.2.2.4 AR 各亚型之间的交互作用（cross-talk）

如上所述，AR 包括 α_1-AR、α_2-AR 与 β_2-AR 三大类，每类 AR 又可至少分为三种亚型，但这些亚型受体的内源性激动剂却只有 NE 与 Epi 两种。由于同一细胞中往往同时含有两种以上亚型的 AR，当 NE 或 Epi 作用于细胞时，这些亚型 AR 同时激动，除通过各自的偶联 G 蛋白与信号传递系统引起各自的效应外，在不同亚型受体之间还存在复杂的交互作用，从而使内源性激动剂对细胞的控制与调节作用更为精细，这可能是体内存在如此多种AR 亚型的主要生理意义所在。

3.3 阿片受体

阿片受体属 G 蛋白偶联受体。该类受体具有相同的基本结构：一个细胞外氨基端区域，七个跨膜域以及一个细胞内羧基端尾区。近 20 年来，人们已成功克隆了 μ、δ 和 κ 三种经典阿片受体的基因。进一步通过药理学特性的研究，又发现了一些新型的 σ、ε、λ、ι 和 ζ 阿片受体。而 σ 受体药物学特征性与其他阿片受体明显不同，相关的 σ 型综合征不能被普通阿片受体拮抗剂纳洛酮所阻断，因此 σ 型受体不再被认为是阿片受体家族成员。最近克隆的孤儿（Orphan）受体，其结构特征与阿片受体基本相同，并有高度的同源性，又被称为阿片样受体 1（Opioid-receptor-like 1，ORL1）。不同的阿片受体亚型有着特异的内源性配体及其相关的生物学效应。μ 受体的内源性配体是内啡肽，具有显著的镇痛和呼吸抑制作用，并能使心率减慢；δ 受体的内源性配体是脑啡肽，有不太明显的镇痛作用，参与了缺血预适应的心脏保护作用；κ 受体的内源性配体是强啡肽，具有镇痛、致焦虑效应，呼吸抑制作用弱。ORL1 并没有"孤立"很长时间，不久一种新发现的 70 肽菌素即被认定为 ORL1 的内源性配体，并被命名为伤害感受素。由于它是孤儿受体的内源性配体，而且其序列的起始端和结束端氨基酸分别为苯丙氨酸（F）和谷氨酰胺（Q），所以又被称为孤立素（FQ）或孤啡肽，参与疼痛的感觉与调制，与学习、记忆力、情绪活动有关，通过中枢效应抑制心血管活动，使血压下降、心率减慢。

3.4 氨基酸受体

在中枢神经系统中，氨基酸既可作为蛋白质的前体、代谢能量来源，又可作为神经介质。在神经末梢中的 L-谷氨酸脱羧酶作用下合成 GABA，它在线粒体中由其转氨酶降解。突触前末梢放出 GABA，作用于突触后膜产生生理效应，再由一个与之有高亲和力的转运机制迅速令其失活。GABA 突触前摄取有赖于 Na^+，而它和突触后受体结合则不需要 Na^+。此外，突触前后的 GABA 受体还有各自的药理特性。如 L-GABA、2-氟 GABA、2-氯 GABA、2-甲基 GABA 或 2-羟基 GABA，顺-1,3-氨基环己酸等是其突触前受体的阻滞剂；而另一些药物如 Bicuculline（拮抗剂）、Muscimol、Isoguvacine（激动剂）等只对其突触后受体有作用。突触后膜上还有种内源性抑制机制，它是种对热稳定的，相对分子质量为15000 的酸性蛋白质，是不依赖 Na^+ 的 GABA 受体的非竞争性抑制物。它对 GABA 亦起配体作用，可调节 GABA 及其与突触后受体的结合。GABA 突触前受体是位于膜外侧与膜疏松结合的成分，而突触后受体是膜的组成蛋白质之一。

谷氨酸是中枢神经内的一个兴奋介质。与谷氨酸有高亲和力的结合点，存在于突触膜上，对左旋体有选择性，不同于谷氨酸的转运体。其拮抗剂为谷氨酸二乙酯等，此类物质能抑制谷氨酸与高亲和力受点的结合，而不影响同低亲和力相结合。红藻氨酸为谷氨酸的一个强效激动剂，脑内有 100 倍谷氨酸的生理效应。在 $25\mu mol/L$ 浓度下，能减少谷氨酸与膜的结合，而不影响膜与 L-天冬氨酸的结合，但 N-甲基-L-天冬氨酸只抑制 L-天冬氨酸与膜的结合而不影响与 L-谷氨酸的结合。已从突触膜分离出一种与谷氨酸有高亲和力的糖蛋白，其与谷氨酸的结合能被谷氨酸二乙酯所抑制，故认为是谷氨酸的受体。

尽管用配体方法证实中枢中的多种细胞膜上有氨基酸受体，但这并非意味着有特殊的生理作用。

3.5 组胺受体

3.5.1 组胺受体的亚型、分布及作用机制

1966 年 Schild 和 Ash 以组胺引起子宫平滑肌弛缓、豚鼠回肠收缩等开始研究抗组胺药物的药理作用，其中回肠收缩效应对抗组胺药敏感，其受体称为 H_1 受体。以后英国 SK 研究所的 Black 等在豚鼠子宫平滑肌标本上发现了 H_2 受体。1983 年 Sehwart 等利用 K^+ 去极化诱导组胺释放时，发现了大鼠大脑皮质切片中组胺抑制自身的释放。随后他们又用电刺激去极化方法证实了组胺的自身抑制作用，并发现与其他一些递质的自身抑制效应类似，提示可能存在抑制性突触前自身受体。1987 年 Lshikawa 等在豚鼠肠系膜动脉的实验中，发现组胺可使血管平滑肌接头处兴奋性电位 EJP 幅度降低，但不改变其静息膜电位。说明外源组胺过多，使神经肌肉接头处产生负反馈调节作用。但在无外源性组胺存在时，应用 H_3 受体拮抗剂，特别是甲双脒呱，能使 EJP 幅度升高，且呈浓度依赖性。可能是甲双脒呱拮抗了通过神经元激活或（和）血管周围的嗜碱性颗粒细胞等释放内源性组胺。并提出，肠系膜血管周围神经终端有 H_3 受体存在，其性质与中枢神经系统的相似。同时发现，H_3 受体对组胺的敏感性明显比 H_1、H_2 受体高。最终 Arrang 等用受体结合实验证实了 H_3 受体的存在。

H_1、H_2 受体分布在中枢组胺能神经元中及外周的胃肠、气管、子宫、血管平滑肌、心脏、皮肤等组织。通常认为 H_1、H_2 受体是胞膜成分，激动 H_1 受体时能使磷脂酰肌醇增加，且能改变 Na^+ 和 Ca^{2+} 的通透性，Ca^{2+} 流入细胞内并将线粒体、肌小胞体和胞浆膜内储存的 Ca^{2+} 动员出来，从而使 Ca^{2+} 浓度显著提高，致 cAMP 水平上升引起平滑肌收缩等效应。H_2 受体激动后首先激活腺苷酸环化酶（adenylate cyclase，AC），使细胞内 cAMP 水平增高，启动第二信使系统，经一系列胞内生化反应发挥生理效应。H_3 受体主要分布于中枢组胺神经元细胞内，在外周组织器官肺、脾、气管、皮肤、消化道血管及交感神经元末梢中

均有 H_3 受体存在，但受体密度极低。

3.5.2 组胺受体的生理效应

3.5.2.1 心脏作用

激动组胺 H_1、H_2 受体可以使心肌收缩力和窦房结、心室肌的自律性增加，该效应以 H_2 介导作用为主。刺激 H_1 受体可延长房室传导时程，减慢心率，抑制交感神经兴奋所致心动过速。Falrna 等认为，H_1、H_2 受体均能介导冠脉舒张效应。最近有人用选择性 H_3 受体激动剂 (R)-α-甲基组胺（α-MeHA）在豚鼠离体心脏上进行研究，发现 α-MeHA 有抑制电刺激诱发去甲肾上腺素释放介导的心肌正性变力性效应，用 H_1、H_2 受体拮抗剂扑尔敏和雷尼替丁均不能拮抗 α-MeHA 的上述抑制效应。该效应能被 H_3 受体拮抗剂硫丙咪胺（Thioperarnide，Thio）所拮抗，单用 Thio 时反而使心肌正性变力效应增强，因此在心交感神经末梢上存在 H_3 受体。该受体反馈调节心交感神经末梢去甲肾上腺素的释放。

3.5.2.2 平滑肌作用

对平滑肌作用有种属差异性。在微血管平滑肌上存在 H_1 和 H_2 受体，其中任何一类受体被激动均可产生最大扩张效应，引起明显降压反应，易产生低血压性休克。增加毛细血管的通透性主要由 H_1 介导。H_3 受体可通过负反馈抑制交感神经末梢释放去甲肾上腺素，使豚鼠肠系膜动脉扩张。然而 H_1 受体兴奋对孕妇胎盘绒毛静脉、兔离体大脑动脉和人脑动脉血管有较强的收缩作用。

对血管以外的平滑肌主要是兴奋作用。H_1、H_2 受体激动剂均能使多种动物的支气管和胃肠道平滑肌产生收缩效应，该效应以 H_1 受体介导为主。对子宫平滑肌的作用亦有明显的种属差异性。组胺不仅通过 H_1、H_2 受体直接作用于胃肠道平滑肌，而且还可以通过上述受体对迷走神经递质的调节而影响胃肠道、输尿管及膀胱的舒缩状态。

3.5.2.3 腺体作用

组胺及 H_2 受体激动剂直接与胃黏膜壁细胞上 H_2 受体结合，激活 AC，经一系列生化反应最终激活 H^+,K^+-ATP 酶，使胃壁细胞分泌胃液增加。组胺是强力胃液分泌的刺激剂，尚不能引起心血管反应的小剂量组胺，足以刺激胃腺分泌大量酸度较高的胃液。同样 H_2 受体兴奋还可引起唾液、泪液、肠液等分泌增强。Racke 等报道组胺具有抑制胃肠道黏膜细胞释放 5-羟色胺（5-HT）的作用，H_3 受体拮抗剂 Thio 几乎能完全阻断这一效应，而 H_1、H_2 受体拮抗剂不能阻断上述效应。用选择性 H_3 受体激动剂 (R)-α-MeHA 后，5-HT 释放明显增加，约为组胺效应的 10 倍。

3.5.2.4 神经系统的作用

组胺受体在中枢参与大脑血液循环、激素分泌、能量合成及睡眠与觉醒状态的调控等。感觉神经末梢上的 H_1 受体激活可以致皮肤瘙痒；自主神经末梢 H_1 受体介导儿茶酚胺和乙酰胆碱的释放；肾上腺素能神经突触前膜 H_1 受体起突触前抑制作用，抑制交感神经兴奋所产生的一系列反应。交感神经节后 H_2 受体也可以抑制神经的兴奋性。最近 Sehwartz 和 Kacke 等研究发现 H_3 受体不仅能反馈调节脑内组胺的合成释放，而且还可以作为其他一些神经系统的异种受体参与去甲肾上腺素等神经递质释放调节。Iehinose 和 Stretion 利用豚鼠支气管研究组胺受体，发现迷走神经节和节后胆碱能神经末梢内均存在 H_3 受体。其激动剂 α-MeHA 能抑制迷走神经介导的支气管收缩，但不能改变外源性乙酰胆碱诱导的收缩

组胺 H_1、H_2 受体和肾上腺素能（α、β）受体阻断时仍不能阻碍 α-MeHA 的抑制效应，而 H_3 受体拮抗剂 Thio 能拮抗该效应。在人的气管上有类似的效应，说明 H_3 受体对迷走胆碱能神经的信息传递有调节作用。Skata 等认为 H_3 受体还参与饮食和植物神经节律的调节。

3.5.2.5 其他作用

Bach 等报道组胺直接参与免疫反应的调节，与细胞的增长和肿瘤发展有关。组胺有免疫抑制效应，该效应主要是 H_2 受体介导，H_2 受体激动时可抑制淋巴细胞的增殖，同时产生组胺抑制因子（HSF），阻止淋巴因子的生成。H_2 拮抗剂可以阻断以上效应，并且能增加对肿瘤细胞的自然免疫反应，抑制肿瘤细胞的生长。H_3 受体不仅介导中枢和外周交感神经末梢组胺的合成和释放，而且对外周组织器官亦有同样的结果。Arrang 等在 15 只大鼠实验中，发现用选择性 H_3 受体激动剂 α-MeHA 后，大鼠肺、脾及皮肤中的组胺含量分别下降至对照值的 72.69% 和 65%，由 H_3 受体介导的肺、脾内组胺含量减少能被其拮抗剂 Thio 所翻转，但对皮肤内组胺下降的对抗作用不明显。

3.6 作用于受体的药物举例

大多数药物通过作用于细胞膜上的受体而作用于细胞。受体多数表达在细胞膜的表面，而少数存在于细胞内。生物活性物质与受体结合后，能改变其形态或电荷的分布，从而引起细胞一系列生化反应，发挥兴奋或抑制功能。药物是与生物活性物质化学结构相类似的物质，各种受体需辨别真伪而与之结合，并引起细胞兴奋或抑制。有些药物虽能与受体结合，但是本身无生物活性，通过占据受体而阻止生物活性物质与受体的结合，从而阻滞机体生物活性物质的作用，起间接抑制作用，这种作用称为竞争性拮抗。凡引起细胞兴奋行为的物质为受体激动剂，凡引起抑制性作用的为拮抗剂。这类药最典型的例子如作用于肾上腺素能 β 受体的异丙肾上腺素与普萘洛尔；作用于胆碱能受体的拟胆碱药（新斯的明）与抗胆碱药（阿托品）。钙离子拮抗剂虽不是受体阻滞剂，但是阻滞了细胞膜上的钙通道（也是一种蛋白质），抑制 Ca^{2+} 从细胞外液进入细胞内发挥作用，其作用机制与受体阻滞剂相类似。总之，受体的发现可视为科学认识生命现象的一次革命，使认识从器官和细胞水平进入到分子水平，从而使药学家们能有目的地改造生物活性物质的化学结构，衍生出许多带有特效性质的药物，造福于人类并推动生理学、药物学和药理学的发展，为解释药物的作用机制和指导临床合理用药奠定了基础。

3.6.1 拟胆碱药

躯体神经、交感神经节前神经元和全部副交感神经的化学递质均为乙酰胆碱。乙酰胆碱在突触前神经细胞内合成。神经冲动使之释放并作用于突触后膜上的乙酰胆碱受体，产生效应。随后，乙酰胆碱分子被乙酰胆碱酯酶催化水解为胆碱和乙酸而失活。胆碱经主动再摄取返回突触前神经末梢，再为乙酰胆碱合成所用。所以理论上其中每一个环节都可能经药物的影响达到增强或减弱乙酰胆碱作用的结果。但事实上，迄今成功应用于临床的胆碱能神经系统用药，包括拟胆碱药和抗胆碱药都是作用于胆碱受体和乙酰胆碱酯酶两个环节之一。笼统地讲，拟胆碱药是一类具有和乙酰胆碱相似作用的药物，按其作用环节和机制的不同，可分为胆碱受体激动剂和乙酰胆碱酯酶抑制剂两种类型。

3.6.1.1 胆碱受体激动剂

与乙酰胆碱结合的受体称为胆碱受体，分 M 胆碱受体和 N 胆碱受体。类似乙酰胆碱的药物，直接作用于 M 胆碱受体和 N 胆碱受体，分别产生 M 样作用及 N 样作用，称为胆碱受体激动剂。

乙酰胆碱（Acetylcholine）

乙酰胆碱具有十分重要的生理作用，在胃部极易被酸水解，在血液中也极易经化学水解或胆碱酯酶水解，并且乙酰胆碱的作用选择性不高，无临床实用价值。为了寻找性质较稳定，同时具有较高选择性的拟胆碱药物，常以乙酰胆碱作为结构改造的先导物。Bethanechol 是人们对乙酰胆碱进行结构改造获得成功的一个例子。乙酰胆碱分子可分为 3 部分（乙酰氧基部分、亚乙基桥部分、氨基部分），通过对各个部分的结构改造，总结出如下构效关系：

位置 1 被乙基或苯基取代活性下降。位置 2 若有甲基取代，N 样作用大为减弱，M 样作用与乙酰胆碱相似。位置 3 若有甲基取代可阻止胆碱酯酶的作用，延长作用时间，且 N 样作用大于 M 样作用。位置 4 带正电荷的氮是活性必需的，氮上以甲基取代为最好，若以氢或大基团如乙基取代则活性降低，若 3 个乙基则为抗胆碱活性。

对亚乙基桥部分，当改变主链长度时，活性随链长度增加而迅速下降。据此有人提出了"五原子规则"，即在季铵氮原子和乙酰基末端氢原子之间以不超过 5 个原子的距离（H—C—C—O—C—C—N），才能获得最大拟胆碱活性。亚乙基桥上的氢原子若被乙基或含碳更多的烷基取代则导致活性下降。若 1 个甲基取代时，由于空间位阻，在体内不易被胆碱酯酶所破坏，因此作用时间可延长。若甲基取代在 β 位，则 M 样作用与乙酰胆碱相同，N 样作用大大减弱，成为选择性 M 受体激动剂。

对乙酰氧基部分，当乙酰基被丙酰基或丁酰基等高级同系物取代时，活性下降。这与"五原子规则"是相符合的。当乙酰基上的氢原子被芳环或较大分子量的基团取代后，则转变为抗胆碱作用。由于乙酰胆碱分子中酯基的快速水解，其作用时间短，不稳定。于是，以相对不易水解的基团取代乙酰氧基就成为一条合理途径。氨甲酰基由于氮上孤电子对的参与，其羰基碳的亲电性较乙酰胆碱低，因此不易被化学和酶促水解。

综合上述构效关系，使 3 部分的最佳结构组合起来就得到了氯贝胆碱（Bethanechol Chloride），选择性作用于 M 胆碱受体。

氯贝胆碱（Bethanechol Chloride）

目前对 M 胆碱受体激动剂的设计和合成研究的焦点集中在开发治疗阿尔茨海默症（Alzheimer's disease，AD）和其他认知障碍疾病的药物。AD 是老年性痴呆的主要原因。AD 患者的认知减退归因于大脑皮层胆碱能神经元的变性，变性使中枢乙酰胆碱的释放明显降低，结果使 M_1 受体处于刺激不足的状态。由于 M_1 受体的活化对学习和记忆非常重要，刺激不足会导致认知减退，因此选择性中枢拟胆碱药目前被认为是较有前途的抗痴呆药物的主要类型之一。虽然迄今还没有正式药物上市，但研究中的大量化合物的疗效已经显示出令人鼓舞的前景。

3.6.1.2 乙酰胆碱酯酶抑制剂

进入神经突触间隙的乙酰胆碱会被乙酰胆碱酯酶（AChE）迅速催化水解，终结神经冲动的传递。抑制 AChE 将导致乙酰胆碱的积累，从而延长并增强乙酰胆碱的作用。乙酰胆碱酯酶抑制剂（AChE inhibitors），又称为抗胆碱酯酶药，因不与胆碱能受体直接相互作用，属于间接拟胆碱药。

溴新斯的明（Neostigmine Bromide）

新斯的明的化学结构由 3 部分组成，即季铵碱阳离子部分、芳香环部分及氨基甲酸酯部分。分子中引入季铵离子一方面增强与胆碱酯酶的结合；另一方面降低中枢作用。引入 N,N-二甲基氨基甲酸酯后不易水解。溴新斯的明及其类似物溴吡斯的明和苄吡溴铵为疗效较好的抗胆碱酯酶药。

如果酰化酶水解乙酰胆碱过程非常缓慢，在相当长一段时间内造成 AChE 的全部抑制，如有机磷毒剂，使体内乙酰胆碱浓度长时间异常增高，引起支气管收缩，继之惊厥，最终导致死亡。所以这种不可逆胆碱酯酶抑制剂对人体非常有害。

3.6.2 抗胆碱药

对于因胆碱能神经系统过度兴奋造成的病理状态，可用抗胆碱药物治疗。目前临床上使用的抗胆碱药主要是阻断乙酰胆碱与胆碱受体的相互作用，即胆碱受体拮抗剂。按照药物的作用部位及对胆碱受体亚型选择性的不同，抗胆碱药通常分为 3 类：①M 胆碱受体拮抗剂，可逆性阻断节后胆碱能神经支配的效应器上的 M 受体，呈现抑制腺体（唾液腺、汗腺、胃液）分泌、散大瞳孔、加速心律、松弛支气管和胃肠道平滑肌等作用；②神经节阻滞剂，在交感和副交感神经节选择性拮抗 N_1 胆碱受体，稳定突触后膜，阻断神经冲动在神经节中的传递，主要呈现降低血压的作用，临床用于治疗重症高血压；③神经肌肉阻滞剂，与骨骼肌运动终板膜上的 N_2 受体结合，阻断神经冲动在神经肌肉接头处的传递，表现为骨骼肌松弛作用，临床用作辅助麻醉药。

3.6.2.1 茄科生物碱类 M 胆碱受体拮抗剂

硫酸阿托品（Atropine Sulphate）

阿托品化学结构中具有莨菪烷（Tropane）骨架，莨菪烷 3α 位带有羟基即为莨菪醇。α-羟甲基苯乙酸简称莨菪酸。由（一）-莨菪酸与莨菪醇形成的酯称为（一）-莨菪碱。由于莨菪酸在提取分离过程中极易发生消旋化，所以阿托品是莨菪碱的外消旋体，其抗胆碱活性主要来自 $S(-)$-莨菪碱，虽然 $S(-)$-莨菪碱抗 M 胆碱作用比消旋的阿托品强 2 倍，但左旋体的中枢作用比右旋体强 8～50 倍，毒性更大。临床应用阿托品更安全，而且外消旋体更易制备。

阿托品具有外周及中枢 M 胆碱受体拮抗作用，但对 M_1 和 M_2 受体缺乏选择性。将阿托品做成季铵盐，因难以通过血脑屏障，而不能进入中枢神经系统，不呈现中枢作用。如溴甲阿托品主要用于胃及十二指肠溃疡、胃酸过多症、胃炎、慢性下痢、痉挛性大肠炎等。

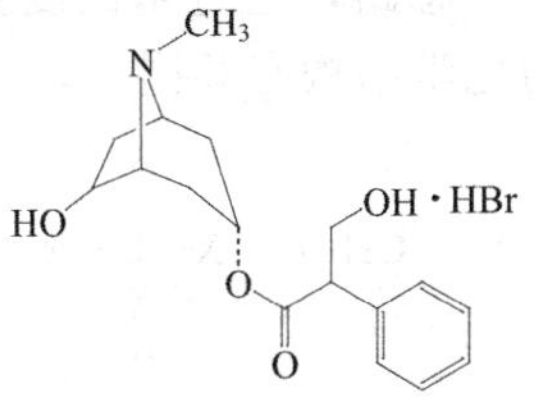

氢溴酸山莨菪碱（Anisodamine Hydrobromide）

山莨菪碱是 20 世纪 60 年代我国学者从我国特有茄科植物唐古特山莨菪的根中提取得到的生物碱。其氢溴酸盐又称"654"，天然品称"654-1"，人工合成品为消旋体，称"654-2"。其与阿托品的结构相比较，6 位多了 1 个羟基。

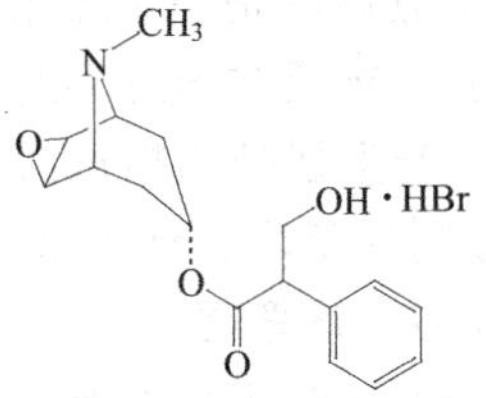

氢溴酸东莨菪碱（Scopolamine Hydrobromide）

与阿托品的结构比较，东莨菪碱 6,7 位多了 1 个氧桥。

对比上述阿托品、东莨菪碱和山莨菪碱等茄科生物碱的化学结构，很容易看出它们结构上的区别只是 6,7 位氧桥和 6 位羟基的有无。氧桥和羟基的存在与否，对药物的中枢作用有很大影响。氧桥使分子的亲脂性增大，中枢作用增强；而羟基使分子极性增强，中枢作用减弱。东莨菪碱有氧桥，中枢作用最强，对大脑皮层明显抑制，临床作为镇静药，是中药麻醉的主要成分，并且对呼吸中枢有兴奋作用。阿托品无氧桥，无羟基，仅有兴奋呼吸中枢作用。山莨菪碱有 6 位羟基，中枢作用最弱。

3.6.2.2　合成 M 胆碱受体拮抗剂

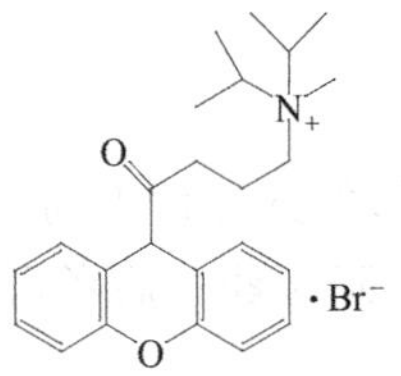

溴丙胺太林（Propantheline Bromide）

丙胺太林是从阿托品的结构改造中发展出的合成抗胆碱药之一。阿托品等茄科生物碱类由于药理作用广泛，临床应用中常引起多种不良反应。对阿托品进行结构改造，寻找选择性高、作用强、毒性低及具有新适应证的新型合成抗胆碱药，就成为胆碱能药物的发展方向之一。

分析阿托品的结构可以发现，虚线框中的部分为氨基醇酯，与乙酰胆碱很相似，只是醇氧原子与氨基氮原子之间相距 3 个碳原子，但其构象的空间距离与乙酰胆碱的 2 个碳的距离相当，托品烷的双环结构对维持活性构象意义重大。因此，氨基乙醇酯被认为是"药效基本结构"。

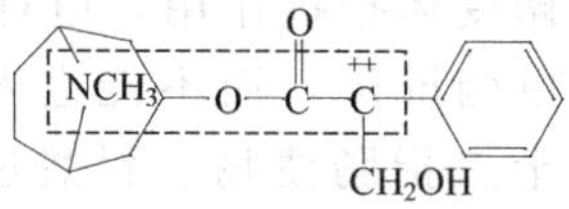

阿托品的酰基部分带有苯基，这是与乙酰胆碱不同的关键所在，显然酰基上的大基团对阻断 M 受体功能十分重要。根据这一思路，通过基团变换，设计合成了多种季铵类和叔胺类抗胆碱药。这些 M 受体拮抗剂的化学结构有共同点，可用下式代表它们的基本结构：

$$N—(CH_2)_n—X—\overset{R^1}{\underset{R^3}{C}}—R^2$$

这一结构与胆碱受体激动剂有相似之处，这是因为 M 受体拮抗剂与激动剂共同竞争 M 受体，均通过含氮的正离子部分与受体的负离子位点结合，而分子中其他部分与受体的附加部分结合，则产生拮抗剂与激动剂的区别。

下面对 M 受体拮抗剂的构效关系加以讨论：

（1）在 M 受体上乙酰胆碱结合位点周围是一个疏水区，拮抗剂上相应的 R^1 和 R^2 部分的较大基团，通过疏水力或范德华力与 M 受体疏水区结合，阻碍乙酰胆碱与受体的接近和结合。当 R^1 和 R^2 为碳环或杂环时可产生强烈的拮抗活性，尤其 2 个环不一样时活性更好，如格隆溴铵和奥芬溴铵，R^1 和 R^2 分别为苯环、环戊基和苯环、环己基。两药均用于胃及十二指肠溃疡、慢性胃炎、胃酸分泌过多及痉挛等。

（2）R^3 可以是 H、OH、CH_2OH 或 $CONH_2$。由于 R^3 为 OH 或 CH_2OH 时，可通过形成氢键使之与受体结合增强，比 R^3 为 H 时抗胆碱作用强，所以大多数 M 受体拮抗剂的 R^3 为 OH。

（3）大多数强效抗胆碱药结构中 X 是酯键—COO—，但是酯键并不是抗胆碱活性所必需的。X 也可以是—O—，如奥芬那君（Orphenadrine）；还可以去掉酯键，如苯海索（Benzhexol）、普环啶（Procyclidine）和比哌立登（Biperiden）等，因疏水性较大，易进入中枢，属于中枢抗胆碱药，临床用于抗震颤麻痹。

（4）大多数强效抗胆碱药物中，氨基部分通常为季铵盐或叔胺结构。它们本身为 N^+ 或与酸成盐后形成 N^+，与 M 受体的负离子部位结合，对形成药物-受体复合物起重要作用。N 上取代基通常以甲基、乙基、丙基或异丙基为好。

（5）环取代基到氨基氮原子之间的距离以 $n=2$ 为最好，碳链长度一般在 2～4 个碳原子之间，再延长碳链则活性降低或消失。

3.6.2.3　N 胆碱受体拮抗剂

N 胆碱受体拮抗剂按照对受体亚型的选择性不同，可分为神经节 N_1 受体阻滞剂和神经肌肉接头处 N_2 受体阻滞剂。前者用作降压药；后者可使骨骼肌松弛，临床作为肌松药，用于辅助麻醉。

3.7　以受体理论为指导开展的新药研究

受体不仅与疾病的发生和发展有密切关系，更与新药的研究与发展息息相关。据统计，在过去 20 年左右的时间内，已注册并上市的新药中，仅属于 G 蛋白偶联受体（GPCR）激动剂或拮抗剂的，就多达数百种。从表 3-1 列举的一些上市的与 GPCR 有关的药物中，不难看出受体理论和技术在新药研究中的重要地位。

表 3-1　市售与 G 蛋白偶联受体相关的药物举例

GPCR		英文名	中文名
M 胆碱受体		Bethanechol	氯贝胆碱
		Dicyclomine	双环维林
		Ipratropium	异丙托铵
肾上腺素受体	β_1	Atenolol	阿替洛尔
	α_2	Clonidine	可乐定
	β_1/β_2	Propranolol	普兰洛尔
	α_1	Terazosin	特拉唑嗪
	β_2	Albuterol	沙丁胺醇
	$\beta_1/\beta_2/\alpha_1$	Carvedilol	卡维地洛
血管紧张素受体		Losartan	氯沙坦
		Eprosartan	依普沙坦
降钙素受体		Calcitonin	降钙素
		Elcatonin	依降钙素
多巴胺受体	D_1	Metoclopramide	甲氧氯普胺
	D_2/D_1	Ropinirole	罗匹尼罗
	D_2	Haloperidol	氟哌醇
促性腺释放激素受体		Goserelin	戈舍瑞林
		Nafarelin	那法瑞林
组胺受体	H_1	Dimenhydrinate	茶苯海明
	H_1	Terfenadine	特非那定
	H_2	Cimetidine	西咪替丁
	H_2	Ranitidine	雷尼替丁
5-HT 受体	5-HT_{1D}	Sumatriptan	舒马坦
	5-HT_{2A}	Ritanserin	利坦色林
	5-HT_A	Cisapride	西沙必利
	5-HT_{1m}	Trazodone	曲唑酮
	$5\text{-HT}_{2A/2C}$	Clozapine	氯氮平
白三烯受体		Pranlukast	普仑司特
		Zafirlukast	扎鲁司特
阿片受体	γ	Buprenorphine	丁丙诺啡
	κ	Butorphanol	布托啡诺
	μ	Alfentanil	阿芬太尼
催产素受体		Epoprostenol	依前列醇
前列腺素受体		Misoprostol	米索前列醇
Somatostatin 受体		Octreotide	奥曲肽
血管加压素受体		Desmopressin	去氨加压素

概括地说，受体理论在新药研究中主要有三方面的作用：一是用于筛选新药；二是用于

指导设计新药；三是减少药物的副作用。

用已知的受体制剂，通过放射性配基结合实验，可以在众多的待筛选样品中寻找到目的化合物。在此基础上，经过结构改造，即可得到理想的药物。这种办法较传统的以大量动物从数以十计甚至百计的样品中筛选药物，不但节省动物和样品，更可缩短研究周期，是名副其实的"多、快、好、省"的途径。当然，也可以用已知受体的某些组织制剂，对现有药物的受体属性进行检定。例如，已知心肌细胞中含有丰富的 β-AR，应用大鼠心肌细胞制剂，采用放射配基结合分析法，参考生化药理学实验结果，证明米帕林（Mepacrine）系 β-AR 的部分激动剂。

近年来，在新药研究中，"孤独受体"（orphan receptor）特别是 GPCR 类的孤独受体受到广泛重视。从受体 cDNA 推导的序列看，可以有根据地将孤独受体归于某一类（例如 GPCR 类）受体中，但是与已知的受体之间往往缺乏足够的序列相同性（只有 25%～35% 的氨基酸序列是一致的），故难以确定其内源性配基或预测其功能。以哺乳动物的 GPCR 为例，目前从真核细胞中克隆的 GPCR 已超过 800 种，其中人的约 240 种。但是，已确定有相匹配的内源性配基的只有 140 种。换言之，对人的 GPCR 来说，还有 100 种没有配基，即它们仍然是"孤独"的。由于序列数据库的不断扩增，这一数字有可能增至 400 甚至 1000 以上。不少人利用孤独受体在寻找新药方面取得可喜的进展。例如，有两个独立的实验室，同时将一种阿片类的孤独受体 ORL-1 在中国仓鼠卵巢（CHO）细胞中表达，表达后的受体以各种阿片受体激动剂刺激之，结果均无反应，即它不是这些配基的受体，说明在当时它确为孤独受体。研究者转而从大鼠或猪脑中制备粗提取物，采用抑制腺苷酸环化酶活性为功能指标，与已转染的 CHO 细胞共同孵育，结果从脑中分离到一种强啡肽（dynorphin）样的物质，可与 ORL-1 特异地结合，并表现一定的功能，为孤独的 ORL-1 找到了配基。这是新的神经肽，由 17 个氨基酸残基组成，被分别称之为 nociceptin 或 orphanin FQ。研究表明，该十七肽在神经系统中广泛表达，参与一系列重要生理和行为功能。例如，它与其他经典阿片肽（如内啡肽、脑啡肽等）一样，参与疼痛和镇痛过程。经过化合物的结构改造，以及药理学和毒理学试验等，即可进入临床研究。这一过程被称之为"反向分子药理学"（reverse molecular pharmacology）。对反向分子药理学流程来说，发现药物的起点只是一种功能未明的孤独受体，且对其与疾病的联系也一无所知，与传统方法比较带有很强的挑战性和一定风险性；但是，一旦成功，所得到的将是个创新性的药物，而且该药物将对那些现在缺乏治疗药物或药效不佳的疾病的防治有较好的前景。

当然，也可用反向分子药理学的思路鉴定孤独受体。以降钙素基因相关肽（CGRP）受体的一个孤独受体鉴定为例，在人的 cDNA 文库中发现了一个孤独的 CGRP-EST，由于它与已知的人降钙素受体有约 56% 的相同性，故推测其可能是一种新的降钙素受体。于是在经过全长克隆后，将该孤独受体的 cDNA 在 HEK293 细胞中稳定表达，通过用 $[^{125}I]$-CGRP 进行的结合实验和 cAMP 生成等功能分析，证明所表达的受体与人神经纤维瘤细胞中的内源性 CGRP 受体相似。

由以上的介绍可以看出，不论是传统的还是反向药理学途径，在新药研究中都各具优势。传统的方法在新药研究中的地位仍然受到重视。以神经肽类受体的非肽类激动剂为例，最初就是通过传统方法发现的。在具体实施中，主要采用了两种方法或策略：一是采用放射性配基结合分析法，对庞大的化合物库进行随机筛选；二是根据已知肽类配基合成先导化合物。例如，神经紧张素（neurotensin）受体的非肽类选择性拮抗剂 SR48692，就是在对数千个化合物进行筛选中发现的，在此基础上优化出一个先导化合物，经不断地完善而发展成一个高效价的拮抗剂。迄今，根据受体-配基相互作用的原理，已合成了大量新的、具有高亲和力的神经肽受体非肽拮抗剂。其中，最成功的当属血管紧张素 Ⅱ AT_1 受体阻断剂 Losartan 3。它已在高血压病的治疗中显示出良好的效果。不仅如此，这些非肽类拮抗剂在受体亚型的检定、内源性配基作用的研究、拮抗剂与受体相互作用的分子机制探讨中，都是非常有用的工具。例如，受体突变证明，绝大多数肽类激动剂是与受体胞外结构域的氨基酸残基相互作用的；而非肽类拮抗剂则不同，它们主要与位于跨膜区段的配基结合小袋的氨基酸残基相结合。据此，Schwavrtz 等提出了受体结构模型，其内容是：配基的作用是通过选择并稳定其结合的受体构象，从而使平衡向活化或失活态移动；而非肽类拮抗剂则只与失活态的受体结合，从而使平衡偏离了激动剂结合受体活化所需之构象；依受体系统不同，激动剂和拮抗剂的结合部位可以是不同的，也可以是重叠的。这一理论有助于理解为何不同配基的作用有所不同，甚至相反。

第4章　离子通道

4.1　离子通道概念和特征

离子通道是生命活动的基础，无论动物或者植物、单细胞生物或者多细胞生物的细胞膜上，都有离子通道的存在。离子通道最基本的功能是产生细胞生物电现象，在此基础上，才进一步产生神经递质的释放、腺体分泌、肌肉运动甚至学习、记忆等重要的高级神经活动。

人们对离子通道的认识经历了一个漫长的过程。18世纪电学研究的兴起，使Galvani首次在生物体（蛙）上发现了生物电现象。弦线电流计的发明，促成了静息电位和动作电位的发现。20世纪中叶，电压钳技术的发明及逐步完善，使Hodgkin和Huxley等把枪乌贼巨大神经轴突动作电位离子电流成功地分为钠、钾、漏电流三个部分。1976年，德国马克斯-普朗克生物物理化学研究所的内尔（E. Neher）和萨克曼（B. Sakmann）发明了膜片钳技术，首次记录到去神经蛙肌纤维膜上的单通道电流，为证实生物膜通道的存在及通道是以全或无规律、随即开放关闭的假说提供了有力依据。以后，随着生物物理学和分子生物学的迅速发展，特别是膜片钳与分子克隆及基因突变技术的结合，使离子通道研究迅速进入到分子、亚分子水平，人们也开始有能力从分子水平来解释离子通道的孔道特性、动力学过程，了解通道结构与功能的表达与调节等。

离子通道是细胞膜上的一种特殊蛋白，在脂质双分子层膜上构成具有高度选择性的亲水性孔道，允许适当大小和点的离子以被动转运的方式通过。其示意图见图4-1。离子通道具有两大共同特征，即离子选择性及门控特性。前者包括通道对离子大小的选择及电荷选择

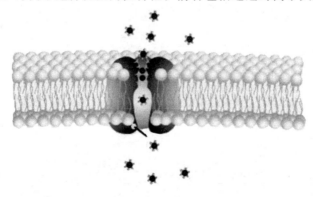

图 4-1　离子通道示意图

性，在一定条件下，某一种离子只能通过与其相应的通道跨膜扩散。各离子通道在不同状态下，对相应的离子通透性不同，如安静时神经细胞膜离子通道对 K^+ 的通透性比 Na^+ 大 100倍；而神经兴奋时，对 Na^+ 的通透性又比 K^+ 大 10～20 倍。离子通道的另一特征是门控特性，离子通道一般都具有相应的闸门，通道闸门的开启和关闭过程称为门控。正常情况下，通道大多处于关闭状态，只有在特定的条件下，通道的闸门才能重新开启，引起离子的跨膜转运。一般认为，不同信号控制其开放和关闭，通道可表现为三种状态：激活、失活及关闭（备用）态。这三种状态均有其特定条件，使通道蛋白质发生不同的分子构象变化，从而表现出不同的功能状态。

4.2 离子通道基本结构

4.2.1 电压门控离子通道

由 α、β、γ 和 δ 等亚基构成，但不同的离子通道的组成略有差异，如钠通道由 α、β_1 和 β_2 亚基组成，钙通道由 α_1、α_2、β、γ 和 δ 亚基组成，钾通道则由 α 和 β 亚基组成（图 4-2）。在各亚基中，α 亚基是构成离子通道的主要功能单位，而其他亚基则只起调节作用。

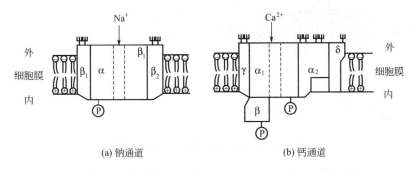

(a) 钠通道　　　　　　　　　　(b) 钙通道

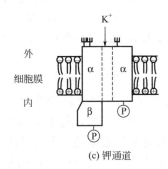

(c) 钾通道

图 4-2　电压门控离子通道结构示意图

电压门控离子通道 α 亚基是一条跨膜多肽，电压门控钠通道、钙通道的 α 亚基结构见图 4-3（a）、（b），它包括 4 个跨膜功能区（Ⅰ～Ⅳ），每个功能区含有 300 个氨基酸，组成 6 个 α 螺旋区段（S1～S6）间的一段氨基酸序列部分贯穿于细胞膜内，形成亲水性孔道，称为孔道区（pore region）或 P 区。4 个功能区围绕一个中心对称排列，P 区在内组成孔道内壁。S4 肽段含有一些带正电荷的氨基酸残基（如精氨酸、赖氨酸），对膜电位的变化敏感，起电压感受器的作用。当细胞膜去极化时，每一个功能区的 S4 肽段做螺旋运动而使正电荷移出，产生微弱而短暂的门控电位，导致通道构象变化。当 4 个功能区 S4 肽段均发生这种

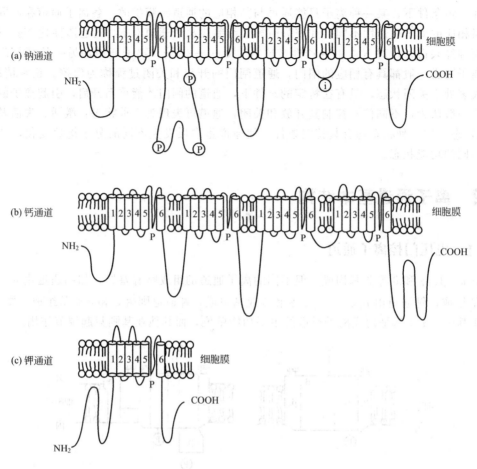

图 4-3　电压门控离子通道 α 亚基结构

构象变化时，通道便处于激活开放状态，故 S4 肽段又称为激活闸门。

电压门控钾通道 α 亚基结构见图 4-3（c），4 个相同的亚基组成的四聚体称为有功能的钾通道。钾通道根据分子生物学分类分为 K_V 和 K_{IR} 两大类，分别对应于功能性分类中的外向整流和内向整流钾通道。

① K_V 类又分为 K_{V1}、K_{V2}、K_{V3}、K_{V4} 4 组，分别对应于从果蝇克隆出来的 Shaker、Shab、Shaw 和 Shal 钾通道基因。每组又按发现克隆的次序先后进一步分类，如 $K_{V1.2}$、$K_{V1.5}$ 等。在结构上，K_V 类钾通道由 4 个亚基构成，每个亚基由 6 个跨膜区段组成。因此，电压门控钾通道的一个亚基相当于钠通道和钙通道的一个跨膜区，不同的是，它们没有连到一起，但也是围绕一个中心构成了亲水性孔道。同电压门控钠通道一样，钾通道 S4 片段上也有一群带正电荷的氨基酸，为激活通道的电压感受器。

② K_{IR} 类钾通道不同于 K_V 类钾通道和钠通道、钙通道，其每个 α 亚基只有两个跨膜肽段（M_1 和 M_2），其电压门控机制可能与 M_2 上带负电荷的氨基酸残基有关。

4.2.2　化学门控离子通道

当各种化学物质与化学门控离子通道相应部位结合后，会导致通道蛋白发生构型变化，引起通道开放，产生离子电流。体内这种离子通道的种类很多，主要包括各种神经递质门控离子通道、ATP 敏感钾通道和钙依赖性钾通道等。

4.2.2.1 神经递质门控离子通道

神经递质门控离子通道又称为离子通道受体，主要有乙酰胆碱门控离子通道、GABA门控离子通道及谷氨酸门控离子通道三大类。乙酰胆碱门控离子通道由 α_1、γ、α_2、β 和 δ 5 个亚基组成，呈五边形排列。每个亚基有 4 个跨膜区段，即 $M_1 \sim M_4$。其中 M_2 跨膜区段中除疏水性氨基酸外，还间断出现少量的丝氨酸，它们排列在 α 螺旋的一侧，由 5 个亚基的 M_2 共同构成孔道的内壁。每个亚基的 N 端和 C 端都朝向细胞膜外，其中 α_1 和 α_2 亚基的 N 端的细胞外部分各有一个 ACh 结合位点，当两个 ACh 分子与 α 亚基结合后，便引起通道蛋白的构象变化和通道开放，主要引起 Na^+ 内流增多。

GABA门控离子通道由 α、α、β、β 和 γ 5 个亚基组成，也呈五边形排列，形成中央的离子通道孔。每个亚基也有 4 个跨膜区段，与配体结合的位点在细胞膜的外侧面。通道开放时，Cl^- 内流增多。谷氨酸门控离子通道有 N-甲基-D-天冬氨酸和非 NMDA 两类。组成 NMDA 受体的亚基有 NR_1 和 NR_2 两种：前者有 3 个跨膜区段，是形成 NMDA 离子通道受体中央孔的部位；而后者是受体的调节亚基。NMDA 离子通道受体开放后，除对 Na^+、K^+ 有一定通透性外，还对 Ca^{2+} 有很高的通透性，这是其与非 NMDA 受体的主要区别之一。非 NMDA 离子通道受体包括 α-氨基-3-羟基-5-甲基-4-异噁唑丙酸和红藻氨酸两类，分别由 4 种亚基集合形成，主要介导 Na^+、K^+ 的跨膜转运，引起快速膜电位去极化。

4.2.2.2 ATP 敏感钾通道

ATP 敏感钾通道由 4 个亚基组成，每个亚基含 2 个跨膜区段。该通道受细胞内 ATP 抑制，当细胞内 ATP 浓度降低时，通道开放。

4.3 离子通道生理功能

（1）**产生细胞生物电现象** 离子通道介导的异化扩散是形成神经、肌肉和腺体等可兴奋细胞静息膜电位和动作电位的主要方式，经离子通道介导的跨膜转运是产生细胞静息电位和动作电位的基础，也是细胞完成其各种功能的前提。图 4-4 显示了离子通道对细胞膜电位的影响。

（2）**介导兴奋收缩偶联和兴奋分泌偶联** 在兴奋与收缩、兴奋与分泌之间存在着兴奋收缩偶联和兴奋分泌偶联，其中，钙通道开放，导致 Ca^{2+} 浓度的升高，还可以导致钙激活离子通道的开放和关闭、蛋白激酶（如 PKC）的激活及调控基因表达等过程。

（3）**参与细胞信号转导过程** 无论在神经-肌肉接头的信号转导过程中，还是在中枢神经系统的信号传递过程中，均存在不同电压门控通道和化学门控通道的参与，使得突触前膜或突触后膜发生去极化或者超极化，进而影响突触后神经元或者效应器细胞的功能状态。

（4）**维持细胞正常形态** 细胞正常结构和形态的完整性，有赖于细胞所处环境的渗透压及水的跨膜转运。细胞正常体积的维持与离子通道及细胞膜上 Na^+-$2Cl^-$-K^+、Na^+-Cl^- 同

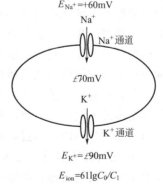

$E_{Na^+}=+60mV$

Na^+

Na^+ 通道

$-70mV$

K^+

K^+ 通道

$E_{K^+}=-90mV$

$E_{ion}=61\lg C_0/C_1$

图 4-4　Na^+ 通道和 K^+ 通道开放对细胞膜电位的影响

向转运体及 Na^+-H^+、H^+-K^+、Cl^--HCO_3^- 反向转运体的活动有关。

4.4 离子通道类型

4.4.1 钠通道

钠通道主要选择性通透 Na^+，受电压门控，故称为电压门控钠通道或电压依赖性钠通道。根据对钠通道阻滞剂的敏感性，可将其分为三类：

① 神经类，对河豚毒素敏感性高，而对芋螺毒素敏感性低。

② 骨骼肌类，对 TTX 和 CTX 敏感性均高。

③ 心肌类，对 TTX 和 CTX 敏感性均低。电压门控钠通道具有 3 个关键特性：电压依赖性激活、迅速失活和 Na^+ 选择性。

（1）电压依赖性 细胞膜去极化达到一定水平，钠通道激活，进而通道进入失活状态。

（2）激活和失活速度快 激活仅需 1ms，失活在 10ms 内完成。

（3）对 Na^+ 的高度选择性 正常生理条件下只允许 Na^+ 通过，其电导约为 20pS，每个通道的电导大于 $1×10^7$ 个离子/s。尽管钠通道对 Na^+ 有高度选择性，但在去除细胞外液中 Na^+ 的条件下，钠通道亦可少量通过其他一价阳离子甚至二价阳离子。

生物界也存在非电压门控钠通道，其结构与电压门控钠通道完全不同。例如，上皮钠通道/退化素基因家族，编码一种参与多种细胞功能的新型非电压门控钠通道——上皮钠通道。在哺乳动物，ENaC 介导上皮细胞和其他类型细胞的 Na^+ 转运，对维持钠稳态至关重要。其中，参与肾脏远曲小管 Na^+ 吸收的钠通道，是低效能利尿药的作用靶点。

4.4.2 钙通道

钙通道普遍存在于机体的各种组织和细胞，其功能主要是调节细胞内的 Ca^{2+} 浓度（$[Ca^{2+}]$）。Ca^{2+} 对细胞功能和各种生理反应的调节作用是通过钙信号系统来完成的，该系统几乎参与了所有的生理过程，如肌肉收缩、神经递质释放、突触效能的改善、激素分泌、生物膜通透性及细胞兴奋性的控制、细胞周期调控与细胞间通信、基因表达、细胞代谢与细胞形态的维持、生殖细胞的成熟和受精等方面。

根据门控机制可将钙通道分为电压门控钙通道和受体操纵性钙通道；根据作用方式可将钙通道分为影响钙内流的钙通道和影响内钙储库释放的钙通道；根据作用部位不同，又可将钙通道分为细胞膜上的钙通道和细胞器上的钙通道。同时根据通道电生理学、药理学特性以及作用受体的不同，又可将钙通道进一步分为许多不同的亚型。

（1）细胞外钙内流通过的钙通道

① 电压门控钙通道 大多数可兴奋细胞（如肌细胞、神经细胞等）的细胞外 Ca^{2+} 主要通过电压门控钙通道进入细胞内。根据电生理学和药理学特性的不同，可将电压门控钙通道分为 T、L、N、P、Q 和 R 6 个亚型（表 4-1）。

② 钙库调控性钙通道 是由肌质网（内质网）内钙库耗竭出发的外钙内流通道。1986 年，这一现象首次被命名为"容积性模型"，认为外 Ca^{2+} 内流受钙库充盈状态的调节，当钙库充满时 Ca^{2+} 内流就被阻断，当内钙库开始释放 Ca^{2+} 就会促进外 Ca^{2+} 内流。钙库调控性钙通道广泛分布于多种细胞（兴奋性细胞和非兴奋性细胞）中，并且是非兴奋性细胞外 Ca^{2+} 内流的主要通道。

表 4-1 电压门控钙通道的特征

项目	T 型钙通道	L 型钙通道	N 型钙通道	P/Q 型钙通	R 型钙通道
电导	$7.5 \sim 11pS$	$13 \sim 17pS$	$20pS$	$10 \sim 20pS$	
激活电位阈值	$-70mV$	$-10mV$	$-20mV$	$-30mV$	
离子选择性	$Ba^{2+} = Ca^{2+}$	$Ca^{2+} > Ba^{2+}$	$Ba^{2+} > Ca^{2+}$	$Ba^{2+} > Ca^{2+}$	$Ba^{2+} > Ca^{2+}$
阻滞剂	镍离子,米贝地尔,阿米洛利,五氟利多,哌咪清	镉离子,地尔硫䓬,硝苯地平,维拉帕米,地伐帕米	ω-芋螺毒素 GVⅠA,ω-芋螺毒素 MVⅡA,ω-芋螺毒素 MVⅢC,哌啶类,加巴喷丁,吸入性麻醉药	ω-芋螺毒素 MVⅡC,ω-芋螺毒素 SVⅠB,哌啶类,哌嗪类,吸入性麻醉药,加巴喷丁,米贝地尔	镉离子,镍离子,米贝地尔,吸入性麻醉药
分布与生理作用	存在于多种细胞。参与心脏起搏,平滑肌收缩及增殖,醛固酮及皮质醇的分泌,神经元起步电活动与重复放电	分布于骨骼肌、心肌、平滑肌、内分泌细胞及神经元。参与骨骼肌、心肌、平滑肌兴奋收缩偶联和细胞内钙稳态的调节,窦房结和房室结动作电位的传递,激素的分泌	主要分布于神经元。参与中枢及交感神经的神经递质释放,循环系统交感神经的调节,感觉及痛觉传递	主要分布于神经元、心脏、胰腺和垂体。参与中枢神经和神经肌肉接头处神经递质的释放和胰腺 β 细胞的兴奋-分泌过程	分布于神经元、心脏、睾丸及垂体。参与神经递质释放,重复放电,长时程增强,神经分泌

（2）内钙释放通过的钙通道 细胞内 Ca^{2+} 主要储存在内质网或肌质网中。ER 是内皮细胞和上皮细胞等非兴奋性细胞的主要内钙库,而 SR 主要位于平滑肌和横纹肌等肌细胞中。根据对肌醇三磷酸敏感性的不同,细胞内的钙池可分为两种类型:IP_3 敏感钙池和 IP_3 不敏感池。前者受 IP_3 激活,后者受其他刺激物如雷诺停激活,因此这两种主要的内钙释放通道又分别成为肌醇三磷酸受体（IP_3R）/钙通道和雷诺停受体（RyR）/钙通道。

① IP_3R 作为细胞内钙释放通道之一,存在于 ER/SR 膜上,在 IP_3 的特异性激动作用下,可促使 ER/SR 内 Ca^{2+} 释放,在多种细胞活动中起重要作用。已证实其至少有 4 个亚型,分别为 IP_3R_1、IP_3R_2、IP_3R_3 和 IP_3R_4。

② RyR 是存在于 ER/SR 膜上的另一类重要的细胞内钙释放通道。它是一种对 Ca^{2+} 敏感的钙释放通道,因为能够特异性与一种中性植物碱 Ryanodine 相结合而得名。目前发现其至少有 3 种亚型:RyR_1（骨骼肌型）、RyR_2（心肌型）和 RyR_3（脑型）。

4.4.3 钾通道

钾通道是目前发现亚型最多、作用最复杂的一类离子通道。广泛存在于骨骼肌、神经、心脏、血管、气管、胃肠道、血液、内分泌和腺体等细胞。在可兴奋细胞,它有复极和终止动作电位、维持静息电位的作用;在非兴奋性细胞,它起跨膜转运、维持细胞体积和信号转换及维持静息膜电位的作用。它还是调节平滑肌舒缩活性的主要离子通道,也是内源性血管活动物质作用的主要靶部位。钾通道的功能表现为产生钾电流,不同的钾通道产生的钾电流特征不同,因此参与的功能各异。

（1）延迟外向整流钾通道 延迟外向整流钾通道产生的钾电流（I_K）包含两个成分,I_{KR} 和 I_{KS}。I_{KR} 称为快激活的延迟整流钾电流,I_{KS} 称为慢激活的延迟整流钾电流。MinK 相关蛋白家族成员 MiRP1 和 HERG 基因的共表达产物功能电流为 I_{KR},MinK 与 KvLQT1 基因的共表达产物功能电流为 I_{KS}。

在心肌细胞，I_{KR}、I_{KS}参与心肌细胞动作电位的复极化过程。I_{KR}、I_{KS}对调节心肌细胞动作电位 2 相平台期的终止及 3 相复极化具有重要意义。当心率慢时，复极过程受 I_{KR} 的控制为主。单纯阻滞 I_{KR} 的药物，易使 APD 过度延长。如Ⅲ类抗心律失常药物选择性阻滞 I_{KR}，使 APD 延长，在心率慢时易出现负性频率作用而导致心律失常。当心率快时，复极化主要激活 I_{KS}，使 K^+ 外流。在缓慢心率时，I_{KS}使不应期的不均一性更趋增加，更大程度地延长 APD，激活 I_{KS}易于造成兴奋折返甚至诱发停搏。I_{KS}在心脏中的不均一分布，是造成上述情况的原因。药物同时阻滞 I_{KR} 及 I_{KS}，可以改善较慢心率时的 APD 延长，提高对快速性心律失常的疗效。

（2）超速激活的延迟整流钾通道 超速激活的延迟整流钾通道产生的钾电流具有外向整流、缓慢失活的特性。I_{KUR}在人心房组织中表达，而在心室组织中不表达，因此，I_{KUR}是人心房复极过程中的主要外向的钾电流。I_{KUR}在 APD 平台期迅速激活，选择性抑制 I_{KUR} 可以延长人心房的动作电位而对心室无影响。超速激活的延迟整流钾通道对四乙胺、Ba^{2+} 及Ⅲ类抗心律失常药物不敏感，但对 4-氨基吡啶高度敏感。该离子通道可能是新一代安全的抗心律失常药物的靶点。

（3）内向整流钾通道 内向整流钾通道产生的钾电流（I_{KI}）的生理功能主要有以下几个方面：

① 决定细胞的兴奋性。I_{KI}在大多数细胞（包括心肌细胞、骨骼肌细胞、内分泌细胞等）的主要作用是维持细胞的静息膜电位，在心脏也参与复极末期。在静息膜电位附近，心室肌细胞 I_{KI}电导要大于除 ATP 敏感钾电流以外的其他钾电流，而通常情况下，ATP 敏感钾电流此时未激活，因此 I_{KI}的生理调控将会对细胞兴奋性有显著影响。静息电位负值加大，与阈电位间的距离也加大，去极化达阈电位所需的时间将延长，所需刺激阈值加大，兴奋性降低，反之亦然。

② 防止由于 Na-K 泵的作用而使膜超极化大于 K^+ 的平衡电位和减少 K^+ 的丢失。

③ 减少由于持久的膜去极化时的能量耗竭。

④ 调节血管平滑肌的舒缩活动。它与电压门控钾通道的结构不同，其示意图见图 4-5。

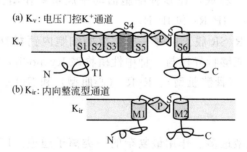

图 4-5　钾离子通道示意图

K_v—电压门控 K^+ 通道［有 6 个跨膜螺旋片段（S1～S6）］；

K_{ir}—内向整流型通道［有 2 个（M1 和 M2）］；

P—孔道螺旋片段；S—特征序列；T1—保留的 T1 功能区

（4）钙激活钾通道 这是一类对电压和钙敏感的钾通道。K_{Ca}是一个大家族，广泛分布于除心肌细胞以外的各种组织细胞。根据其电导值及药理特性之差异，世界药理学联合会将 K_{Ca} 又分为三个亚类，即大电导型 K_{Ca}（BK_{Ca}）、中电导型 K_{Ca}（IK_{Ca}）和小电导型 K_{Ca}（SK_{Ca}）。不同组织细胞的 K_{Ca} 有不同的结构和功能特性（表 4-2）。

表 4-2　钙激活钾通道的分类

项目	大电导钙激活钾通道	中电导钙激活钾通道	小电导钙激活钾通道
通道名称	BK_{Ca}	IK_{Ca}	SK_{Ca}
电导	$100\sim220pS$	$20\sim85pS$	$2\sim20pS$
门控调节	受细胞内钙浓度和膜电位控制	受细胞内钙浓度控制	受细胞内钙浓度控制
阻滞药	四乙铵，钡离子，Charybdotoxin，Iberiotoxin，Paxilline	Charybdotoxin，Nitredipine，Maurotoxin，TRAM-34，克霉唑，尼莫地平，硝苯地平，酮康唑，益康唑，西替地尔，四乙胺	Apamin，Tamapin，Biciculline Leiurotoxin，地喹氯铵，氟西汀，筒箭毒碱
生理功能	调节平滑肌兴奋性、调节血管张力、血压、膀胱功能	调节内皮细胞内钙，调节血管张力、血压	调节内皮细胞内钙，调节血管张力、血压
相关疾病	高血压，勃起功能障碍，共济失调	高血压	高血压

（5）ATP 敏感钾通道　ATP 敏感钾通道是一类对膜电位和细胞内钙均不敏感，只能被 ATP 抑制的钾通道。在心肌及心肌以外的多种组织，如胰腺 β 细胞、脑神经元、垂体、骨骼肌、肾脏上皮细胞和平滑肌细胞以及线粒体内膜上均表达有 K_{ATP}，广泛参与机体的各种生理代谢活动和病例发生发展过程。多种细胞内代谢产物可以调节 K_{ATP} 功能，如 ATP/ADP 比值降低、H^+ 浓度升高、磺酰脲受体激动药二氮嗪等可激活 K_{ATP}；ATP、GTP、磺酰脲受体拮抗药（如格列本脲和甲苯磺丁脲）则使 K_{ATP} 关闭。由于 K_{ATP} 在体内分布广泛，且参与机体的多种生理功能活动，目前研究和开发作用于此通道的药物已成为热点。

（6）瞬时外向钾通道　瞬时外向钾通道产生的钾电流（I_{TO}）包括两种电流成分：一种是 4-氨基吡啶（4-AP）敏感的钾电流，即 I_{TO1}；另一种是 Ca^{2+} 依赖性的氯电流，将其命名为 I_{TO2}，也有用 $I_{Cl(Ca)}$ 表示。

4.4.4　氯离子通道

氯离子电流可分为 cAMP 激活、钙激活、细胞肿胀引起、细胞外 ATP 激活、蛋白激酶 C 激活、背景基础电流等多种。

氯离子通道蛋白可能有 10~12 个膜区域。氯离子通道是一个二聚体，每个单聚体都有一个孔道（双孔道通道）。有的氯离子通道带有两个关键的亚单位，可能与其功能表达有关。氯离子通道示意图见图 4-6。

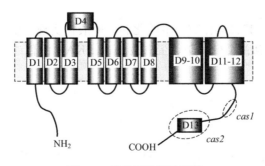

图 4-6　氯离子通道示意图

4.5 离子转运体

4.5.1 离子交换体

离子交换体是一类位于细胞膜上的蛋白质，它帮助某离子顺（或逆）电化学梯度转运的同时也带动另一离子做相反的跨膜转运。如 K^+-Na^+-交换体、H^+-Na^+-交换体、Na^+-Ca^{2+}-交换体、Cl^--HCO_3^--交换体。它分为一般离子转运体和离子泵，后者需高能化合物供能。

离子交换体类似于受体，具有如下基本特征：高度结构特异性，饱和现象，竞争抑制。其生理功能是：肾小管离子分泌，胃酸分泌，细胞内 pH 维持，胞内 Ca^{2+} 稳态的调节等。

4.5.2 Na^+,K^+-ATP 酶

水解 1 分子 ATP，逆化学梯度转运 3 个 Na^+ 出胞，反方向转运 2 个 K^+ 入胞。是维持细胞钠钾梯度的基础，为营养物质、代谢产物的跨膜转运提供能量。

其存在两种构象：亲钠构象的脱磷酸酶，亲钾构象的磷酸酶。在镁作用下，ATP 将亲钠构象磷酸化，同时实现钠的运转。

如强心苷的受体，结合于膜外侧，抑制钠、钾交换，使心肌细胞内钙浓度提高，心肌收缩力增强。

4.5.3 质子泵

质子泵分为 3 种：质膜 P-ATP 酶、线粒体 F-ATP 酶、空泡膜 V-ATP 酶。P 型为 H^+，K^+-ATP 酶，为离子激动磷酸化酶，类同 Na^+,K^+-ATP 酶。F 型为 ATP 合成酶，V 型为水解 ATP，泵出质子。

质子泵抑制剂 PPI 分为两种：

（1）酸激活的 PPI　苯并咪唑衍生物（弱碱），如奥美拉唑、兰索拉唑、喷妥拉唑。

（2）K^+ 拮抗剂　可逆性的 PPI，如 SCH28080 咪唑吡啶衍生物、SK96067 芳香喹啉衍生物。

4.5.4 钙泵

钙通过质膜分别由钙泵、钠钙交换、钙通道 3 个系统完成。钙泵分为质膜钙泵和内质网钙泵。

钙泵为 P 型离子泵，其转运伴随酶磷酸化和去磷酸化实现。受钙调素（CaM）、二磷酸肌醇磷脂（PIP_2）、蛋白激酶 C(PKC)、蛋白激酶 A(PKA) 活化或水解活化。

第 5 章

离子通道调节药物

5.1 抗心律失常药

抗心律失常药的分类已沿用近 30 年，由 Vaughan Williams 提出，又经 Harris 等补充而完善。Vaughan Williams 分类法根据药物作用的电生理特点将药物分为四类：

Ⅰ类，阻断心肌和心脏传导系统的钠通道，具有膜稳定作用，降低动作电位 0 相除极上升速率和幅度，减慢传导速度，延长 APD 和 ERP，对静息膜电位无影响。根据药物对钠通道阻滞作用的不同，又分为三个亚类，即 Ⅰa、Ⅰb、Ⅰc。

（1）Ⅰa 类 适度阻滞钠通道，复活时间常数 1～10s，以延长 ERP 最为显著，药物包括奎尼丁、普鲁卡因胺、丙吡胺等。

（2）Ⅰb 类 轻度阻滞钠通道，复活时间常数＜1s，降低自律性，药物包括利多卡因、苯妥英钠、美西律等。

（3）Ⅰc 类 明显阻滞钠通道，复活时间常数＞10s，减慢传导性的作用最强。药物包括普罗帕酮、恩卡尼、氟卡尼等。

Ⅱ类，β受体阻滞药，抑制交感神经兴奋所致的起搏电流、钠电流和 L 型钙电流增加，表现为减慢 4 相舒张期除极速率而降低自律性，降低动作电位 0 相上升速率而减慢传导性。药物包括普萘洛尔、阿替洛尔、美托洛尔等。

Ⅲ类，延长动作电位时程药，抑制多种钾电流，药物包括胺碘酮、索他洛尔、溴苄铵、依布替利和多非替利等。

Ⅳ类，钙通道阻滞药，包括维拉帕米和地尔硫䓬等。

5.1.1 钠通道阻滞药

5.1.1.1 Ⅰa 类药物

Ⅰa 类药物能适度减少除极时 Na^+ 内流，降低 0 相上升最大速率，降低动作电位振幅，减慢传导速度；也能减少异位起搏细胞 4 相 Na^+ 内流而降低自律性；延长钠通道失活后恢复开放所需的时间，即延长 ERP 及 APD，且以延长 ERP 为显著。这类药还能不同程度地抑制 K^+ 和 Ca^{2+} 通道。

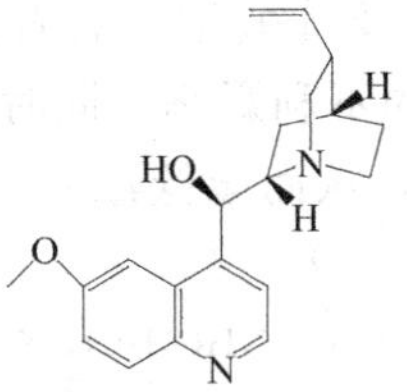

奎尼丁（Quinidine）

奎尼丁是茜草科植物金鸡纳树皮所含的一种生物碱，是奎宁的右旋体，它对心脏的作用比奎宁强 5～10 倍。金鸡纳制剂用于治疗疟疾，历史悠久，1918 年又发现一疟疾患者兼患心房颤动也被治愈。以后的研究证明金鸡纳生物碱确有抗心律失常的作用，其中以奎尼丁为最强。

它的基本作用是与钠通道蛋白质相结合而阻滞之，适度抑制 Na^+ 内流，除这种对钠通道的直接作用外，奎尼丁还通过植物神经而发挥间接作用。

（1）降低自律性 治疗浓度奎尼丁能降低浦肯野纤维的自律性，对正常窦房结则影响微弱。对病窦综合征者则明显降低其自律性。在植物神经完整无损的条件下，通过间接作用可使窦率增加。

（2）减慢传导速度 奎尼丁能降低心房、心室、浦肯野纤维等的 0 相上升最大速率和膜反应性，因而减慢传导速度。这种作用可使病理状态下的单向传导阻滞变为双向阻滞，从而取消折返。

（3）延长不应期 奎尼丁延长心房、心室、浦肯野纤维的 ERP 和 APD。延长 APD 是其减慢减少 K^+ 外流所致，在心电图上表现为 Q-T 间期延长；ERP 的延长更为明显，因而可以取消折返。此外，在心脏局部病变时，常因某些浦肯野纤维末梢部位 ERP 缩短，造成邻近细胞复极不均一而形成折返，此时奎尼丁使这些末梢部位 ERP 延长而趋向均一化，从而减少折返的形成。

（4）对植物神经的影响 动物实验见奎尼丁有明显的抗胆碱作用，阻抑迷走神经的效应。同时，奎尼丁还有阻断肾上腺素 α 受体的作用使血管舒张，血压下降而反射性兴奋交感神经。这两种作用相结合，使窦性频率增加。

奎尼丁是广谱抗心律失常药，适用于治疗房性、室性及房室结性心律失常。对心房纤颤及心房扑动，目前虽多采用电转律术，但奎尼丁仍有应用价值，转律前合用强心苷和奎尼丁可以减慢心室频率，转律后用奎尼丁维持窦性节律。预激综合征时，用奎尼丁可以中止室性心动过速或用以抑制反复发作的室性心动过速。

奎尼丁应用过程中约有 1/3 患者出现各种不良反应，使其应用受到限制。常见的有胃肠道反应，多见于用药早期，久用后，有耳鸣失听等金鸡纳反应及药热、血小板减少等过敏反应。

心脏毒性较为严重，治疗浓度可致心室内传导减慢（Q-Tc 延长），延长超过 50% 表明是中毒症状，必须减量。高浓度可致窦房阻滞、房室阻滞、室性心动过速等，后者是传导阻滞而浦肯野纤维出现异常自律性所致。

奎尼丁治疗心房纤颤或心房扑动时，应先用强心苷抑制房室传导，否则可引起心室频率加快，因奎尼丁可使房性冲动减少而加强，反而容易通过房室结而下传至心室。

奎尼丁晕厥或猝死是偶见而严重的毒性反应。发作时患者意识丧失，四肢抽搐，呼吸停止，出现阵发性室上性心动过速，甚至心室颤动而死。这是过量时心室内弥漫性传导障碍及 Q-Tc 过度延长所致。也有治疗量对个别敏感者及过长 Q-T 综合征者所引起的尖端扭转型心律失常（室颤前室性心动过速，torsades de pointes），这是一种早后除极，发生机制可能与 APD 延长及复极的不均一有关。发作时宜立即进行人工呼吸、胸外心脏按压、电除颤等抢救措施。药物抢救可用异丙肾上腺素及乳酸钠，后者提高血液 pH 值，能促 K^+ 进入细胞内，降低血钾浓度，减少 K^+ 对心肌的不利影响。同时，血液偏于碱性可增加奎尼丁与血浆蛋白的结合而减少游离奎尼丁的浓度，从而减低毒性。

$$H_2N-C_6H_4-\overset{O}{\overset{\|}{C}}-NHCH_2CH_2N(CH_2CH_3)_2$$

普鲁卡因胺（Procainamide）

普鲁卡因胺是以酰胺键取代普鲁卡因的酯键而形成的，它能耐受血浆酯酶的水解，作用较久。普鲁卡因胺对心肌的直接作用与奎尼丁相似而较弱，能降低浦肯野纤维自律性，减慢传导速度，延长 APD、ERP。它仅有微弱的抗胆碱作用，不阻断 α 受体。适应证与奎尼丁相同，常用于室性早搏、阵发性室性心动过速。静脉注射可抢救危急病例。长期口服不良反应多，现已少用。

5.1.1.2　Ｉb类药物

这类药物能轻度降低 0 相上升最大速率，略能减慢传导速度，在特定条件下能促进传导；也能抑制 4 相 Na^+ 内流，降低自律性。由于它们还有促进 K^+ 外流的作用，因而缩短复极过程，且以缩短 APD 较显著。

利多卡因（Lidocaine）

利多卡因是局部麻醉药。现广泛用于静脉药治疗危及生命的室性心律失常。

利多卡因对心脏的直接作用是抑制 Na^+ 内流，促进 K^+ 外流，但仅对希-浦系统发生影响，对其他部位心组织及植物神经并无作用。其药理作用如下：

（1）降低自律性　治疗浓度（$2\sim5\mu g/mL$）能降低浦肯野纤维的自律性，对窦房结没有影响，仅在其功能失常时才有抑制作用。由于 4 相除极速率下降而提高阈电位，又能减少复极的不均一性，故能提高致颤阈。

（2）传导速度　利多卡因对传导速度的影响比较复杂。治疗浓度对希-浦系统的传导速度没有影响，但在细胞外 K^+ 浓度较高时则能减慢传导。血液趋于酸性时将增强其减慢传导的作用。心肌缺血部位细胞外 K^+ 浓度升高而血液偏于酸性，所以利多卡因对之有明显的减慢传导作用，这可能是其防止急性心肌梗死后心室纤颤的原因之一。对血 K^+ 降低或部分（牵张）除极者，则因促 K^+ 外流使浦肯野纤维超极化而加速传导速度。大量高浓度（$10\mu g/mL$）的利多卡因则明显抑制 0 相上升速率而减慢传导。

（3）缩短不应期　利多卡因缩短浦肯野纤维及心室肌的 APD、ERP，且缩短 APD 更为显著，故为相对延长 ERP。这些作用是阻止 2 相小量 Na^+ 内流的结果。

利多卡因是一窄谱抗心律失常药，仅用于室性心律失常，特别适用于危急病例。治疗急性心肌梗死及强心苷所致的室性早搏、室性心动过速及心室纤颤有效，也可用于心肌梗死急性期以防止心室纤颤的发生。

苯妥英钠（Phenytoin Sodium）

苯妥英钠原为抗癫痫药。20 世纪 50 年代初发现其有抗心律失常作用，1958 年以其治疗耐奎尼丁的室性心动过速获得成功。

其药理作用与利多卡因相似，也仅作用于希-浦系统。

（1）降低自律性　抑制浦肯野纤维自律性，也能抑制强心苷中毒时迟后除极所引起的触发活动，大剂量才抑制窦房结自律性。

（2）传导速度　作用较复杂，随用药剂量、细胞外 K^+ 等因素而异。正常血 K^+ 时，小量苯妥英钠对传导速度无明显影响，大剂量则减慢之；低血 K^+ 时，小量苯妥英钠能加快传导速度，当静息膜电位较小时（强心苷中毒、机械损伤之心肌），加快传导更为明显。

（3）缩短不应期　此作用与利多卡因相似。

临床用于治疗室性心律失常，对强心苷中毒者更为有效，其特点是改善被强心苷所抑制的房室传导。对心肌梗死、心脏手术、麻醉、电转律术、心导管术等所引发的室性心律失常也有效。

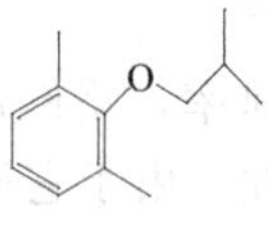

美西律（Mexiletine）

美西律化学结构与利多卡因相似。对心肌电生理特性的影响也与利多卡因相似。可供口服，持效较久，达6～8h以上，用于治疗室性心律失常，特别对心肌梗死急性期者有效。不良反应有恶心、呕吐，久用后可见神经症状、震颤、眩晕、共济失调等。

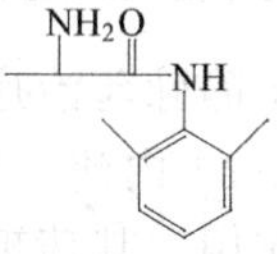

妥卡尼（Tocainide）

妥卡尼是利多卡因脱去2个乙基加1个甲基而成。作用及应用与利多卡因相似，然而口服有效，也较持久。不良反应与美西律相似。

5.1.1.3　Ⅰc类药物

这类药物阻滞钠通道作用明显，能较强降低0相上升最大速率而减慢传导速度，主要影响希-浦系统；也抑制4相Na^+内流而降低自律性；对复极过程影响很少。近年报道这类药有致心律失常作用，增高病死率，应予注意。

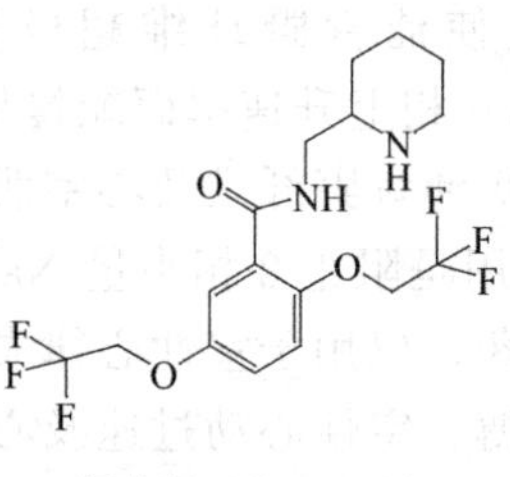

氟卡尼（Flecainide）

氟卡尼抑制希-浦系统的传导速度，降低自律性。能缩短APD，对ERP则低浓度时缩短，增加浓度又恢复正常。能减慢心室肌的传导，延长ERP、APD。这种对浦肯野纤维和心肌ERP、APD作用的不同可能是氟卡尼致心律失常作用的基础。

氟卡尼用于治疗室性早搏、室性心动过速收到良好效果。但已有治疗心肌梗死后心律失常的报道称：氟卡尼引起病死率为对照组的2倍。故现认为氟卡尼及恩卡尼应保留用于危及生命的室性心动过速者，不宜用于其他心律失常。

同类药物恩卡尼（Encainide）与氟卡尼作用、应用相似。

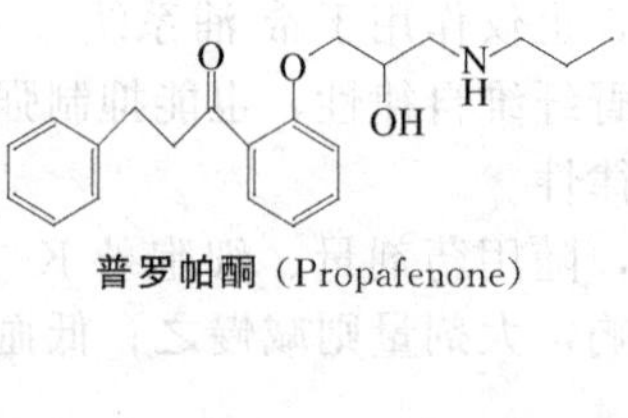

普罗帕酮（Propafenone）

普罗帕酮也主要作用于希-浦系统，降低自律性，减慢传导速度，延长 APD、ERP，且减慢传导的程度超过延长 ERP 的程度，故易引起折返而有致心律失常的作用。限用于危及生命的心律失常。

普罗帕酮还有 β 受体阻断作用，能在治疗上发挥一定的效果。

5.1.2 钙拮抗药

这类药通过阻滞钙通道而发挥抗心律失常效应，其电生理效应主要是抑制依赖于钙的动作电位与减慢房室结的传导速度。

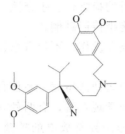

维拉帕米（Verapamil）

（1）自律性　离体实验中，维拉帕米能降低窦房结起搏细胞的自律性。整体中此效应被反射性的交感神经兴奋所部分抵消，人体窦性频率减慢约 $10\%\sim15\%$。对因病变而膜电位减为 $-60\sim-40mV$ 的心房肌、心室肌及浦肯野纤维的异常自律性也能降低。此外，还能减少或取消后除极所引发的触发活动。

（2）传导速度　减慢窦房结和房室结的传导速度。在窦房结中对主导起搏细胞的作用强于对潜在起搏细胞。在房室结中对上部、中部的作用强于对下部。

（3）不应期　延长慢反应动作电位的 ERP，因维拉帕米阻滞钙通道而延长其恢复开放所需的时间。由于 Ca^{2+} 内流也参与快反应电活动的复极过程，所以较高浓度维拉帕米也能延长浦肯野纤维的 APD 和 ERP。

维拉帕米治疗房室结折返所致的阵发性室上性心动过速起效较快较佳，能使 80% 以上患者转为窦性节律，可作首选药物应用。治疗心房颤动或扑动则减少室性频率，对房性心动过速也有良好效果。对室性心律失常虽也有效，但与其他药物相比并无特别优越性，因而少用。对缺血复灌后所发生的心律失常也有防止及取消的效果，这是通过其钙拮抗作用和 α 受体阻断作用所取得的。

维拉帕米一般不与 β 受体阻断药合用。对窦房结疾病、房室阻滞及严重心功能不全者应慎用或禁用。

其他用于抗心律失常的钙拮抗药：

地尔硫䓬，其电生理作用与维拉帕米相似，以房室传导有明显抑制作用。口服起效较快，可用于阵发性室上性心动过速。治心房颤动可使心室频率减少。

苄普地尔，作用类似维拉帕米，能延长心房肌、心室肌的 ERP，延长心电图中 Q-Tc 间期，用于治疗房室结性折返型心动过速等。

5.2　抗癫痫药

癫痫是一类慢性、反复性、突然发作性大脑机能失调，其特征为脑神经元突发性异常高频率放电并向周围扩散。由于异常放电神经元所在部位（病灶）和扩散范围不同，临床就表现为不同的运动、感觉、意识和植物神经功能紊乱的症状。

癫痫的临床发作形式繁多，常见的有如下类型：

（1）全身强直-阵挛性发作　幻视、幻嗅、眩晕、肢体麻木、触电感，随即意识丧失，表现突然尖叫一声，跌倒在地，全身肌肉强直，上肢伸直或屈曲，手握拳，下肢伸直，头转向一侧或后仰，眼球向上凝视。持续约 1min。抽搐停止后患者进入昏睡、昏迷状态。

（2）失神发作　又称小发作。通常除表现发作性意识丧失外，在发作期间还可有类似颞叶自动症的一些表现，如咂嘴、无目的摸索、双手摩擦、徘徊等一些刻板动作。突然出现短暂意识障碍、肌张力丧失，姿势不能维持而跌倒。

（3）简单部分性发作　又称局限性发作。不伴有意识障碍的运动、感觉和植物神经症状的发作。

（4）复杂部分性发作　又称精神运动性癫痫。系伴有意识障碍的部分性发作。

抗癫痫药的作用机制，从电生理学观点看，有两种方式：抑制病灶神经元过度放电；或作用于病灶周围正常神经组织，以遏制异常放电的扩散。上述效应的基础可能与增强脑内 GABA 介导的抑制作用有关，如苯二氮䓬类和苯巴比妥；也可能与干扰 Na^+、Ca^{2+}、K^+ 等阳离子通道有关，如苯妥英钠。

5.2.1　大发作药物

苯妥英钠（Phenytoin Sodium）

苯妥英钠为二苯乙内酰脲的钠盐，其分子结构在 5.1 节中已述。其作为最常用的抗癫痫药，已有半个多世纪的历史。

苯妥英钠对各种组织的可兴奋膜（包括神经元和心肌细胞膜）有稳定作用，降低其兴奋性。这与其治疗浓度（$10\mu mol/L$ 以下）时即阻滞 Na^+ 通道，减少 Na^+ 内流有关。苯妥英钠的这一作用具有明显的使用-依赖性（use-dependence）。因此，对高频异常放电的神经元的 Na^+ 通道阻滞作用明显，抑制其高频反复放电，而对正常的低频放电并无明显影响。苯妥英钠还抑制神经元的快灭活型（T 型）Ca^{2+} 通道，抑制 Ca^{2+} 内流。此作用也呈使用-依赖性。较高浓度时，苯妥英钠能抑制 K^+ 外流，延长动作电位时程和不应期。高浓度苯妥英钠能抑制神经末梢对 GABA 的摄取，诱导 GABA 受体增生，由此间接增强 GABA 作用，使 Cl^- 内流增加而出现超极化，也可抑制异常高频放电的发生和扩散。

抗癫痫苯妥英钠是治疗大发作和部分性发作的首选药，但对小发作（失神发作）无效，有时甚至使病情恶化；还可治疗中枢疼痛综合征，包括三叉神经痛和舌咽神经痛等，其神经元放电与癫痫有相似的发作机制。感觉通路神经元在轻微刺激下即产生强烈放电，引起剧烈疼痛。苯妥英钠能使疼痛减轻，发作次数减少。

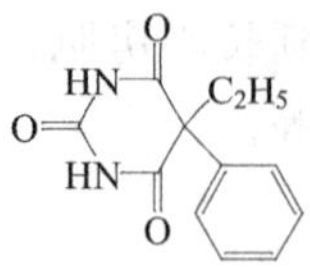

苯巴比妥（Phenobarbital）

近年来发现，苯巴比妥的作用与苯妥英钠相似，也抑制 Na^+ 内流和 K^+ 外流，但需较高浓度。对异常神经元有抑制作用，抑制其异常放电和冲动扩散。苯巴比妥对除失神小发作以外的各型癫痫（包括癫痫持续状态）都有效，但因其中枢抑制作用明显，都不作为首选药，仅癫痫持续状态时常用以静脉注射。临床更倾向于用戊巴比妥钠静脉注射以控制癫痫持续状态。

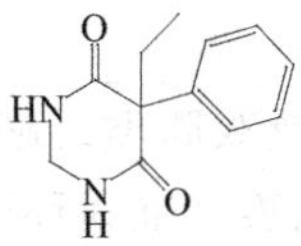

扑米酮（Primidone）

扑米酮（扑痫酮）在体内代谢成苯巴比妥和苯乙基丙二酰胺。曾认为此二代谢产物是其抗癫痫作用的基础。但有报道认为，扑米酮本身的抗癫痫机制更像苯妥英钠，具有独立的抗癫痫作用。扑米酮对部分性发作和大发作的疗效优于苯巴比妥；但对复杂部分发作的疗效不及卡马西平和苯妥英钠。

5.2.2 小发作药物

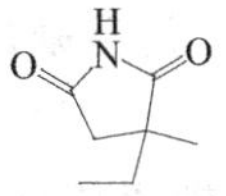

乙琥胺（Ethosuximide）

乙琥胺与 T 型 Ca^{2+} 通道阻断有关，只对失神小发作有效。其疗效不及氯硝西泮，但副作用较少。至今仍是治疗小发作的常用药。对其他型癫痫无效。

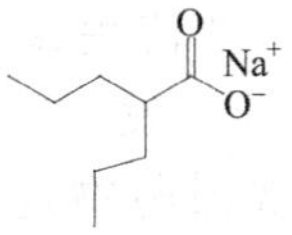

丙戊酸钠（Sodium Valproate）

丙戊酸钠抗癫痫作用与抑制电压敏感性 Na^+ 通道有关，也有认为它能抑制 GABA代谢酶，使脑内 GABA 积聚。丙戊酸钠对各种类型的癫痫发作都有一定疗效，对失神小发作的疗效优于乙琥胺，但因丙戊酸钠有肝毒性，临床仍选用乙琥胺。对全身性肌强直-阵挛性发作有效，但不及苯妥英钠和卡马西平。对非典型小发作的疗效不及氯硝西泮。对复杂部分性发作的疗效近似卡马西平。对其他药物未能控制的顽固性癫痫有时有效。

5.2.3 部分性发作药物

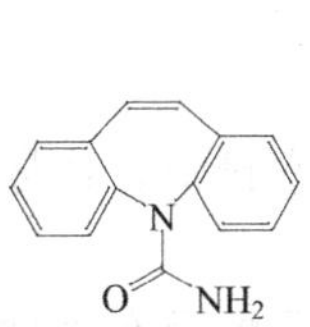

卡马西平（Carbamazepine）

卡马西平又称酰胺咪嗪。其作用机制与苯妥英钠相似。治疗浓度时能阻滞 Na^+ 通道，抑制癫痫灶及其周围神经元放电。对复杂部分发作（如精神运动性发作）有良好疗效，至少2/3 病例的发作可得到控制和改善。对大发作和部分性发作也为首选药之一。对癫痫并发的精神症状，以及锂盐无效的躁狂、抑郁症也有效。卡马西平对中枢性痛症（三叉神经痛和舌咽神经痛）有效，其疗效优于苯妥英钠。

5.3 磺酰脲类降糖药

常用的口服降血糖药包括磺酰脲类及双胍类。磺酰脲类常用的有甲苯磺丁脲（甲糖宁）、氯磺丙脲、格列本脲（优降糖）、格列吡嗪（吡磺环己脲）、格列齐特（达美康）等。

胰岛 β 细胞膜含有磺酰脲受体及与之相偶联的 ATP 敏感的钾通道 $[I_{K(ATP)}]$，以及电压依赖性的钙通道。当磺酰脲类药物与其受体相结合后，可阻滞 $I_{K(ATP)}$ 而阻钾外流，致使细胞膜去极化，增强电压依赖性钙通道开放，胞外钙内流。胞内游离钙浓度增加后，触发胞吐作用及胰岛素的释放。长期服用且胰岛素已恢复至给药前水平的情况下，其降血糖作用仍然存在，这可能与抑制胰高血糖素的分泌、提高靶细胞对胰岛素的敏感性有关，也可能与增加靶细胞膜上胰岛素受体的数目和亲和力有关。

磺酰脲类药物在胃肠道吸收迅速而完全，与血浆蛋白结合率很高。其中多数药物在肝内氧化成羟基化合物，并迅速从尿中排出。甲苯磺丁脲作用最弱、维持时间最短，而氯磺丙脲 $t_{1/2}$ 最长，且排泄慢，每日只需给药一次。新型磺酰脲类作用较强，可维持 24h，每日只需给药 1～2 次。

用于胰岛功能尚存的非胰岛素依赖型糖尿病且单用饮食控制无效者。对胰岛素产生耐受的患者用后可刺激内源性胰岛素的分泌而减少胰岛素的用量。氯磺丙脲能促进抗利尿素的分泌，可治疗尿崩症。

常见不良反应为胃肠不适、恶心、腹痛、腹泻。大剂量氯磺丙脲还可引起中枢神经系统症状，如精神错乱、嗜睡、眩晕、共济失调；也可引起粒细胞减少和胆汁郁积性黄疸及肝损害，一般在服药后 1～2 个月内发生，因此需定期检查肝功能和血象。较严重的不良反应为持久性的低血糖症，常因药物过量所致，尤以氯磺丙脲为甚。老人及肝、肾功能不良者较易发生，故老年糖尿病人不宜用氯磺丙脲。新型磺酰脲类较少引起低血糖。

由于磺酰脲类有较高的血浆蛋白结合率，因此在蛋白结合上能与其他药物（如保泰松、水杨酸钠、吲哚美辛、青霉素、双香豆素等）发生竞争，使游离药物浓度上升而引起低血糖反应。此外，氯丙嗪、糖皮质激素、噻嗪类利尿药、口服避孕药均可降低磺酰脲类药物的降血糖作用。

5.4 利尿药

利尿药是作用于肾，增加电解质及水排泄，使尿量增多的药物，临床应用很广。常用的利尿药按它们的效应力分类如下：

（1）高效利尿药 有呋塞米、依他尼酸及布美他尼等。

（2）中效利尿药 包括噻嗪类利尿药及氯酞酮等。

（3）低效利尿药 包括留钾利尿药如螺内酯、氨苯蝶啶、阿米洛利、碳酸酐酶抑制剂乙酰唑胺。

为了正确理解各类利尿药的作用及其机制，合理使用利尿药，本节介绍与利尿药有关的肾泌尿生理并分析各类利尿药的作用部位。

5.4.1 肾泌尿生理及利尿药作用部位

尿液的生成是通过肾小球滤过、肾小管再吸收及分泌而实现的。

5.4.1.1 肾小球

血液流经肾小球，除蛋白质和血细胞外，其他成分均可滤过而形成原尿。原尿量的多少决定于有效滤过压。凡能增加有效滤过压的药物即为利尿药。如氨茶碱，通过增加心肌收缩性，增加肾血流量及肾小球滤过率而利尿。但其利尿作用极弱，一般不作利尿用。正常人每日能形成180L原尿，但进入输尿管的终尿每日仅1～2L，可见约99%的原尿在肾小管被再吸收，它是影响终尿量的主要部位。目前常用的利尿药多数是通过减少肾小管对电解质及水的再吸收而发挥利尿作用的。

5.4.1.2 肾小管

肾小管结构如图5-1所示，可分段为近曲小管、髓袢、远曲小管和集合管。

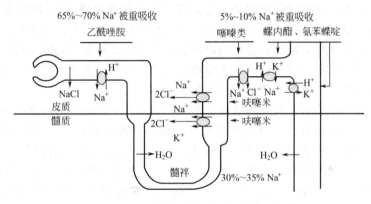

图 5-1　肾小管各段功能和利尿药作用部位

（1）近曲小管　此段再吸收 Na^+ 约占原尿 Na^+ 量的 $60\%\sim65\%$，原尿中约有 90% 的 $NaHCO_3$ 及部分 $NaCl$ 在此段被再吸收。

Na^+ 在近曲小管的转运可分成二相，Na^+ 通过腔膜侧进入胞内，再通过基底膜离开细胞，后者由钠泵（K^+,Na^+-ATPase）所驱动，此外，Na^+ 在近端管可通过 Na^+-H^+ 反向转运系统与 H^+ 按 $1:1$ 进行交换而进入细胞内。H^+ 由小管细胞分泌到小管液中，并将小管液中的 Na^+ 换回到细胞内。H^+ 的产生来自 H_2O 与 CO_2 所生成的 H_2CO_3，这一反应需上皮细胞内碳酸酐酶的催化，然后 H_2CO_3 再解离成 H^+ 和 HCO_3^-，H^+ 将 Na^+ 换入细胞内，然后由 Na^+ 泵将 Na^+ 送至组织间液。

若 H^+ 的生成减少，则 Na^+-H^+ 交换减少，致使 Na^+ 的再吸收减少而起利尿作用。碳酸酐酶抑制剂乙酰唑胺（Acetazolamide，Diamox）能使 H^+ 的生成减少而发挥利尿作用，但作用弱，易致代谢性酸血症，故现少用。

目前尚无高效的作用于近曲小管的利尿药，原因是药物抑制了近曲小管 Na^+ 的再吸收后，使近曲小管腔内原尿增多，小管有所扩张，原尿吸收面积增大，尿流速度减慢而停留时间延长，从而近曲小管本身出现代偿性再吸收，同时近曲小管以下各段肾小管也出现代偿性再吸收增多现象。

（2）髓袢升支粗段　此段的髓质和皮质部髓袢升支的功能与利尿药作用关系密切。也是高效利尿药的重要作用部位，此段再吸收原尿中 $30\%\sim35\%$ 的 Na^+，而不伴有水的再吸收。

髓袢升支粗段 NaCl 的再吸收受腔膜侧 K^+-Na^+-$2Cl^-$ 共同转运（co-transport）系统所控。该转运系统可将 2 个 Cl^-、1 个 Na^+ 和 1 个 K^+ 同向转运到细胞内，其驱动力来自间液侧 K^+，Na^+-ATP 酶对胞内 Na^+ 的泵出作用，即共同转运的能量来自 Na^+ 浓度差的势能，进入胞内的 Cl^- 通过间液侧离开细胞，K^+ 则沿着腔膜侧的钾通道进入小管腔内，形成 K^+ 的再循环。

当原尿流经髓袢升支时，随着 NaCl 的再吸收，小管液由肾乳头部流向肾皮质时，也逐渐由高渗变为低渗，进而形成无溶质的净水（free water），这就是肾对尿液的稀释功能。同时 NaCl 被再吸收到髓质间质后，由于髓袢的逆流倍增作用，以及在尿素的共同参与下，使髓袢所在的髓质组织间液的渗透压逐步提高，最后形成呈渗透压梯度的髓质高渗区。这样，当尿液流经开口于髓质乳头的集合管时，由于管腔内液体与高渗髓质间存在着渗透压差。并经抗利尿激素的影响，水被再吸收，即水由管内扩散出集合管，大量的水被再吸收回去，称净水的再吸收。这就是肾对尿液的浓缩功能。

如当髓袢升支粗段髓质和皮质部对 NaCl 的再吸收被抑制时，一方面肾的稀释功能降低（净水生成减少）；另一方面肾的浓缩功能也降低（净水再吸收减少），排出大量渗透压较正常尿为低的尿液，就能引起强大的利尿作用。高效利尿药呋塞米等，可抑制升支粗段髓质和皮质部对氯化钠的再吸收，使肾的稀释功能降低，净水生成减少，同时又使肾的浓缩功能降低。中效噻嗪类利尿药等，抑制髓袢升支粗段皮质部（远曲小管开始部分）对 NaCl 的再吸收。使肾的稀释功能降低，但不影响肾的浓缩功能。

（3）远曲小管及集合管　此段再吸收原尿 Na^+ 约 5%～10%，其再吸收方式除继续进行 Na^+-H^+ 交换外，同时也有 Na^+-K^+ 交换过程，这是在醛固酮调节下进行的。醛固酮有三个作用：增加渗透酶蛋白的合成而增强腔膜侧 Na^+ 的内流；兴奋间液侧的 K^+，Na^+-ATP 酶；促进细胞的生物氧化过程以提供 ATP，为 Na^+ 泵活动供能，通过这些作用增加远曲小管、集合管对 Na^+ 的再吸收并分泌 K^+。如能抗醛固酮的调节功能或直接抑制 K^+-Na^+ 交换，就会造成排 Na^+ 留 K^+ 而致利尿。螺内酯、氨苯蝶啶等药作用于此部位，它们又称留钾利尿药。

了解利尿药的作用部位，有助于理解各类利尿药效应力的高低，因后者是作用部位对 Na^+ 的再吸收能力所决定的。当然，实际用药效果还受药物用量、肾血流及血容量等因素的限制。

某种利尿药对电解质的排泄也与该药的作用部位有关，见表 5-1。人体主要电解质是 Na^+、K^+、Cl^-、HCO_3^-，现有的各种利尿药都是排钠利尿药，用药后 Na^+ 和 Cl^- 的排泄都是

表 5-1　常用利尿药的分类、作用部位及机制

分类	药物	主要作用部位	机　制
高效利尿药 排 K$^+$ 利尿药	呋塞米 布美他尼 依他尼酸	髓袢升支粗段 皮质和髓质部	抑制 Na^+-$2Cl^-$-K^+ 同向转运系统,抑制 Na^+、Cl^- 的重吸收
中效利尿药 排 K$^+$ 利尿药	噻嗪类 氯噻酮	远曲小管近段 （皮质部）	同高效利尿药
低效利尿药 留 K$^+$ 利尿药	乙酰唑胺	近曲小管	抑制碳酸酐酶
	螺内酯	远曲小管及集合管	竞争醛固酮受体,间接地抑制 Na^+-K^+ 交换
	氨苯蝶啶		直接抑制 Na^+-K^+ 交换

增加的，其排泄量的多少与利尿效应力一致。对钾的排泄，除留钾利尿药外，其他利尿药都能促进钾排泄。因它们不抑制远曲小管的 K^+-Na^+ 交换，而且由于它们在远曲小管以上各段减少了 Na^+ 的再吸收，使到达远曲小管的尿液中含有较多的 Na^+，因而 K^+-Na^+ 交换有所增加；另一方面，由于利尿药降低血容量而激活肾压力感受器及肾交感神经而促进肾素的释放，其结果是使醛固酮分泌增加，因而促进 K^+-Na^+ 交换而导致 K^+ 外排增多。故应用这些利尿药时应注意补 K^+。排 HCO_3^- 最多的利尿药为乙酰唑胺。噻嗪类利尿药也可使 HCO_3^- 的排泄略有增加。

5.4.2 高效利尿药

呋塞米 (Furosemide)　　依他尼酸 (Ethacrynic Acid)　　布美他尼 (Bumetanide)

呋塞米（呋喃苯胺酸）、依他尼酸（利尿酸）、布美他尼的药理特性相似，它们作用于髓袢升支粗段，能特异性地与 Cl^- 竞争 Na^+-K^+-$2Cl^-$ 共同转运系统的 Cl^- 结合部位，抑制 NaCl 再吸收而发挥强大的利尿作用。

以上三药使肾小管对 Na^+ 的再吸收由原来的 99.4% 下降为 70%～80%。在水与电解质平衡保持于正常水平时，持续给予大剂量呋塞米可使成人 24h 内排尿 50～60L。静注呋塞米可增加肾血流 30%，并见前列腺素 E（PGE）量增加，它在内源性肾功能受损的情况下可发挥保护作用，对急性肾功能衰竭有利。

高效利尿药可使小管液中 Na^+、Cl^- 浓度（尤其是 Cl^- 的浓度）显著增高，因而降低肾的稀释与浓缩功能，排出大量近于等渗的尿液。同时也增加 Ca^{2+}、Mg^{2+} 的排泄。Cl^- 的排出量往往超过 Na^+，故可出现低氯碱血症。

布美他尼也有磺胺基团，但效价较呋塞米高，量效曲线提示，0.125mg 的布美他尼相当于 11.5mg 的呋塞米，通常单次口服 0.5mg 布美他尼相当于 28.7mg 呋塞米。

高效利尿药口服 30min 内、静注 5min 后生效，2h 作用达峰值，维持 6～8h。布美他尼与呋塞米，二者的表观分布容积约为 0.15L/kg，血浆蛋白结合率约 95%。然而布美他尼的生物利用度是呋塞米的 2 倍，可能是由于所需剂量较低而吸收更完全之故。它们都经肾小球滤过，并通过近曲小管有机酸转运机制分泌而从尿中排出。约 1/3 经胆汁排泄，反复给药不易在体内蓄积。

高效利尿药存在以下不良反应：

① 水与电解质紊乱常为过度利尿所引起，表现为低血容量、低血钾、低血钠、低氯碱血症等。低血钾症的症状为恶心、呕吐、腹胀、肌无力及心律失常等，严重时可引起心肌、骨骼肌及肾小管的器质性损害及肝昏迷，故应注意及时补充钾盐，加服留钾利尿药可避免或减少低血钾的发生。长期应用利尿药还可引起低血镁。K^+ 和 Mg^{2+} 之间的关系已明确，当低血钾与低血镁同时存在时，如不纠正低血镁，即使补充 K^+ 也不易纠正低血钾。

② 高尿酸血症和高氮质血症。前者主要由利尿后血容量降低、胞外液浓缩，使尿酸经近曲小管的再吸收增加所致；另一原因是利尿药和尿酸经有机酸分泌途径排出时相互竞争，长期用药时多数病人可出现高尿酸血症，但临床痛风的发生率较低。

③ 胃肠道反应表现为恶心、呕吐、上腹部不适，大剂量时尚可出现胃肠出血。

④ 耳毒性呈剂量依赖性，表现为眩晕、耳鸣、听力减退或暂时性耳聋，依他尼酸最易引起，且可发生永久性耳聋。组织学检查发现耳蜗管基底膜毛细胞受损伤，内淋巴电解质成分改变，如 Na^+、Cl^- 浓度的升高等可能与耳毒有关。耳毒性主要发生在肾衰者使用高剂量利尿药时。布美他尼的耳毒性最小，为呋塞米的 1/6，对听力有缺陷及急性肾衰者宜选用布美他尼。

5.4.3 中效利尿药

噻嗪类利尿药

噻嗪类利尿药有共同的基本结构，是由杂环苯并噻二嗪与 1 个磺酰氨基（$—SO_2NH_2$）组成。其一系列的衍生物是在 2、3、6 位代入不同基团而得（见表 5-2）。

表 5-2 噻嗪类利尿药的化学结构

药物	3~4 键	R^1	R^2	药效
氯噻嗪	双键	H	Cl	短效
氢氯噻嗪	HH	H	Cl	中效
氢氟噻嗪	HH	H	CF_3	中效
环戊噻嗪	HH	$CH_2—$（环戊基）	Cl	中效
苄氟噻嗪	HH	$CH_2—$（苯基）	CF_3	长效

化学结构上的微小改变就能改善药物的吸收，增强利尿强度，同时减轻对碳酸酐酶的抑制等。按等效剂量比，本类药物中各个利尿药的效价强度可相差达千倍，从弱到强的顺序依次为：氯噻嗪＜氢氯噻嗪＜氢氟噻嗪＜苄氟噻嗪＜环戊噻嗪。但噻嗪类药物的效能相同，所以有效剂量的大小在各药的实际应用中并无重要意义。氯酞酮无噻嗪环结构，但其药理作用相似，故在此一并介绍。

（1）药理作用

① 利尿作用 噻嗪类药物作用于髓袢升支粗段皮质部（远曲小管开始部位），抑制 NaCl 的再吸收，此段排 Na^+ 量达原尿 Na^+ 的 $10\%\sim15\%$，尿中除含较多的 Cl^- 及 Na^+ 外，还含 K^+。长期服用可致低血钾、低血镁。本类药物具有内酰氨基的结构，对碳酸酐酶有轻度抑制作用，所以也略增加 HCO_3^- 的排泄。

② 抗尿崩症作用 噻嗪类利尿药能明显减少尿崩症患者的尿量，主要用于肾性尿崩症及加压素无效的垂体性尿崩症。其机制与噻嗪类对磷酸二酯酶的抑制作用有关，因此增加远曲小管及集合管细胞内 cAMP 的含量，后者能提高远曲小管对水的通透性。同时因增加 NaCl 的排出，造成负盐平衡，导致血浆渗透压的降低，减轻口渴感和减少饮水量，也使胞外容量减少和导致尿量减少。

③ 降压作用 它们是重要的抗高血压药物。

此类药物口服吸收良好,除氯噻嗪吸收率只有30%～35%外,其他噻嗪类药因脂溶性高,吸收率都在80%以上。它们在体内不被代谢,主要通过肾小球滤过及近曲小管分泌而排泄,少量由胆汁排泄。其中氢氯噻嗪的生物利用度约为70%,有较大的表观分布容积(V_d),半衰期($t_{1/2}$)为8～10h。本类药物可通过胎盘进入乳汁。

(2)中效利尿药的不良反应

① 电解质紊乱 如低血钾、低血镁、低氯碱血症等。

② 潴留现象 如高尿酸血症、高钙血症,主要是药物减少细胞外液容量,增加近曲小管对尿酸的再吸收所致,痛风者慎用。

③ 代谢性变化 与剂量有关,可致高血糖、高脂血症,致肾素、醛固酮的过度分泌。对血脂可使血清甘油三酯及低密度脂蛋白-胆固醇(LDL-cho)量增加,同时伴有高密度脂蛋白(HDL)的减少,有报道同时应用β受体阻断药可防止利尿药引起的LDL-cho的升高。此类药物还可降低糖耐量,使血糖升高,可能是抑制了胰岛素的分泌或抑制肝PDE,因此使cAMP介导的糖原分解作用加强。糖尿病患者慎用。

④ 高敏反应 如发热、皮疹、过敏反应。

⑤ 其他 可增高血尿素氮,加重肾功能不良。无尿及对磺胺过敏者禁用本类药物。

5.4.4 低效利尿药

5.4.4.1 螺内酯

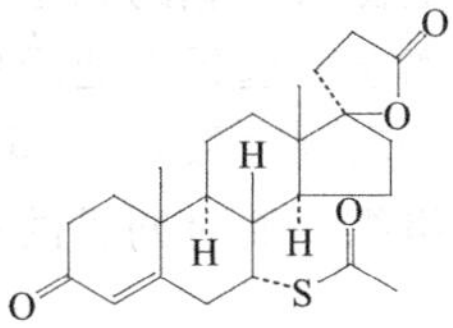

螺内酯(Antisterone)

螺内酯又名安体舒通,化构与醛固酮相似,具有抗醛固酮作用。已知醛固酮从肾上腺皮质释放后,能进入远曲小管细胞,并与胞浆同受体结合成醛固酮-受体复合物,然后移入胞核,并诱导特异mRNA的形成。后者促进一种能调控管腔膜对Na^+、K^+通透性的蛋白质的合成等。螺内酯可与醛固酮竞争醛固酮受体,最终阻碍蛋白质的合成,因此螺内酯能抑制Na^+-K^+交换,减少Na^+的再吸收和钾的分泌,表现出排Na^+留K^+作用。

螺内酯的利尿作用不强,起效慢而持久,其利尿作用与体内醛固酮的浓度有关。仅当体内有醛固酮存在时,它才发挥作用。对切除肾上腺的动物则无利尿作用。由于其利尿作用较弱,抑制Na^+再吸收量还不到3%,因此较少单用。常与噻嗪类利尿药或高效利尿药合用,以增强利尿效果并减少K^+的丧失。

5.4.4.2 氨苯蝶啶及阿米洛利

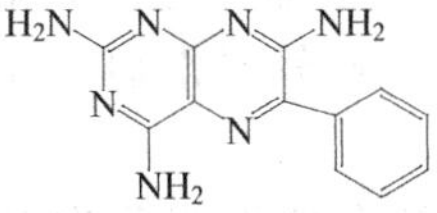

氨苯蝶啶(Triamterene) 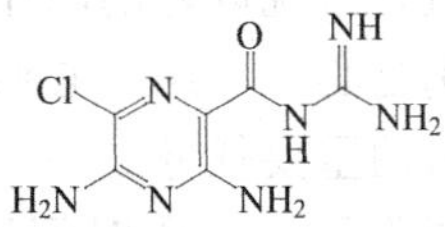　　　**阿米洛利**(Amiloride)

氨苯蝶啶(三氨蝶啶)及阿米洛利(氨氯吡脒)虽化学结构不同,却有相同的药理作用。

二药作用于远曲小管及集合管,阻滞Na^+通道而减少Na^+的再吸收,因而可发挥较弱的利尿作用。同时 K^+ 的排泄减少。当醛固酮分泌量过多时，或与其他利尿药合用时，其留钾作用更为明显，二药作用并非竞争性拮抗醛固酮所致。因它们对切除肾上腺的动物仍有留钾利尿作用，现认为是药物抑制远曲小管及集合管对 K^+ 的分泌所致，但原始作用仍是减少 Na^+ 的再吸收。由于 Na^+ 的再吸收减少，使管腔的负电位减小，管腔内外电位差下降，从而使钾分泌的驱动力减小。在远曲小管阿米洛利还抑制钙的排泄，这一作用也是与抑制 Na^+ 再吸收相偶联的。

二药长期服用均可引起高血钾症。肾功能不良者、糖尿病者、老人较易发生。其中氨苯蝶啶还抑制二氢叶酸还原酶，引起叶酸缺乏。肝硬化病人服用此药可发生巨幼红细胞性贫血，偶可引起高敏反应及形成肾结石。

5.5　离子通道药物研究趋势

与其他药物研究一样，寻找治疗作用强、毒副作用小、选择性好的药物，也是今后离子通道药物的研究方向。然而由于离子通道的特殊性及其有病理条件下的变化，不仅仅要求新一代离子通道药物对离子通道有较强的阻断（或开放）作用，更重要的是应具有较为理想的作用方式，如为了一定的治疗目的，药物作用的电压依赖性、频率依赖性、组织选择性及多通道的协同作用，均是至关重要的。

（1）电压依赖性　已知细胞的膜电位与细胞的状态关系密切，当细胞受到损伤（多由缺血、缺氧、中毒引起）时，细胞膜对离子的选择性通透作用下降，异常通透增加，难以维持正常的膜电位，而导致明显的膜电位升高（去极化）。电压依赖性的通道阻滞剂可选择性地作用于这些去极化的组织，即病变区组织，而对同类的正常组织无显著影响，可明显减少副作用。

（2）频率依赖性　对于今后发展抗心律失常药，频率依赖性是决定药物临床作用的关键因素之一。抑制异常的快速心脏节律，而对正常频率的同类组织无或有较小影响，将提高该药的临床有效性。

（3）组织选择性　提高各类离子通道药物的组织选择性是当前面临的重要问题之一。目前已知不同的钙拮抗剂有一定的组织选择性，如它们较强地作用于血管平滑肌，而对支气管和胃肠道的作用很弱。其主要原因是，现有钙拮抗剂仅作用于电压依赖的钙通道，而对受体操纵的通道作用很弱，气管和胃肠平滑肌中受体和第二信使系统引起的钙离子跨膜转运的内钙释放，在调节生理功能方面起主要作用。因而，了解各组织的特性及差异，对设计开发组织选择性药物将有一定帮助。

目前，钾通道开放剂的组织选择性较差是一较突出的问题，也成为影响其临床应用的关键原因之一。尽管它们是一类很强的血管扩张剂，但由于缺乏组织选择性，在治疗过程中出现较多心血管系统及心血管系统以外的副作用，大大限制了它们的临床应用。提高钾通道开放剂的组织选择性，特别是心肌（用于心肌保护）、血管平滑肌（用于降压及治疗心、脑血管病）的选择性，是今后的重要任务之一。

（4）多种通道的协同作用　一段时间以来，较多地强调药物对一种离子通道的高选择性，也的确发现了一批对 Na^+、Ca^{2+} 和 K^+ 通道选择性好、作用强的药物。但近年来发现，单一的离子通道阻断药在临床治疗中存在一定的问题，如 Ic 类抗心律失常药就是一个较典型的例子。它们是选择性和作用均很强的 Na^+ 通道的阻滞剂，但同时也是对心脏传导系统影响最为严重的药物。据统计，在治疗恶性心律失常时，约有 $8\% \sim 15\%$ 病人的心律失常加重，并可增加曾患心肌梗死或无症状、间断出现室性心律失常的病人的心脏骤停和突然死亡的危险性。这类药物还可加重窦房结的异常及加剧心衰，因而它们的使用受到限制。

高选择性钙通道阻滞剂，如维拉帕米等在治疗心律失常时，也出现明显的窦房结抑制和房室传导阻滞。另外，已证明钙通道阻滞剂在心肌缺血损伤之前给药，有明显的保护作用；而已出现损伤后则几乎无作用。如同时具有一定的钾通道开放作用，则在组织缺血损伤的前后给药，均可有一定的预防和保护作用。

对Ⅲ类抗心律失常药近来也提出一些新的看法，高选择性钾通道阻滞剂一直被认为是理想的抗心律失常药，但有时过度地拮抗复极化，延长动作电位时程，可引起 Torsades de pointes 即所谓长 Q-T 综合征（LQTS）。该综合征可引起严重的心律失常，甚至出现心脏骤停和病人的突然死亡。已证明甲磺胺心定（Sotalol）可使 2.5％的病人的心律失常加重，在治疗恶性室性心律失常时，约有 2％的病人出现 LQTS。因而，为解决一种通道的过度阻滞而带来的副作用，采用作用于不同通道的药物的协同作用，更为合理、可行。

第6章 信号转导

单细胞生物能直接对外界环境变化作出反应，而多细胞生物作为一个整体，对外界的刺激（包括物理、化学因素）的反应需要细胞间具备完善的信号转导系统，以协调所有细胞的代谢和功能活动以及细胞的增殖和分化，来保证整体生命活动的正常进行。外界的信息分子特异地与细胞相应受体结合，刺激细胞产生调节信号，并传递到细胞内特定的反应系统而产生应答，这一过程称为细胞的跨膜信息传递或信号转导。近年来生命科学研究证实，细胞内存在着受体介导的多种信号转导通路，由能够接受信号的特定受体、受体后信号转导途径及其作用的终端组成，能够对各种信息分子，如激素、神经递质、细胞因子和药物等作出反应，调节代谢酶、离子通道等生物大分子活性以及基因表达等，产生各种生物效应。不同的信号转导通路之间还可以相互联系、交互影响，形成复杂的网络系统。信号转导系统涉及多种受体、鸟苷酸结合蛋白和效应器等，不仅是多数传统药物的作用靶点，也是发展特异作用药物，进行新药设计与研究的重要基础。

6.1 细胞化学信号传递过程

细胞信号包括生物大分子的结构信号、物理信号和化学信号。其中，由生物细胞产生的化学信号是细胞间通讯最主要的信号。外界刺激、其他细胞的刺激以及神经冲动都可以引起分泌细胞、神经细胞末梢等分泌化学信号分子。

6.1.1 化学信号种类

（1）激素 按化学组成激素可分为含氮激素和类固醇激素两类。含氮激素包括氨基酸衍生物及胺类（肾上腺素、甲状腺素等）、肽类与蛋白质类（下丘脑和垂体释放的一些激素、消化道激素、胰岛素、表皮生长因子等）；类固醇激素又称为甾类激素，包括糖皮质激素（氢化可的松等）、盐皮质激素（醛固酮）和性激素（雌二醇、睾酮等）。

（2）神经递质 神经递质是神经系统细胞间通讯的化学信号分子，由突触前膜分泌。神经递质主要有胆碱类（乙酰胆碱）、氨基酸类（γ-氨基丁酸、甘氨酸、谷氨酸等）、单胺类（去甲肾上腺素、多巴胺、5-羟色胺等）以及神经肽类（脑啡肽、催产素等）。

（3）局部化学介质 局部化学介质既不同于激素，也不同于神经递质，其只作用于邻近细胞，如前列腺素、肥大细胞分泌的组胺和嗜伊红趋化因子、神经生长因子等。

（4）气体分子 近年来发现，一些内源性相对分子质量较小的气体分子，如一氧化氮、一氧化碳、硫化氢等，在体内组成气体信号分子调节体系。气体分子虽然化学结构简单，但其生物学功效很强，对机体功能的稳态调节具有极其重要的生理和病理意义。内源性 NO 为 L-精氨酸或亚硝酸盐的产物，分布于全身各器官组织，具有多种生物学效应；CO 由血红素降解产生，与海马的长时程增强有关，还可调节血管张力，抑制平滑肌细胞增殖及抑制血小板聚集；H_2S 是体内含硫氨基酸的代谢产物，对神经系统和心血管系统都有生物调节作用。

（5）其他　例如，一些进入体内的药物、有毒的物质包括细菌毒素等，均可作为化学信号刺激细胞作出反应。

6.1.2　化学信号细胞外传递

种类繁多的化学信号分子具有不同的作用方式和不同的细胞外传递途径，主要包括内分泌、旁分泌和自分泌等通路。

（1）内分泌　指体内的一些特殊分泌细胞产生化学介质（如激素）后，将其释放到血液中，随血液循环输送到身体的各个部分，被远距离的靶细胞上的受体识别并"拖拽"出来。其作用弥散，到达靶细胞往往需要较长时间，作用持续时间也较长。

（2）旁分泌　指由细胞分泌的化学介质（如神经递质）由于很快被代谢破坏，只能对邻近或周围的靶细胞起作用。其特点是作用范围局限，传输速度快，作用时间短，一般不进入血液循环。除了各种神经递质外，一些生长因子和前列腺素等也采用这种方式传输。

（3）自分泌　指信号分子自细胞分泌后，又作用于该细胞，与细胞上这种信号分子的特异性受体结合并发挥作用，即分泌细胞和靶细胞为同一细胞。值得注意的是，细胞产生的信号分子必须首先被分泌到细胞外，并且这个细胞也必须存在相应的受体。信号分子被分泌到细胞外之前，是不会引发自身细胞效应的。许多生长因子都以这种方式发挥作用；多种肿瘤细胞均可分泌某种生长因子促进自身的增殖。

6.1.3　化学信号跨膜传递

信号分子根据其理化性质可分为两大类：一类是亲脂性物质如类固醇激素、甲状腺素、视黄醛类物质（如维生素 A）等，不溶于水，易于通过靶细胞的脂质双分子质膜进入细胞，与细胞内受体结合为复合体，进入细胞核，受体复合物与 DNA 结合，调节特定基因的表达模式，效应持续时间较长，影响细胞的生长分化与发育等功能；另一类是亲水性物质，包括蛋白质、多肽、氨基酸、乙酰胆碱和生物胺等，它们的共同特点是，不能通过脂质双分子层，只能与细胞表面受体结合，通过信号转换将信息传递至细胞内发挥作用。这些受体均为细胞膜的组成成分，本质是蛋白质，即结合膜蛋白。根据生化特性，可将膜受体分为以下几类：

6.1.3.1　G 蛋白偶联受体

与细胞外信息物质结合后，首先激活特殊的 G 蛋白，再通过 G 蛋白亚基将信号传递到效应器蛋白，而产生生物效应。G 蛋白偶联受体是一个拥有众多成员的最大受体家族，据估计其成员约有 5000 个。这类受体结构非常相似，均为单一肽链，形成 7 个 α 螺旋往返穿过细胞膜，组成 3 个细胞外环和 3~4 个细胞内环。N 端在细胞外，C 端在细胞内，这两段肽链氨基酸组成在各种受体中差异较大，与其配体识别和转导信息的特异性有关。G 蛋白偶联受体如图 6-1 所示。

6.1.3.2　配体门控型离子通道受体

本身即离子通道蛋白，由配体结合部位和离子通道两部分构成。信息物质与之结合后，

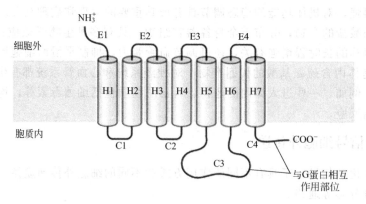

图 6-1 G 蛋白偶联受体

受体变构导致通道状态改变，特定的离子内流或外流，从而传递信息。

6.1.3.3　酶受体

酶受体有多种类型：

（1）鸟苷酸环化酶受体　心房钠尿肽与之结合后，导致受体本身具有的鸟苷酸环化酶活化，使 GTP 转化为 cGMP 而发挥作用，促 Na^+ 内流。

（2）受体酪氨酸激酶　本身即具有酪氨酸蛋白激酶活性。信息物质与之结合后，激酶被激活，导致细胞内底物蛋白酪氨酸残基磷酸化，激活细胞内蛋白激酶，从而发挥生物效应。

（3）酪氨酸激酶相关受体　本身不具备酪氨酸激酶活性，但与配体结合后，可通过非共价键与细胞内的酪氨酸激酶连接在一起，使各种蛋白磷酸化，包括受体本身。

（4）磷酸酶受体　本身即为磷酸酶，被激活时磷酸酶也被激活，使磷酸化的蛋白脱磷酸。

（5）细胞因子受体　包括白介素、促红细胞生成素、粒细胞集落刺激因子等多种细胞因子的受体，结构上具有明显的共性。

6.2　鸟苷酸结合蛋白

鸟苷酸结合蛋白包括异三聚体 G 蛋白、相对分子质量低的单体小 G 蛋白和相对分子质量高的其他 G 蛋白（如 Gh 蛋白和动力蛋白等）3 种类型。这 3 种类型的 G 蛋白都具有水解 GTP 和 GDP 的能力，即具有 GTP 酶的特性。与 GTP 结合型是其活性形式，具有信号转导功能；而 GDP 结合型则是非活性形式，无信号转导功能。G 蛋白通过其 GTP/GDP 结合状态的转化，在细胞信号转导通路中起信号转换器作用，故称之为分子开关。但并非所有的 GTP 结合蛋白都与细胞信号转导有直接联系，如蛋白质合成中的肽链延长因子。一般而言，在研究信号传递时，G 蛋白一词特指与细胞膜受体偶联的异三聚体 G 蛋白，而将其他的 GTP 结合蛋白都归属于"G 蛋白超家族"。

6.2.1　G 蛋白分类与结构

G 蛋白广泛存在于各种组织细胞的内表面，种类繁多，但其无论在结构上还是功能上都有许多共性。G 蛋白由 α、β 和 γ 三种不同亚基组成异三聚体，总相对分子质量为 10^5 左右。α 亚基为一单链，相对分子质量为 $39 \times 10^3 \sim 46 \times 10^3$；β、γ 亚基通常组成紧密的二聚体，共同发挥作用。其中，β亚基在多数 G 蛋白都非常类似，相对分子质量为 36×10^3 左右；γ亚基相对分子质量为 $8\times10^3\sim11\times10^3$。目前已发现有 23 种 α 亚基、8 种 β 亚基、12 种 γ亚基。

各种 G 蛋白的主要差别在于 α 亚基。依据 α 亚基一级结构的同源性、对细菌毒素的敏感性和效应蛋白的不同，可将 G 蛋白 α 亚基分为 4 个亚家族，分别有不同的基因编码，由于剪接方式的不同，又可产生多种不同的亚型（表 6-1）。尽管如此，各种 G 蛋白 α 亚基仍有许多共性：①都具有特异的 GTP 结合位点，有 GTP 酶活性；②都能被细菌毒素催化发生 ADP-核糖基化，不同的 G 蛋白被不同的毒素催化。例如 Gs 只能被霍乱毒素催化；Gi 只能被百日咳毒素催化；而 Gt 则既可被百日咳毒素，也可被霍乱毒素催化发生 ADP-核糖基化。百日咳毒素与 G 蛋白反应后，使 G 蛋白与受体和效应器脱偶联，从而阻滞了 G 蛋白介导的效应；霍乱毒素则使 Gs 或 Gt 的 GTP 酶活性降低，阻碍 GTP 水解为 GDP，使 G 蛋白持续处于激活状态。利用细菌毒素对 G 蛋白的相对选择性，可在实验中初步确定 G 蛋白的存在及其种类。

表 6-1　G 蛋白 α 亚基的种类与功能

亚家族	种类	相对分子质量/($\times10^3$)	同源性/%	毒素	分布	效应器与功能
Gs	αs₁	44.2	100	CTX	广泛	活化 AC 和钙通道，抑制钠通道
	αs₂	45.7		CTX	广泛	活化 AC 和钙通道，抑制钠通道
	αolf	44.7	88	CTX	嗅觉神经上皮	活化 AC
Gi/o	αi1	40.3	100	PTX	广泛	活化钾通道，抑制钙通道及 AC，活化 PLC 和 PLA₂
	αi2	40.5	88	PTX	广泛	活化钾通道，抑制钙通道及 AC，活化 PLC 和 PLA₂
	αi3	40.5	94	PTX	广泛	活化钾通道，抑制钙通道及 AC，活化 PLC 和 PLA₂
	α0	40	73	PTX	脑	活化钾通道，抑制钙通道及 AC，活化 PLC 和 PLA₂
	αt1	40	68	CTX,PTX	视网膜	活化 cGMP-PDE
	αt2	40.1	68	CTX,PTX	视网膜	活化 cGMP-PDE
	αg	40.5	67	PTX	味蕾	活化 cGMP-PDE
	αz	40.9	60		脑、肾上腺、前列腺	抑制 AC
Gq/11	αq	42	100		广泛	活化 PLCβ
	α11	42	88		广泛	活化 PLCβ
	α14	41.5	79		肺、肾、肝	活化 PLCβ
	α15	43	57		B 淋巴细胞、造血细胞	活化 PLCβ
	α16	43.5	58		T 淋巴细胞、造血细胞	活化 PLCβ
G12/13	α12	44	100		广泛	Na^+/H^+ 交换，活化 PLC
	α13	44	67		广泛	减少 Ca^{2+} 交流，活化 PLC

注：同源性是指同亚家族成员之间氨基酸组成的一致性；毒素指催化该种 G 蛋白发生 ADP-核苷化的细菌毒素。CTX—霍乱毒素；PTX—百日咳毒素；AC—腺苷酸环化酶；PLC—磷脂酶 C；PDE—磷酸二酯酶；PLA₂—磷脂酶 A₂

G 蛋白本身缺乏疏水区域，翻译后被脂酰化修饰与膜结合，主要包括 Giα N 端的甘氨酸肉豆蔻酰化和半胱氨酸棕榈酰化以及 Gsα、Gqα 和 G12α 的半胱氨酸棕榈酰化。G 蛋白的 Gα 亚基由 GTP 酶区及螺旋区构成。Gα 的氨基端与 βγ 二聚体结合，羧基端参与和受体的相互作用，而与效应器结合的部位则位于功能区。

除上述几种 G 蛋白亚家族外，在细胞内还存在着另一类 G 蛋白，这类 G 蛋白具有鸟核苷酸的结合位点，有 GTP 酶活性，其功能也受鸟核苷酸调节，但与跨膜信息传递似乎没有直接相关。在结构上不同于前述的 G 蛋白相对分子质量较小，在 $20 \times 10^3 \sim 30 \times 10^3$ 之间，不是以 αβγ 三聚体方式存在，而是单体分子，因此被称为小 G 蛋白，如 Ras 表达产物即为一种小 G 蛋白。小 G 蛋白同 Ras 蛋白具有同源性，同属于 Ras、Rho 和 Rab 三个主要的亚家族。

6.2.2　G 蛋白与受体的相互作用

在静息状态下，G 蛋白的 3 个亚基呈聚合状态存在，α 亚基与 GDP 高亲和力结合。当受体与配体结合时，受体构象发生变化，作用于 Gαβγ-GDP，促使 Gα 与 GDP 解离。由于细胞内 GTP 浓度高于 GDP，Gα 随即与 GTP 结合，在 Mg^{2+} 参与下，Gα-GTP 与 Gβγ 分开并与受体脱离。Gα-GDP 称为 G 蛋白的活性态。活化的 Gα-GTP 以及释放的 Gβγ 能独自或相互协调地作用于效应器或下游的信号转导分子，产生一系列的生物效应。随后，Gα 亚基的 GTP 酶活化，将 GTP 水解为 GDP，Gα-GDP 与 Gβγ 重新聚合成异三聚体的非活化形式，从而完成一个信号转导的循环，称为 G 蛋白循环（图 6-2）。由于 α 亚基上的 GTP 酶催化速度缓慢，而且其水解过程为不可逆性的单向过程，故一般认为 GDP 的释放是此循环中的限速步骤。正是由于 GDP 释放较慢，使得外界信号从受体上解离之后仍然能够激活效应器，产生更多的第二信使，引起信号的放大效应。

G 蛋白通过其活化与非活化形式的循环，即通过 Gα-GDP 与 Gα-GTP 的转换，以及 G 蛋白三聚体的聚合和解聚，在细胞信号转导过程中起到一种"分子开关"的作用。其中，Gαβγ-GDP 为基态（非活化形式），相当于"关"；而 Gα-GTP 为活性态，相当于"开"。G 蛋白自身共价修饰和浓度改变也会影响受体与效应器之间偶联的有效性。

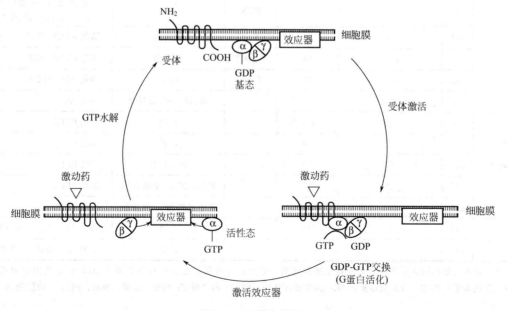

图 6-2　G 蛋白循环

受体与 G 蛋白之间有相互调节作用。当受体与 G 蛋白偶联时，受体处于高亲和力状态，易于和相应的激动药结合，而结合的结果又促进了蛋白的激活；一旦 Gα 与 GTP 结合，形成活性态，受体-G 蛋白复合体即解偶联，受体又回复到低亲和力状态。

受体与 G 蛋白的偶联具有相对特异性，不同的受体与不同的 G 蛋白相偶联。常见的 GPCRs 可根据偶联 G 蛋白的不同进行分类（如表 6-2）。

表 6-2　常见 G 蛋白偶联受体的分类

Gs 偶联受体	Gi/o 偶联受体	Gq/11 偶联受体
$A_{2a,2b}$（腺苷）	α_2（肾上腺素）	α_1（肾上腺素）
β-肾上腺素	$A_{1,3}$（腺苷）	AT_{1A}（血管紧张素Ⅱ）
CRF_1（促肾上腺皮质激素释放因子）	Apelin	CCK-A,CCK-B（胆囊收缩素）
D_1（多巴胺）	C_{5a}（过敏毒素）	ET_A（内皮素）
D_5（多巴胺）	CCR5（趋化因子）	$5\text{-}HT_{2A,2C}$
GCG（胰高血糖素）	D_2,D_3,D_4（多巴胺）	$M_{1,3}$胆碱
D_5（多巴胺）	CCR5（趋化因子）	$GnRH_2$（绒毛膜促性腺激素释放激素）
FSH（卵泡刺激素）	$CXCR_{1,2,4}$（趋化因子）	$5\text{-}HT_{2A,2C}$
GCG（胰高血糖素）	$D_{2,3,4}$（多巴胺）	$M_{1,3}$胆碱
LH（黄体生成素）	$Edg_{1,2,3,5}$（内皮细胞分化基因受体）	$mGluR_1$（代谢性谷氨酸）
PTH_1（甲状旁腺激素）	$5\text{-}HT_{1A}$	$NK_{1,3}$（神经激肽）
$E_{2,4}$（前列腺素）	δ,μ（阿片）	NT_1（神经降压肽）
促胰液素	MCH1（黑色素浓缩激素）	OT（催产素）
VIP_1（血管活性肠肽）	$M_{2,4}$（胆碱）	PAR_2（蛋白酶活化受体）
V_2（血管升压素）	E_3 前列腺素	PAF（血小板活化因子）
$5\text{-}HT_4$	N-FP（甲酰肽）	TRHR-1,TRHR-2（促甲状腺素释放激素）
H_2（组胺）	NPFF（神经肽 FF）	H_1（组胺）
	SST（生长抑素）	NPY（神经肽 Y）
	ANP_B（心房钠尿肽）	

6.2.3　G 蛋白效应器

细胞表面的受体通过与其相应配体作用后，可经不同种类的 G 蛋白偶联，分别发挥不同生物学效应。受 G 蛋白调节的效应器有合成或降解第二信使的酶，改变膜电位或调节离子通道及离子转运蛋白等。这些效应器可以是膜上的整合蛋白，也可以是与膜呈弱相互作用的膜外周蛋白。G 蛋白中的 Gα-GTP 和游离的 Gβγ 可单独或共同调节这些效应蛋白的功能。在细胞信号转导中，G 蛋白的效应器主要有以下几种：

6.2.3.1　腺苷酸环化酶

腺苷酸环化酶系统是发现最早、研究最多的由 G 蛋白调节的系统之一。AC 是一种膜结合蛋白，具有两个含 6 个跨膜 α 螺旋组成的跨膜区和胞内区，催化区和多种调节部位都位于胞内区。现已发现 10 种 AC 同工酶，它们广泛存在于哺乳动物细胞。AC 活化后，催化 ATP 生成 cAMP，后者作为重要的第二信使参与细胞的信号转导和功能的调节。Gs 和 Gi 蛋白的 α 亚基控制 AC 的活性，Gsα 对 AC 起激活作用，而 Giα 则起抑制作用。此外，参与

AC 活性调节的还有 Gi 蛋白的 βγ 亚基复合物、Gq 蛋白（通过其产物 Ca^{2+} 的间接作用）等。在 AC 的同工酶中，AC2 和 AC4 可被 Gβγ 和 Gαs 共同激活；AC1 被 Gαs 激活而被 Gβγ 抑制，因此不能被 G 蛋白活化；AC3、AC5、AC6 和 AC9 不能与 Gβγ 直接作用。

6.2.3.2 磷脂酶

磷脂酶包括磷脂酶 A_2（PLA_2）、磷脂酶 C（PLC）和磷脂酶 D（PLD）等，PLC 又包括 δ、β、γ 和 ε 四种类型。它们的活性受多种细胞外信号的调节，其中 PLA_2 和 PLCβ 在信号转导过程中尤其重要，是 G 蛋白的直接效应器。这些酶的产物中有多种脂源性信号分子，如 PLC 的产物是肌醇三磷酸和二酰甘油，PLA_2 的产物是花生四烯酸。PLCβ 至少存在 4 个同工型。Gαq 和 Gβγ 均能与 PLCβ 相互作用，Gαq、Gα11、Gα14 和 Gα16 都可激活 PLCβ 同工酶，激活程度为 $PLC\beta_1 \geqslant PLC\beta_3 > PLC\beta_4 > PLC\beta_2$；而 Gβγ 亚基对该酶的激活顺序为 $PLC\beta_3 \geqslant PLC\beta_2 >> PLC\beta_1$，Gβγ 不能改变 PLCβ4 的活性。

6.2.3.3 磷酸二酯酶

cGMP 磷酸二酯酶位于视网膜的视杆细胞上，与 Gα 偶联。在视网膜信号转换过程中，光量子被作为受体的视色素如视紫红质（也具有 7 个跨膜 α 螺旋的结构）吸收后，先激活 Gα 蛋白，再激活作为效应器的 PDE，使视杆细胞外段中 cGMP 的分解加强，浓度降低，引起钠通道关闭，最后使视细胞膜超极化，产生视觉反应。

6.2.3.4 G 蛋白调节的离子通道

一些神经递质能通过 G 蛋白而直接调节离子通道功能，这种调节作用发生迅速，且不需要细胞质中的第二信使参与。Gαs 亚基在重组系统中被证实可调节至少两种离子通道，即激活骨骼肌细胞中的钙通道和抑制心肌细胞钠通道；Gαi 能抑制钙通道而激活钾通道。Gβγ 激活心肌毒蕈碱型钾通道的作用比 Gαi 更强。G 蛋白对离子通道的作用主要是通过改变通道的电流幅度以及激活/失活动力学平衡而实现的。此外，由异源三聚体 G 蛋白途径传导的信号引起一系列蛋白质-蛋白质的相互作用和磷酸化，最终传递给核转录因子导致其磷酸化，进而调节基因的表达和细胞生长。

6.3　第二信使系统

大多数含氮激素及某些神经递质在与细胞膜受体结合时，首先促进细胞内某种化学物质的生成，进而通过该物质对细胞内多种代谢过程的影响而发挥作用。在此过程中，激素起第一信使的作用。第一信使与受体结合并使其活化，经受体的固有催化活性或通过 G 蛋白的偶联作用激活效应器。效应器分子活化将受体激活信号转化为细胞内信号，将细胞外信息继续传递下去，这种由效应器催化而产生的细胞内信号分子称之为第二信使。在细胞内信号传递中较为重要的第二信使有环腺苷酸、环鸟苷酸、二酰甘油、肌醇三磷酸、Ca^{2+} 以及花生四烯酸、磷脂酸、神经酰胺、一氧化氮和一氧化碳等。

第二信使均为小分子或离子，具有两个基本特征：①是第一信使同其膜受体结合后最早在细胞膜内侧或细胞质中出现、仅在细胞内部起作用的信号分子；②能启动或调解细胞内稍晚出现的反应信号应答。第二信使在细胞信号转导中起重要作用，它们能够激活级联系统中酶的活性以及非酶蛋白的活性。第二信使在细胞内的浓度受第一信使的调节，它可以瞬间升高，且能快速降低，并由此调节细胞内代谢系统的酶活性，控制细胞的生命活动，如葡萄糖的摄取和利用、脂肪的储存和移动、细胞产物的分泌等。第二信使也控制着细胞的增殖、分化和生存，并参与基因转录的调节。

6.3.1　环腺苷酸

AC 激活后，催化 ATP 生成 cAMP，如图 6-3 所示。cAMP 经磷酸二酯酶（PDE）作用而降解为 5′-AMP。

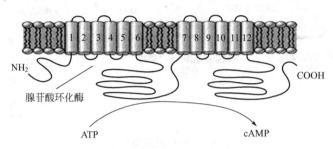

图 6-3　AC 催化 ATP 生成 cAMP

β受体、D_1 受体、H_2 受体等激动药通过 Gsα 作用使 AC 活化，ATP 水解而使细胞内 cAMP 增加；$α_2$ 受体、D_2 受体、M 受体、阿片受体等激动药则通过 Gi 作用抑制 AC，而使细胞内 cAMP 减少。茶碱抑制 PDE 而使细胞内 cAMP 增多。cAMP 产生后，主要通过蛋白质磷酸化作用继续传递信息，这是由细胞内一种专一酶——cAMP 依赖性蛋白激酶，将代谢途径中一些靶蛋白的丝氨酸或苏氨酸残基磷酸化，将其激活或钝化。这些被修饰的靶蛋白往往是一些关键调节酶或重要功能蛋白，因而可以介导细胞外信号，调节细胞反应。当 cAMP 信号终止后，靶蛋白的活性则在蛋白质脱磷酸化作用下恢复原状。

6.3.2　环鸟苷酸

cGMP 是 GTP 经鸟苷酸环化酶作用的产物，也受 PDE 灭活。cGMP 可以调节细胞膜 cGMP 门控离子通道、磷酸二酯酶和 cGMP 依赖性蛋白激酶，作用与 cAMP 相反，使心脏抑制、血管舒张和肠腺分泌等。cGMP 可以独立作用而不受 cAMP 制约。

$$GTP \xrightarrow{GC} 3′,5′\text{-cGMP} \xrightarrow{cGMP\text{-PDE}} 5′\text{-GMP}$$

6.3.3　肌醇磷脂

$α_1$、H_1、5-HT_2、M_1 和 M_3 等受体激动药与其受体结合后，活化受体激活 Gq 蛋白，Gqα 进一步激活 PLC，PLC 催化细胞膜上的磷脂酰肌醇二磷酸水解为 DAG 及 IP_3（图 6-4）。DAG 的进一步代谢包括两种途径：第一种是在 DAG 激酶的作用下磷酸化为磷脂酸，进而与 CTP 反应生成 CDP-DAG，进入磷脂代谢循环，与肌醇合成磷脂酰肌醇；第二种是被 DAG 脂酶水解生成单酰甘油和脂肪酸，脂肪酸中的花生四烯酸可进一步氧化生成前列腺素、白三烯等生物活性物质。IP_3 则一方面可以继续脱磷酸形成 IP_2、IP 以至游离的肌醇；另一方面可以继续磷酸化生成 IP_4、IP_5 以至 IP_6 等多磷酸肌醇。

DAG 在细胞膜上激活蛋白激酶，使许多靶蛋白磷酸化而产生效应，如腺体分泌、血小板聚集、中性粒细胞活化及细胞生长、代谢和分化等效应。IP_3 能促进细胞内钙池释放 Ca^{2+}，具有重要的生理意义。两条途径相辅相成，又相互约束。同时，两条通路信号的强弱又可根据原始信号的不同特征在细胞内加以调节，而使细胞对这些外界信号作出不同的反应。

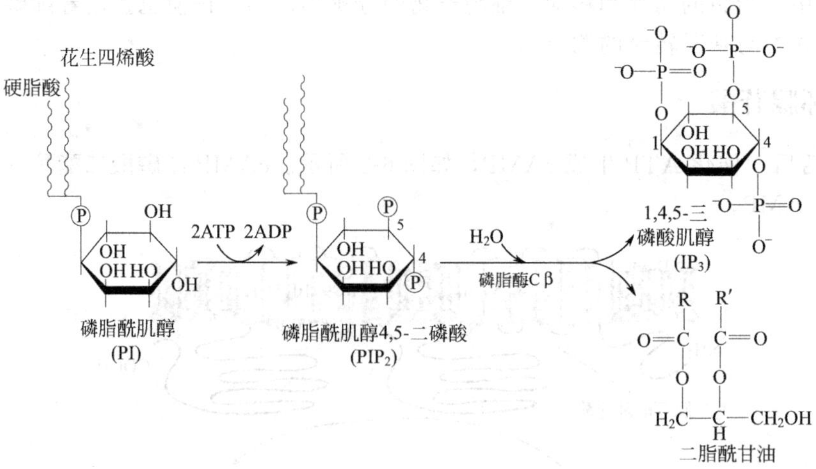

图 6-4 磷脂酰肌醇代谢

6.3.4 钙离子

Ca^{2+}是细胞内重要的第二信使，参与多种生理与生化过程的调控，如肌肉收缩、腺体分泌、白细胞及血小板活化等。当外界刺激到达细胞表面时，细胞膜和肌质网（内质网）膜上的钙通道开放，细胞外或内质网钙库中的 Ca^{2+} 释放到细胞质中，使其中的 Ca^{2+} 浓度升高。在一些细胞，以细胞膜上钙通道的开放为主，如神经末梢上的电压门控钙通道；而在另一些细胞如肌细胞，则以细胞内钙库（内质网、肌质网膜等）钙通道（如 IP$_3$ 受体和雷诺定受体）的开放为主。

正常静息细胞内 Ca^{2+} 浓度在 20～100nmol/L 之间。Ca^{2+} 浓度持续升高会导致蛋白质表达异常，进而激活 Ca^{2+} 依赖性蛋白酶降解蛋白质，活化核酸内切酶而引起 DNA 损伤，以致产生严重的细胞损伤。因此，当细胞内 Ca^{2+} 浓度升高至 1μmol/L 左右时，即可与钙调蛋白结合，激活质膜 Ca^{2+} 泵和 Na$^+$-Ca^{2+} 交换体促使 Ca^{2+} 外排，并激活内质网/肌质网 Ca^{2+} 泵重新摄取 Ca^{2+}，降低细胞内游离 Ca^{2+} 浓度，以维持细胞内 Ca^{2+} 稳态，防止细胞损伤。

Ca^{2+} 对于 IP$_3$ 受体和雷诺定受体具有双向调节作用。当 Ca^{2+} 浓度上升时，最初为正反馈作用，即促进通道的开放；当 Ca^{2+} 浓度升高到一定水平时，则对通道产生抑制作用，表现为负反馈作用。这种双向调节作用既可以保证释放足够的 Ca^{2+} 以产生有意义的信号，又能避免过量的 Ca^{2+} 产生毒性作用。

6.4 细胞内信息传递途径

6.4.1 Gs/Gi-AC-cAMP 信号途径

在腺苷酸环化酶信号转导途径中存在着两种作用相反的 G 蛋白：Gs 与 Gi。它们通过增加或抑制 AC 活性来调节细胞内 cAMP 生成；而 α$_2$ 肾上腺素受体、M$_2$ 胆碱受体等激活后则与 Gi 偶联，经抑制 AC 活性以减少 cAMP 的生成。cAMP 可激活蛋白激酶 A，引起多种靶蛋白磷酸化，发挥多方面的作用（图 6-5）。

6.4.1.1 调控代谢

PKA 可引起体内许多代谢途径的关键酶，如磷酸化酶激酶、糖原合成酶、蛋白磷酸酶、

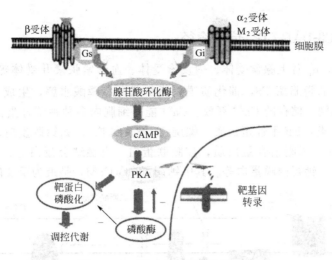

图 6-5　Gs/Gi-AC-cAMP 信号途径

激素敏感性脂肪酶等磷酸化，从而调节其活性，促发代谢级联效应，发挥促进糖原分解、抑制糖原合成、促进三酰甘油和胆固醇水解、抑制脂质合成等作用，如图 6-6 所示。肾上腺素引起肝细胞内 cAMP 增加，经 PKA 磷酸化为 IP_3 受体，促进心肌钙转运，而提高心肌的收缩力。

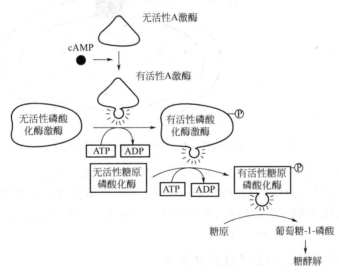

图 6-6　骨骼肌细胞中 cAMP 介导的糖原分解

6.4.1.2　调控基因表达

在原核细胞中，cAMP 可直接活化 RNA 聚合酶以促进转录。在真核细胞中，活化 PKA 催化亚基进入细胞核，磷酸化转录因子 cAMP 反应元件结合蛋白 N 端转录活性区域附近的 Ser133，磷酸化的 CREB 与 DNA 分子上靶基因附近的 cAMP 反应元件相结合，激活靶基因而启动转录。

6.4.1.3　激活磷酸酶，促使底物蛋白脱磷酸

PKA 可激活磷酸酶，继而使多种 PKA 激活的酶灭活，包括 CREB；也能使 PKA 自身脱磷酸而失活。蛋白激酶和蛋白磷酸酶通过对底物蛋白的磷酸化和脱磷酸化，维持细胞功能

处于平衡状态。

6.4.2　Gq-PLCβ-DAG／IP$_3$ 信号途径

如图 6-7 所示，α_1 肾上腺素受体、内皮素受体、血管紧张素 II 受体等激活可与 Gqα 结合，激活细胞膜上的磷脂酶 Cβ，催化质膜磷脂酰肌醇二磷酸水解，生成 IP$_3$ 和 DAG。IP$_3$ 促进肌质网（内质网）储存的 Ca^{2+} 释放。Ca^{2+} 能与细胞内多种钙结合蛋白结合并调节其活性。CBP 主要有 3 类：EF 手性蛋白质（螺旋-袢-螺旋结构），如钙调蛋白、肌钙蛋白 C、肌球蛋白轻链等；Ca^{2+}／磷脂结合蛋白质，如膜联蛋白、突触结合蛋白等；以及 Ca^{2+} 储存蛋白，如肌集钙蛋白、钙视网膜蛋白等。其中钙调蛋白（CaM）是最为重要的一种 CBP。

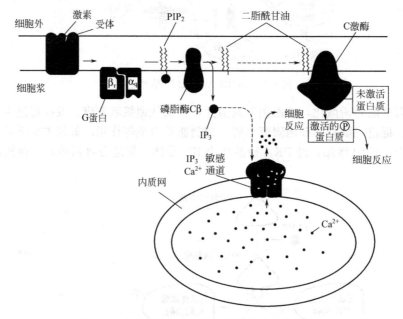

图 6-7　G 蛋白偶联受体介导的肌醇磷脂信号途径

钙调蛋白广泛存在于真核细胞，当细胞内 Ca^{2+} 浓度上升到 $10^{-6} \sim 10^{-5}$ mol/L 时与 Ca^{2+} 结合后活化。CaM 可激活上百种酶蛋白，如 Ca^{2+}-钙调蛋白依赖性蛋白激酶、肌球蛋白轻链激酶、钙调神经磷酸酶以及环化核苷酸磷酸二酯酶、一氧化氮合酶、腺苷酸环化酶、质膜钙泵（Ca^{2+},Mg^{2+}-ATPase）等。

6.4.2.1　Ca^{2+}-钙调蛋白依赖性蛋白激酶

CaMPK 的活化需要 Ca^{2+} 和 CaM 的参与，通过级联反应进一步放大 Ca^{2+} 信号。CaMPK 包括 5 种亚型，其中 CaMPK II 分布广泛，是一种多功能酶，可磷酸化数十种底物，如突触蛋白 1、酪氨酸羟化酶、CREB 转录因子、IP$_3$ 受体、磷酸二酯酶、糖原合成酶、肌球蛋白轻链激酶等；在神经组织和其他组织中发挥重要的作用，如调节囊泡循环与递质释放、增加儿茶酚胺类神经递质的合成、增强基因的转录、增加 Ca^{2+} 的摄取并促进释放及调节微管聚合等。

6.4.2.2　钙调神经磷酸酶

Ca^{2+} 信号还可活化另一条信号通路，即钙调神经磷酸酶依赖的信号通路。CaN 可通过使活化 T 细胞核因子（NF-AT）转位入核，NF-AT 可与锌指转录因子（GAT）结合蛋白 4 结合，调节心房钠尿肽、心肌肌球蛋白重链 α 和肌球蛋白重链 β 等基因的特异性表达。

6.4.2.3 蛋白激酶C

在 PLC 产生的 DAG/IP$_3$ 双信号通路中，DAG 通过激活蛋白激酶C，以磷酸化的形式对许多蛋白质和酶类进行修饰，从而调节控制另外一系列的生理功能。PKC 是一个丝氨酸/苏氨酸激酶家族，其家族成员在底物、细胞定位及活化方式上均有所不同，迄今为止至少已鉴定出 12 种亚型，根据其结构及辅因子的不同，通常将 PKC 分成 4 大类：①经典性 PKC，包括 α、β_1、β_2 和 γ 四种亚型，受 DAG 和 Ca^{2+} 活化；②新型 PKC，包括 δ、ε、η 和 θ 四种亚型，受 DAG、但不受 Ca^{2+} 活化；③非典型 PKCs，包括 ξ、λ 和 ι 亚型，受磷脂酰丝氨酸和不饱和脂肪酸活化，不受 DAG 和 Ca^{2+} 活化；④PKCμ，比较特殊，N 端包含有信号肽和跨膜功能域，而无其他 PKC 亚型 N 端包含的假底物基元（PKC 活性的抑制结构）。

PKC 广泛分布于人体的各种细胞，底物众多，如 Raf（MAPK）级联反应的上游激酶、核因子-κB 抑制蛋白、酪氨酸羟化酶、色氨酸羟化酶、糖原合成酶 a 和 DNA 聚合酶 β 等。PKC 是激素和生长因子信号传递途径中重要的蛋白激酶，与调控细胞增殖和分化有关，能促进多种核内转录因子发生磷酸化反应，促进基因表达，刺激细胞的增殖，以及调节细胞骨架的装配等。

6.4.3 GC-cGMP-PKG 信号途径

鸟苷酸环化酶有两种类型，分别为膜结合型和可溶性 GC。膜结合型为同源二聚体，分子含有细胞外的 N 端受体结合区、跨膜结构区和细胞内的催化功能区，受心房钠尿肽、脑钠尿肽以及肠毒素等激活；可溶性鸟苷酸环化酶为异源二聚体，由 α 和 β 两个亚基组成，含血红素，可被气体信使 NO 和 CO 激活。活化 GC 可促使细胞内 cGMP 含量升高，进而调节 cGMP 门控离子通道、磷酸二酯酶和 cGMP 依赖性蛋白激酶的活性。

cGMP 依赖性蛋白激酶，又称为蛋白激酶 G 或 G 激酶。PKG 在哺乳动物细胞中有两种类型，PKG-I 在平滑肌、内皮细胞、血小板、心脏、肺、小脑和海马中浓度较高，在粒细胞、软骨细胞和破骨细胞中也有分布，通常位于细胞质中（除血小板外）；PKG-II 表达于大脑核团、肠黏膜、肾、软骨细胞和肺中，为细胞膜结合型。PKG-I 的主要作用是调节血管张力、抑制血小板聚集以及调控血管平滑肌细胞和心肌细胞的增生和表型变化等。PKG-I 基因敲除动物出现血管、内脏和阴茎平滑肌舒张障碍，血小板活化功能失常。PKG-II 的主要作用是在肠黏膜中磷酸化囊性纤维化跨膜转导调节因子，调节肠道 Cl^- 和液体分泌；在肾脏中抑制肾素分泌，调节血压，以及骨组织中调节软骨内成骨和骨生长等。

NO 分子较小，易于通过细胞膜，通过细胞质中的 sGC 和 PKG 降低细胞内 Ca^{2+} 浓度和钙脱敏，引起平滑肌细胞舒张。PKG 可磷酸化肌质网上的受磷蛋白和 IP$_3$ 受体相关底物，活化 Ca^{2+}-ATP 酶，促进 Ca^{2+} 的摄取并抑制其释放，从而降低细胞质中 Ca^{2+} 浓度，引起肌球蛋白轻链脱磷酸化和平滑肌舒张。

6.4.4 受体酪氨酸蛋白激酶信号途径

多种生长因子，如表皮生长因子、血小板源性生长因子等与受体结合后，受体发生二聚化而活化，细胞膜胞质面酪氨酸蛋白激酶激活并催化胞内区酪氨酸残基自身磷酸化，其途径见图 6-8。磷酸化的酪氨酸可被一类含有 SH$_2$ 结构域的蛋白质，如接头分子、磷脂酰肌醇 3 激酶和 PKC 等分子识别，进而通过级联反应调节细胞功能。大多数调节细胞增殖及分化的因子都通过这条途径而发挥作用，故该途径与细胞增殖肥大和肿瘤发生的关系十分密切。

6.4.4.1 经 Ras 蛋白激活丝裂原活化蛋白激酶

TPK（酪氨酸蛋白激酶）激活后，细胞内接头分子 Grb$_2$ 与受体结合，再与具有鸟苷酸

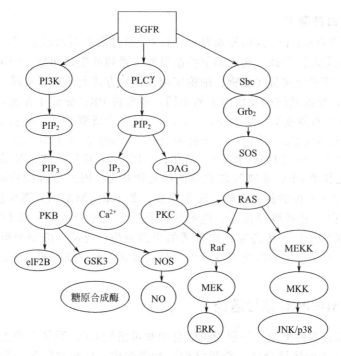

图 6-8 酪氨酸蛋白激酶介导的信号途径

交换因子活性的 SOS 结合，在细胞膜下形成复合体，SOS 促进无活性 Ras 所结合的 GDP 被GTP 所置换，导致 Ras 活化。激活的 Ras 活化 Raf，进而激活 MEK，最终导致细胞外信号调节激酶激活。激活的 ERK 可促进细胞质靶蛋白磷酸化或调节其他蛋白激酶的活性，如激活磷脂酶 A_2、激活调节蛋白质翻译的激酶等。ERK 还可进入细胞核，促进多种转录因子磷酸化，如通过磷酸化血清反应因子，使其与含有血清反应元件的靶基因启动子相结合，增强转录活性，如图 6-9、图 6-10 所示。

6.4.4.2 经磷脂酶 Cγ 激活蛋白激酶 C

受体 TPK 的磷酸化酪氨酸位点能够和含有 SH_2 结构域的 PLCγ 结合，导致 PLCγ 激活，水解 PIP_2 生成 IP_3 和 DAG，分别通过 Ca^{2+} 和 PKC 调节细胞的活动。

6.4.4.3 激活磷脂酰肌醇 3 激酶

TPK 还可激活磷脂酰肌醇 3 激酶。PI3K 是由 p85 调节亚基和 p110 催化亚基组成的异二聚体，可催化磷脂酰肌醇 3 位的磷酸化生成 $PI(3,4,5)P_3$。后者作为第二信使，可活化蛋白激酶 B。蛋白激酶 B（PKB）是一种与 PKA 和 PKC 家族成员同源性的丝氨酸/苏氨酸蛋白激酶，故而得名。同时研究证实，该酶是病毒癌基因 *v-akt* 产物，被称为 Akt。PKB/Akt 的底物包括糖原合成酶激酶 3、一氧化氮合酶（NOS）和蛋白质合成起始因子 2B 等，因而具有活化糖原合成酶、促进 NO 生成以及增加蛋白质合成等功能。PI3K 还可促进细胞由 G_1 期进入 S 期，参与细胞生长的调节。

6.4.5 非受体酪氨酸蛋白激酶信号途径

一些细胞因子如白介素、干扰素及红细胞生成素等膜受体本身并无蛋白激酶活性，其信号转导是由非受体 TPK 介导的。非受体 TPK 的调节机制差异较大，现以 IFN-γ 为例，说明其信号转导途径。IFN-γ 与受体结合并使受体发生二聚化后，受体的细胞内近膜区可与细

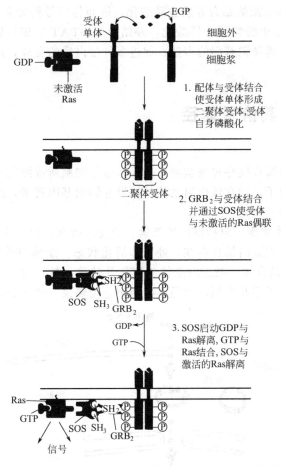

图 6-9　细胞外信号分子 EGF 与受体结合到 Ras 激活的信号途径

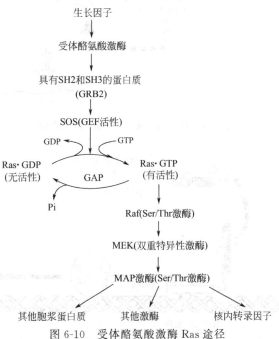

图 6-10　受体酪氨酸激酶 Ras 途径

胞质内非受体 TPK janus 激酶结合并发生磷酸化，进而与信号转导和转录活化因子相结合。在 JAK 催化下，STAT 中的酪氨酸磷酸化，并结合成 STAT 二聚体转移入核，与 DNA 启动子的活化序列集合，诱导靶基因的表达，促进多种蛋白质的合成，进而增强细胞抵御病毒感染的能力。

6.5　核受体及其信号途径

脂溶性信息物质能够直接穿过细胞膜，其受体位于细胞质或细胞核内。这些受体本质上都是配体调控的转录因子，均在核内启动信号转导并影响基因转录，故统称为核受体。按核受体的结构与功能可将其分为：

① 类固醇激素受体家族　包括糖皮质激素、盐皮质激素、性激素受体等，位于细胞质，未与配体结合前与热休克蛋白结合存在，处于非活化状态。配体与受体结合后促使 HSP 与受体解离，暴露 DNA 结合区，激活的受体二聚化并转移入核，与 DNA 上的激素反应元件相结合或与其他转录因子相互作用，增强或抑制靶基因转录（图 6-11、图 6-12）。

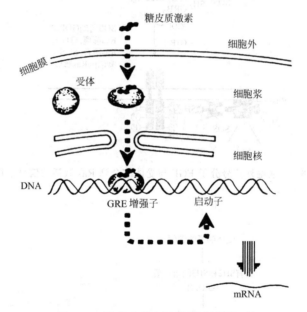

图 6-11　糖皮质激素调节基因转录机制

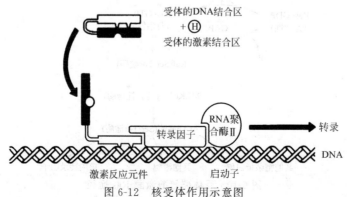

图 6-12　核受体作用示意图

② 甲状腺素受体家族 包括甲状腺素、维生素 D 和维甲酸受体等，位于细胞核内，不与 HSP 结合，多以同源或异源二聚体的形式与 DNA 或其他蛋白质结合，配体入核与受体结合后，激活受体并经 HRE 调节基因转录。

6.6 不同信号途径之间的交互作用

众多的受体-G 蛋白-效应器组成一个极为复杂的信号转导网络，网络中的各个部分互相联系，发挥协同或制约作用，共同精细调控复杂的机体反应，以适应多种生理及其他情况下的需要。信号转导网络的复杂性主要体现在以下几个方面：

（1）配体与受体结合后可经 G 蛋白将信号传入细胞，也可直接发挥作用。例如，强心苷受体本身即是 Na^+, K^+-ATP 酶，强心苷与受体结合后抑制 Na^+, K^+-ATP 酶，引起 Na^+、K^+ 转运障碍，启动 Na^+-Ca^{2+} 交换机制，使细胞内 Ca^{2+} 增多，从而发挥其强心等作用，此过程并不需要 G 蛋白参与。心房钠尿肽的一种受体蛋白（ANP_A）的细胞内部分具有 GC 活性，可催化生成 cGMP，直接启动其后的信号反应。还有一些受体本身位于细胞内，并不需要 G 蛋白来传递信号。

（2）几种受体可分别与同一种 G 蛋白偶联。例如，β-AR、H_2 组胺受体及 D_1 多巴胺受体等均与 Gs 相偶联；M_2 胆碱受体、α_2 受体等都和 Gi 相偶联。

（3）一种受体可同时或在不同环境下与不同的 G 蛋白偶联。例如，M_2 受体既可经 Gi 蛋白抑制 AC 活性，又可经 Gq 蛋白激活 PLC；β-AR 与激动药结合后，除与 Gs 偶联激活 AC 外，有时还可与 Gq/11 偶联，激活 PLC，从而与 α_1-AR 发生交互作用；促甲状腺素受体能分别与 Gs、Gi/o、Gq、G12/13 几种 G 蛋白偶联。在异丙肾上腺素诱导的心肌肥大发病机制中，β-AR 先与 Gs 偶联，通过 PKA 使 β-AR 磷酸化并与 Gs 解离，进而与 Gi 偶联，通过 Gβγ、Src 家族酪氨酸激酶，Ras、Raf-1 激酶活化细胞外信号调节激酶，促进蛋白质的合成，引起心肌肥大。

（4）同一种 G 蛋白可激活几种效应器。例如，Gs 可同时激活 AC 和钙通道，在心肌中过量表达 Gsα 可使心肌细胞的舒张末期松弛加速，但不影响其基线收缩水平，而增强左心室细胞对异丙肾上腺素的反应，使 Ca^{2+} 内流增加，增强心肌细胞收缩。此外，Gs 还可调节细胞内 Na^+、K^+ 浓度。

（5）几种不同的 G 蛋白作用于同一种效应器。例如，Gs、Gi 均可作用于 AC；Gi、Gq 都可作用于 PLC。

（6）不同途径中的信号分子相互调节。例如，Gq-PLCβ-DAG/IP_3 信号途径引起 Ca^{2+} 浓度升高，活化 CaM 和 PKC，两者均可激活 Gs/Gi-AC-cAMP 途径中的 AC；反之，Gs/Gi-AC-cAMP 途径中的下游分子 PKA 能够磷酸化钙调蛋白依赖性环核苷酸磷酸二酯酶，导致 CaMPDE 与 Ca^{2+}、CaM 阻滞，被 CaM 依赖性的磷酸酯酶逆转，从而有效地调节细胞内 Ca^{2+} 和 cAMP 信号的强度。此外，Giβγ 可通过激活 PLCβ，引起 AC 及 PLC 介导的信号转导途径之间的交互调节。某些 GPCR 可通过促进非受体 TPK 磷酸化，增加 Grb2 和 SOS 的结合，以 Ras 依赖形式激活 ERK；或是经 PKC 激活 Raf，以非 Ras 依赖形式激活 ERK。

在复杂的信号转导网络中，众多的受体、G 蛋白、效应器、第二信使、蛋白激酶/蛋白磷酸酶及靶蛋白等信号分子相互作用，共同维持系统平衡，精确地调控细胞和机体的各项功能。牵一发而动全身，任一部分的变化都可能影响到整个系统，从而引起相应生物学效应的改变。

第7章 信号转导调节药物

7.1 作用于信号转导分子的药物概述

信号转导系统在正常人体生理功能的维持以及疾病的发生发展过程中均发挥十分重要的作用。例如，理化性致癌物质诱发的细胞恶变过程中，不仅有 DNA 依赖性激酶、AT 突变基因和 p53 蛋白信号的参与，还包括一系列信号转导通路的激活，导致 ERK、p38 激酶和应激激活蛋白激酶/JNK 的活化而引起细胞的异常增殖；高血压时，细胞内 Na^+、Ca^{2+} 等阳离子浓度显著升高，Gq-PLCβ-DAG/IP_3 信号转导途径功能明显上调，PI3K 活化，转录因子活性增强。以信号转导分子为靶点进行治疗和药物设计已成为近年来的一个研究热点，具有广阔的前景。

7.1.1 作用于受体的药物

受体位于信号转导的第一步，作用于受体的药物是使用非常广泛的一类药物，世界上有40% 以上的畅销药都是针对受体的，近年来研发的新药中更有 70% 作用于受体。作用于受体的药物主要包括受体激动药、拮抗药和受体抗体等，通过受体启动或阻止配体与受体的作用而引发细胞内信号变化。

7.1.2 作用于 G 蛋白的药物

7.1.2.1 G 蛋白激活剂

黄蜂毒素是一个具有 14 个氨基酸的肽段，第一个被发现具有直接激活 G 蛋白的作用。黄蜂毒素与其相关肽黄蜂毒素-X 可直接激活 Gi 和 Go，黄蜂毒素 S（以氨基异丁酸取代第 10 位丙氨酸）则选择性激动 Gsα。在磷脂存在的情况下，黄蜂毒素的二级结构为一带正电荷的既亲水又亲脂的两亲 α 螺旋，向水表面提供 3 个正电荷，与 GPCR 中和G 蛋白作用的胞质区相似，可以直接刺激 G 蛋白。许多亲脂性化合物，如苯扎溴铵具有与黄蜂毒素类似的作用；盐酸二甲双胍可直接作用于 Gα11 和 Giα1 使其激活。另外，一些 GPCR 家族受体衍生多肽也可直接激活 G 蛋白，其第 3 细胞内环相邻部分在其中起着重要作用；具有类似结构的受体配体包括 P 物质、强啡肽和缓激肽也可激活 G 蛋白。

尽管结构上存在着很大差异，但所有的两亲阳离子化合物都具有激活 G 蛋白的性质，如天然多聚胺或合成的化合物 48/80、防腐剂苯扎溴铵、糖精钠盐等在体外都可激活 G 蛋白。基于这一思想，已合成多种具有激活 G 蛋白作用的化合物，如组胺的衍生物等。

7.1.2.2 G 蛋白拮抗药

（1）变构鸟苷酸　鸟苷酸以很高的亲和力与 G 蛋白 α 亚基上 Ras 样区域与 α 螺旋区之间的裂隙结合，这种紧密结合使变构鸟苷酸不易解离，从而阻滞 Gα 信号。GTP 的一种 $2'$，$3'$-二醛基类似物 oGTP 就是一种高效的 G 蛋白拮抗药，其醛基与 Gα 的赖氨酸侧链形成席夫碱，导致 oGTP 与 Gα 亚基近乎不可逆性结合，随后 oGTP 裂解为 oGDP，Gα 停滞于非活化状态。oGTP 对不同的 Gα 亚基无选择性。除此之外，oGTP 还可抑制相对分子质量小的 Ras 样 G 蛋白及蛋白质合成的延长因子。

（2）G 蛋白衍生肽类　Gα 亚基与受体接触部分及羧基末端氨基酸残基衍生肽能够使受体-G 蛋白脱偶联及抑制细胞膜上效应器的调节。例如，Gsα C 端模拟肽在溶液中可形成 α 螺旋，影响 A_{2A} 腺苷受体与 G 蛋白的结合，抑制受体激活的 AC 活性，还可调节受体的高亲和力状态为中等亲和力。

（3）非肽类 G 蛋白拮抗药　苏拉明是一种多磺酸萘胺苯甲酰胺衍生物，用于抗锥体虫和成年盘旋尾丝虫已有 70 多年的历史。近年发现，苏拉明及其类似物可作为高效的 G 蛋白亚型选择性抑制剂，能够区分 Gs、Gi/o 以后的信号转导途径，直接抑制 Gα 活化的关键步骤——GTP 与 GDP 的交换，干扰激动药-受体-G 蛋白复合体的形成，排斥复合体与效应器的结合。值得指出的是，尽管 P 物质可直接激活 G 蛋白，P 物质的多种类似物却具有 G 蛋白拮抗作用。

乙烷能够干扰 Gi 蛋白 α 或 βγ 亚基与效应器之间的作用而抑制 Gi 功能，增强 AC 活性。长期应用去甲肾上腺素或异丙肾上腺素可引起 Gi 增多；普萘洛尔虽可拮抗异丙肾上腺素的效应，但对 Gi 表达无影响，由此可知异丙肾上腺素影响 Gi 与 β 受体无关。非甾体消炎药如水杨酸酯可通过非花生四烯酸依赖作用方式直接与 G 蛋白相互作用；水杨酸、吲哚美辛和吡罗昔康可感染趋化性受体的跨膜转导，干扰 Gα 的 C 端。

总之，由于一种受体通过多种 G 蛋白作用于多种效应器，这样从理论上讲，作用于 G 蛋白的药物选择性便会大于作用于受体的药物；另一方面，多种受体可通过一种 G 蛋白而起作用，如血管紧张素 Ⅱ 受体、内皮素受体、P2Y 受体和 α1-AR 四种受体均可激活 Gq，共同引起心肌肥厚，使用 Gq 拮抗药效果优于受体拮抗药。因此，直接作用于 G 蛋白的调节剂称为一类重要的药物，当受体水平上的激素信号转导途径被扰乱时，它们代表了一种新的治疗策略，具有广阔的研究与应用前景。如当某种原因引起受体水平的病理缺陷时，可运用 G 蛋白的激活剂或抑制剂绕过失活受体直接从 G 蛋白水平进行药理学干预。由于信号转导网络的复杂性，选择性（包括亚型选择性及组织细胞选择性等）应该是 G 蛋白调节剂研究的重点。

7.1.3　作用于效应器的药物

福斯高林是从薄荷科植物 *Coleus forskohlii* 的根中提取出的一种二萜，可直接激活 AC；福斯高林衍生物如 6-(3-二甲氨基-丙酰)-福斯高林等能选择性地作用于在心脏中占据优势的 AC_5，改善心肌功能。腺苷类似物作用于类似 AC 的细胞内 C1、C2 区域，可抑制 AC 活性，称为 P 位抑制剂，常用作工具药。磷酸二酯酶抑制剂如氨力农、米力农等已作为一类非强心苷类正性肌力药在临床广泛应用。黄蜂毒素除能作用于 G 蛋白外，还可直接激活 PLC，$10\mu mol/L$ 黄蜂毒素可使 PLC 活性增强 2 倍，而且这种激活作用与 G 蛋白无关。

7.1.4　作用于其他信号转导分子的药物

7.1.4.1　酪氨酸蛋白激酶抑制剂

PTK 在多种细胞因子、生长因子的信号转导中发挥关键的作用，通过一系列反应影响细胞的生长、增殖和分化。多数肿瘤细胞 PTK 活性异常升高，因此 PTK 是一个非常重要和有价值的抗肿瘤靶点。目前 PTK 抑制剂主要有黄酮类、肉桂酰胺类、苯乙烯类、芪和苯胺类、二底物型抑制剂、吡哆嘧啶类、吡哆并喹唑啉和联硒双吲哚类等，其中来源于天然产物的有三羟异黄酮、除莠霉素 A 等。迄今为止，已证明许多 PTK 抑制剂有抗肿瘤活性，部分可诱导白血病细胞分化；PTK 抑制剂与其他抗肿瘤药物合用治疗癌症也取得了一些可喜的成果。

7.1.4.2　法尼基转移酶抑制剂

法尼基转移酶是近年来发现的与 Ras 蛋白异戊二烯化修饰密切相关的一种必需酶，FTase 在 Ras 羧基端 CAAX 结构中的半胱氨酸残基上加上一个法尼基，法尼基化 Cys 发生羧甲基化，使 Ras 蛋白定位于细胞膜。抑制 FTase 活性和组织 Ras 蛋白的法尼基化，可以有效地抑制肿瘤细胞的增殖。现有的 FTase 抑制剂有法尼基二磷酸（FPP）竞争性抑制剂和 CAAX 竞争性抑制剂两类，主要药物有手霉素、替匹法尼和 Lonafarnib 等。

除此之外，还有 Raf 抑制剂、MEK/MAPK 抑制剂、PI3K 抑制剂和蛋白磷酸酯酶抑制剂等，均在研究之中。

7.2　酪氨酸激酶抑制剂

在人类基因组中发现了大约 2000 个激酶，其中超过 90 个为蛋白酪氨酸激酶。蛋白酪氨酸激酶按其结构可分为受体酪氨酸激酶（RPTK）和非受体酪氨酸激酶（NRPTK）。酪氨酸激酶是一组催化蛋白质酪氨酸残基磷酸化的酶，能催化 ATP 上的磷酸基团转移到酪氨酸残基上，使其磷酸化。激酶调节的蛋白质磷酸化是通过信号转导调节酶活性的重要机制。酪氨酸激酶在细胞内的信号转导中起着十分重要的作用，它参与正常细胞的调节、信号传递和发育，也与肿瘤细胞的增殖、分化、迁移和凋亡密切相关。酪氨酸激酶功能的失调，会导致其下游信号途径激活，引起细胞增殖调节紊乱，最终导致肿瘤形成。

根据其结构差异可以将酪氨酸激酶抑制剂分为如下七类：

7.2.1　含喹唑啉结构的多靶点酪氨酸激酶抑制剂

苯胺喹唑啉类化合物是目前为止发现的活性最高、选择性最好的一类酪氨酸激酶抑制剂，主要作用靶点为 EGFR。目前已有数个苯胺喹唑啉类酪氨酸激酶抑制剂上市，还有大量的化合物正在进行开发或已进入临床。国外对该类抑制剂的结构改造、构效关系和药理活性等进行了大量的研究发现：在苯胺 3 位取代基上含有亲脂性取代基对活性有利，在苯胺上连接大的基团对活性不利，而将苯胺上的 H 替换为 F、Cl、Br 或 I 原子则可以明显提高化合物的活性；在喹唑啉的 6 位和 7 位上连接给电子基团对活性有利，且 6 位及 7 位取代位置附近可以允许存在较大的基团；在喹唑啉环上的 7 位取代位置附近引入 N 原子和 O 原子有利于活性的提高。表 7-1 列出了此类抑制剂的代表。

表 7-1　含喹唑啉结构的酪氨酸激酶抑制剂

药品名称	结构	生产商	靶点	治疗疾病
拉帕替尼 Lapatinib， GW572016， Tykerb		葛兰素-史克公司	EGFR 和 HER2 的可逆性双重抑制剂，可抑制 HER2、RAF、AKT 和 ERK 的磷酸化	乳腺癌、非小细胞肺癌、头颈部癌和胃癌等
伐地他尼 Vandetanib， Zactima， ZD474		阿斯特拉-泽尼卡公司	EGFR、VEGFR 和 RET 的拮抗剂	乳腺癌、甲状腺癌和晚期多发性骨髓瘤
BIBW-2992		Boe-hringer Ingelheim 公司	EGFR 和 HER2 抑制	非小细胞肺癌、胸、前列腺和头颈部的癌症和神经胶质瘤
西地拉尼 Cediranib， AZD-2171		阿斯特拉-泽尼卡公司	VEGFR-1、VEGFR-2、VEGFR-3、C-KIT 和 PDGFR	抑制多种肿瘤的血管发生
坎奈替尼 Canertinib， CI-1033		辉瑞公司	EGFR 家族的 ATP 结合位点，包括 EGFR、HER2、HER3 和 HER4	肺癌、乳腺癌和头颈部癌

7.2.2　含喹啉结构的多靶点酪氨酸激酶抑制剂

此类抑制剂是在喹唑啉类化合物的构效关系研究的基础上设计开发的。在对喹唑啉类化合物进行分子对接试验和构效关系分析时发现，喹唑啉 3 位上的氮原子并不直接与酶的残基相结合。因此将该氮原子替换为碳原子并引入吸电子基团如氰基时，与喹唑啉类化合物相比，可保持整体的构型和电荷分布，且不影响其活性评价的结果。表 7-2 列出了此类抑制剂的代表。

表 7-2　含喹啉结构的酪氨酸激酶抑制剂

药品名称	结　构	生产商	靶点	治疗疾病
HKI-272		惠氏公司	EGFR 和 HER2 的高选择性抑制剂	乳腺癌和其他 HER2 相关肿瘤的候选药物
伯舒替尼 Bosutinib, SKI-606		惠氏公司	SRC 和 ABL 激酶的双重抑制剂	慢性粒细胞白血病细胞
多维替尼 Dovitinib, CHIR-258, TKI258		诺华公司	FLT3、C-KIT、VEGFR-1/2/3、FGF-R1/3、PDGFR-B 和 CSF-1R	多发性骨髓瘤
OSI-930		OSI Pharmaceuticals 公司	KIT、KDR 和 PDGFR-β	各种肿瘤
EKB-569		惠氏公司	抑制 EGFR	EGFR 或 HER2 过表达的肿瘤、晚期实体瘤

7.2.3　含吲哚结构的多靶点酪氨酸激酶抑制剂

吲哚环也是一类重要的酪氨酸激酶抑制剂的母核结构，该类化合物的共同特点是都包含一个六元芳香环并五元环的稠环母核，特别是氧化吲哚环，在稠环母核 3 位以双键桥接吡咯及其衍生物或各种其他取代基团时活性较好。表 7-3 列出了此类抑制剂的代表。

表 7-3　含吲哚结构的酪氨酸激酶抑制剂

药品名称	结　构	生产商	靶点	治疗疾病
苏尼替尼 Sunitinib, Sutent, SU11248	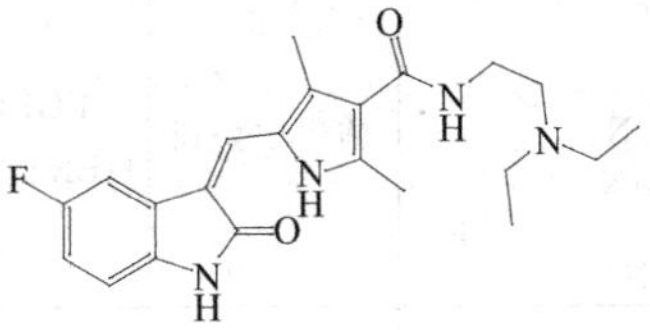	辉瑞公司	VEGFR-1、VEGFR-2,-VEGFR-3、PDGFR-α、PDGFR-β 和其他酪氨酸激酶	肾细胞癌、胃肠间质瘤、乳腺癌和非小细胞肺癌等
SU6668	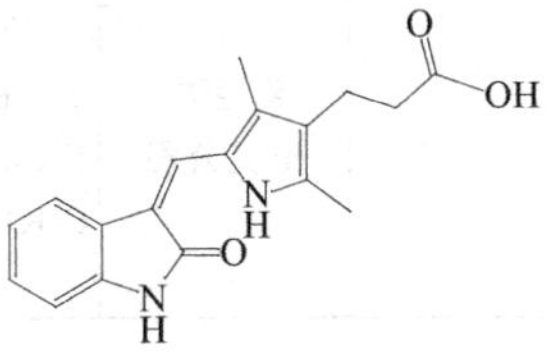	Sugen 公司	FLK-1/KDR、PDGFR 和 FGFR 等酪氨酸激酶	抗血管生成和抑制细胞生长
BIBF-1000	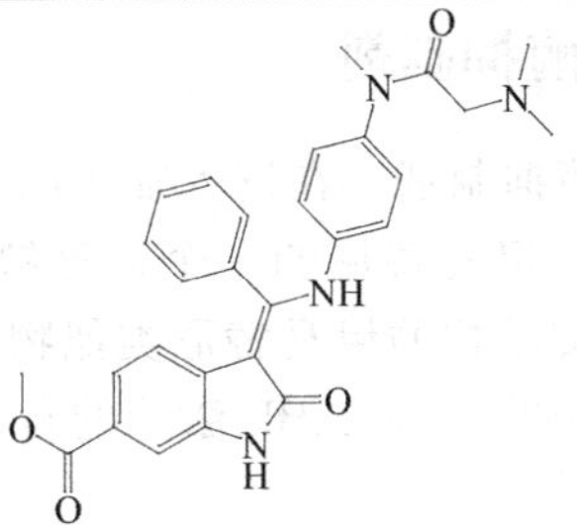	Boehringer Ingelheim 公司	VEGFR、FGFR 和 PDGFR 等酪氨酸激酶亚家族	间质性肺纤维化
二磷酸莫替沙尼 Motesanib Diphosphate, AMG-706	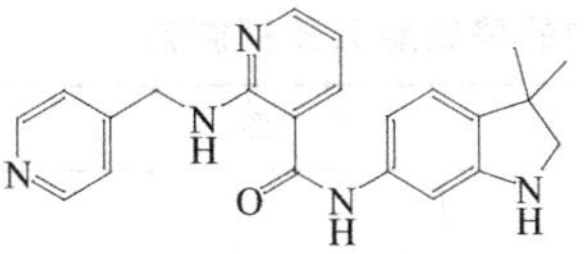	Amgen 公司	VEGFR-1、VEGFR-2、VEGFR-3、PDGFR 和 KIT 受体	晚期实体瘤
米哚妥林 Midostaurin, PKC412	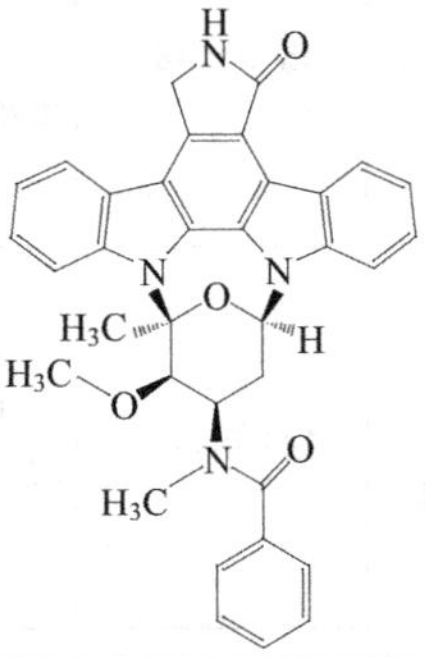	诺华公司	PKC、FLT3、KIT、KDR、PDGFR-α 和 PDGFR-β	急性粒细胞白血病

7.2.4　含吲唑结构的多靶点酪氨酸激酶抑制剂

此类分子结构中均包含有吲唑母核，其中在吲唑的 5 位或 6 位引入 N 或 S 等给电子基团，且对引入的吸电子基团进行芳香化取代时活性较好。表 7-4 列举了相应的抑制剂。

表 7-4　含吲唑结构的酪氨酸激酶抑制剂

药品名称	结　构	生产商	靶点	治疗疾病
阿西替尼 Axitinib, AG-013736	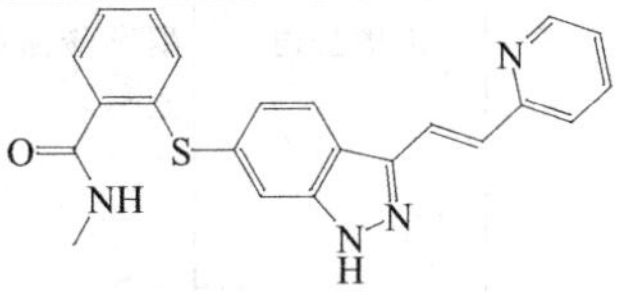	辉瑞公司	VEGFR-1、VEGFR-2 和 VEGFR-3 的抑制剂	耐细胞因子的转移性肾细胞癌

药品名称	结 构	生产商	靶点	治疗疾病
BMS-599626	（化学结构式）	施贵宝公司	EGFR，HER2 和 HER4 受体抑制剂	晚期实体瘤
帕佐帕尼 Pazopanib，GW-786034	（化学结构式）	葛兰素-史克公司	EGFR-1、EGFR-2、EGFR-3、PDGFR-α、PDGFR-β 和 C-KIT	多种肿瘤

7.2.5 含嘧啶结构的多靶点酪氨酸激酶抑制剂

伊马替尼是一个特异性的 BCR-ABL 激酶抑制剂，在进入临床的几年内，伊马替尼显著地改变了慢性粒细胞白血病的一线治疗方法。伊马替尼的一个显著缺点是容易产生耐药性，为了克服伊马替尼的这个缺点，几个包含嘧啶结构的伊马替尼类似物，如 INNO-406 和达沙替尼相继进入临床研究。这两个化合物均可阻断 BCR-ABL 激酶的自磷酸化，且活性是伊马替尼的 100～330 倍。其代表药物见表 7-5。

表 7-5 含嘧啶结构的酪氨酸激酶抑制剂

药品名称	结 构	生产商	靶点	治疗疾病
伊马替尼 Imatinib, Gleevec, STI-571	（化学结构式）	诺华公司	BCR-ABL，C-KIT 和 PDG-FR 等酪氨酸激酶	胃肠道间质瘤小细胞肺癌和成胶质细胞瘤等多种恶性肿瘤
INNO-406 NS-187	（化学结构式）	CytRx 公司	BCR-ABL 和 Lyn 的双重抑制剂	多种肿瘤
达沙替尼 Dasatinib, BMS-54825	（化学结构式）	施贵宝公司	双重 SRC 和 BCR-ABL 激酶抑制剂	慢性粒细胞白血病
AEE788	（化学结构式）	诺华公司	EGFR 和 VEGFR 酪氨酸激酶的双重抑制剂	多形性恶性胶质瘤

7.2.6　含哒嗪结构的多靶点酪氨酸激酶抑制剂

其分子结构很相似，均包含哒嗪结构，且在哒嗪的 1 位引入了对氯苯胺取代基团。伐他拉尼和特拉替尼均可同时抑制包括 VEGR 和 PDGFR 在内的多个酪氨酸激酶受体。其代表性药物见表 7-6。

表 7-6　含哒嗪结构的酪氨酸激酶抑制剂

药品名称	结　　构	生产商	靶点	治疗疾病
伐他拉尼 Vatalanib, PTK.787, ZK-22584	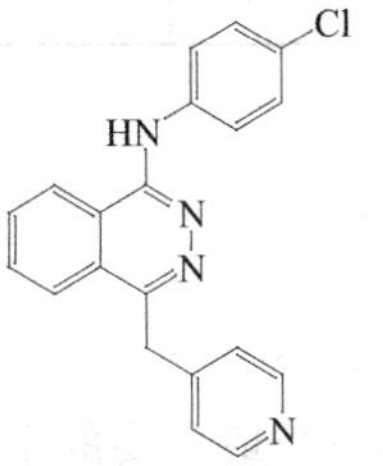	诺华和 Sehefing AG 公司	VEGF 受体的 ATP 结合位点，可抑制 FLT-1、FLK-1/KDR、PDGFR-h、FLT-4、C-KIT 和 C-FMS 等多种酪氨酸激酶	表皮、结肠、前列腺、肾脏和甲状腺的癌肿等
特拉替尼 Telatinib, BAY-57-9352	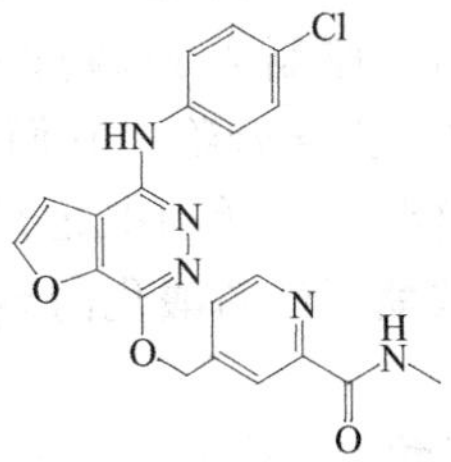	Bayer AG 公司	VEGFR-2、VEGFR-3 和 PDGFR-β	实体瘤

7.2.7　含芳基脲结构的多靶点酪氨酸激酶抑制剂

1995 年拜尔和 Onyx Pharmaceuticals 公司通过高通量筛选发现了一个含有 3-噻吩基脲结构的化合物是 RAF1 激酶的高效抑制剂。通过构效关系的分析发现，脲基团对 RAF1 激酶的抑制活性是很关键的。以其为先导物，设计得到了一系列含有脲基团的 RAF1 激酶抑制剂，最终得到了索拉非尼。除靶向于 RAF 信号通路，索拉非尼还是 VEGFR 和 PDGFR 的抑制剂，其他几个包含有脲基团的化合物也对 VEGFR 和 PDGFR 具有较强的抑制作用，见表 7-7。

表 7-7　含芳基脲结构的酪氨酸激酶抑制剂

药品名称	结　　构	生产商	靶点	治疗疾病
索拉非尼 Sorafenib, Nexevar, BAY 43-9006	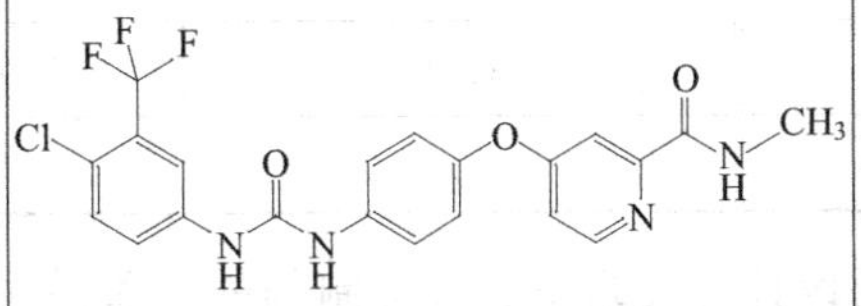	拜尔和 Onyx Pharmaceuticals 公司	VEGFR-1、VEGFR-2 和 VEGFR-3	晚期肾癌
KRN951	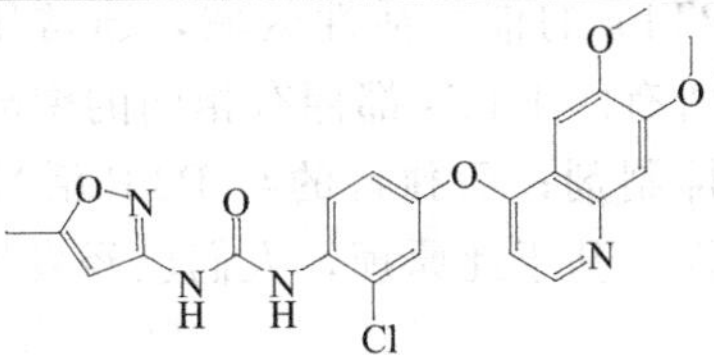	Kirin Brewery 公司	抑制 VEGF 诱导的 VEGFR-2、 PDGFR-p 和 C-KIT	晚期癌症

药品名称	结构	生产商	靶点	治疗疾病
CP-547632		辉瑞公司	VEGFR-2 和成纤维细胞生长因子（bFGF）激酶、EGFR、PDGFR-B 及其他相关的酪氨酸激酶	非小细胞肺癌

7.3 蛋白酪氨酸磷酸化酶抑制剂

蛋白酪氨酸磷酸化是细胞用来调控信号转导的一个最主要的手段。在细胞内，酪氨酸磷酸化是同一个动力学可逆的过程，并且该磷酸化过程可以抑制蛋白酪氨酸激酶（PTKs）的活性。PTKs 是用来催化酪氨酸磷酸化，而 PTPs 控制着去磷酸化过程。因此，PTKs、PTPs 及它们相应的底物都属于可调节信号转导的一类化合物，它们在体内的细胞生长、分化、代谢、细胞周期、细胞间通讯、细胞迁移等这些基本活动中起着极为重要的信号转导调节作用。这一信号转导网的缺陷和不适当则会导致酪氨酸磷酸化的异常，进而引发许多人类疾病如癌症和糖尿病等。

PTPs 也可以被划分为三大类，即特异性酪氨酸 PTPs（tyrosine-specific）、双重特异性 PTPs（dual-specific）和低分子量的 PTPs。特异性酪氨酸 PTPs 和低分子量的 PTPs 目标物必须是含有酪氨酸的蛋白，而双重特异性的 PTPs 目标物既可以是含有酪氨酸的蛋白，也可以是含有丝氨酸和苏氨酸的蛋白。一些双重特异性的 PTPs 可以水解底物而不是水解磷酸蛋白。双重特异性的 PTPs 包括 MAP 激酶磷酸酶（MKPs），细胞循环调节器 Cdc25 磷酸酶和肿瘤干扰抑制器 PTEN。许多疾病都与信号转导有障碍有关，其特征就是酪氨酸磷酸化过度或者不能正常实现磷酸化（表 7-8）。

表 7-8 与人类疾病相关的 PTPs

疾病	对应的 PTPs	疾病	对应的 PTPs
糖尿病	PTP1B,PTP∂,LAR	骨质疏松症	PTPε
肥胖症	PTP1B,SHP2	中枢神经细胞损伤	PTP-SL/STEP,MKP3,LAR
癌症	Cdc25A,Cdc25B,FAP-1,PTP∂	瘟疫	Yersinia PTP
免疫疾病	CD45	食物中毒	Salmonella PTP
骨髓增生异常综合征和白血病	HePTP		

酪氨酸磷酸酯（pTyr）模拟化合物的设计是发现 PTPs 抑制剂的一条最主要的途径。在早期，pTyr 模拟化合物的设计主要是针对 PTPs 的催化活性区域，通常用磷酸、乙酸、丙二酸、磺酸和草酸等来取代磷酸酯基，因为所有的 PTPs 都拥有相同的磷酸化的酪氨酸活性位点，所以设计单一的、选择性的 PTPs 的抑制剂；而独特的与 PTP 活性位点相邻近的部位能够作为靶点增强抑制剂的亲和力和选择性。基于此原理，人们已经发展了几种有效的选择性好的 PTPs 抑制剂。

7.3.1　无机化合物抑制剂

最早发现的一类可逆的非特异性 PTPs 抑制剂是钒酸盐和过氧钒酸盐。其中钒酸盐能竞争性抑制活性位点中的半胱氨酸残基。在钒酸盐与 PTP1B 复合物的晶体结构中，钒原子与活性位点中的硫醇非常靠近，并与酶形成三角双锥形的过渡态结构，类似于磷酰基转移过程中形成的硫代磷酸盐过渡态。PTPs 包含一个具有催化功能的半胱氨酸残基，因此一些碱性试剂和氧化试剂可能成为潜在的 PTPs 抑制剂。过氧钒酸盐则为一种强氧化试剂，它使活性位点中的半胱氨酸残基氧化成为磺酸，因此它对 PTPs 的选择性要强于钒酸盐；其他的无机类 PTP 抑制剂还有一氧化氮和苯胂化氧；这些无机化合物除了可以抑制 PTPs 外，还有其他的酶抑制活性，正是这种非专一性限制了其作为药物的可能性。

7.3.2　磷酸酯类抑制剂

磷酸酯类化合物具有较强的抑制活性，一直作为 PTPs 抑制剂设计的重点。在磷酸的 α 位引入负电性的卤原子后，降低了磷酸根的 pK_a 值，增强了磷酸与 PTPs 催化活性区域的静电作用及氢键相互作用。拥有两个 DFMP 结构单元抑制剂分别与催化活性区及第二结合位点作用，其活性是单二氟亚甲基磷酸（DFMP）化合物的 450 倍，并且对 PTP1B 有一定的选择性。为了构建分子多样性的化合物库，采用平行合成技术，以不同的肽模拟物片段连接两个二氟亚甲基磷酸结构单元，筛选得到的化合物对 PTP1B 具有很高的亲和力。

7.3.3　噻二唑烷酮类抑制剂

噻二唑烷酮类是一类直接针对胰岛素抵抗的新药，该类药物通过增加靶器官内的胰岛素敏感性来改善血糖控制。该类化合物是酪氨酸磷酸酯的生物电子等排体。磷酸酯中的两个氧原子与砜基上的氧配适，而磷酸酯中的第 3 个氧原子与 2 位氮原子重叠。由于 1 位砜基和 3 位羰基均为吸电子基团，2 位氮上的质子具有弱酸性，可以模拟磷酸酯与催化活性区的碱性氨基酸形成静电作用，增加与酶的亲和力。噻二唑烷酮类抑制剂的开发为 pTyr 模拟物设计提供了一条新思路，有望成为高活性、高选择性、药学性质适合的新药物。

7.4　STATs 信号途径抑制剂

1992 年研究干扰素诱导基团转录时鉴定出的一个胞浆蛋白家族——信号转导与转录因子家族（STATs），是分子质量为 79～113 kDa 的蛋白质分子，发挥着信号转导和转录因子双重作用，是细胞因子和生长因子受体信号的下游效应物。相对于正常的细胞和组织而言，大多数人类原发癌灶及肿瘤细胞株中都有 STAT 的组成性激活。STAT 可被磷酸化的酪氨酸（包括 Src、上皮生长因子受体、Janus 激酶、Bcr-Abl 等）激活，但这种激活通常是短暂的，取决于酪氨酸激酶活性的持续时间。具有致癌作用的酪氨酸激酶的活化通常与自分泌或旁分泌细胞因子和生长因子信号有关，是受体、配体被激活的结果；或者它们本身就是组成性激活的酶，是肿瘤细胞基因改变的结果。

STAT3 在各种疾病中起着重要的生理病理作用（表 7-9），所以目前 STAT3 抑制剂在许多临床前和临床治疗领域得到快速发展。抑制 STAT3 信号通路有两种策略：间接阻断 STAT3 信号通路上游分子和直接针对 STAT3 蛋白。通过靶向针对 STAT3 以下三个结构域（SH2 结构域、DNA 结合域、N 末端结构域）之一达到直接抑制 STAT3，因此抑制与

STAT3 信号转导相关的过程，如 STAT3 磷酸化、STAT3 二聚化、核转移，STAT3 与 DNA 的结合和 STAT3 靶基因的表达。理想情况下，STAT3 直接抑制剂只针对 STAT3 蛋白，并不阻断上游分子和其他 STAT 家族成员。STAT3 抑制剂可大致分为两类：①多肽和拟似肽；②非肽类小分子抑制剂。小分子抑制剂是 STAT3 抑制剂数量最多的一类，用于癌症的预防和治疗。确定新型小分子抑制剂有多种方法，例如从大型化合物库中高通量筛选、虚拟筛选。基于肽抑制剂的合理设计，基于片段的药物设计和药物重新定位同时利用多个配体对接（MLSD），用来阻断 STAT3 磷酸化、二聚化、核转位、与 DNA 的结合。

表 7-9　STAT3 小分子抑制剂的作用机制

模型	抑制剂	机制
骨髓瘤细胞	AZD1480	阻断 JAK/STAT3，下调 Cyclin D2，抑制癌细胞的生长和增殖
小鼠单侧输尿管梗阻模型	S3I-201	抑制 STAT3，使肾间质成纤维细胞失活，阻断肾纤维化
恶性神经胶质瘤细胞	WP1066	抑制 STAT3 磷酸化，下调增殖基因 $c\text{-}myc$、$Bcl\text{-}xL$ 和 $Mcl\text{-}l$ 表达，增强凋亡基因 Bax 表达
骨髓瘤细胞	CYT387	抑制 JAK/STAT3，诱导细胞凋亡
胰腺癌细胞	AG490	通过抑制 STAT3，下调 VEGF 和 MMP-9 表达，抑制胰腺癌转移
牛皮癣	STA-21	阻断 STAT3 的核定位，抑制 STAT3 调控的表皮角蛋白转录
乳腺癌细胞	IS3 295	抑制 STAT3 磷酸化
肝癌细胞	NSC 74859	阻断 TGF-β 通路，下调 IL6/STAT3 通路，抑制肿瘤转移
骨髓瘤细胞	硝呋齐特	抑制 JAK/STAT3，下调靶基因 $Mcl\text{-}l$，引起细胞凋亡
乳腺癌细胞	STA-21	抑制 STAT3 二聚体形成，核定位引起癌细胞凋亡
肾癌细胞	WP1066	抑制 STAT3 磷酸化，下调 Bcl-2、HIF1α 和 HIF2α，诱导细胞凋亡
乳腺癌细胞	S31-M2001	抑制 STAT3 磷酸化
多发性骨髓瘤细胞	阿替莫德	抑制 STAT3 活性，阻断 IL-6 介导的信号通路，并抑制 STAT3 靶基因的表达
骨髓瘤细胞	AT9283	抑制 STAT3 磷酸化
霍奇金淋巴瘤细胞	Lestaurtinib	抑制 STAT3 磷酸化及其靶基因 $Bcl\text{-}xL$ 表达

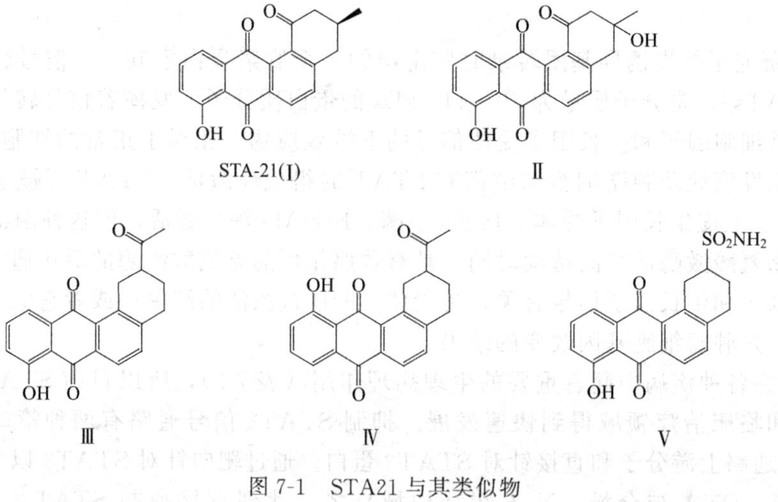

图 7-1　STA21 与其类似物

7.4.1 化合物STA21及其类似物

图 7-1 中，化合物 STA-21（Ⅰ）是通过虚拟筛选发现的第一个非肽小分子 STAT3 抑制剂。它是天然产物四角霉素（Ⅱ）的脱氧类似物，起初是作为抗生素从龟裂链霉菌的一个变种中分离出来的。化合物Ⅰ能够抑制乳腺癌和卵巢癌细胞中 STAT3 依赖的荧光素酶的活性。据报道，化合物Ⅰ的几个类似物（Ⅲ～Ⅴ）也是靶向作用于 SH2 结构域。化合物Ⅲ也可以通过抑制 STAT3 的活性诱导胶质母细胞瘤细胞的凋亡，抑制细胞生长，活化蛋白酶，诱导 K562 细胞的凋亡。它还能提高伊马替尼在 BCR-ABL 阳性细胞中的抑制效果。化合物Ⅴ能对胶质母细胞瘤、乳腺癌、胰腺癌中 STAT3 表达水平高的细胞选择性抑制 STAT3 磷酸化，但对 ERK1/2、mTOR 和 Src 等激酶没有显著效果。化合物Ⅴ比化合物Ⅰ具有更强的活性，它们代表了一类具有选择性和类药性的 STAT3 小分子抑制剂。

7.4.2 Stattic及其类似物

图 7-2 中小分子化合物Ⅵ是从各种化合物库通过高通量筛选得到的一个 STAT-SH2 结构域抑制剂。化合物Ⅵ对包括 SH2 结构域的其他蛋白如 Lck 激酶、STATs 都具有选择性。能够抑制预磷酸化的 STAT3 同源二聚体与 DNA 的结合。化合物Ⅵ几个类似物（Ⅶ～Ⅸ）的活性得到了优化。构效关系表明，化合物Ⅵ及其类似物中的—NO 被—NH 或—H 取代，将失去对 STAT3 的抑制活性。这表明 NO 和不饱和五元环在这类化合物中对 STAT3 的抑制起到重要作用。

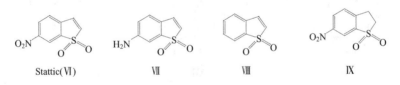

Stattic(Ⅵ) Ⅶ Ⅷ Ⅸ

图 7-2 Stattic 与其类似物

7.4.3 姜黄素

姜黄素（Ⅹ）是从姜科植物姜黄中提取的一种色素，是植物界很稀少的具有二酮的色素，为二酮类化合物，能够抑制 IL-6 诱导的 STAT3 磷酸化和核移位。图 7-3 中所示的是基于姜黄素结构设计的 STAT3 抑制剂。化合物Ⅺ与Ⅻ能够抑制 STAT3 磷酸化和诱导胰腺癌细胞凋亡。在抑制乳腺癌和前列腺癌细胞中 STAT3 磷酸化和 STAT3 与 DNA 的结合，化合物Ⅻ比化合物Ⅺ和姜黄素具有更好的抑制活性。化合物ⅪⅤ对酪氨酸激酶和非酪氨酸激酶如 AKT2、CDK-2、EGFR、HER-2 和 Met 的抑制活性较差。

7.4.4 喹啉酮类似物

喹啉酮类似物是 JAK-STAT3 信号通路抑制剂，这些化合物（图 7-4）能够在 Tyr705 位抑制 STAT3 磷酸化。构效关系研究表明，酯键是这类化合物抑制活性所必需的。化合物ⅩⅤ与ⅩⅥ相比，酯键的水解将导致抑制活性降低 10 倍。化合物ⅩⅦ结构上引入一个 CN，活性增长 27 倍。化合物ⅩⅦ能够抑制 JAKs 的活性，但并不直接抑制 JAK1、JAK2、JAK3 酶的活性。

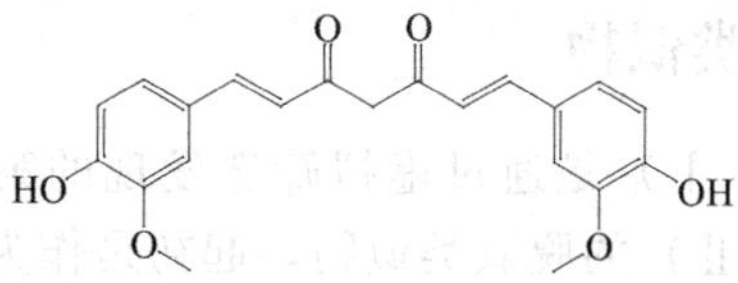

X

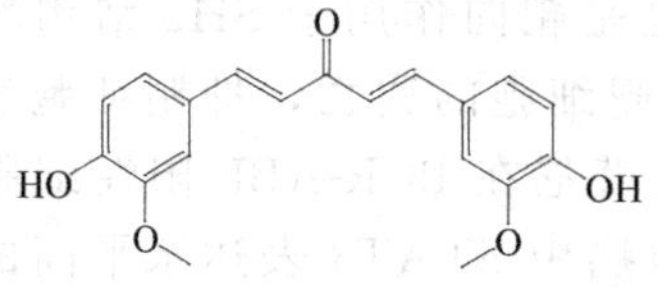

Ⅺ

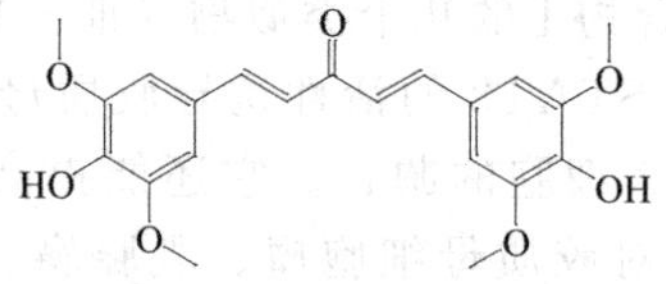

Ⅻ

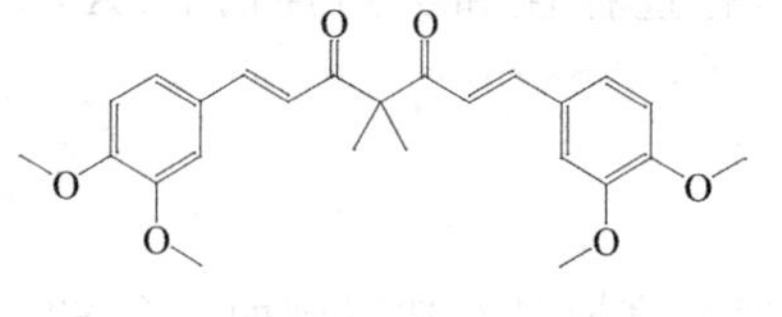

XIII

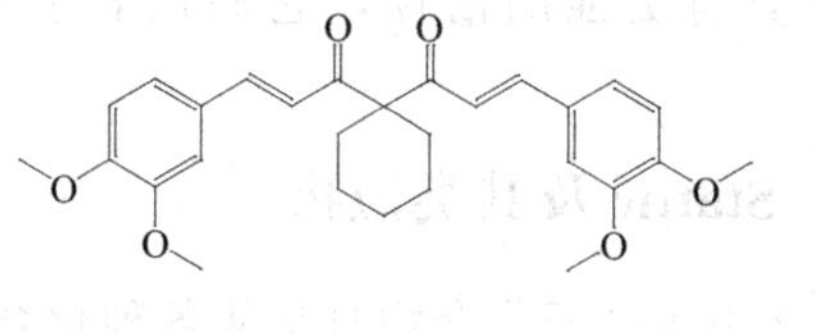

XIV

图 7-3　姜黄素与其类似物

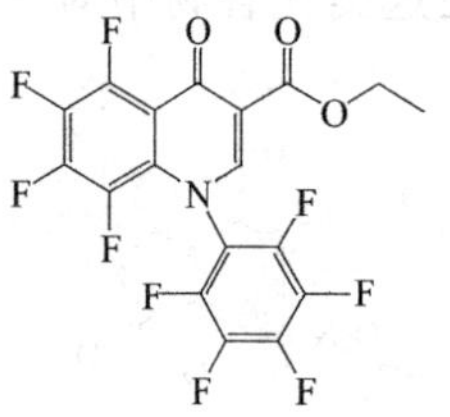

XV

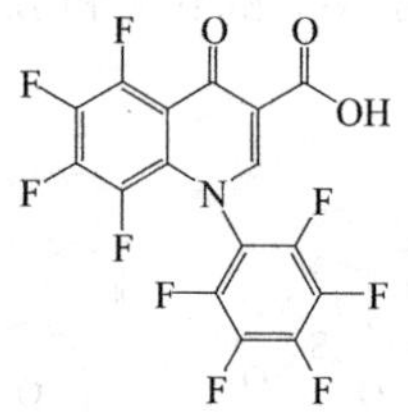

XVI

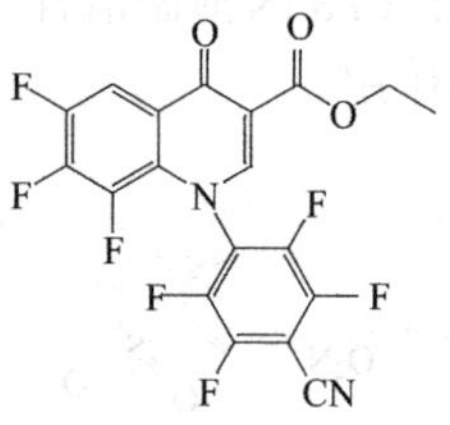

XVII

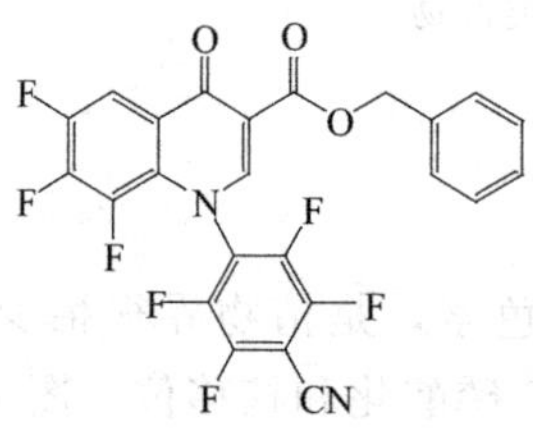

XVIII

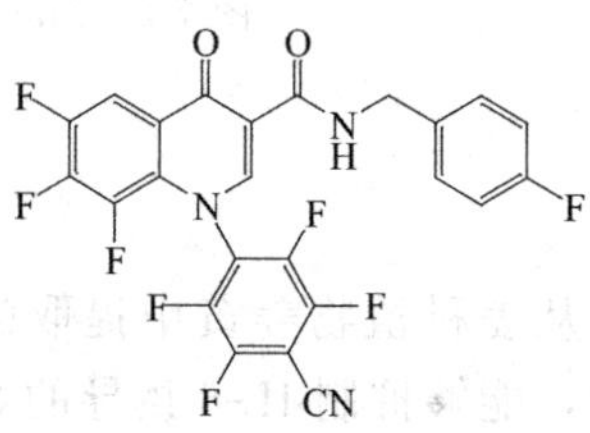

XIX

图 7-4　喹啉酮类似物

7.5 mTOR 信号抑制剂

哺乳动物雷帕霉素靶蛋白（mammalian target of Rapamycin，mTOR）是存在于胞浆中的一种丝/苏氨酸蛋白激酶，属于磷酸肌醇激酶相关蛋白激酶家族（phosphoinositide kinase-related kinase，PIKK），mTOR 是 PI3K/PKB（protein kinase B，PKB）信号通路下游的一个效应蛋白。mTOR 活性调控相当复杂，受多种调节信号蛋白的影响，其中主要受到两条信号通路调节，即 PI3K/Akt/mTOR 信号通路和 LKB1/AMPK/mTOR 信号通路。mTOR 是细胞内多种重要信号转导通路的枢纽，调控翻译起始、转录、蛋白合成和降解，调节细胞的生存、增殖和细胞凋亡等细胞重要生理功能。mTOR 这些调节机制异常时可导致肿瘤细胞不正常的增生和分化。因此，mTOR 分子成为研究抗癌药物的靶向治疗上一个理想的目标。

7.5.1 雷帕霉素及其衍生物

雷帕霉素（Rapamycin，RPM）又名西罗莫司（Sirolimus），是在抗生素药物筛选过程中发现的大环类化合物。在 20 世纪 70 年代雷帕霉素最初作为抗真菌药，主要用于白色念珠菌感染的治疗；90 年代 FDA 批准用于肾移植的免疫治疗。在免疫治疗过程中发现雷帕霉素有抗肿瘤活性。雷帕霉素抗增殖作用是通过其与免疫亲和蛋白 FK506 结合蛋白 12（FKBP12）形成活性复合物抑制 mTOR 活性，从而阻断了 mTOR 两条下游信号通路，阻止了 mRNA 的翻译，抑制细胞周期相关蛋白的合成，使细胞阻滞在 G1 期。

CCI-779（Temsirolimus，Tofisel）是美国 FDA 于 2007 年 5 月正式批准惠氏公司研发生产用于治疗肾细胞癌的药物。CCI-779 是雷帕霉素酯的衍生物，其活性代谢物为雷帕霉素。CCI-779 在体内和体外都有很强的细胞抑制活性。

RAD001（依维莫司，Everolimus）为诺华公司研究开发的口服有效雷帕霉素衍生物，是在雷帕霉素 40 位引入一个 2-羟乙基。目前 RAD001 研发重点是抗增殖作用。RAD001 在欧洲已经批准作为免疫抑制剂用于临床，与环孢菌素和皮质激素联合用于肾脏和心脏移植的急性排斥反应取得良好效果。对生长因子刺激引起的造血细胞和非造血细胞包括血管平滑肌的增殖有抑制作用。RAD001 还可减少巨细胞病毒引起的感染发生率、急性排斥反应的发作和心血管疾病。

AP23573 是小分子 mTOR 抑制剂，但不是雷帕霉素前体类似物。AP23573 在多种 PTEN 失活的细胞株中有抗增殖活性，包括胶质母细胞瘤、前列腺癌、乳腺癌、胰腺癌、肺癌和结肠癌等。

7.5.2 PI3K 抑制剂

1984 年在活化的生长因子复合物中发现一个较小的肌醇脂激酶，免疫沉淀法发现其活性与癌基因产物相关，1988 年，发现该激酶具有磷酸化磷脂酰肌醇肌醇环的第三位羟基的新特性，因此被命名为 PI3K。PI3K 存在于体内各种细胞，是脂激酶的一种，能磷酸化细胞膜上的磷脂酰肌醇家族成员，募集和激活下游的靶物质而启动一系列信号联级反应，在细胞的有丝分裂、细胞存活、分化、细胞骨架的构型与重塑、血管生成、葡萄糖转运调控以及囊泡的运输中起着重要的作用。

近年来，实验室和制药公司花费了大量的精力使 PI3K 抑制剂成功应用于临床治疗上。第一代 PI3K 抑制剂包括渥曼青霉素及其衍生物脱甲绿胶酶素和 LY294002，已广泛应用于医药行业，并在多种生物体上证实了其具有显著的抗血管生成的能力，可有效地改变微血管通透性，降低肿瘤间质的流体压力。在渥曼青霉素和 LY294002 的基础上，研发出了新一代产品，包括半合成的绿菌素、渥曼青霉素衍生物 PX-866、LY294002-精氨酸、甘氨酸-天冬氨酸、丝氨酸结合型前药 SF1126。这些新药较渥曼青霉素和 LY294002 更为稳定，药效更强，可有效对抗卵巢肿瘤、结肠癌、肺癌、成胶质细胞瘤、前列腺癌和乳腺癌。由 Astellas 制药公司发现的抗脑癌特效药 PI-103 和噻吩并吡啶就是这种生物化学优化后的产品。PI-103 不仅能抑制 PI3K，也能抑制 mTOR 和 DNA 依赖蛋白激酶，该药效已在各种体内模型中得到证实，甚至对胶质母细胞瘤也有一定的疗效。GDC-0941 成分与 PI-103 相似，但药效更佳，目前已在临床应用。2007 年 1 月又有 XL147 和 XL765 两种新药进入了临床试验阶段，其成分和药效相似，不同的是 XL147 无法抑制 mTOR，属于 PI3K 单抑制剂。NVP-BEZ235 是一种咪唑并喹啉衍生物，其具有较强的 PI3K 抑制性，在前期临床试验中具有较好的疗效，是目前治疗癌症首选的 PI3K 抑制剂之一。最近新一代的 PI3K 抑制剂已经进入了临床 I 期试验，其中包括 NVP-BEZ235、NVP-BGT226、GDC-0941、XL765、XL147、SF1 126、CAL-101 和 GSK1059615。

7.6 RAGE 靶点药物

晚期糖基化终末产物受体（receptor for advanced glycation end products，RAGE）是一种多配体的膜受体，与配体结合后可启动多条信号通路，引起细胞内氧化应激和炎症反应等，导致细胞功能紊乱。RAGE 在糖尿病并发症、炎症、阿尔茨海默病和肿瘤等疾病的发生和发展中起重要作用。

在不同细胞中其激活的信号途径不同。在上皮细胞、单核巨噬细胞和神经细胞中，RAGE 与配体结合后：①可激活分裂原激活的蛋白激酶（mitogen-activated protein kinase，MAPK）家族的成员，如 p38 MAPK、MAPK/ERK1,2（external signal regulated kinase，ERK1,2）、C-Jun N 端激酶（C-Jun N-terminal kinase，JNK）/应激激活的蛋白激酶（stress activated protein kinase，SAPK）等；②也可激活 NADPH 氧化酶引起细胞内 ROS 产生增多。最终促使 NF-κB 入核，调节重要的目的基因的表达，如肿瘤坏死因子（TNF-α）、白介素-1（IL-1）、白介素-6（IL-6）等，这些细胞因子可促进炎症和肿瘤的发生。在肾小球系膜细胞中 AGE-RAGE 结合可激活 ERK 和磷脂酰肌醇-3 激酶（PI3K）信号通路：AGE-RAGE 产生的 ROS 与 Src 结合后激活 PI3K，PI3K 进一步激活 Ki-Ras-Raf-MEK-ERK1,2 和 PDKs-PKB-GSK3 信号通路，促进类胰岛素生长因子，转化生长因子-B 和纤维连接蛋白等的产生。而在大鼠肾脏成纤维细胞 NRK-49F 中，AGE-RAGE 结合可激活酪氨酸激酶/信号转导子和转录激活子（Janus kinase/signal transducers and activators of transcription，JAK/STAT）信号通路，激活的 JAK2 可促进核转录因子 STAT1/STAT3 入核，促进细胞产生胶原蛋白，从而诱发细胞的增殖和糖尿病肾病的发生。AGE-RAGE 可引起细胞内钙库释放钙离子，使细胞内游离的钙离子浓度增高，激活钙离子信号转导途径。在 SH-SY5Y 细胞中，Aβ-RAGE 引起的钙离子浓度增高可激活活化 T 细胞核因子（nuclear factor of activated T-cells 1，NFAT1）入核，促进 β-分泌酶 1（β-site APP-cleaving enzyme 1，BACE1）的表达，导致 Aβ 产生增多。

以 RAGE 作为治疗疾病的靶点，从阻断 RAGE 的活化方面着手筛选相应的抑制剂逐渐引起人们的重视。目前主要包括可溶性 RAGE（sRAGE）、抗 RAGE 抗体和小分子的 RAGE 抑制剂。

7.6.1 sRAGE

sRAGE 是 RAGE 胞外区可溶部分，是由 RAGE mRNA 选择性剪接产生，或由细胞膜上的 RAGE 经膜表面的金属蛋白酶作用裂解得到的一种异构体。sRAGE 经腹腔注射后可与血液及组织中的配体结合，阻断 RAGE 诱导的细胞内信号转导途径，从而达到治疗目的。目前，sRAGE 是研究最多且效果较明显的 RAGE 抑制剂。

7.6.2　抗 RAGE 的抗体

抗 RAGE 的抗体可与细胞膜上的 RAGE 胞外区结合,阻断其与配体结合引起的生物学效应。应用抗 RAGE 的抗体阻断 RAGE 效应的方法特异性强,亲和力大,抑制效果明显;在重组单克隆抗体技术迅速发展的情况下,此途径有着较好的临床应用前景。

7.6.3　RAGE 的反义核酸和核酶技术

利用 RAGE 的反义核酸和核酶技术在 mRNA 水平阻断 RAGE 的表达,亦能抑制 RAGE 介导的信号通路。通过 RNA 干扰技术下调 RAGE 基因的表达可抑制前列腺癌细胞的增殖,改变细胞的生长周期。目前,对 RAGE 反义核苷酸的研究仍处于实验室阶段,对反义核苷酸的毒性、体内的稳定性、细胞内转运等问题还有待进一步研究。

7.6.4　小分子 RAGE 抑制剂

低分子量的肝素(low molecular weight heparin,LMWH)可以与 RAGE 结合从而抑制 RAGE 的活化。LMWH 能阻止由 RAGE 引起的内皮功能损伤,如抑制细胞间黏附因子-1、血管细胞黏附分子、选择素-E 和 NF-κB 的产生。这些结果均表明 LMWH 可能是治疗 RAGE 相关疾病的一个潜在药物。

PF-04494700(或 TTP488)是生物合成的一种可口服的小分子 RAGE 抑制剂。体外实验证明,PF-04494700 可以抑制 sRAGE 与 RAGE 配体的结合,包括 S100B、HMGB1 和 At3。短时间服用 PF-04494700 对 AD 患者没有明显的治疗效果。

FPS-ZM1 是近期报道的 RAGE 小分子抑制剂(相对分子质量为 327),它能够特异地抑制 AI3 与 RAGE 的相互作用。作为 RAGE 的抑制剂,FPS-ZM1 是一种潜在的 AD 治疗药物。

第 8 章　酶

酶在生物体内广泛存在，人体的药物代谢、药理作用的实现均与多种酶相关。酶可以分为简单蛋白酶和结合蛋白酶两大类。简单蛋白酶只有氨基酸组成，无其他成分。结合蛋白酶除了蛋白外，还有非蛋白的小分子物质，前者称酶蛋白，后者成为辅因子（coenzyme）。酶蛋白与辅因子单独存在均无催化活性，只有当二者结合成完整的分子时才具有活力。完整的酶分子称为全酶。有些辅因子与酶蛋白结合紧密，称为辅基；有些辅因子与酶蛋白结合较疏松，则称辅酶。辅酶是直接参加催化反应的有机化合物。本章对人体的主要酶类进行概述。

8.1　酶种类和性质

8.1.1　酶种类

根据催化反应的类型及酶的存在形式等，将酶分为以下八类：①氧化还原酶类（oxidoreductases）；②转移酶类（transferases）；③水解酶类（hydrolases）；④裂合酶类（lyases）；⑤异构酶类（isomerases）；⑥连接酶类（ligases），也称合成酶（synthetases）；⑦核酸酶（nuclease）；⑧抗体酶（abzyme）。

（1）氧化还原酶类　这类酶促进氧化还原反应的进行，种类繁多，参加的反应通常比较复杂，在生物的氧化产能、解毒以及在某些生理活性物质的形成等过程中起着重要的作用。这类酶都需要辅酶物质参加，而且这些辅酶物质在反应过程中往往伴随着光学或电学性质的变化，这一点常用于该酶类的检测。大体上可概括分为氧化酶（oxidase）和脱氢酶（dehydrogenase）。

反应类型可用如下通式表示：

脱氢反应：　　　　　　　$A \cdot 2H + B \xrightarrow{\text{脱氢酶}} A + B \cdot 2H$

氧化反应：　　　　　　　$A \cdot 2H + O_2 \xrightarrow{\text{氧化酶}} A + H_2O_2$

（2）转移酶类　此类酶的作用是催化反应，使一个底物的基团或原子转移到另一个底物分子上。反应通式：

$$AR + B \xrightarrow{\text{转移酶}} A + BR$$

（3）水解酶类　该类酶使底物加水分解。反应通式：

$$AB + H_2O \rightleftharpoons AOH + BH$$

（4）裂合酶类　该类酶使底物分子中移去一个基团，通常形成双键或进行其逆反应。反应通式：

$$AB \Longleftrightarrow A+B$$

（5）异构酶类　该类酶使底物分子内部基团重新排列。反应通式：

$$A \overset{异构酶}{\Longleftrightarrow} B$$

例如：

$$D\text{-葡萄糖} \Longleftrightarrow D\text{-果糖}$$

（6）连接酶类　也称合成酶，是指与 ATP（或相应的核苷三磷酸）的一个焦磷酸键断裂相偶联，催化两个分子合成一个分子的酶。反应通式：

$$A+B+ATP \Longleftrightarrow AB+ADP（或 AMP）+Pi（或 PPi）$$

例如：

$$乙酸+CoA\text{-}SH+ATP \Longleftrightarrow 乙酰\text{-}S\text{-}CoA+AMP+PPi$$

（7）核酸酶　是非蛋白质酶，是一类能够催化 RNA 分子中的磷酸酯键水解及其逆反应的酶。核酸酶的活性主要基于两个基本反应：转酯和磷酸二酯键水解。核酸分子大小不一，有的链常超过 400nt（核苷酸），有的仅有 30～40nt。核酸酶也有三维结构，如果对核酸酶加热超过核酸酶的溶解温度或加入某些变性剂，则失去活性。

（8）抗体酶　具有催化功能，在其可变区域内表现出酶的属性。抗体与酶的差异是两者生物功能完全不同，抗体是与抗原的基态相结合，而酶则是与反应底物的过渡态相结合。

8.1.2　酶的其他归类法

（1）根据酶蛋白分子的组成特点，可将酶分为单体酶（monomeric enzyme）、寡聚酶（oligomeric enzyme）和多酶复合物（multienzyme complex）3 类。酶蛋白也是由组成一般蛋白质的 20 种左右的氨基酸所组成。

单体酶一般是由一条肽链组成，如胃蛋白酶、溶菌酶等，但也有的单体酶是由多条肽链组成的，肽链间由二硫键相连，且往往是由一条前体肽链活化断裂而成。属于这一类的酶比较少，一般多是催化水解反应的水解酶，相对分子质量（M_r）为 13000～35000，不能再解离成更小的组成单位，一般也不需要辅助因子。

寡聚酶是由两个或两个以上的相同或者不同亚基组成，亚基之间通过共价键相连，相对分子质量一般大于 35000。绝大多数寡聚酶含偶数亚基，而且这些亚基一般以对称形式排列，极个别的寡聚酶含奇数亚基。在寡聚酶中有许多是代谢途径中的关键酶，它们的活性可通过多种方式（特别是别构机制）来进行调节。

多酶复合物又称多酶系（multienzyme system），是指由几种酶靠非共价键彼此嵌合而成的复合物，其中每一种酶催化一种反应，前一个酶的产物是后一个酶的底物，直到反应结束。这类复合物相对分子质量很高，一般都在 100 万以上。多酶复合物集不同催化活性于一身：一是调节功能，能在不同条件下表现不同的催化作用；二是能催化连续反应的活性中心邻近化，从而提高催化效率。

多酶系统或多酶复合物有几点需要注意：

① 多酶复合物各组成成分的结合强度可能差别很大。如果多酶复合物的各种组成成分间仅以次级键彼此连接，则形成的复合物称为多酶蛋白（multienzyme protein）；如果其间是由于基因融合，彼此间以共价键结合，则称多酶多肽（multienzyme polypeptide）。

② 在催化活性上没有直接联系的酶也可能组成多酶复合物。

③ 在细胞内各种多酶复合物还可能通过和细胞膜或细胞器结合在一起，从而通过相互

邻近组成高效的物质或能量代谢系统。

（2）根据酶在代谢中所处的地位、含量与活性情况，也可以将酶分成恒态酶（static enzyme）和调节酶（regulative enzyme）。

恒态酶是指那些构成代谢途径和物质转化体系的基本组成成分，在细胞中的含量相对恒定，其活性仅受反应动力学系统本身的组成因素调节。

调节酶是指在代谢途径和物质转化体系中起调节作用的关键酶，它们的含量与活性常因机体的机能状况的不同而不同。按照其活性调节方式，又可将其分为潜在酶（latent enzyme）、别构酶（allosteric enzyme）和多功能酶（multifunctional enzyme）。

潜在酶是指那些通常以无活性的酶原状态存在，而在机能需要时再转变为活性状态的酶，一般以级联催化方式（cascade processes）进行调节，包括两种类型：一是不可逆的共价调节（irrversible covalent regulation），即所谓酶原激活；二是可逆共价调节（reversible covalent regulation），包括磷酸化/脱磷酸化、乙酰化/脱乙酰化、腺苷酰化/脱腺苷酰化、尿苷酰化/脱腺苷酰化以及甲基化/脱甲基化等。

别构酶在结构上除了具有和底物相结合并催化底物进行反应的活性中心外，还具有能和效应物（effector）相结合的调节中心，往往位于代谢途径的第一步或代谢分支途径的第一步，并接受代谢途径尾产物的反馈调节（feedback regulation）。值得一提的是，别构酶可能由两种或两种以上的同工酶组成。

多功能酶是指具有一种以上催化活性的酶，有的是由不同亚基组成。一是亚基的结合可能导致酶催化专一性的发生改变，如乳糖合成酶，它由无催化活性的 α-乳清蛋白与半乳糖苷转移酶组成，结合能催化乳糖形成；二是某些别构酶也可能是多功能酶。

（3）根据酶合成后分布的位置，通常将酶分为胞内酶（intracellular enzyme）和胞外酶（extracellular enzyme）。

胞内酶在合成后仍留在细胞内发挥作用，根据它们是否与细胞膜或细胞器结合，又可分为结酶（desmoenzyme）和溶酶（lyoenzyme）。胞外酶是指那些在合成后分泌到细胞外发挥作用的酶。另外需要注意的是，在某些文献中将 ectoenzyme 译为胞外酶，但它和通常所说的胞外酶不同，它是一种和细胞膜结合的酶，其活性中心位于细胞的外表面，指向细胞外空间。

8.1.3 酶性质和特点

酶主要是蛋白质，因此具有蛋白质的一般理化性质，如较高的相对分子质量、胶体性质、两性解离、变性、别构、溶解和沉淀等。

催化作用是酶的特性之一。酶能加速化学反应，可以从化学原理求解。根据化学反应理论，一种化学反应的发生，其反应物分子必须具有（或者取得）足够的能量，即超过该反应所需的能阈，使分子变为活化状态，反应才能发生。酶的催化作用的本质是使底物分子活化，降低反应的能阈。

关于酶如何降低底物分子的活化能，有多种解释，比较主流的解释是中间产物学说，并有一定的实验依据证明此学说的真实性。中间产物学说的要点是：在酶促反应中，底物先与酶结合成不稳定的中间产物，然后再分解成酶和产物。

如以 E 代表酶，S 代表底物，ES 代表中间产物，P 代表产物，则酶促反应可用如下通式表示：

$$E + S \Longleftrightarrow ES \longrightarrow E + P$$

由于 E 与 S 结合，致使 S 分子内的某些化学键发生极化，呈不稳定状态（或称活化状态），故反应能阈降低。

在双分子反应中（即反应中有两种底物参加），酶先与一种底物（S_1）结合，后者再与第二种底物（S_2）反应，其过程可用如下通式表示：

$$S_1 + E \longrightarrow ES_1 \xrightarrow{S_2} P_1 + P_2 + E$$

在有辅酶参加的催化反应中，则是辅酶与 S_1 分子的一部分结合，并将这一部分转移给 S_2 形成新的产物。

酶和一般化学催化剂一样，能降低化学反应所需的活化能，只改变化学反应速率，不改变反应的化学平衡点，反应前后本身不发生变化，因此只要极少量就可以大大改变反应速率。但是，酶和一般化学催化剂相比，具有如下特点：①极高的催化效率；②高度的专一性；③不稳定性；④酶的催化活性与辅酶、辅基和金属离子有关；⑤酶的催化活性受到体内调节控制。

极高的催化效率是指酶降低反应活化能的程度比一般催化剂大得多，通常以分子比（molecular ratio）表示。

酶是生物催化剂，具有高度的专一性或特异性（specificity），也就是说，一种酶只能作用于一种或一类物质。根据酶专一性的不同，可将酶分为绝对专一性、相对专一性和立体专一性 3 类。绝对专一性（absolute specificity）的酶对底物的要求非常严格，只对一定化学键两端带有一定原子基团的化合物发生作用，即只能催化某一种底物的反应。例如，过氧化氢酶只能催化过氧化氢的分解。相对专一性（relative specificity）的酶对底物的专一性比较低，能作用于结构类似的一系列化合物，大多数酶属于此类。属于这一类的酶，有的只作用于某一化学键，而对键两端连接的原子基团没有选择性，称"键专一性"，如酯酶只能水解酯键；另一些相对专一性的酶，不但要求底物具有一定的化学键，而且对键两端连接的两个原子基团也有一定的要求，称"簇专一性"和"基团专一性"，如肠麦芽糖酶仅作用于 α-葡萄糖所形成的苷键。立体专一性（stereo specificity）的酶不仅要求底物有一定的化学结构，而且要求底物有一定的立体结构，包括旋光异构专一性、几何异构专一性和区分对称分子中的两个等同基团并只催化一端的专一性。

关于酶作用专一性的假说有锁钥学说（lock and key theory）和诱导契合学说（induced-fit theory）。早在 1894 年，E. Fisher 提出了锁钥学说，这个学说假设底物至少有 3 个功能团与酶的 3 个功能团相结合，较好地解释了酶的绝对专一性。直到 1959 年，D. D. Koshland 提出了诱导契合学说，认为酶活性部位的构象并不像锁钥学说那样僵硬不变，而是柔性的，比较满意地说明了酶的相对专一性的特点，并可用 X 射线衍射法等证明。

酶促反应通常在比较温和如常温、常压、接近中性 pH 等条件下进行；高温、高压、强酸、强碱和紫外线等条件容易使酶失去活性。

大多数的酶是结合酶，辅基、辅酶和金属离子是构成酶催化活性的重要内容，将其除去，将失去催化活性。

酶的催化活性受到体内调节控制如酶原激活、酶的共价修饰调节、抑制剂调节、反馈调节和激素调节等，后面将分别介绍。

8.2 酶结构和作用效应

酶的分子结构是酶功能的物质基础。全酶包括酶蛋白和辅助因子，只有二者同时存在，才起催化作用。

8.2.1　酶结构

8.2.1.1　酶活性中心

酶活性部位（active site）又称酶活性中心（active center）是指酶分子中能同底物结合并发生催化反应的空间部位。一个酶的活性部位是由结合部位（binding site）和催化部位（catalytic site）所组成。前者直接同底物结合，它决定酶的专一性；后者直接参加催化，它决定催化反应的性质。单纯蛋白酶的活性部位是由肽链的氨基酸残基或小肽段（氨基酸残基基团）组成的三维结构，结合蛋白酶的活性部位除了含组成活性部位的氨基酸残基外，还含有辅基的某些化学结构。

一个酶的活性部位不是一个点、一条线或一个面，而是一个三维结构，组成活性部位的氨基酸残基或残基组可能位于同一肽链的不同位置，也可能位于不同的肽链上。酶活性部位的氨基酸残基在一级结构上可以相距很远，但通过肽链的盘曲折叠，在空间结构上都处于十分邻近的位置。酶分子构象的完整性是酶活力所必需的。酶的活性部位是属于酶催化必需基团的一部分。所谓必需基团是指酶表现催化所必需的部分。必需基团包括活性部位，但必需基团不一定就是活性部位。例如，维持酶分子高级结构所需的基团就不和底物结合或直接引起中间产物的分解。必需基团有两类：一是活性部位内的必需基团，直接参与结合底物和催化底物化学反应的化学基团；二是活性部位外的必需基团，不直接与底物作用，但能维持酶分子构象，保证活性部位各有关基团处于最适的空间位置，对酶的催化活性发挥间接作用的一类必需基团。

有些酶分子除具有与底物结合的活性部位（或活性中心）外，还具有与非底物的化学物质结合的部位。这种部位有别于活性部位，而且与之结合的物质都对反应速率有调节作用，故称别构（变构）部位（allosteric site）或调节部位，与别构部位结合的物质称别构剂（allosteric effector）或调节剂。调节剂如激活剂和抑制剂，与酶的别构部位结合后，即引起酶的构象改变，从而影响酶的活性部位，改变酶的反应速率。值得注意的是，代谢产物对酶的活力一般有抑制作用。

有的酶在分泌时是无活性的酶原，需要经某种酶或酸将其分子作适当的改变或切去一部分才能呈现活性，这种激活过程称为酶原致活作用或酶原激活作用。酶激活的原理是酶原在一定条件下被切断一个或几个特殊肽键，从而使剩余肽段的构象发生变化形成新的活性部位，使酶活化。几种常见的酶原及其活性酶见表8-1。

表 8-1　酶原及其活性酶

酶原	活性酶	激活剂
胃蛋白酶原	胃蛋白酶	H^+ 或蛋白酶
胰蛋白酶原	胰蛋白酶	肠激酶或蛋白酶
凝血酶原	凝血酶	凝血酶原激酶 $+ Ca^{2+}$

8.2.1.2　酶活性部位的测定方法

通常有切除法、化学修饰法、X射线衍射法及定点诱变法。其中，切除法是用专一性的酶将被测酶分子的肽链切去一段，然后测定剩余肽段有无活性；化学修饰法通常是用酶抑制剂与酶分子的某一氨基酸残基的侧链功能团结合作为标记后，测定标记后酶活力的变化，即可判断被标记的氨基酸残基是否属于该酶的活性部位基团。X射线衍射法能测定酶-底物复合物的三维结构，可直接探明酶结合部位的三维结构，可看出酶同底物的结合情况及哪些基团参加了这个结合，但此法只适用于结晶的蛋白质；定点诱变（site-directed mutagenesis）是近年来遗传工程的一大发展，也是评价氨基酸作用的一种新的非常有效的方法，是经体外诱导作用使编码蛋白质基因的特定部位发生突变的过程。

8.2.2　酶作用效应

酶的作用机制包括酶如何与底物结合及酶如何改变反应速率两个方面的内容。

8.2.2.1　酶同底物结合

解释酶催化作用的中间产物学说已有实验证据，并得到了一般公认。但酶与底物究竟以何种方式结合，有不同的观点，目前主流的是诱导契合学说，但是可从中总结如下几点：①酶与底物的结合，一般在酶蛋白分子的活性部位发生；②酶与底物的结合包括多个化学键参加的反应。酶蛋白分子中的共价键、氢键、酯键、偶极电荷等皆可作为酶与底物的结合力。新近也有实验指出：底物与酶蛋白结合有的是通过酰基、磷酸基、碱基连接的。底物分子上的某些功能基团必须具有能使其每一基团同时与酶分子的相应功能团反应的构象，以便于酶的相应功能团发生作用。

8.2.2.2　酶加快反应速率的学说

酶加快化学反应速率的学说有 5 种：①邻近效应（proximity）与轨道定向（orientation）学说；②共建催化（covalent catalysis）；③底物构象改变学说；④酸碱催化（acid-base catalysis）；⑤微环境效应。

邻近效应学说的要点是：酶之所以能增加底物分子的化学反应速率，是因为它能使底物分子与自己靠近。酶分子中含有由邻近氨基酸残基组成的酶活性中心区，能使酶作为结合或固定手段与底物结合，使酶活性中心区的底物有效浓度大大增加，从而加速反应速率。轨道定向学说还要求酶的催化基团与底物的反应基团有严格的轨道定向，才能反应。

共价催化学说又称共价中间产物学说，其要点是：某些酶增强反应速率是通过酶和底物以共价键形成一个高反应的共价中间产物，降低反应能阈，加快反应。共价催化分为亲核催化（nucleophilic catalysis）和亲电催化（electrophilic catalysis），其中亲核催化更为常见。亲核催化反应的酶的活性部位通常含有亲核基团，如 Ser 的羟基、Cys 的巯基和 His 的咪唑基，这些基团都有剩余的电子作为电子供体，和底物的亲电子基团以共价键结合，形成共价中间物；而亲电子催化反应中的酶的活性部位通常都含有亲电子基团，如 H^+、$-NH_3^+$、金属离子等，这些基团是电子对的受体，从底物分子中接受电子，并与该底物以共价键结合成不稳定的共价中间物。

底物构象改变学说是指当酶和底物结合时，不仅酶的构象发生改变，底物分子的构象也发生改变，并且酶使底物的敏感键发生"张力"，从而使敏感键更容易断裂，使反应加速进行。

酸碱催化学说是广义的酸碱催化，即质子供体或质子受体对酶反应的催化作用。酶活性中心的氨基、羧基、巯基、酚羟基和咪唑基等都可作为质子供体或受体对底物进行催化，其中咪唑基的作用尤为重要。

酶的活性部位通常位于酶分子表面的疏水裂隙中，即位于疏水的微环境中。这样的微环境，其介电常数很低，有利于中间物的生成和稳定，从而加快反应速率。

上述 5 种解释，各有所侧重，都说明了酶具有高效催化的功能。

8.2.2.3　酶反应动力学

（1）酶的活力与活力单位　活力就是催化一定化学反应的能。酶的活力大小，可以用在一定条件下它所催化的某一化学反应初速率来表示。酶催化的反应速率越大，酶活力越大。酶催化的反应速率可以用在一定时间内底物的减少或产物的增加来表示。

酶活力大小用单位（U）来表示，单位数目大，表示酶的活力大，也就是说酶制剂中酶的含量高，这样酶的量就可以用每毫升含多少单位或每克酶制剂含有多少单位表示（单位/毫升，单位/克）。

酶活力单位（U）的定义：在一定条件下、一定时间内将一定量的底物转化为产物的酶量，定义为1个单位。所谓"一定条件"是指该酶作用时适合的酶活力条件，如最适宜的pH、温度等。1964年国际生化协会统一规定，在一定条件下，1min内将1μmol的底物转化为产物的酶量为1个单位。如果底物有一个以上可被作用的键，则1个酶单位是1min内使1μmol有关基团转化的酶量；如果参加反应的两个底物相对分子质量相同，则1个酶单位是1min内催化2μmol底物转化的酶量。另外，在实际应用中，还有各自规定的单位。

酶的比活力是指每毫克酶蛋白所具有的酶活力，一般用单位/毫克蛋白（U/mg蛋白质）表示，它是酶学研究及生产中常使用的数据。比活力越高，表明酶越纯。

酶的转换数（turnover number，TN）是指酶被底物饱和时，每分子酶在单位时间内转换底物的分子数。米氏方程推导时所用的$v=k[E]_t$式中的k即为转换数。许多酶为寡聚体，含几个亚基，因此可用催化中心活性来表示转换数，催化中心活性是指每分钟每一催化中心所转换的底物的分子数。

（2）测定酶活力的方法　酶活力也称为酶活性，是指催化一定化学反应的能力。酶活力的高低是研究酶的特性、进行生产及应用时一项必不可少的指标。测定酶活力时，可用完成一定量的反应所需的时间作为指标，也可用一定时间内催化反应的反应量作为指标，后者是酶活力测定的主要方式。常用的方法有4种：①终点法（end-point method）；②动力学法（kinetic method）；③酶偶联法（enzyme coupled method）；④电化学法（electrochemical method）。

终点法也称化学反应法（chemical reaction method），是使酶促反应进行到一定时间后，终止其反应，然后用化学法或物理法测定产物或底物变化的量。具体操作时，通常间隔一定时间，分几次取出一定体积的反应液，用5%三氯乙酸或加热等方法终止酶反应，然后用显色剂与产物或底物进行显色反应，产生有色物质，再用可见分光光度计在一定波长下测定其光吸收值，从标准曲线求出产物的增加量或底物的减少量。本法几乎适用于所有酶的活力测定，设备简单易行，但是工作量较大，本身包含一定的误差，对反应速率很快的酶不易得到十分准确的结果。现在已有新型的酶分析仪（enzyme analyzer），将不同时间取样、终止反应、加入显色剂、保温、比色或其他测定方法编成程序，自动地依次完成，并将分析结果打印出来，相当方便。

酶动力学法不需要终止反应，是连续测定酶反应中底物、产物的变化量，可以直接测定酶反应的初速率。动力学中广泛应用的有分光光度法（spectrophotometry）和荧光法（fluorometry）。分光光度法是利用底物和产物在紫外或可见光部分光吸收的不同而建立起来的方法，几乎所有的氧化还原酶都可以用此法测定，优点是简便、快速、灵敏。而荧光法是利用底物或产物有荧光变化而建立的方法。酶蛋白分子中的Tyr、Trp、Phe残基以及一些辅酶、辅基都能发出荧光，用荧光分光光度计选择适当的激发光波长和荧光波长，并记录不同反应时间内荧光强度的变化，可用单位时间内荧光强度的变化表示酶活性的水平。后者可以检出pmol/L的样品，比分光光度法高出3个数量级，但干扰多，须严格控制实验条件，排除荧光物质干扰。

酶偶联法是将一些没有光吸收或荧光变化的酶反应与一些能引起光吸收或荧光变化的酶反应偶联，即第一个酶的产物作为第二个酶的底物，通过第二个酶反应产物的光吸收或荧光变化来测定第一个酶的活力。

$$S \xrightarrow{E_1} P_1 \xrightarrow{E_2} P_2$$

在以上的反应系统中，要求 $S \xrightarrow{E_1} P_1$ 反应很慢，$P_1 \xrightarrow{E_2} P_2$ 反应很快，这样测得的速率才能真正表示第一步反应的速率。另外，酶偶联工具酶 E_2 必须纯度很高，加入酶应过量。

电化学法是根据反应中底物或产物的不同电学性质而设计的一些方法，是一类连续分析法，灵敏度和准确度都很高，但此法要求一定的仪器设备。电化学法有离子选择性电极法、微电子电位法、电流法、电量法、极谱法等。

（3）酶反应速率和影响酶反应速率的因素 典型酶促反应可用如下通式表示：

$$E+S \underset{k_2}{\overset{k_1}{\rightleftharpoons}} ES \underset{k_4}{\overset{k_3}{\longrightarrow}} E+P$$

式中，k_1、k_2、k_3、k_4 代表有关反应的反应速率常数。

酶促反应速率（v）一般是以单位时间内底物被分解的量或产物的增加量来表示。酶促反应在开始的初速率较大，一定时间以后，由于反应产物浓度逐渐增加，反应速率渐渐下降，最后完全停止。如果底物浓度相当大，而 pH 及温度又保持恒定，则在反应初期的一定短时间限内，酶促反应速率尚不受反应产物的影响，可以保持不变。故测定酶促反应速率一般只测定反应开始后的初速率，而不是测定反应达到平衡时所需的时间。

酶促反应速率是受酶浓度、底物浓度、pH、温度、激活剂、抑制剂、反应产物和别构效应等因素的影响。

① 在足够底物的情况下，且不受其他因素的影响，则酶促反应速率与酶浓度成正比，即：

$$v=k[E]$$

式中，k 为反应速率常数；$[E]$ 为酶浓度。

② 当酶浓度、温度和 pH 恒定时，在底物浓度很低的范围内，初反应速率与底物浓度成正比。当底物浓度达一定限度，所有的酶全部和底物结合后，反应速率达到最大值 v_m，此时再增加底物也不能使反应速率再增加，可用下式表示：

$$v_m=k[S]$$

式中，$[S]$ 为底物浓度。

上式只表示反应速率与底物浓度的关系，不能代表整个反应中底物浓度和反应速率的关系。为此，Leonor Michaelis 与 Maud L. Menten 根据中间产物理论提出了能表示整个反应中底物浓度与反应速率关系的公式，称为 Michaelis-Menten 方程（或简称米氏方程）：

$$v=\frac{v_m[S]}{K_m+[S]}$$

移项得：

$$K_m=[S]\left(\frac{v_m}{v}-1\right)$$

式中，v 为 $[S]$ 不足以产生最大速率 v_m 时的反应速率；K_m 为米氏常数。

当 $\dfrac{v_m}{v}=2$ 时：

$$K_m = [S], \quad v = \frac{v_m}{2}$$

K_m 为米氏常数（Michaelis constant），其物理意义是：反应速率等于最大反应速率 v_m 一半时的底物浓度（以 mol/L 或 mmol/L 为单位）。其重要性体现在：a. K_m 不是 ES 的单独解离常数，而是 ES 在参加酶促反应中整个复杂化学平衡的解离常数，因为在一种酶促反应中，不是只有一种中间产物 ES 生成，而可能有一系列的 ES 生成，K_m 代表整个反应中底物浓度和反应速率的关系；b. 在严格条件下，不同酶有不同的 K_m 值，因而它是酶的重要物理常数，可通过测定 K_m 值鉴定不同的酶类，K_m 值受底物、pH、温度和离子强度等因素的影响，所以 K_m 值是一个重要的物理常数；c. 一种酶如果可以作用于几种底物，就有几个 K_m 值，其中 K_m 值最小的底物称为该酶的最适底物（optimum substrate），酶通常是根据最适底物来命名的；d. 当速率常数 k_2 比 k_1 大得多时，K_m 表示 ES 的亲和力，K_m 值高表示 E 和 S 的亲和力弱。另外，K_m 可根据实验数据用作图法求得，具体做法可查阅有关资料。

前面讨论的米氏方程只是单底物的酶反应，如异构酶、裂解酶。但这种反应并不普遍存在，许多酶反应有两个或两个以上的底物参加反应，其中双底物双产物的酶（称双底物反应）更为重要，大约占已知生物化学反应一半以上。氧化还原酶和转移酶催化的反应都是双底物反应（bisubstrate reaction）。双底物酶反应一般通式如下：

$$A + B \overset{\text{酶}}{\rightleftharpoons} P + Q$$

式中，A、B 表示底物；P、Q 表示产物。按照反应的动力学机制，将双底物分为序列反应和乒乓反应两大类。

序列反应（sequential reaction）也称单置换反应（single-displacement reaction），是指所有底物都必须与酶结合后才发生反应而释放产物，并可分为两种类型：一是有序反应（ordered reaction），底物 A 和 B 与酶的结合，有严格顺序，必然是先 A 后 B，产物从酶分子上释放，也有严格的顺序，必须是先 P 后 Q，如许多依赖 NAD^+ 和 $NADP^+$ 的脱氢酶、乳酸脱氢酶、苹果酸脱氢酶等均遵循有序双底物机制，其辅酶为先导底物；二是随机反应（random reaction），是指底物 A、B 与酶结合的顺序是随机的，产物的释放也是随机的，如少数脱氢酶和一些转移磷酸基的激酶（如肌酸激酶）所催化的反应属随机双底物机制。

乒乓反应（ping pang reaction）也称双置换反应（double-displacement reaction）。酶分子首先与一个底物结合，接着释放一个产物，再与另一个底物结合，再释放一个产物，如胰蛋白酶、氨基转移酶和一些黄素酶催化的反应就属于乒乓反应机制。

③ 酶对温度极为敏感。一般来说，在一定的温度范围内，酶的活力随温度升高而增高，超过一定温度界限，活力即下降。最适温度并不是一个固定不变的常数，受到很多因素的影响。值得注意的是，有些物质对酶有保护力，可以使酶有较大的耐热力，如某些蛋白质缓冲剂、各种盐类、反应产物及底物等皆有可能起保护作用，其机制是作为保护胶体与酶构成热抗化合物。总体来说，温度对酶促反应的影响主要表现在：影响酶的稳定性，温度过高会使酶变性；影响酶或底物分子反应基团的 pK 值，从而影响 ES 的形成；影响 ES 的分解。

④ 酶对 pH 的影响极端敏感。每一种酶只能在一定限度的 pH 范围内活动，且有一个最适宜的 pH。在最适 pH 时，酶的反应速率最大，若 pH 稍有变化，酶的反应速率即受抑制。且不同的酶有不同的 pH，彼此出入甚大。值得注意的是，酶的最适 pH 受许多因素的影响，如酶的来源、纯度、底物、缓冲剂、盐类、作用时间及温度等，主要影响酶或底物的解离状态或极性基团的状态。pH 对酶促反应速率的影响原因可能有：a. 影响酶或底物的解离，因为酶的活性部位及其附近的各种解离基团必须有一定的解离形式才可能与底物结合；b. pH 亦可以影响底物的极性基团，因为天然底物一般皆有离解基团，也只有一种情况才能与酶适

应，接受酶的作用；c. 过高或过低的 pH 改变，可使整个酶分子变性，导致失活。

⑤ 激活剂对酶也有影响。广义的激活剂包括增加酶活性的物质和使非活性的酶原变为活性酶的物质，其实就是指酶的激活和酶原的激活。酶的激活是指有些酶需要加入某种离子或金属后，活力才能增高。酶激活的作用仅仅是加入原来生物体已有的，但在酶制备过程中失去的辅助因子。有些酶因被氧化而失去活性，需要加入还原剂。

⑥ 抑制剂对酶活性也有很大的影响。广义上讲，凡是使酶活性降低的作用都可以称为酶的抑制作用，这里有两种情况：一是由于酶蛋白变性，酶的空间结构改变使酶活力降低或丧失，这种现象严格来讲不是抑制作用，而是失活作用或钝化作用；二是由于酶的必需基团或活性中心化学性质的改变而引起酶活力降低或丧失，这才是真正的抑制作用（inhibition），也是我们要讨论的抑制作用。引起抑制作用的物质称抑制剂（inhibitor）。

抑制作用分为不可逆抑制（irreversible inhibition）和可逆抑制（reversible inhibition）两大类。在不可逆抑制中，酶与抑制剂的结合是不可逆的，通常是以牢固的共价键与酶蛋白中的必需基团结合而使酶活力丧失。这种结合一旦发生，不能用稀释或透析等方法除去抑制剂而使酶活力恢复；而可逆抑制中酶与抑制剂是以非共价键、可逆结合，用透析法除去抑制剂后，酶活力可以恢复。可逆抑制又可分为竞争性抑制、非竞争性抑制和反竞争性抑制 3 类。

竞争性抑制（competitive inhibition）是常见的一类抑制作用，该类抑制剂结构与底物的结构相似，能同底物竞争酶的活性位点，因而妨碍底物与酶的结合，如磺胺类药物对某些酶的抑制，可用增加底物浓度的方法降低或解除抑制剂的影响。

非竞争性抑制（noncompetitive inhibition）是指抑制剂同底物不在酶的同一部位结合，抑制剂与底物之间没有竞争性，酶与底物结合后，还可与抑制剂结合；酶和抑制剂结合后，也可用底物结合，还可形成三元复合物，但一旦形成三元复合物就不能分解为产物，因此反应速率快，如某些重金属离子对酶的抑制就是非竞争性抑制。由于这类抑制作用底物和抑制剂没有直接竞争关系，所以不能用增加底物浓度来降低或解除抑制剂的影响；但可通过增加酶浓度的方法来降低或解除这类抑制剂的影响。

反竞争性抑制（uncompetitive inhibition）是指酶必须先和底物结合形成酶和底物复合物，才能和抑制剂结合形成三元复合物（ESI），ESI 不能分解成产物，因此影响反应速率。这类抑制很少见。

抑制作用的机制相当复杂，主要分为以下几种：a. 抑制剂与酶结合形成稳定的络合物，从而减弱或破坏酶的活力。大多数抑制作用属于此类；b. 破坏酶或辅基的活性基团或改变活性部位的构象，破坏—SH 的各种抑制剂，如重金属离子和类金属离子等均属于此类；c. 夺取酶与底物结合的机会，从而减少酶的作用，竞争性抑制剂属于此类；d. 阻抑 $E+S \Longleftrightarrow ES \longrightarrow E+P$ 反应的顺利进行，代谢过程中的反馈抑制即属此类。

反应产物对酶作用也有影响。除了某些产物（如反应产生的对酶无害的气体或反应产生的不溶解的固体物质）外，一般反应产物对酶反应都有抑制作用。有些产物虽不破坏酶，但留在反应体系中可以阻抑反应的顺利进行。根据质量作用定律，在酶促反应中，某些产物的增加可阻抑中间产物的分解。

8.3 几种特殊的酶

本节介绍几类比较特殊的酶，包括调节酶（regulatory enzyme）、同工酶（isoenzyme）、诱导酶（induced enzyme）、多酶复合物（multienzyme complex）、固定化酶（immobilized enzyme)、杂化酶（hybrid enzyme）和模拟酶（model enzyme）。

8.3.1 调节酶

调节酶是指对代谢调节有特殊作用的酶类，它们的分子都具有明显的活性部位和调节部位，其催化能力可因与调节剂结合而改变，有调节代谢反应的功用。调节酶主要包括别构酶和共价调节酶两类。这两类酶能在很短的时间内对组织或细胞的代谢变化迅速作出反应。

别构酶（allosteric enzyme）也称变构酶，由于其本身结构和性质上的特点，具有别构效应，能够调节酶反应速率，是调节酶中重要的一类。

8.3.1.1 结构

通常由两个或两个以上的亚基组成，且这些亚基之间存在相互作用，除了具有一般酶的活性部位以外，还有能与调节物非共价结合的调节部位。活性部位负责与底物的结合及催化，调节部位负责与调节物的结合及调节酶反应速率。这两种部位可能位于同一亚基上，也可能位于不同亚基上。调节物是指底物、代谢物、激活剂、抑制剂等小分子物质。

8.3.1.2 性质

与一般的酶性质有很大的差别，特别是动力学方面，不遵循米氏动力学。别构酶的反应速率对底物浓度作图所得曲线为S形，而不是非别构酶的双曲线。抑制剂对别构酶的抑制作用也不服从典型的竞争性抑制、非竞争性抑制或反竞争性抑制。别构酶对温度的稳定性与一般的酶也不同，如某些别构酶在0℃不稳定，在室温下反而稳定。

8.3.1.3 别构效应

调节物与酶分子的调节中心结合后，使酶分子的构象发生变化，影响了酶活性部位对底物的结合及催化作用，从而使酶活力增加或降低，调节酶促反应速率及代谢过程，这种效应称别构效应。其中调节物结合后，使酶活力增加的称正别构，这种调节物称正调节物；相反，当调节物结合后，使酶活力降低的称负别构，这种调节物称负调节物。

由于调节物分子的不同，又有同促效应和异促效应两种调节类型。别构酶因底物分子调节的效应称同促效应（homotropic effect），底物此时具有底物和调节物两种功能。这种酶分子上有两个或两个以上的底物结合部位，当一个部位结合底物后就影响其余部位对底物的结合。别构酶因受底物以外的其他代谢物分子调节的效应称异促效应（heterotropic effect）。但更多的别构酶兼有同促效应和异促效应，即它们既受到底物分子的调节，又受到底物分子以外其他代谢物分子的调节。

8.3.1.4 别构酶的作用动力学

别构酶与底物或调节物结合，具有相互作用的协同性，称协同结合（cooperative binding），由协同结合产生的效应称协同效应。协同效应有正、负之分，正协同效应（positive cooperative effect）是指酶结合了1分子底物或调节物后，酶的构象发生变化，这种新的构象利于后续的底物或调节物与酶的结合。与此相反，酶结合了1分子底物或调节物后所产生的新的构象不利于后续的底物或调节物与酶的结合，称负协同效应（negative effect）。

正协同效应的别构酶，反应速率对底物浓度所得的曲线是S形，与非别构酶的双曲线相比，如果反应速率从最大反应速率的10%增加到最大反应速率的90%，正协同效应别构酶的底物浓度只需要微小变化就够了，而非别构酶的底物浓度须发生大的变化才行。换言之，正协同效应别构酶的反应速率对底物浓度的变化十分敏感，这就是别构酶能灵敏地调节酶反应速率的原因。非别构酶的反应速率随底物浓度的变化而缓慢地改变，显然不利于调节细胞内的代谢反应。

负协同效应的别构酶反应速率与底物浓度的曲线与正协同效应的别构酶有所不同；与非别构酶的速率对底物浓度作图所得的曲线却极相似，但又不完全相同。当底物浓度很小时，其反应速率上升很快，但底物浓度增加后，其反应速率即变慢，达到最大反应速率要比非别构酶缓慢得多。负协同效应别构酶的反应速率对底物浓度的变化不敏感。

正协同效应的别构酶反应速率和底物浓度之间的曲线呈S形，但其他机制的一些酶有时也有S形曲线，所以不能根据反应速率和底物浓度之间是否是S形曲线来判断是否是别构酶。那么怎样来区分符合米氏方程的米氏酶与别构酶呢？可用 Koshland 饱和值（saturation ratio，R_s）［又称协同指数（cooperativity index，CI）］来区分。它是指酶分子中的结合位点被底物饱和 90% 与饱和 10% 时底物浓度的比值。

$$R_s = \frac{\text{位点被 90% 饱和时的底物浓度}}{\text{位点被 10% 饱和时的底物浓度}}$$

典型的米氏酶 $R_s = 81$；具有正协同效应的别构酶 $R_s < 81$；具有负协同效应的别构酶 $R_s > 81$。

目前国际上常用 Hill 系数来区分米氏酶与别构酶，是 Hill 在研究血红蛋白与氧结合时提出的：

$$\lg \frac{\overline{Y_s}}{1 - Y_s} = n\lg[O_2] - \lg K$$

式中，$\overline{Y_s}$ 表示血红蛋白被氧饱和的分数；K 为平衡常数。如果将 Hill 方程中的有关参数换成别构酶中的有关参数，$[O_2]$ 用 $[S]$ 表示，$\frac{\overline{Y_s}}{1 - Y_s}$ 用 $\frac{v}{v_m - v}$ 表示，则方程为：

$$\lg \frac{v}{v_m - v} = n\lg[S] - \lg K$$

典型的米氏酶 $n = 1$，无协同性；具有正协同效应的别构酶 $n > 1$；具有负协同效应的别构酶 $n < 1$。

8.3.1.5　调节机制

简述两种模型：齐变模型（concerted model）和序列模型（sequential model）。

齐变模型也称对称模型（symmetry model），或称 MWC 模型。此模型是 1965 年 Monod、Wyman 和 Changeux 提出的，故称 MWC 模型。这个模型有 3 个假定：①假定酶分子由两个或两个以上相同的亚基组成，它们以对称方式排列；②假定每个亚基上仅有一个结合部位，可以结合配基；③假定每个亚基有两种不同的构象，分别称为 T 态和 R 态。T 态表示紧密型的状态，和底物的亲和力低，是一种低活性或无活性的状态；R 态表示放松态，和底物的亲和力高，是一种高活性或有活性的状态。T 态和 R 态之间有一个动态平衡，在没有任何配基时，平衡偏向 T 态，只有极少量的 R 态。这个模型的要点是：认为所有的亚基必须是相同的构象，当一个亚基构象有了改变，其余亚基的构象都必须作同样的改变，这就是齐变，以保持亚基的对称性。该模型可以解释正协同效应正负调节物的作用：正调节物有利于酶处于 R 态，使酶易于与底物结合，导致酶活力增加；而负调节物有利于酶处于 T 态，使酶不易与底物结合，酶活力下降，但是不能解释负协同效应。

序变模型也称 KNF 模型，是在 1966 年由 Koshland、Nemethyl 和 Filmer 提出的。这个

模型的 3 个假定为：①对有亚基的酶来说，每个亚基有两种不同的状态，即 T 态和 R 态；②当一个亚基和配基结合后就改变了这个亚基的构象，而没有结合配基的亚基，构象没有发生显著改变；③结合了配基的亚基可引起同一酶分子中其他亚基对配基亲和力的增加或减少。该模型的要点是：酶的亚基与配基结合后，亚基的构象是逐个逐个地变化，即序变。该模型可解释正协同效应，也可解释负协同效应，这取决于结合配基后，此亚基对其他亚基的影响。

共价调节酶（covalently modulated enzyme）是指调节酶分子上以共价键可逆地连接上或脱去一定的化学基团，使酶的活性发生改变。这类酶有活性型和非活性型两种，在其他酶的作用下，活性型与非活性型可以相互转变，从而调节酶的活性。

目前已发现有几百种酶翻译后要进行共价修饰，根据修饰基团的不同，可分为磷酸化与脱磷酸化、腺苷酰化与脱腺苷酰化、尿苷酰化与脱尿苷酰化、乙酰化与脱乙酰化、甲基化与脱甲基化、S—S 键与—SH 之间的互变这 6 种类型。其中通过磷酸化与脱磷酸化来改变酶活性的调节最为普遍，也最为重要。

8.3.2　同工酶

同工酶（isozyme）是指催化同一种化学反应，但其酶蛋白本身的分子结构、组成有所不同的一组酶。同工酶由两个或两个以上亚基组成，属于寡聚酶。由于同工酶的分子结构、组成不同，从而使它们的理化性质、免疫学性质和代谢调控等方面有明显的不同。同工酶往往存在于同一个生物个体或同一组织甚至同一细胞中。它是由不同基因编码或虽然它们的基因相同，但基因转录产物 mRNA 或其翻译产物经不同的加工而产生。目前已知的同工酶有数百种，其中哺乳动物的乳酸脱氢酶研究得最早，也最清楚。

8.3.3　诱导酶

诱导酶（induced enzyme）是相对于结构酶（structural enzyme）而言的。在生物体内有一类酶是天然存在的，含量也较稳定，受外界的影响很小，这类酶称结构酶。

诱导酶是指在诱导物存在时诱导产生的酶。在诱导物存在时，诱导酶的含量显著增加。在没有诱导物时，诱导酶一般是不产生的或含量很少。这种诱导物往往是该酶的底物或底物类似物。

8.3.4　多酶复合物

多酶复合物（multienzyme）是指几种不同的酶有机组合在一起，在功能上，各种酶相互配合，第一种酶的反应产物即为第二种酶的底物，如此依次进行，直到多酶复合物中的各种酶都参加了各自承担的催化反应为止。

8.3.5　固定化酶

酶是一种蛋白质，稳定性差，对热、强酸、强碱、有机溶剂等均不够稳定，即使在酶反应最适条件下，也很容易失活，随着反应时间的延长，反应速率会逐渐下降，反应后又不能回收，而且只能采用分批法生产，因此对于现代工业来说其不是一种理想的催化剂。固定化酶不但具有酶的高度专一性及温和条件下高效率催化的特点，还具有离子交换树脂的优点，即有一定的机械强度，可以搅拌或装柱形式作用于底物溶液，使反应实现连续化、自动化，不带进杂质，产物容易精制，收率较高。另外，酶经固定化后，对于酸、碱及温度等稳定性大大增强，便于反复使用及保存。

8.3.6 杂化酶

杂化酶（hybrid enzyme）是一种以天然蛋白为母体的半合成酶，用化学方法引进适当活性部分，由结合部位和催化部位组合形成的一种新的"人工酶"。杂化酶可分为两种类型：一类是利用具有特异性识别功能的蛋白质，引进具有催化功能部分；另一类是以具有催化活性的蛋白质为母体，引进具有特殊识别功能的部分。

8.3.7 模拟酶

利用有机化学的方法合成的比酶分子简单得多的具有催化功能的非蛋白质分子，这种分子模拟天然酶对底物的结合和催化过程，既具有天然酶催化的高效率和专一性，又有比天然酶稳定的性质，这种物质被称作模拟酶（model enzyme）。现代可以通过计算机等方法进行模拟，合成具有催化性能的简单化合物，可仅作酶活性部位模拟，也可整个酶分子模拟。

8.4 酶应用

目前国内外最广泛使用酶的领域是在食品和轻工业部门。国内外大规模工业生产的 α-淀粉酶、糖化酶、蛋白酶、葡萄糖异构酶、果胶酶、脂肪酶、纤维素酶、葡萄糖氧化酶等大部分在轻工业和食品方面应用。当然酶在医药方面的应用也是多种多样，可归纳为下列 3 个方面：①用酶进行疾病的诊断（例如：急性胰腺炎患者，血清和尿中淀粉酶活性显著升高；患肝炎和心肌炎时，血清中转氨酶活力增高；有机磷农药中毒时，神经组织的胆碱酯酶受到抑制，血清中胆碱酯酶的活力也下降）；②用酶治疗各种疾病；③用酶制造各种药物，已在医药方面应用的酶日益增多。由于酶具有专一性、高效性等特点，所以在医药方面使用的酶具有种类多、用量少、纯度高的特点。表 8-2 列举了主要的药用酶。

表 8-2 主要的药用酶

酶名称	来源	用途
淀粉酶	胰脏、麦芽、微生物	治疗消化不良、食欲不振
蛋白酶	胰脏、胃、植物、微生物	治疗消化不良、食欲不振，消炎，消肿，除去坏死组织，促进创伤愈合，降低血压，制造水解蛋白质
脂肪酶	胰脏、微生物	治疗消化不良、食欲不振
纤维素酶	霉菌	治疗消化不良、食欲不振
溶菌酶	蛋清、细菌	治疗手术性出血、咯血、鼻出血，分解脓液，消炎，镇痛，止血，治疗外伤性浮肿，增强放射性治疗的疗效
尿激酶	人尿	治疗心肌梗死、结膜下出血、黄斑部出血
链激酶	链球菌	治疗血栓性静脉炎、咳痰、血肿、皮下出血、骨折、外伤
链道酶	链球菌	治疗炎症、血管栓塞，清洁外伤创面
青霉素酶	蜡状芽孢杆菌	治疗青霉素引起的变态反应
L-天冬酰胺酶	大肠杆菌	治疗白血病
青霉素酰化酶	微生物	制造半合成青霉素和头孢霉素

酶名称	来　　源	用　　途
超氧化物歧化酶	微生物、血液、肝脏	预防辐射损伤,治疗红斑狼疮、皮肌炎、结肠炎氧中毒
凝血酶	蛇、细菌、酵母	治疗各种出血
胶原酶	细菌	分解胶原,消炎,化脓,脱痂,治疗溃疡
11-β-羟化酶	霉菌	制造可的松
L-酪氨酸转氨酶	细菌	制造多巴(L-二羟苯丙氨酸)
β-酪氨酸酶	植物	制造多巴
α-甘露糖苷酶	链霉菌	制造高效链霉菌
右旋糖酐	微生物	预防龋齿,制造右旋糖酐用作代血浆
葡萄糖氧化酶	微生物	测定血糖含量,诊断糖尿病
胆碱酯酶	细菌	测定胆固醇含量,治疗皮肤病、支气管炎、气喘
溶纤酶	蚯蚓	溶血栓
弹性蛋白酶	胰脏	治疗动脉硬化,降血脂
核糖核酸酶	胰脏	抗感染,祛痰,治疗肝癌
尿酸酶	牛肾	测定尿酸含量,治疗痛风
L-精氨酸酶	微生物	抗癌
L-组氨酸酶	微生物	抗癌
L-蛋氨酸酶	微生物	抗癌
谷氨酰胺酶	微生物	抗癌
α-半乳糖苷酶	牛肝、人胎盘	治疗遗传缺陷病(弗博莱症)

此外,有些酶是科学研究中的重要工具,如 DNA 限制性内切酶和连接酶就是进行基因工程必不可少的工具酶。

固定化酶是 20 世纪 60 年代开始发展起来的一项新技术。所谓固定化酶,是指限制或固定于特定空间位置的酶。具体来说,是指经物理或化学方法处理,使酶变成不易随水流失,即运动受到限制,而又能发挥催化作用的酶制剂。制备固定化酶的过程称为酶的固定化。固定化所采用的酶,可以是经提取分离后得到的有一定纯度的酶,也可以是结合在菌体(死细胞)或细胞碎片上的酶或酶系。

固定化酶的最大特点是既具有生物催化剂的功能,又具有固相催化剂的特性。与天然酶相比,固定化酶具有下列优点:①可以多次使用,而且在多数情况下,酶的稳定性提高(如固定化的葡萄糖异构酶,可以在 $60\sim65℃$ 条件下连续使用超过 1000h;固定化黄色短杆菌的延胡索酸酶用于生产 L-苹果酸,连续反应 1 年,其活力仍保持不变);②反应后,酶与底物和产物易于分开,产物中无残留酶,易于纯化,产品质量高;③反应条件易于控制,可实现转化反应的连续化和自动控制;④酶的利用效率高,单位酶催化的底物量增加,用酶量减少;⑤比水溶性酶更适合于多酶反应。

IPA-750(固定化青霉素酰化酶)是中国开发的内酰胺类抗生素用生物催化剂。它是生产半合成内酰胺类抗生素的重要中间体 6-APA(6-氨基青霉烷酸)和 7-ADCA(7-氨基-3-去乙酰氧基头孢烷酸）以及合成都分头孢类抗生素（头孢氨、头孢克肟等）的重要配制剂。IPA-750 的载体是聚甲基丙烯酰胺，合成酶的菌株是大肠杆菌基因工程菌。

8.5 药用酶研究进展

随着生物技术和现代药剂学研究的进展，酶类药物取得了快速发展。临床上广泛应用的酶类药物已达上百种，2010 年版《中国药典》收载了酶类药物 14 种、34 个标准，英美药典收载的酶类药物也有近 10 种。酶类制剂品种已超过 100 种，主要应用于：①酶替代治疗，如腺苷脱氨酶、β-葡萄糖脑苷酶、α-半乳糖苷酶等；②胃肠道疾病的治疗，如胰酶、胃蛋白酶、纤维素酶、脂肪酶、木瓜蛋白酶等；③炎症的治疗，如溶菌酶、胰凝乳蛋白酶、菠萝蛋白酶、胰蛋白酶等；④促进纤维蛋白溶解的抗凝溶栓治疗，如链激酶、尿激酶、纤溶酶、抗凝血酶Ⅲ、组织纤溶酶原激活剂（tPA）等；⑤抗肿瘤酶，如天冬酰胺酶、谷氨酰胺酶、神经氨酸苷酶等；⑥其他治疗用酶，如青霉素酶用于治疗青霉素过敏，透明质酸酶用作药物扩散剂，弹性蛋白酶用于降血脂、防治脂肪肝等。

8.5.1 几种治疗酶的作用机理

8.5.1.1 L-天冬酰胺酶治疗白血病的作用机制

L-天冬酰胺酶作为抗肿瘤药物，其作用机理在于它能够降低体内 L-天冬酰胺、L-谷氨酰胺及甘氨酸的浓度，这三种氨基酸是合成嘌呤和嘧啶环的重要组成部分。敏感癌细胞的天冬酰胺合成酶活性不高，对这些氨基酸的消耗率大于其本身的合成能力，因此需要通过血液循环获得外援的氨基酸。对这些敏感癌细胞来说，天冬酰胺实际上是一种必需氨基酸。当外援的氨基酸被分解掉时，癌细胞合成蛋白质和核苷酸的能力就会显著下降，从而有效地抑制肿瘤细胞的繁殖；当血液循环中的天冬酰胺浓度由于用天冬酰胺酶治疗而耗竭时，这些癌细胞就被选择性地杀死；而大多数正常细胞因有足量固有的或诱生的天冬酰胺合成酶，所以在治疗中得以存活。

研究还发现，天冬酰胺酶的抗肿瘤作用还可能通过诱导肿瘤细胞凋亡而起作用。药物与靶细胞——肿瘤细胞互相作用，导致其线粒体功能改变释放 cyc，cyc 再与 Apaf-1 和 Preo-caspase-9 相互作用形成凋亡小体复合物，最后激活 Caspase-9 生成细胞凋亡调控剂与结构蛋白，如多聚 ADP-核糖和聚合酶（PARP），从而导致细胞凋亡。

8.5.1.2 谷氨酰胺酶及其他类似酶的抗肿瘤作用机制

某些癌细胞可能缺乏一些催化其他非必需氨基酸合成的酶类。在正常的情况下，可能并不显现缺乏这些酶的差别，因为体液内高浓度的非必需氨基酸可供给它们的需要。酶治疗耗竭了某些特定的氨基酸时，才突出了该氨基酸的需要，并选择性地杀死癌细胞。

在氨基酸耗竭疗法中，谷氨酰胺似乎是一种最适合的药物。因为谷氨酰胺的合成只有一条单一的途径。这条合成途径将不能满足一些细胞对高含量谷氨酰胺的需要。细胞对谷氨酰胺的需要，不仅是由于大多数蛋白质中含有谷氨酰胺，而且还由于它在一些氮的代谢、氨的转移以及产生能量等方面起了主要作用。谷氨酰胺在谷氨酰胺酶催化下脱去酰氨基生成氨和谷氨酸。据报道，精氨酸酶、丝氨酸脱水酶、苯丙氨酸氨解酶和亮氨酸脱氢酶等也具有抗肿瘤作用。类似地，蝶呤脱氨酶由于能使蝶呤、叶酸等脱氨，切断嘧啶核苷酸等的供应，因而同样具有抗肿瘤活性。

8.5.1.3 抗肿瘤核酶

核酶（ribozyme，Rz）是一类具有生物催化活性的 RNA 分子，能够定点切割特定的 mRNA 靶分子，从而有效地阻断特定基因的表达，发挥其生物学作用。由于核酶可通过碱基配对特异性地与靶 RNA 底物结合，定点切割 mRNA 靶分子，被形象地称为"分子剪刀"。利用核酶技术进行肿瘤及抗病毒的基因治疗已成为一项重要手段。目前研究发现，核酶抗肿瘤作用是通过以下途径发挥的：

(1) 抗新血管生成　绝大多数肿瘤增殖需要新血管生成，直径大于 $1 \sim 2\text{mm}$ 的肿瘤必须依靠新生血管运输养料和废物，才能维持生长，另外，新生血管还是肿瘤细胞转移的途径。研究证实，若抑制新血管的生成，就能促使肿瘤消退。目前认为新血管生成的一个重要原因是由肿瘤细胞分泌的血管生成因子所介导，而最有效的血管生成因子是血管内皮生长因子（VEGF），VEGF 的表达可调控肿瘤细胞的生长。核酶可以通过降低、下调 VEGF 和其受体（VEGFR）的基因转录和蛋白表达，达到抑制肿瘤生长的效果。目前，有多项研究表明，针对 VEGF 和其受体 VEGFR 的核酶治疗肿瘤效果显著，如 Tokunaga 等将抗 VEGF189 的核酶转染到胰腺癌细胞系 MIA PaCa2，结果表明，导入核酶后可抑制 VEGF 的水平，有效抑制肿瘤血管生成和肿瘤转移。Ciafre 等针对 VEGF mRNA 设计的锤头状核酶，导入恶性胶质瘤细胞，结果发现 VEGF 的表达下降了 56% 左右。由 Ribozyme 制药公司和 Chiron 公司合作开发的 Angiozyme 是一种以核酶（ribozyme）为基础的药物，以血管内皮生长因子受体为靶点，是第一个进入临床的化学合成的核酶类药物，在多种肿瘤和与血管增生有关的眼病动物模型中都显示了生物活性。

(2) 核酶抗肿瘤相关基因　在肿瘤细胞发生和发展过程中，存在着一些基因，刺激癌细胞的生长和分化（如突变的 *ras* 基因）、抑制细胞凋亡（如 *Bcl-2*、*Bcl-xl*）、促进细胞增殖（如在 *Bcl-2* 基因提供存活信号的刺激下，*C-myc* 基因起促进细胞转化与增殖的作用）等，从而促进肿瘤的发生和发展。一些研究人员发现，通过设计，核酶具有抑制这些肿瘤相关基因的作用，从而达到抑制肿瘤生长的效果。

8.5.1.4 治疗酶溶解血栓的作用机制

应用酶制剂治疗血栓栓塞病在酶疗法中是最引人注目的。纤溶酶、尿激酶、链激酶、米曲去纤酶、蛇毒去纤酶、tPA、rh-APC、纳豆激酶、蚓激酶等血栓溶解酶已用于治疗脑血栓、肺栓塞、四肢与周围血管血栓、视网膜血管栓塞及心肌梗死等多种血栓栓塞病。

血液在血管内的流动与凝固是由若干酶所催化的两类相反的化学连锁反应决定的。这两类化学连锁反应构成了凝血与抗凝血的一对矛盾。抗凝血系统或称纤维蛋白溶解系统（简称纤溶系统）的关键酶是纤溶酶。它的前身是纤溶酶原，经过激活剂的作用可转变成有活性的纤溶酶。这种酶可将纤维蛋白与纤维蛋白原溶解。如果这种纤溶过程发生在血液内，就可以防止血液凝固；若发生在血栓内部，则可以使血栓溶解。临床上所用的溶解血栓的酶可分为 3 类：

一类能直接作用于纤维蛋白或纤维蛋白原，如纤溶酶、米曲去纤酶及蛇毒去纤酶。

另一类通过激活纤溶酶原间接作用于纤维蛋白或纤维蛋白原，如链激酶、尿激酶和 tPA。

这两类酶虽然作用方式不同，但是最终的结果是相同的，即分解纤维蛋白或纤维蛋白原达到抗凝血或溶解血栓的目的。

还有一类抗凝抗栓剂是作用于凝血酶的，如水蛭素，它是凝血酶的专一抑制剂，可以有效地抑制血栓的形成；又如重组活性蛋白质 C（rh-APC），它反馈抑制凝血酶的产生和阻止纤维蛋白的形成，也是良好的抗凝、抗栓剂。

8.5.2 新技术在治疗酶中的应用

虽然酶类药物具有非常明显的优势，但由于已开发成功的酶类药物大多属于异种蛋白，治疗中可能出现免疫反应或副作用；另外，酶通常在细胞内含量非常低，产业化难度大，这就限制了天然酶的应用。新技术的应用则拓宽了酶的应用范围。

8.5.2.1 重组 DNA 技术应用于治疗酶

基因工程技术的发展和应用为治疗用酶的实用化开辟了有效的途径。只要生物细胞中存在酶，即使其含量很低，应用基因工程技术，通过基因扩增与增强表达，就可能建立特定酶的基因工程菌或基因工程细胞，从而进一步构建成新一代的催化剂——固定化工程菌或固定化工程细胞。如德国 BM 公司应用蛋白质工程技术，对表达青霉素酰化酶的基因进行点突变改造，重建了青霉素酰化酶工程菌，从而大大延长了固定化青霉素酰化酶的使用半衰期，其固定化酶柱可连续使用 700 天以上。目前，世界各国争相采用基因工程方法开发新的酶类药物，并有不少品种已进入临床，这些品种有尿激酶、超氧化物歧化酶、天冬酰胺酶、黄嘌呤氧化酶和溶葡球菌酶等。重组 DNA 技术促进了酶类药物的发展，已经成为当今世界酶类药物的研究热点。

8.5.2.2 治疗酶的分子设计

酶分子本身蕴藏着很大的进化潜力，许多功能有待于开发。分子酶工程设计可以采用定点突变（site directed mutagenesis）和体外分子定向进化（in vitro molecular directed evolution）两种方式对天然酶分子进行改造。

定点突变（site directed mutagenesis）是指通过聚合酶链反应（PCR）等方法向目的 DNA 片段中引入所需变化，包括碱基的添加、删除、点突变等。定点突变能迅速、高效提高 DNA 所表达的目的蛋白的性状及表征，这一技术也成为研究酶结构与功能的常规手段，并被广泛用于改善酶的性能。对天然酶蛋白的催化性质、底物特异性和热稳定性等进行改造已有很多成功的实例，其中最成功的例子是利用定点突变法在枯草杆菌蛋白酶（SBL）的特定位点中引入半胱氨酸，然后用甲基磺酰硫醇试剂进行硫代烷基化，得到一系列新型的化学修饰突变枯草杆菌蛋白酶。突变后绝大部分化学修饰突变酶（CMM）的 K_{cat}/K_m 值都大于天然酶，有些甚至增加了 22 倍。还有报道利用 Ala 改进 L-天冬酰胺酶抗原表位区域的肽段，但并不影响酶活力。

酶分子的化学修饰是指在分子水平上对酶进行改造，包括对酶分子主链结构的改变和对其侧链基团的改变。前者是分子生物学层次上的修饰，即在已知酶的结构与功能关系的基础上，有目的地改变酶的某一活性基团或氨基酸残基，从而使酶产生新的性状，又称理性分子设计，主要应用于改造酶的底物特异性、催化特性及热稳定性。后者是利用大分子或小分子修饰剂对酶分子的侧链进行改造，以获得具有临床和工业应用价值的酶蛋白，这是目前应用最广泛的酶化学修饰技术。

8.5.3 酶作为药物靶点的研究

酶的诊断和治疗作用还体现在其作为药物靶点，可以筛选出新型的疾病治疗药物。药物靶点是指药物在体内的作用结合位点，包括基因位点、受体、酶、离子通道、核酸等生物大分子。现代新药研究与开发的关键首先是寻找、确定和制备药物筛选靶分子药靶。迄今已发现作为治疗药物靶点的总数约 500 个，酶也是其中重要的一员，包括蛋白酶、水解酶、激酶、聚合酶和核酸酶等多种类型。以糖尿病为例，酶功能的紊乱在糖尿病的发生、发展过程中占有重要地位，与糖尿病关系较为密切的酶，包括 α-葡萄糖苷酶、醛糖还原酶、一氧化氮合酶、血管紧张素转换酶、肉碱脂酰转移酶Ⅰ和Ⅱ、蛋白激酶 C、二肽基肽酶Ⅳ、蛋白酪氨酸激酶、蛋白酪氨酸磷酸酶等。

随着现代生物技术以及现代药剂学的发展，治疗用酶取得了重大进展。第一，发现了许多新的治疗酶品种，如用于治疗恶性免疫综合缺陷症的腺苷脱氧酶，用于治疗血栓症的尿激酶原和 rPA，用于治疗囊性纤维变性的 DNA，用于治疗 Fabry 病的 α-半乳糖糖苷酶（α-galatosidase），用于治疗 Gaucher's 病的葡萄糖脑苷酶（Gluo cerebrosidase）等。第二，在原有品种的基础上，通过化学修饰改善了酶的性质，延长了其体内半衰期，降低了毒副作用，使药物的有效性与安全性得到了提高，如用聚乙二醇（PEG）共价修饰酶类药物取得了明显成效。PEG-L 天冬酰胺酶、PEG 化腺苷脱氨酶都已广泛用于临床。第三，成功研制了许多酶类药物新剂型，除了前面提到的品种，还有 SOD 脂质体、蛇毒抗栓酶复乳、多酶微球和糜蛋白酶、葡聚糖酶纳米粒制剂等。第四，应用定点突变技术、基因改组技术和定向进化技术等蛋白质工程技术研制出了新型治疗酶，如 FDA 已批准的 rPA 和 TNF-tPA 是 tPA 的突变体，它们具有溶栓效果好、使用剂量小、使用方便和安全性较高的特点。

第9章 药物酶

9.1 肝药酶

药物代谢酶所处的肝微粒体，是机体处理药物最主要的场所。药物代谢酶所催化的氧化反应是机体处理药物最主要的方式。药物代谢酶由三种功能成分组成，包括细胞色素 P450、传递电子的 P450 还原酶及磷脂酰胆碱，其中细胞色素 P450 是终末氧化酶，起最关键作用。细胞色素 P450 催化药物代谢的分子机制是，将分子氧的一个氧原子引入药物，最后药物被氧化成水溶性较强的代谢物，后者与葡萄糖醛酸等分子相结合而形成复合物，随尿排出，此乃机体处理药物的主要方式。

肝药酶（hepatic drug-metabolizing enzyme）全称为肝微粒体混合功能氧化酶系（hepatic microsomal mixed function oxidase system），又称单加氧酶系（monoxygenases），其中最重要的是细胞色素 P450 酶系（cytochrome P450），简称 P450 或 CYP。

CYP 酶系是最大的药物代谢酶蛋白超家族（superfamily）之一，由基因超家族编码的酶蛋白所组成，这些酶蛋白具有共同的特征：①均含有一个非共价结合的血红素；②是一群内膜蛋白，并牢固地结合在细胞内膜上；③均源于 NADPH（或 NADH）还原等价物和氧分子氧化底物，且这些还原等价物经过第二个酶转递到 CYP 酶蛋白。

CYP 的特性：①遗传多态性（genetic polymorphism），在种属、种族、种群间出现缺失、有无、突变等现象；②个体差异（individual variation），在种族、种群间出现酶活性差异，如弱代谢者和强代谢者；③变异性（variability），受外界因素影响酶量或活性，出现增强或减弱现象，如酶诱导剂（enzyme inducer）和酶抑制剂（enzyme inhibitor）。

CYP 酶系可分为家族、亚家族和酶个体三级。Nebert 等提出的以氨基酸序列来命名 CYP 同工酶的规则如下：①细胞色素 P450 缩写成 CYP，正体 CYP 表示酶，而斜体 *CYP* 表示相应的基因，小鼠和果蝇用 Cyp 表示；②酶蛋白一级结构中的氨基酸的同源性≤40％者归入不同的家族（family），家族用阿拉伯数字表示，如 CYP1、CYP2、CYP3 和 CYP4 等；③每一个家族被区分为亚家族（subfamily），在哺乳动物的亚家族中同源性＞55％者，被归入同一亚家族，并用英文大写字母表示，如 CYP1A、CYP2C、CYP2E、CYP3A 和 CYP4C 等；④在同一亚家族内根据酶被鉴定的先后顺序，在英文字母后再加一个阿拉伯数字表示不同的酶个体，如 CYP3A4、CYP3A5 和 CYP3A7 等。

根据细胞内分布位置的不同，哺乳动物 CYP 可分为三大类：

（1）微粒体 CYP 由多个基因家族组成，主要存在于肝细胞和肾上腺皮质细胞内质网，在与内质网膜结合的多聚核糖体上合成，通过信号序列识别系统直接插入内质网膜的脂质双层结构。微粒体 CYP 通过与其相邻的黄素蛋白 NADPH-CYP 氧化还原酶和细胞色素 b_5 接受传递电子对，是一类主要的药物代谢酶，参与药物、致癌物、类固醇激素和脂肪酸的氧化代谢。

（2）线粒体 CYP　包括胆固醇侧链裂解酶和类固醇 11β-羟化酶（CYP11），主要存在于肾上腺皮质细胞的线粒体，参与类固醇激素的生物合成。与药物或其他外来化学物质的体内代谢无关。

（3）既分布在内质网膜又分布在线粒体 CYP　可存在于肝内或肝外组织，主要参与一些具有重要生理功能的内源性物质的生物合成与代谢（如血栓素、前列腺素、胆固醇和胆汁酸），包括 CYP5、CYP7A1、CYP7B1 和 CYP8 等。

9.1.1　典型 CYP 的活性

CYP 依赖的混合功能氧化酶主要由血红素蛋白、黄素蛋白和磷脂 3 种成分组成。血红素蛋白称 CYP，黄素蛋白称 NADPH-细胞色素 c 还原酶，磷脂主要是磷脂酰胆碱。体外研究证实，类固醇、药物及多环碳氢化合物的代谢完全依赖上述 3 种成分的存在。

CYP 是反应中氧和底物的结合位点，与 NADPH-细胞色素 c 还原酶分子以及相关的黄素蛋白还原酶结合，由 1 分子含黄素腺嘌呤二核苷酸（flavin adenine dinucleotide，FAD）和 1 分子黄素单核苷酸（flavin mononucleotide，FMN）组成，其生理功能是将微粒体代谢药物过程中从 NADPH-细胞色素 c 还原酶传递给 CYP，起协助而非电子载体作用。

9.1.1.1　CYP1 家族

CYP1 是 CYP 超家族中具有十分重要毒理学意义的家族。已经发现的人类 CYP1 家族成员有 CYP1A1、CYP1A2 和 CYP1B1，三者氨基酸序列具有高度的同源性。人类 *CYP 1* 基因有一个独特的共同特征：存在一个不编码的第一外显子。此外，CYP1A1、CYP1A2 和 CYP1B1 的构成性表达和诱导性表达都表现出组织特异性，在人体具有不同的组织分布和生理意义。

CYP1A1 是最早分离并测序的 CYP 氧化酶，组织中以诱导性表达为主，已在肺、胎盘、淋巴细胞、喉、肾、胃肠道、皮肤和胎肝等组织中检测到。人群 CYP1A1 呈高诱导性、中诱导性和低诱导性三态分布。CYP1A1 具有遗传多态性（genetic polymorphism），目前已发现 3 个决定 CYP1A1 遗传多态的点突变，而且其发生频率都存在种族差异，但其在药物代谢中的作用有限。由于 CYP1A1 参与许多前致癌物、某些类固醇激素和少数药物的代谢，因此人们一直在探讨 CYP1A1 与环境因素引起的肿瘤间的相关性。

CYP1A2 主要分布于肝脏，其含量约占肝脏总 CYP 氧化酶含量的 13%，仅次于 CYP3A 和 CYP2C 亚家族，居肝脏 CYP 酶的第 3 位，在其他组织中含量很低或不表达。CYP1A2 参与许多药物、类固醇激素以及前致癌物的代谢。由于 CYP1A2 主要在肝脏表达，因此临床上常通过观察 CYP1A2 活性的动态变化来评价肝脏功能或肝脏疾病的发展趋势。近年来，还在肝外组织如脑、肺、肠道和脐带静脉中发现 *CYP 1 A2* 基因的少量表达，但其临床意义目前还不十分清楚。

CYP1B1 主要分布于肾脏、乳腺、卵巢、前列腺、子宫、直肠、肺（支气管肺泡）和中枢神经系统，参与前致癌物和体内类固醇激素的氧化代谢，是催化雌二醇 4 位碳原子羟化代谢的主要酶。CYP1B1 在人体外周淋巴细胞中具有构成性表达，而不同个体表达水平最大相差 30 倍。CYP1B1 在药物代谢中的作用并不十分重要。CYP1B1 在乳腺癌、肺癌和直肠癌等多种恶性肿瘤细胞均有表达，直肠癌患者携带 *CYP1 B 1Va 1432* 突变等位基因的频率显著高于健康人群，提示 CYP1B1 和肿瘤的发病有关，机制需要进一步研究。

9.1.1.2 CYP2 家族

CYP2 是 CYP 超家族中最大的家族，有 15 个亚家族（CYP2A～2H，CYP2J～2N，CYP2P，CYP2Q），其中前 5 种亚家族（CYP2A～2E）存在于哺乳动物，被研究得也较多。尽管其底物特异性和诱导调控机制不同，但具有以下特性：①与 CYP1 和 CYP3 底物比较，CYP2 底物均为相对分子质量小到中等的化合物，且 CYP2A 与 CYP2E、CYP2C 与 CYP2B 底物特异性之间有一定程度的重叠；②除 CYP2E 受乙醇诱导外，CYP2A、CYP2B、CYP2C 均受苯巴比妥诱导，而 CYP2D 无诱导；③在人的肝脏，CYP2 家族占 35%，其中主要由 CYP2C 组成。CYP2 参与约 50% 的临床常用药物代谢，其中 CYP2A、CYP2C、CYP2D 和 CYP2E 均具有遗传多态性和种族差异。CYP2 家族典型的底物、诱导剂和抑制剂见表 9-1。

表 9-1　CYP2 家族典型的底物、诱导剂和抑制剂

CYP	底物	诱导剂	抑制剂	诱导方式
2A	香豆素	苯巴比妥	普鲁卡因	基因转录
2B	苯巴比妥	苯巴比妥	司可巴比妥	基因转录和 mRNA 稳定性
2C	甲苯磺丁脲	苯巴比妥	磺胺苯吡唑	基因转录和 mRNA 稳定性
2D	异喹胍	—	奎尼丁	固有表达(无诱导)
2E	对硝基苯酚	乙醇	双硫仑	酶稳定、mRNA 稳定和翻译

9.1.1.3 CYP2A 亚家族

哺乳动物 CYP2A 亚家族包括 12 个成员，其中人类为 CYP2A6 和 CYP2A7，大鼠为 CYP2A1、CYP2A2 和 CYP2A3，小鼠为 Cyp2a4、Cyp2a5 和 Cyp2a12，仓鼠为 CYP2A8 和 CYP2A9，而家兔则为 CYP2A10 和 CYP2A11。

比较分析发现，人类 CYP2A6 和 CYP2A7 之间的核苷酸序列存在 96% 同源性。cDNA 超表达系统研究显示，CYP2A6 可编码出具有酶活性的功能蛋白；CYP2A7 表达酶蛋白因不能掺合血红素，而不具有酶的催化活性。cDNA 表达的 CYP2A6 酶与人肝样本分离得到的微粒体酶蛋白具有相同的香豆素（coumarin）7-羟化酶活性，表明 CYP2A6 是人肝微粒体最主要的香豆素 7-羟化酶。因此，香豆素 7-羟化酶作用可作为人 CYP2A6 活性的诊断指标。

9.1.1.4 CYP2B 亚家族

因能被苯巴比妥诱导而受到广泛关注。存在于大鼠肝脏的 CYP2B1、CYP2B2 和 CYP2B3，家兔为 CYP2B4 和 CYP2B5，人类为 CYP2B6，小鼠为 Cyp2b9、Cyp2b10 和 Cyp2b13。CYP2B6 对环磷酰胺肝内活化起重要作用，是主要的肝微粒体环磷酰胺 4-羟化酶。人类巴比妥药物诱导的药物相互作用，主要是由 CYP3A 而非 CYP2B6 亚家族介导。

9.1.1.5 CYP2C 亚家族

CYP2C 是哺乳动物最大的亚家族。人类有 CYP2C8、CYP2C9/10、CYP2C18 和 CYP2C19；家兔有 CYP2C1、CYP2C2、CYP2C3、CYP2C3v、CYP2C4、CYP2C5、CYP2C14、CYP2C15、CYP2C16 和 CYP2C30；大鼠有 CYP2C6、CYP2C7、CYP2C11、CYP2C12、CYP2C13、CYP2C22、CYP2C23 和 CYP2C24；猴类有 CYP2C20；仓鼠有 CYP2C25、CYP2C26、CYP2C27 和 CYP2C28；小鼠有 Cyp2c29。其中，以家兔、大鼠和人类 CYP2C 研究最为广泛。

人类 *CYP2C* 表达无性别差异，主要在肝脏固有表达，并受利福平诱导。可见，CYP2C 在人与其他哺乳动物之间既存在相似性，又有差别。*S*-美芬妥英羟化代谢与 CYP2C19 酶活性密切相关，后者的遗传多态性及缺陷为 *S*-美芬妥英羟化代谢多态性的分子基础。由于多种临床常用药物经历 *S*-美芬妥英羟化代谢，因此，CYP2C19 成为国内外有关学者关注的焦点。人类 CYP2C 亚家族成员间由于序列结构变异的存在，而呈现底物特异性及不同立体异构选择性表现。在其他哺乳动物 CYP2C 还参与某些内源性物质（如花生四烯酸、维生素和类固醇）的代谢。

人类 *CYP2C* 存在个体差异性表达、遗传多态性、底物和表达调节。

（1）CUP2C8 *CYP2C* 基因 除在肝脏表达外，在小肠、皮肤及头发毛囊中也有表达。体外人干细胞培养发现，苯巴比妥和利福平能诱导 *CYP2C8* mRNA 增加倍数，但不受 3-甲基胆蒽诱导。克隆分析表明，人类 *CYP2C8* 存在 4 种突变体，提示 *CYP2C8* 人群中遗传变异的存在。尽管 CYP2C 能催化紫杉醇、甲苯磺丁脲、视黄醇和视黄酸等药物的氧化代谢，但不影响 *S*-美芬妥英羟化代谢多态性。

（2）CYP2C9 和 CYP2C10 是 CYP2C 亚家族的主要成员，占肝微粒体 CYP 总量的 20%，可催化约占 12% 的临床常用药物，其在药物代谢中的重要性越来越受到重视。由于 CYP2C10 的催化活性与 CYP2C9 极为相似，且两者之间只有 2 个氨基酸残基的差别，故多认为 CYP2C10 可能不是另一种独具特征的酶而不予分开，表示为 CYP2C9/10。*CYP2C9* 基因在人群中存在遗传多态性，存在 *CYP2C9m1*、*CYP2Cm2* 和 *CYP2C9m3* 三种等位基因，后两者因单一氨基酸的替换而改变酶代谢底物的活性。CYP2C9 主要在肝脏固有表达，其量不亚于 CYP2C8，其他肝外组织甚少。

体外异源性表达 *CYP2C9* 变异体显示 *S*-华法林羟化代谢活性明显低下。因此，对于应用华法林抗凝治疗的患者，明确 *CYP2C9* 基因型对预测最佳用药剂量十分重要。除底物间发生相互竞争性抑制外，还有许多体内及体外抑制剂通过抑制 *CYP2C9* 酶，对许多药物的代谢清除产生影响，进而影响药物的疗效和不良反应。CYP2C9 酶缺陷虽罕见，但因此而会导致药物不良反应的发生或加剧，不可轻视。

CYP2C18 在肝组织含量相对较少，而主要存在于皮肤组织。据 Furuya 等测定，*CYP2C18* mRNA 在人肝脏样本相差达 10 倍之多，存在明显个体差异，且含量比 *CYP2C8* 和 *CYP2C9* 低约 8 倍。异源性表达 *CYP2C18* 对 *S*-美芬妥英具有弱羟化代谢作用，但至今尚未发现 CYP2C18 特异性底物或代谢药物。近来研究发现，*CYP2C18* 基因亦存在两种类型的遗传多态性相连锁，在染色体上两基因位置亦非常接近。

CYP2C19 为 *S*-美芬妥英羟化代谢酶，CYP2C19 遗传多态性及缺陷是 *S*-美芬妥英羟化代谢遗传多态性及其种族差异的分子基础。Morais 等首先发现 CYP2C19 的 2 种酶缺陷等位基因，即 *CYP2C19m1* 和 *CYP2C19m2*，迄今已发现 *CYP2C19* 至少存在 5 种突变基因和 9 种等位基因。

除 *S*-美芬妥英外，奥美拉唑、地西泮、去甲地西泮、氯胍、环己巴比妥、阿米替林、丙咪嗪、氯丙帕米和吗氯贝胺等药物的氧化作用也经 CYP2C19 控制。其中，*S*-美芬妥英、奥美拉唑和氯胍主要经 CYP2C19 氧化代谢，可作为 CYP2C19 酶表型研究的体内、外探药。

9.1.1.6 CYP2D 亚家族

CYP2D 是第一个被发现存在药物氧化代谢遗传多态性的 CYP 酶。人类 *CYP2D* 主要于肝脏固有表达，而在肾及其他肝外组织甚少，且无诱导性。CYP2D 酶不仅氧化代谢某些内源性类固醇激素，尚可催化代谢 80 多种临床常用药物，约占临床重要药物的 18.8%，但很少参与致癌或致畸物质的激活。经CYP2D6代谢的药物见表9-2。

表9-2　经CYP2D6代谢的药物

类别	药物名称	类别	药物名称
镇痛药	曲马多	止咳平喘药	可待因
抗压药	异喹胍、吲哚拉明	降血糖药	苯乙双胍
抗心绞痛药	哌克昔林	抗精神病药	奋乃静、氟哌啶醇
抗心律失常药	奎尼丁、普罗帕酮	三环类抗抑郁药	阿米替林、丙咪嗪
α、β受体阻滞药	卡维地洛	其他抗抑郁药	帕罗西汀
β受体阻滞药	普萘洛尔、美托洛尔	5-HT拮抗药	托烷司琼

CYP2D6个体的羟化能力呈基因剂量效应。由遗传决定的某些药物代谢多态性的分布可能为不同种族人群剂量不同的重要原因。而异喹胍氧化代谢多态性则由CYP2D6酶缺陷引起，某些疾病的易感性与此有关。PM（弱代谢者）个体易发生系统性红斑狼疮和帕金森病，而EM（强代谢者）个体易发生肺癌、膀胱癌、肝癌和胃肠癌。*CYP2D6*多态性与癌症发生相关可能因为其与肿瘤发生的基因连锁，其表达有利于肿瘤的生长，或能激活某些未知的前致癌物。

9.1.1.7　CYP2E亚家族

CYP2E亚家族因其在毒理学中的重要作用而受到广泛关注。在哺乳动物CYP2家族中，CYP2E1同工酶最为保守，人和大鼠*CYP2E1*共享75％核苷酸和78％氨基酸序列同源性；大鼠、小鼠、家兔和人CYP2E1活性非常相似，底物相同，因而研究动物CYP2E1对人类有很重要的参考价值。CYP2E1代谢底物达70多种，其中大部分为前致癌物和前毒物，小部分为临床药物。CYP2E1主要分布于成人肝脏，在某些肝外组织如鼻黏膜、肺、小肠和大肠等也有低水平表达，而在胎肝中未检测到。CYP2E1代谢的药物、前致癌物、前毒物以及CYP2E1诱导剂和抑制剂见表9-3。

表9-3　CYP2E1底物、诱导剂和抑制剂

底物	药物	乙醇、茶碱、氨苯砜、对乙酰氨基酚、氟烷等
	前致癌物和毒物	芳香核化合物、亚硝胺、偶氮化合物；醇、酮和腈类；卤烷、烯类和烷类等
诱导剂		乙醇、丙酮、吡啶、咪唑和异烟肼等
抑制剂		对硝基酚、戒酒硫、氯甲咪唑等

CYP2E1催化的前致癌物和前毒物均为工业和家庭常用的化学溶剂和环境污染物，这些物质的共同特点是相对分子质量很低，极性大，本身无毒性或致癌作用，但经体内CYP2E1氧化代谢生成毒物或致癌物而危害人体健康。CYP2E1诱导剂多为自身底物，主要通过减少CYP2E1酶蛋白的降解和延长代谢而产生诱导作用。值得注意的是，因CYP2E1受乙醇的诱导，嗜酒患者服用解热镇痛药对乙酰氨基酚等可增加肝细胞毒性。CYP2E1抑制剂可与CYP2E1结合形成复合物而失活，为不可逆性抑制，具有时间和NADPH依赖性。

9.1.1.8　CYP3A亚家族

CYP3A亚家族家族酶蛋白含量在肝微粒体中占有较大比例且存在多种形式。人类CYP3A亚家族包括CYP3A4、CYP3A5、CYP3A7和CYP3A43等多种亚型。CYP3A是一种重要的CYP酶系，在肝脏及肠道中含量丰富。CYP3A4主要分布于肝脏和肠道，而

CYP3A5 主要分布于肾脏，在整个胃肠道的浓度则明显低于 CYP3A4，但也有些个体主要表达 CYP3A5。CYP3A7 主要分布于胎儿体内以及成人子宫、胰腺。*CYP3A4* mRNA 主要在前列腺及肝脏表达，肝脏表达可被利福平所诱导。

CYP3A 在外源性物质，尤其是药物代谢中起着重要作用，约 60% 的药物经 CYP3A 代谢；CYP3A 也催化许多内源性物质如雌二醇、睾酮及可的松的 6β-羟化代谢。临床用药包括大环内酯类抗生素、免疫抑制剂、钙通道阻滞药、降脂药、抗肿瘤药、抗抑郁药以及 HIV 抑制剂等。一些制药公司在新药研制开发阶段通常要确定该药是否由 CYP3A 催化代谢。在新药开发阶段，由于 CYP3A 含量及催化活性存在较大的个体差异，由其催化的药物代谢动力学也存在明显的个体差异。

CYP3A 的诱导或抑制作用可引起 CYP3A 底物间相互作用。例如，环孢素和特非那定主要由 CYP3A4 代谢，而红霉素及酮康唑可抑制 CYP3A4 活性，联合用药可能会加重毒性反应；相反，抗癫痫药物及利福平可诱导 CYP3A4 活性，联合用药时，应加大环孢素和特非那定的剂量。因 CYP3A 酶活性个体差异较大，对于治疗窗窄且由 CYP3A 代谢的药物，必须与其他药物合用时，应注意药物间的相互作用并监测血药浓度，以避免某些患者因血药浓度过高而出现不良反应，而另一些患者则因血药浓度过低而导致治疗失败。

经 CYP3A 代谢的药物口服给药，小肠是系统前清除的主要部位，也是发生药物相互作用的主要部位。肝脏及肠道代谢是产生个体差异的重要因素，给药途径影响 CYP3A 被诱导或抑制的程度。如口服给药后，肠道细胞 CYP3A 暴露于经肠道吸收的完全剂量的高浓度抑制剂中，经过肠道内消除及血流分布，进入肝细胞的抑制剂浓度有所降低，对 CYP3A 的抑制程度低于肠道对 CYP3A 的抑制程度。给药间隔也会影响 CYP3A 的诱导或抑制程度，从而影响药物间的相互作用。

9.1.2 CYP 催化的反应及其分子机制

CYP 催化的主要反应有烷基的羟基化，烷基的环氧化，羟基的氧化，氨、氧、硫部位的脱烷基化，氮部位的羟基化和氧化，硫部位的氧化，氧化性脱氨、脱氢和脱卤素，氧化性 C—C 断裂，以及一些还原催化反应等。催化反应过程通过电子传递系统，从 NADPH 转移到微粒体系统中的 NADPH-CYP 还原酶，或缺铁氧还蛋白还原酶和线粒体、细菌体系中的非血红素铁蛋白，然后到 CYP，使分子氧还原活化，随后一个氧离子插入底物。

CYP 与底物的总反应可用下式表示：

$$RH + NADPH + H^+ + O_2 \longrightarrow ROH + NADP^+ + H_2O$$

式中，RH 代表底物。

在催化反应过程中，分子氧（O_2）裂解形成水和羟基代谢产物（ROH），反应需要 2 个电子和 2 个质子。在微粒体内质网系统，NADPH 是通过含黄素蛋白的 FAD、FMN 及 CYP 氧化还原酶传递电子，而无需 Fe_2S 氧化还原蛋白的中介作用，此外，细胞色素 b_5 也可能提供第二个电子来源。NADPH-CYP 还原酶含 FAD 和 FMN 辅基，其中，FAD 为 NADPH 来源的电子受体，FMN 为还原的 FAD 和 CYP 电子转移的中间体。

CYP 与底物之间具有较强亲和力，结合迅速，同时可出现吸收光谱的变化等特点。CYP 催化反应的分子机制见图 9-1。

底物与 CYP 结合，酶上的 Fe^{3+} 从 NADPH-CYP 还原酶的电子供体得到一个电子而被还原成 Fe^{3+} 后与分子氧（O_2）结合；另一个电子和质子（H^+）加到 Fe^{3+} 上形成了底物 $(RH)Fe^{3+}(O_2^{2-})$ 复合体；该复合体失去 1 分子水（H_2O）后生成 $(RH)Fe^{3+}O$，将其氧原子传递到底物上。被氧化的底物释出后，游离 CYP 又重复循环。

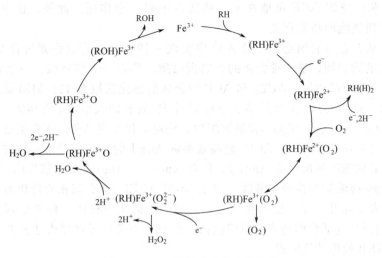

图 9-1　CYP 催化反应的分子机制

9.2　血管紧张素转化酶

肾素-血管紧张素系统（renin-angiotensin system，RAS）包括肾素、血管紧张素原、血管紧张素转化酶、血管紧张素及血管紧张素受体。RAS 不仅存在于循环系统，也存在于许多局部组织器官如心脏、血管、脑、肾脏和肾上腺等中，以旁分泌、自分泌和胞内分泌的方式在相应器官、组织或细胞发挥着重要功能调节作用。循环与局部的 RAS 通过影响血管紧张性、体液和电解质平衡及交感神经的活性，在血压及心血管稳态调节中发挥极其重要的作用。RAS 还可促进血管、心肌重构，从而影响心血管系统形态以及进一步改变其功能。RAS 过度激活与各种心血管系统疾病的发生和发展密切相关。

9.2.1　血管紧张素转化酶的结构

血管紧张素转化酶（angiotensin converting enzyme，ACE）为二肽羧肽酶或肽基二肽酶。人类 ACE 基因已被克隆，位于染色体 17q23 上，含有 26 个外显子和 25 个内含子，ACE mRNA 约含 4024 个碱基，编码 1036 个氨基酸。ACE 是大分子的含锌酸性糖蛋白，相对分子质量为 $140 \times 10^3 \sim 160 \times 10^3$，其 DNA 结构与嗜热菌蛋白酶、中性内肽酶和胶原酶相似。ACE 有两个催化部位，只有一个有活性。ACE 还具有氟、锌依赖性。现已证明 ACE 和激肽酶Ⅱ为同一物质。

ACE 是一种肽链外切酶，其活性为：①催化血管紧张素Ⅰ的 Phe8-His9 肽键断开，使无生物活性的 AngⅠ转化为有生物活性的 AngⅡ；②降解缓激肽。ACE 特异性不高，对脑啡肽、神经降压肽、P 物质和黄体生成素等均有降解作用。

9.2.2　血管紧张素转化酶的类型、分布及功能

人体表达两种 ACE 亚型。体细胞型 ACE 大量分布于肺血管内皮表面，也表达于所有其他内皮细胞类型以及某些平滑肌细胞、单核细胞、T 淋巴细胞和脂肪细胞等；另一种胚胎型 ACE 仅发现分布于睾丸。ACE 主要以胞外酶的形式存在于各种细胞膜上，还能以可溶性形式存在于血浆和体液中，后者主要也来源于膜结合形式，经过 ACE 分泌酶（secretase）裂解而成。ACE 在血管内皮细胞上的分布最多，这适宜于转化循环中的肽类；在肾脏、胃

肠道等上皮细胞，组织 ACE 可能在水、钠转运中起一定作用。此外，在中枢神经系统，ACE 和神经胶质细胞的功能有关。

2000 年，从人心力衰竭心室 cDNA 库中发现一种新的血管紧张素转化酶，即 ACE₂。ACE₂ 是 ACE 的同类物，是一种含锌的金属蛋白酶，具有一个信号肽、一个独立的金属酶活性位点和一个跨膜结构域。ACE₂ 和 ACE 的金属酶催化区域有 42% 的同源性。其基因位于 X 染色体的 Xp22 位点，18 个外显子中有 17 个与 ACE 的大小、形态相似。ACE₂ mRNA 的表达仅见于心脏、肾脏、睾丸和胃肠组织中，免疫组化发现 ACE₂ 蛋白主要分布于冠状动脉、肾血管内皮和肾小管内皮。ACE₂ 能高效裂解 Ang I 的 C 末端单个亮氨酸产生 Ang1-9，也能裂解 Ang II 的苯丙氨酸产生 Ang1-7，但对 Ang1-9、Ang1-7 的水解作用很弱。ACE₂ 还可裂解 des-Arg9-缓激肽和神经缓激肽。ACE₂ 不被 ACEI（血管紧张素转化酶抑制剂）所抑制。由于可代谢 Ang II 为血管舒张物 Ang1-7，ACE₂ 被认为机体一种平衡调节机制，以防止经典 RAS 途径过度活化而造成的组织损伤。然而，心肌特异性过表达或低表达 ACE₂ 均可导致心脏节律和收缩功能障碍。

9.2.3　血管紧张素转化酶抑制剂

最初发现的 ACEI 为肽类，是从毒蛇毒液中提取出的一种具 5~13 个氨基酸的肽的混合物，具有抑制缓激肽酶和增强缓激肽的作用，随后研究发现，其中的九肽替普罗肽（teprotide，SQ20881）对 ACE 抑制作用最强，静脉注射能显著降压，因不能口服，限制了其临床应用。依据对 ACE 性质的了解及替普罗肽构效关系的研究，利用 ACE 活性部位模型，现已设计合成出一系列口服有效的 ACEI。卡托普利为最先合成并用于临床的 ACEI，目前已开发此类药物 80 多种。

ACE 是含锌的结合蛋白酶。卡托普利分子中的 3 个基团与 ACE 的结合点相结合。卡托普利分子中脯氨酸羧基与 ACE 的正电荷部位呈离子键结合，羰基氧与 ACE 的供氢部位呈氢键结合，巯基与酶中 Zn^{2+} 结合。根据 ACEI 分子带有基团不同，分为 3 大类：①含巯基类，如卡托普利和阿拉普利等；②含羧基类，如雷米普利、依那普利和赖诺普利等；③含磷酰基类，如福辛普利等。其中，含羧基和磷酰基的 ACEI 与 ACE 结合较牢固，故药理作用较强且持久。

在多种高血压动物模型，ACEI 具有显著降压作用，其中雷米普利使自发性高血压大鼠的寿命延长 1 倍。临床研究证明，短期或长期应用 ACEI 均能有效降低血压，对肾性高血压和原发性高血压均有效，不仅可以治疗高肾素型高血压，也能降低正常或低肾素型高血压患者的血压。未经选择的高血压患者，单用 ACEI 的降压效率为 50%~60%。ACEI 治疗老年性高血压、高血压合并脑卒中以及高血压合并肾衰竭，具有其他高血压药物所不及的优点，如改善动脉顺应性，降压时血液重新分布，增加心、肾、脑血流量，预防或逆转心肌肥厚而不影响心肌收缩性和传导性。ACEI 优于一般血管扩张药，降压时不引起心、肾血流量下降；优于 α 受体阻滞药，不会引起直立性低血压；优于中枢降压药，无中枢不良反应；优于硝酸酯类，无耐受性，无停药反跳现象。

ACEI 降血压作用可能通过以下机制而实现：①抑制 ACE，早期作用主要通过抑制循环 RAS 活性，而长期作用则与抑制循环和血管组织 RAS 活性有关，抑制 Ang II 缩血管效应与阻止血管增生；②抑制缓激肽降解，升高缓激肽水平，继而通过 NO、EDRF 和 PG 产生舒血管效应；③降低血管僵硬度，减轻血管的重构，改善动脉顺应性；④减少醛固酮分泌，增加肾血流量，减轻水钠潴留；⑤抑制交感神经末梢释放去甲肾上腺素；⑥抑制中枢 RAS；⑦减少内皮细胞生成内皮素-1。

ACEI 是一种有效的降压药，并对靶器官（心脏、肾脏）具有保护作用。肾脏是高血压的主要靶器官之一，长期高血压可导致肾脏缺血，肾小球间隙透明样变，肾小管萎缩和间质纤维化，以致肾衰竭。ACEI 可降低肾小球毛细血管压，使肾小球内高压恢复正常，影响肾小球透性，减少蛋白尿形成和大分子物质通过肾小球系膜，改善肾小球硬化和肾小管纤维化，减轻或延缓肾功能恶化，对高血压伴糖尿病肾病的保护作用尤其明显。

9.3 磷酸酶

磷酸酶（phosphatase）是一种能够将对应底物去磷酸化的酶，即通过水解磷酸单酯将底物分子上的磷酸基团除去，并生成磷酸根离子和自由的羟基。磷酸酶的作用与激酶的作用正好相反，激酶是磷酸化酶，可以利用能量分子，如 ATP，将磷酸基团加到对应底物分子上，在许多生物中都普遍存在的一种磷酸酶是碱性磷酸酶。

9.3.1 磷酸酶的分类

基于底物不同，可将磷酸酶分为：非特异性磷酸酶，可以催化水解几乎所有的磷酸酯键；蛋白磷酸酶（protein phosphatases，PPase），以磷酸蛋白和磷肽为底物。非特异性磷酸酶基于它们作用的最适 pH 可被分为碱性和酸性磷酸酶。PPase 种类较多，其功能主要是作用于蛋白质上的磷酸丝氨酸（phosphate serine，pSer）、磷酸苏氨酸（phosphate threonine，pThr），及磷酸酪氨酸（phosphate tyrosine，pTyr），使其去磷酸化。根据功能不同，通常将 PPase 分为丝氨酸/苏氨酸蛋白磷酸酶、酪氨酸蛋白磷酸酶。

9.3.1.1 非特异性磷酸酶

碱性磷酸酶（alkaline phosphatase，AP）是一种能水解磷酸单酯化合物、ATP、焦磷酸化合物、底物专一性较低的磷酸单酯水解酶（phos phoric monoester hydrolase）。AP 为含锌的糖蛋白，最适 pH 为 7.6～9.9，几乎存在于除高等植物以外的所有生物体，且异源 AP 在分子量、编码序列、等电点、存在方式、免疫反应性、底物及抑制剂、参与细胞代谢过程、酶比活力等方面表现出异质性。研究表明，Mg^{2+}、Ca^{2+}、Mn^{2+} 和 Co^{2+} 几乎可以作为 AP 的普遍激活剂，而 Hg^{2+}、KH_2PO_4、EDTA、DFP 等均为 AP 的抑制剂。而且，所有金属螯合剂如 EDTA 都是酶活性的可逆抑制剂。通常情况下，二硫苏糖醇和 β-巯基乙醇也抑制酶的活性。

酸性磷酸酶（acid phosphatase，AcP）是一种在酸性条件下水解各种磷酸酯键的酶，分为低分子量 AcP 和高分子量 AcP。根据它们对抑制剂酒石酸的耐受性，可分为酒石酸敏感性 AcP 和酒石酸抗性 AcP。

酒石酸抗性磷酸酶（tartrate-resistant acid phosphatase，TRAP，TRAcP）是一类相互关联的金属酶，目前分离到的所有 TRAcP 具有相似的物理和酶学性质。TRAcP 的特异底物为芳香族有机物，如 NPP、pTyr 及含有磷酸基团的核苷二磷酸和核苷三磷酸。磷脂脂肪族有机物，如磷酸腺苷酸、pSer 和 pThr 不被水解。TRAcP 的酸性磷酸酶活性被磷酸盐、钼、锌、铜、氟化物、钒、砷、钨和维生素 C 抑制。反应产物磷酸盐和它的类似物钒酸盐、砷酸盐、钼酸盐引起竞争抑制。氟化物、钨酸盐、铜、锌引起非竞争抑制。酶可被弱还原剂激活，如 β-巯基乙醇。维生素 C 协同铁离子、锰和镁对 TRAcP 有激活作用。

9.3.1.2　蛋白磷酸酶

丝氨酸/苏氨酸 PPase（serine/threonine protein phosphatase）为含金属酶，通过一个金属活性的亲核水分子，使底物在单反应步骤中脱磷酸。丝氨酸/苏氨酸 PPase 由 PPP 和 PPM 两类结构截然不同的基因家族编码，目前发现的主要有 PPP 家族的 PP1、PP2A、PP2B；PPM 家族的 PP2C 以及 PPX 等。两家族磷酸酶序列不同，但蛋白构象相似，全酶由 N 末端的催化结构域与 C 末端调节与结合域组成。研究发现，金属螯合剂、软海绵酸、冈田酸（Okadaic acid，OA）、互变霉素、蓝绿藻类代谢物、FK506、环孢菌素、ARCK-1、膦酸等可抑制丝氨酸/苏氨酸 PPase 活性。

酪氨酸蛋白磷酸酶（protein tyrosine phosphatase，PTPs）基于功能、结构和序列的不同，可分为 3 个主要的亚家族：酪氨酸特异性磷酸酶，双特异性（DSPs）磷酸酶，低分子量磷酸酶（LMPTPs）。酪氨酸特异性磷酸酶严格识别含 pTyr 蛋白质，可分为受体型 PTPs 和胞浆型 PTPs；DSPs 识别含 pTyr、pSer、pThr 蛋白底物，包括 MAP 激酶 MKPs、细胞周期调控磷酸酶 Cdc25、肿瘤抑制子 PTEN。PTPs 超家族为不含金属的酶类，通过半胱氨酸磷酸酶中间体来催化脱磷反应，其标志是催化区的活性位点序列（H/I）C（X）5R（S/T）（X 代表任意氨基酸），又被称为 PTPs 标志基序。对耶尔森氏菌属 *Yersinia* 病原菌 PTP、PTP1B、VH 和低分子磷酸酶的催化机制的研究显示，所有的 PTPs 具有相同的催化机制。即在 PTPs 催化区的标志基序中，Cys 残基作为亲核中心，与底物形成一个硫磷酸共价酶中间物，恒定的 Arg 残基则参与结合底物和稳定转换状态，保守的 Asp 残基作为弱酸，为底物解离的基团提供质子，有助于磷酸的形成，Asp 残基作为弱碱，催化酶中间物 Cys-P 水解。

9.3.2　磷酸酶的作用

9.3.2.1　磷酸酶在生物体正常细胞进程中的作用

AP 和 AcP 在生物体新陈代谢过程中对磷酸根进行循环利用，二者可在脊椎动物的骨化过程中发挥重要作用。另外，AP 还可作为生化试剂、基因工程工具酶、疾病监测指标等。在微生物中，AP 不仅参与磷的代谢，其诱导型 AP 基因还是相关基因的转录调控因子，因此对细胞的生长和代谢起着非常重要的作用。AcP 在生物体内分布很广，在动物、植物、微生物中广泛存在，与细胞间物质转运、磷酸基团转移反应、物质代谢、能量转化以及信号转导等有关。此外，在磷饥饿胁迫条件下，植物分泌 AcP 至根系外，分解土壤中有机磷化合物，释放无机磷，供植物吸收、利用，对于提高土壤有机磷的有效性具有重要的现实意义。

丝氨酸/苏氨酸 PPase 是最初被认为具有重要生理功能的一类 PPase，因为当细胞受到刺激后，丝氨酸和苏氨酸残基的磷酸化占蛋白质结合磷酸总量的 97% 以上。之后的研究发现，PTPs 在植物细胞中参与黑暗胁迫、脱落酸（abscisic acid，ABA）、水杨酸（salicylic acid，SA）、脱氢抗坏血酸（dehydroascorbate，DHA）等诱导气孔关闭的信号途径及水分胁迫信号传递调节；同时 PTPs 在动物细胞信息传递中也起着非常重要的作用。

9.3.2.2　磷酸酶在病原菌侵染寄主中的作用

病原菌侵入寄主后，主要通过消耗寄主营养、干扰代谢、破坏寄主组织结构和分泌毒等来杀死寄主。病原菌侵入寄主后，寄主体内的营养物质就成为其唯一营养来源。这不仅是病原菌在寄主体内增殖生长的基础，也是寄主死亡的重要原因。然而，某些病原菌并不能直接吸收利用寄主体内的许多营养物质（如病原真菌不能利用昆虫血腔中大量的有机磷等），必须分泌相应的水解酶类将其酶解成小分子后，方可吸收利用。

许多侵染动物和植物的革兰氏阴性细菌具有一种向寄主细胞定向分泌细菌蛋白的Ⅲ型分泌系统 TTSS。研究发现，这个系统向寄主细胞定向分泌激酶或磷酸酶等具有调节代谢能力的蛋白。这些蛋白通过改变寄主体内那些在信号转导过程中有重要作用的蛋白质的磷酸化状态，从而改变寄主的免疫功能，并有利于病原菌在寄主体内的定殖、繁殖和传播以提高致病性。病原菌的激酶或磷酸酶进入寄主体内，使病原菌能直接干扰寄主体内的信号转导途径。当进入寄主体内的激酶或磷酸酶作用靶标后，由于级联放大作用，其影响会迅速扩大。目前，在沙门氏菌属 Salmonella、志贺氏菌属 Shigella 和耶尔森氏菌属 Yersinia 病原菌中已经发现了这种 TTSS；而且，在寄主细胞内也找到了由细菌分泌进去的 PTPases、肌醇磷酸酶和丝氨酸/苏氨酸蛋白激酶。

9.3.3　酪氨酸蛋白磷酸酶

9.3.3.1　YopH

由 Yersinia 毒性质粒编码的一种酪氨酸蛋白磷酸酶 YopH，它最先被确定为毒力决定因子。YopH 包含一个与分泌、转移和陪伴绑定有关的结构域，一个与典型真核细胞信号转导蛋白一致的富脯氨酸 SH3-结构中心，一个与真核细胞的 PTPs 催化结构域同源的 C 末端结构域。同真核细胞的 PTPs 一样，当 YopH 中保守的 Cys-残基（C403S/S）突变后，其 PTPs 活性丧失。

Yersinia 逃避寄主细胞防御的一种机制是阻止寄主巨噬细胞的噬菌作用。Yersinia 通过耶尔森氏菌外蛋白（Yersinia outer proteins，Yops）破坏上皮细胞和巨噬细胞肌动蛋白细胞骨架，使寄主细胞消化细菌的能力降低。YopH 通过 TTSS 分泌到寄主巨噬细胞内，通过 Fc 受体和补体受体（CR）脱磷酸化而抑制其信号转导活性，从而抑制巨噬细胞的噬菌作用，而且还控制上皮细胞中的侵袭素含量。另外，Sauvonnet 等发现了 YopH 在 Yersinia 致病机理中的另一新作用，YopH 通过使寄主 3-磷酸肌醇激酶通路失活阻止 T 细胞增殖，并且下调 MCP-1 mRNA 编码，从而抑制巨噬细胞的补给，提高致病性。

目前，对于 YopH 如何防止 Yersinia 被巨噬细胞吸收的机理还不太清楚。一种观点是认为 YopH 通过细菌外层的膜蛋白侵袭素与细胞 β_1 结合域共同作用，从而抑制吸收媒介的活性。在这个模型中，侵袭素的结合刺激了细胞靶标的酪氨酸残基磷酸化，导致细胞骨架重新分布。但这个模型也有一些争议：当侵袭素或者与侵袭素相应的物质增加时，作为 YopH 作用底物的 paxillin 和 p130Cas 并没有产生酪氨酸残基脱磷酸化；而且鼠疫耶尔森氏菌 Y. pestis 并不表达侵袭素，因此，在 Y. pestis 中 YopH 抑制巨噬细胞的噬菌作用机制还不清楚。

9.3.3.2　SptP

由 Salmonella 菌致病性岛 1 和 2（Salmonella pathogenicity island 1 and 2，SPI-1 and SPI-2）编码的 TTSS 对于 Salmonella 菌致病寄主及在巨噬细胞中增殖起重要作用，SPI-1 编码的 TTSS 蛋白对于鼠伤寒沙门氏菌 S. typhimurium 侵染肠上皮细胞十分重要，例如，具有 PTPs 活性的 TTSS 蛋白 SptP。另外，Humphreys 等研究发现，SptP 通过使寄主细胞 AAA＋ATPaseVCP 脱磷酸化促进其在细胞内的复制。在伤寒沙门氏菌 S. typhi 和副伤寒沙门氏菌 S. paratyphi 的基因组上都能找到与 SptP 同源的序列。SptP 的 C 末端 PTPs 结构域与 YopH 和真核生物 PTPs 的催化结构域同源，但不具有寄主特异性。与 YopH 一样，当 SptP 的 PTPs 活性催化域的保守 Cys-残基（C481S）发生突变后，其磷酸酶活性完全丧失。

研究发现，SptP 在体外具有激活 GTPase 的功能。GTPase 在细胞骨架形成动力、Rac 和 Cdc42 中起着重要作用。这个活性是独立于 PTPase 活性之外的。这暗示着 SptP 激活 GTPase 的功能可以通过 Rac 和 Cdc42 向下游传递信号，使 *Salmonella* 侵入寄主后，寄主的肌动蛋白细胞骨架重新构建，帮助维持寄主细胞的生存发育能力。

9.3.4　肌醇磷酸酶

研究发现，都柏林沙门氏菌 *S. dublin* 能够转移肌醇磷酸酶 SopB 进入寄主。SopB 是肠病发生的根本原因。*S. typhimurium* 分泌的 SigD 蛋白与 *Shigella* spp. 分泌的 IpgD 蛋白和 *S. dublin* 分泌的 SopB 高度同源。在 *S. typhi* 和 *S. paratyphi* 基因组中可以扩增到与 SigD 高度同源的保守序列。这表明 SopB/SigD 蛋白在发病机理中起重要作用。尽管 SopB/SigD 蛋白是由中心异构体 25 致病性岛编码的，但它还是通过中心异构体 63 TTSS 分泌。当 *S. dublin* 侵入人肠道上皮细胞并分泌 SopB 蛋白后，其脱磷酸化产生的 1,4,5,6-四磷酸肌醇将激发 3-磷酸肌醇激酶依赖性的信号转导，从而使肠上皮细胞 Cl^- 水平提高。当定点突变真核生物 4-磷酸酶 2 个保守结构域的 1 个 Cys-残基（C481S）后，磷酸酶活性和 1,4,5,6-四磷酸肌醇的含量水平都会降低。

9.3.5　磷酸化苏氨酸裂解酶

丝裂原活化蛋白激酶（mitogen activated protein kinases，MAPKs）是细胞内的一种丝氨酸/苏氨酸蛋白激酶，在细胞内具有生物进化的高度保守性。所有的 MAPKs 激酶活性环内都包含一个保守的 Thr-X-Tyr 保守序列，并且激酶的活性需要 Thr 和 Tyr 共同磷酸化。MAPKs 在哺乳动物中至少存在 3 条信号通路：细胞外信号调节蛋白激酶（extracellular signal-regulated kinases，ERKs）通路、p38 激酶通路、C-Jun N 末端激酶（JNK）通路。它们通过转录因子磷酸化而改变基因的表达水平，参与调控植物和动物的先天性免疫、生长、增殖、分化凋亡及细胞间功能同步等多种生命过程，并且经常成为病原菌效应分子的作用靶标。

9.4　SOD

超氧化物歧化酶（superoxide dismutase，SOD）是一种广泛存在于动物、植物和微生物中的金属酶。按照所属种类的不同，可分为 Fe-SOD、Mn-SOD 和 Cu,Zn-SOD 三种。

SOD 最早是在 1938 年由 Mann 和 Keilin 从牛红细胞中分离提取的，原名血铜蛋白（Erythrocuprein）。1969 年 McCord 和 FriDovich 发现了其生物催化酶活性，并正式命名为超氧化物歧化酶。现在已知此酶为 Cu,Zn-SOD，随后又分别发现了 Mn-SOD 和 Fe-SOD。三类酶都能催化超氧阴离子 O_2 发生歧化反应：

$$2O_2 \cdot + 2H^+ + 2e^- \longrightarrow H_2O_2 + O_2$$

由于 SOD 是目前为止所发现的唯一的以自由基 O_2 为底物的酶，所以它在维持生物机体内 O_2 产生与消除的动态平衡中起着极其重要的作用。

9.4.1　SOD 种类及分布

SOD 按其分子所含金属辅基不同可分为 Cu,Zn-SOD、Mn-SOD、Fe-SOD 三种。但最近 Kim 等发现在链霉菌天蓝菌（*Streptomyces coelicolor* Muller）中还存在有两种新的 SOD：

Ni-SOD 和 Fe，Zn-SOD。

SOD 是生物体防御氧毒性的关键性防线。人们最初认为 SOD 只存在于好氧生物和耐氧生物中，而专性厌氧生物中不存在。1973 年 Beel 发现厌氧菌硫酸还原菌（sulfte-reducing bacteria）有 SOD 活力，以后 SOD 在多种专性厌氧菌中被发现，只是活力很低，不易检测。一般认为，专性厌氧菌中的 SOD 可以在细菌偶尔暴露于低浓度氧环境中时抵抗氧毒性，比如专性厌氧菌从一个无氧环境到另一个低浓度氧环境的过程中，就需要这种保护。

9.4.2 SOD 分子结构与理化性质

SOD 属金属酶，其性质不仅取决于蛋白质部分，还取决于活性中心金属离子的存在。

9.4.2.1 Cu，Zn-SOD

到目前为止，已经完成全部氨基酸序列分析的 Cu，Zn-SOD 不下 30 种，不同来源的 Cu，Zn-SOD 在氨基酸序列上显示出明显的进化保守性和高度的序列同一性。在 150 多个氨基酸组成中，有 19 个氨基酸是完全不变的，另外还有 19 个也几乎不变。对牛血红细胞、马肝和酵母 Cu，Zn-SOD 氨基酸分析表明，人和牛血红细胞 Cu，Zn-SOD 全序列同一性为 80%，Cu，Zn-SOD 在进化上的高度保守性可以与细胞色素 c 相媲美。Cu，Zn-SOD 结构的同一性还进一步表现在：①与金属辅基相连和参与肽链内部二硫键形成部位附近的氨基酸残基相同；②富含甘氨酸残基；③氨基酸序列中都有一个超可变区，共有 23～25 个残基。X 射线晶体结构分析表明，这个超可变区位于分子的主要结构表面部分，可能与酶的免疫学性质有关，与此相对应，在 C 末端有一序列同一性更高的区域，在此区域有一精氨酸（Arg141）对酶活力起着关键作用。

在氨基酸序列上呈现不变的或近乎不变的氨基酸残基中，甘氨酸占了很大的比例，富含保守的甘氨酸残基是 Cu，Zn-SOD 组成的重要特点，甘氨酸的大量存在和均匀分布对于酶分子高级结构（折叠或发夹）的形成有着重要的联系。

在 19 个不变的氨基酸残基中，大部分氨基酸是用以构成酶的活性中心的，如 His44、His61、His118 与 Cu 相连（以牛红细胞 Cu，Zn-SOD 氨基酸序列为例），His44、His69、His78 和 AsP81 与 Zn 相连，而 Arg141 更是 Cu，Zn-SOD 酶活性所不可缺少的。此外，Cys55 和 Cys144 形成的二硫键，对维持 Cu，Zn-SOD 蛋白二聚体的稳定起重要作用。这些说明了 Cu，Zn-SOD 具有一级结构决定的比一级结构更为精密的高级结构的高度保守性。

Cu，Zn-SOD 一般是由两个相同亚基组成的二聚体，每个亚基含有一个铜原子和一个锌原子，分子质量约为 16kDa。Cu，Zn-SOD 一般没有或含有很少的酪氨酸和色氨酸。它们的紫外吸收光谱类似于苯丙氨酸，在 250～270nm 具有不同程度的吸收，而 280nm 的吸收峰不存在或不明显。Cu，Zn-SOD 的可见光吸收光谱反映了二价铜离子的光学性质，不同来源的 SOD 都在 680nm 附近有最大吸收，Cu，Zn-SOD 最适 pH 较宽，在 5.2～9.5 之间，Cu，Zn-SOD 对氰化物、H_2O_2 敏感，但在热、蛋白水解酶作用下相对比较稳定。

9.4.2.2 Mn-SOD，Fe-SOD

Mn-SOD 在真核生物中多为四聚体，在原核生物中多为二聚体。大多数 Fe-SOD 为二聚体，这两种 SOD 的许多性质都很相似。每个亚基的分子质量一般为 23kDa，大于 Cu，Zn-SOD 亚基的分子质量，每个亚基含 0.5～1.0 个 Mn 或 Fe 原子。

Mn-SOD、Fe-SOD 的结构特征是不含 Cys，含有较多的 Trp 和 Tyr，因此紫外吸收光谱类似于一般蛋白质，在 280 nm 附近有最大吸收峰。Mn-SOD 的可见光吸收光谱在 475nm 附近有最大吸收，Fe-SOD 在 350 nm 处有最大吸收，这都反映了所含金属离子的光学性质。

9.4.2.3 EC-SOD

EC-SOD 是大分子分泌型糖蛋白，由 4 个相同的亚基组成，亚基分子质量约为 30kDa。在 222 个氨基酸残基的成熟蛋白 N 端有 18 个氨基酸残基的信号肽，说明它是一个分泌蛋白，成熟蛋白的前 95 个氨基酸残基与其他 SOD 无任何顺序一致性，在 Asn89 位上是 N-乙酰化的，第 96~193 的氨基酸残基顺序与 Cu,Zn-SOD C 端 2/3 的氨基酸残基顺序有 50% 的同一性，C 端的 194~222 的氨基酸残基是强亲水性的，包含有 9 个带正电荷的氨基酸残基，C 端的 Lys211 和 Lys212 是肝素结合区，对肝素和其他硫酸糖蛋白具有亲和性，利用这一性质可对其进行体外纯化和体内定向用药。但 EC-SOD 是一个复合物，它对肝素的亲和力可分为三类：没有亲和；较弱的亲和和高亲和。从 His96 到 Gly93，与 Cu,Zn-SOD 有约 50% 的顺序同一性，而且这些顺序非常保守，这种异常的同源区域和 N 端前 95 个氨基酸的部分残基可能与四聚体相互结合的功能有关。EC-SOD 活性部位的组成与 Cu,Zn-SOD 很相似，因此它们的酶活性及对抑制因子（如氰化物、叠氮化物、二乙基二硫代氨基甲酸盐和 H_2O_2 等）的敏感性也都很相似。EC-SOD 也可被氰化物、叠氮化物、二乙基二硫代氨基甲酸盐和 H_2O_2 灭活，而 H_2O_2 是 Cu,Zn-SOD 催化反应的产物，EC-SOD 分子中也含有 Cu^{2+} 和 Zn^{2+}，但它与 Cu,Zn-SOD 的氨基酸组成却大不相同。大部分的 EC-SOD 在血管系统中结合于内皮细胞表面。

9.4.2.4 重组人 SOD

Kajihara 等将重组人 Cu,Zn-SOD（rhSOD）与人胎盘 Cu,Zn-SOD 的物化性质进行了比较，结果发现酶活性、金属含量、氨基酸组成、胰蛋白酶的肽谱图没有区别，分光光度性质包括 UV、ESR 和 CD 光谱也一致。等电凝胶电泳分析表明它们的等电点（pI）不同，hSOD 的 pI 略低于 rhSOD 的 pI，这是由于在 $E. coli$ 中表达的重组人 SOD N 末端没有被乙酰化和糖基化，因而其 pI 也不同。

重组人 Cu,Zn-SOD（$E. coli$）主要有三个异构体，它们的等电点（pI）分别为 5.14（A）、5.06（B）和 4.99（C）。它们的化学和分光光度性质（如酶活性、金属含量、氨基酸组成、UV、ESR 等）没有明显的区别，不同之处在于在 260nm 处的 CD 光谱和反相 HPLC 的洗脱部分。当被还原和羧甲基化处理后，三个异构体的 pI 就一致了，跟异构体 A 的值一样。这些结果表明三个异构体的一级结构是一样的，只是二级结构和三级结构略有不同，而且这些不同主要是第 111 位的 Cys 结构变化引起的。当用 Ser111 代替 Cys111，SOD 的 pI 接近 A 的值，但仍有少量的 B 和 C 存在，这个结果表明异构体的存在不能仅仅简单地用 Cys111 的修饰来解释。Kajihara 的实验表明，用 Ser111 代替 Cys111 可以使 SOD 的结构更加稳定。例如，取 SOD 包含 111 位的一段多肽（His80-Arg115）来观察反相 Cys111 HPLC 的洗脱结果，结果 Cys111 的洗脱峰宽且不同的异构体出峰不一样，而 Ser111 的出峰非常窄且一样。SOD 有两个游离的 Cys，但 Cys 与异构体的存在无关。Wenisch 等通过等电点聚焦纯化重组人 SOD 时也发现了它们存在三个不同等电点（5.07、4.92 和 4.80）的异构体，且它们的酶活性一致。进一步的研究发现，这种现象可能是酶在形成过程中的不同状态，pI 为 5.07 可能是酶形成过程中的最终状态，pI 为 4.80 可能是酶形成过程中的最初状态，而 pI 为 4.92 则是两种状态的混合物。

Gorecki 等发现重组人 Cu,Zn-SOD 与天然的 Cu,Zn-SOD 结构上明显的区别是 N 末端没有乙酰化，但其对酶活性没有影响；而对于 rhMn-SOD 来讲，其结构的一个不同是 N 末端多了一个 Met，而天然的为 Lys，这是由于大肠杆菌缺乏甲硫氨酰氨肽酶对 Met、Lys 底物作用。

9.4.3 SOD 生物合成的调控机制

到目前为止，尽管 SOD 酶活性的调控机制还没有完全探明，但可以从金属离子、SOD 的 mRNA 的非翻译区（UTR）以及氧压等方面得到一些对 SOD 调控机制方面的初步了解。包括：①金属离子在翻译水平的早期参与了酶活性的调控；②SOD 的 mRNA 的非翻译区（UTR）与 SOD 的酶活性有关；③SOD 的表达调控与一些细胞因子有关；④SOD 的转录调控与一些转录调控因子有关；⑤SOD 酶活性的调节与氧压有关。相关的实验证明可查阅文献。

9.5　NO 合酶

在 NO 的合成过程中，NO 含酶（NOS）是 NO 合成的唯一限速酶，是调节 NO 合成的关键环节。由于 NO 不能储存，合成后只能在局部发挥作用。

9.5.1　NOS 分型

不同部位的 NOS 根据其性质、结构及其对钙的依赖性不同，大体可分为两类：Ca^{2+}/钙调蛋白（CaM）依赖性的构成型 NOS（constitutive NOS，cNOS）；非 Ca^{2+}/CaM 依赖性的诱生型 NOS（inducible NOS，iNOS）。cNOS 又包括内皮型（endothelial NOS，eNOS）和神经元型（neuronal NOS，nNOS）两种。内皮型 NOS 又称Ⅲ型 NOS 或 NOS-3，主要存在于血管内皮细胞、血小板、心肌内膜和神经组织中，正常情况下催化生成基础 NO。神经元型 NOS 又称Ⅰ型 NOS 或 NOS-1，主要存在于脑、脊髓和外周非肾上腺素非胆碱能神经，当相应神经元需要时，催化产生极微量的 NO；此外也存在于支气管、气管及骨骼中。诱生型 NOS 又称Ⅱ型 NOS 或 NOS-2，存在于除神经元外的多种组织中，正常情况下不表达，但在炎症和免疫反应刺激下，iNOS mRNA 被诱导表达。

cNOS 基因在生理情况下处于低水平表达，而且此酶被激动药作用时反应快，酶活性迅速增加，起效时间仅几秒，其激活机制是因激动药引起 Ca^{2+} 浓度增加，促进 CaM 与 NOS 结合。合成的 NO，其作用以细胞信息传递为主，可引起平滑肌松弛、神经冲动传导、抗血小板凝集等细胞效应。这类酶以单体发挥作用，其活性依赖于 Ca^{2+}/（CaM）。iNOS 基因在生理情况下一般不表达，能被内毒素和炎性细胞因子诱导表达，其中核因子-κB（nuclear factor-kappa B，NF-κB）起关键性调节作用。iNOS 催化形成 NO 的量，要比 eNOS 及 nNOS 催化形成 NO 的量大 1000 多倍，活性维持时间也要长得多。该类酶生物学功能复杂，有细胞毒性、细胞生长抑制和细胞保护等多重功能。

然而，NOS 的分型并不是绝对的，剪应力、雌激素和胰岛素可通过非 Ca^{2+} 依赖方式激活 eNOS。除此之外，神经鞘脂信号通路以及 eNOS 与囊泡蛋白-1、热休克蛋白 90 之间的相互作用也可影响 eNOS 活性。长期体育锻炼或妇女妊娠期，eNOS 可以诱导表达；iNOS 在支气管上皮细胞、人胎儿的某些组织及大鼠肾脏具有构成型表达。

9.5.2　NOS 基因和结构

目前发现至少有 3 种基因编码 NOS 家族，即 nNOS、iNOS 和 eNOS。三者之间约有 5% 左右的同源性，依赖于 Ca^{2+}/CaM 的 NOS 之间的同源性较高，约 60%。而同一种 NOS，种属之间的同源性可达 80%～94%。

3 种 NOS 结构显示，其羧基端 1/2 侧与 CYP 还原酶相似，同源性约占 36%，都含有 NADPH、FAD 和 FMN 的结合序列，这一部分序列在几种 NOS 异构体中是相当保守的。此外，NOS 氨基端 1/2 侧还含有血红素、CaM、四氢生物蝶呤（BH4）和 L-精氨酸的结合序列，但其定位不是很明确，尤其是 BH4 和 L-精氨酸的结合序列。比较几种 NOS 的 N 末端发现，nNOS 比其他 NOS 多出约 232 个氨基酸，尚不清楚此差异的意义。另外，eNOS 的 N 末端有十四烷基化。在 nNOS、eNOS 及某些 iNOS 上都有 cAMP 依赖性蛋白激酶的磷酸化位点，但来源于巨噬细胞的 iNOS 却没有。

9.5.3　NOS 活性调节

NOS 催化 NO 合成需要多种辅因子，因辅因子的缺乏能导致 NOS 活性的下降。BH4 是 NOS 的重要辅因子，在其水平下降或生物利用度降低的情况下，NOS 的催化活性会出现失偶联，不能催化 L-精氨酸的两个电子氧化而形成 NO，相反使分子氧接受单个电子而生成超氧阴离子自由基。NOS 也能被 L-精氨酸拟似物（如 L-NMMA）、拟似精氨酸胍基部分的非氨基酸化合物（如氨基胍）等所抑制，这些抑制剂常作为 NO 生物学研究的工具酶。然而，近期的研究发现，在人血浆及尿液中均检测到内源性 NOS 抑制剂的存在，其中包括 N-甲基-L 精氨酸（L-NMMA）及非对称二甲基精氨酸（asymmetric dimethyl arginine，ADMA）。随后大量的实验证据显示，内源性 NOS 抑制物在调节体内 NO 合成中起着关键作用。

9.5.4　内源性 NOS 抑制剂及其代谢酶系统

ADMA 和 L-NMMA 均为 NOS 的内源性抑制物，是 L-精氨酸的同系物。体内 ADMA 的含量明显高于 L-NMMA，正常人血浆中 ADMA 浓度约为 $1\mu mol/L$。ADMA 不仅能与 L-精氨酸竞争 NOS，从而减少 NOS 对 L-精氨酸的利用；而且还可能通过抑制剂 L-精氨酸的跨膜转运，降低内皮细胞内 L-精氨酸的浓度。ADMA 对 3 种 NOS 亚型无选择性。

内源性二甲基精氨酸不直接来源于游离的 L-精氨酸，而是以 S-腺苷甲硫氨酸为甲基供体，由蛋白精氨酸甲基转移酶（protein arginine methyltransferase，PRMT）催化蛋白或多肽中的精氨酸残基甲基化，然后在蛋白水解酶的作用下由甲基化蛋白水解而来。PRMT 可分为 PRMTⅠ和 PRMT Ⅱ两型，分别催化生成 ADMA 和对称性二甲基精氨酸（symmetric dimethyl arginine，SDMA）。SDMA 不具有抑制 NOS 的生物学活性。ADMA 除部分以原型经肾脏排泄外，绝大部分经二甲基精氨酸二甲胺水解酶（dimethyl arginine dimethylamino hydrolase，DDAH）水解成瓜氨酸和二甲胺。因此 PRMT（ADMA 生成）或 DDAH（ADMA 代谢）活性的改变都能导致体内 ADMA 蓄积。然而，虽然 PRMT 的表达或活性的上调能增加甲基化蛋白，从而导致 ADMA 生成增加，但是在 ADMA 生成之前甲基化蛋白还需经过蛋白水解酶的水解。由此推测，PRMT 活性在调节血浆游离 ADMA 水平中可能并不起决定作用。而 DDAH 水解 ADMA 则具有高度的特异性和专一性，是调节体内 ADMA 水平的关键酶。

DDAH 为细胞质蛋白酶，相对分子质量约为 33×10^3，在体内分布广泛，蛋白等电点（pI）为 5.2。其一级结构与精氨酸-甘氨酸脒基转移酶以及精氨酸脱亚氨酸相似。有研究发现，在 DDAH 结构中存在催化三联体 Cys-His-Glu，其中游离的半胱氨酸残基（Cys249）为 DDAH 活性所必需。DDAH 存在两种亚型——DDAH1 和 DDAH2。*DDAH1* 基因染色体 1p22，*DDAH2* 基因定位于 6p21.3。两者在体内的分布存在着差异，其中，DDAH1 多存在于主要表达 nNOS 组织，如大脑和肾脏；而 DDAH₂ 则多存在于以 eNOS 表达为主的组织，如心脏、血管和肾脏。DDAH 与 NOS 的亚型特异性共表达提示，这两种蛋白酶之间可能存在着相互作用关系。实验证据显示，在培养的内皮细胞中，应用 NO 供体增加 NO 的浓度，能够抑制 DDAH 的活性；而抑制 DDAH 的活性则能导致内皮细胞内 ADMA 的积累增加，从而抑制 NOS 的活性，减少 NO 的生成。这些结果提示，DDAH 和 NOS 两者之间存在着负反馈，共同调节着细胞内 NO 的生成和释放。

目前已发现，多种药物，包括他汀类、ACEI 以及多种天然药物成分上调 eNOS 基因和蛋白表达，增加 eNOS 源性 NO 的生成，从而改善血管内皮功能，具有抗 AS 作用。而对于细菌内毒素诱导 iNOS 产生过多 NO 的情况，如中毒性休克，选用 iNOS 的选择性抑制剂如氨基胍可能具有良好的治疗效果。

9.6 磷酸二酯酶

环核苷酸磷酸二酯酶超家族（cyclic nucleotide phosphodiesterases）是细胞内重要的第二信使 cAMP 和 cGMP 的催化水解酶。作为不可或缺的环核苷酸信号调节器，磷酸二酯酶（PDEs）参与大量的生理学过程。

9.6.1 PDEs 种类及分布

环核苷酸环化酶（AC 和 GC）合成环核苷酸，PDEs 催化水解环核苷酸，两者保持细胞内 cAMP 和 cGMP 水平。PDEs 根据各自不同的基因序列、蛋白结构域和生物学性质分为 11 个 PDE 家族：包括特异性水解 cAMP 的 PDE4、PDE7 和 PDE8，特异性水解 cGMP 的 PDE5、PDE6 和 PDE9，以及双底物的 PDE1、PDE2、PDE3、PDE10 和 PDE11。在各家族内，又存在不同的磷酸二酯酶亚型。具体分类见表 9-4。

表 9-4　PDE 家族的分类、底物、调控因子及其分布情况

家族	亚型	底　　物	调控因子	分　　布
PDE1	A、B、C	cAMP,cGMP	Ca^{2+}/CaM	心,脑,平滑肌,嗅纤毛
PDE2	A	cAMP,cGMP	cGMP	心,脑,肾上腺皮质
PDE3	A、B	cAMP,cGMP	cGMP,胰岛素,瘦素	心,胰腺,血小板,脂肪组织
PDE4	A、B、C、D	cAMP	PKA、ERK、磷脂酸	大部分组织（除血小板）
PDE5	A	cGMP	PKG	肺,血小板,平滑肌,胖胝体
PDE6	A、B、C	cGMP	光	杆状和锥状感光细胞外节
PDE7	A、B	cAMP	—	骨骼肌,T 细胞
PDE8	A、B	cAMP	—	肝,睾丸,甲状腺
PDE9	A	cGMP	—	肾
PDE10	A	cAMP,cGMP	PKA	脑,睾丸
PDE11	A	cAMP,cGMP	—	骨骼肌,前列腺

环核苷酸在细胞内信号通路以及 PDEs 在调节细胞内环核苷酸水平上发挥的作用使其具有成为疾病治疗靶点的潜力，如 PDE4 在炎症过程、PDE5 在人类勃起功能障碍进程中的研究，都对新的疾病治疗药物研发提供了思路。但 PDEs 在调控细胞内的生理信号过程中确切的生理机制和贡献仍需进一步研究，对 PDEs 进行的新生生理功能的研究可能揭示出全新的疾病治疗靶点。

9.6.2　PDEs 及其抑制剂与相关疾病的概况

9.6.2.1　肺部疾病

（1）慢性阻塞性肺病　慢性阻塞性肺病（chronic obstructive pulmonary diseases，COPD）是全球性健康问题，世界范围内的 COPD 发病率和致死率在不断升高。由吸烟或其他环境污染物质诱发的慢性炎症引起，伴随呼吸道重构和肺泡组织损伤，导致呼吸道阻塞、呼吸困难、黏液分泌过多和慢性咳嗽等症状。COPD 主要损害肺部，但也会对整体健康状况造成损伤。目前主要的药物治疗策略是缓解症状，改善呼吸功能，降低其发作频率。

Roflumilast 是非类固醇消炎药，消除相关炎症，并有可能针对其机制发挥药效，如纤毛结构重构，在 Roflumilast 临床随机双盲实验中口服。与安慰剂相比，Roflumilast 能显著减缓 COPD 恶化且耐受良好。依靠 Roflumilast 改善肺功能、减少病情恶化的作用，其已成为第一个治疗 COPD 的口服药。

（2）哮喘　哮喘会导致严重的气管收缩过度，因而目前临床治疗哮喘的策略之一是应用支气管扩张剂，然而支气管扩张剂无法改善哮喘发生过程的慢性呼吸道炎症。PDE4 抑制剂（如 Cilomilast 和 Roflumilast）通过增加细胞内 cAMP 水平阻止炎性细胞释放细胞因子和趋化因子，但是由于它具有导致头痛、恶心、呕吐的不良反应，在临床上的使用受到限制。PDE4 抑制剂同时具有呼吸道舒张和抗炎的作用，可能成为理想的抗哮喘药物。

PDE4B 在 Th2 型细胞反应和变应原致敏的呼吸道高反应原性的发展过程中发挥着特定的作用。在 PDE4B$^{-/-}$（PDE4B 基因缺失纯合子）裸鼠中，可能是由于炎性细胞的缺陷没有产生呼吸道高反应原性，尤其是 Th2 细胞。因而有必要深入研究 PDE4B 在 Th2 细胞分化和效应机制中发挥作用，PDE4B 的失活可缓解呼吸道炎症，PDE4B 选择性抑制剂能够改善药物对肺部的慢性炎症作用。

（3）肺动脉高压　有报道表明，PDE 家族在肺动脉高压的发生和发展过程中发挥了重要作用。在慢性低氧性肺动脉高压大鼠肺动脉中的 PDE 活性增加，导致细胞内的 cAMP 和 cGMP 水平降低。

在动物和人体上，抑制特异性水解 cGMP 的 PDE5 活性，可以降低全身和肺动脉血压。在肺高压模型中，PDE5 抑制剂相对选择性地作用于肺动脉，更侧重于降低肺部高压。肺部动脉富含 PDE5，且在肺动脉高压中 PDE5 的表达和活性都会提升。在 Sildenafil 作为一线治疗肺动脉高压药物过程中，PDE5 抑制剂表现出良好的舒张血管作用。具有更长半衰期的 Tadalafil 有可能被批准用于肺动脉高压治疗，第三个 PDE5 抑制剂 Vardenafil 正在进行三期临床研究。

在慢性低氧性肺动脉高压大鼠模型中，长期 PDE5 抑制剂治疗通过加强钠尿肽-cGMP 通路，下调 Ca^{2+} 信号转导通路，改变肺动脉血管张力，改善肺动脉高压症状。在长期暴露于低氧环境和用于治疗持续肺动脉高压缺氧诱导模型中给予 PDE5 抑制剂，能降低肺动脉高压和血管重塑的风险。

9.6.2.2　性功能障碍

PDE5 的特异性抑制剂，如 Sildenafil（Viagra）、Vardenafil（Levitra）和 Tadalafil（Cialis）在治疗男性勃起功能障碍方面的临床应用明确表明，PDE5 在调节平滑肌张力上发挥了重要的作用。该生理过程受 NO/cGMP 信号通路调控，NO 和钠尿肽通过 cGMP 诱导平滑肌舒张调节血管张力，而 PDE5 是其中高表达的 cGMP 水解酶。PDE5 抑制剂可以延缓人体海绵体内 cGMP 的酶解作用，引起动脉扩张，使阴茎充血，收缩海绵体组织。

然而，对于女性性功能障碍仍未有合适的治疗药物。人类阴蒂存在一氧化氮合酶亚型，因而 NO 可能作为平滑肌活动的调节器参与阴蒂勃起过程。这说明男女性兴奋的机制相同。Sildenafil 已证明可以用于改善女性性功能，然而，关于 PDE5 抑制剂治疗女性性功能障碍的证据并不充分，尚待后续研究。

9.6.2.3 神经疾病

（1）神经退行性疾病　PDE1A2 主要在脑组织中表达，可以被盐酸司立吉林（Selege-line Hydrochloride）和金刚胺（Amantadine）抑制，导致细胞内 cAMP 水平提高。有充分证据表明，cAMP 参与神经系统的代谢与功能调节，影响神经细胞的存活。在患有帕金森病和阿尔茨海默病的患者中，cAMP 水平存在显著降低，而使用抗帕金森病药物会抑制 PDE1A2 活性，PDE1 在帕金森病中的作用尚未明确。

同时，PDE1A2 也是 m-钙蛋白酶的底物。脑中的钙蛋白酶参与突触修饰、神经突起修剪、受体特征、神经丝翻转和神经分化。由 m-钙蛋白酶诱导的 PDE1A2 蛋白酶解导致钙调素非依赖的细胞内 cAMP 水平降低，表明 PDE1 同工酶可能是干预治疗中枢神经系统紊乱的有效靶点。

（2）记忆　除阿尔茨海默病外，还存在由遗传、疾病、创伤或年龄增长导致的学习和记忆障碍、可能的靶点（如 PDE4 和 α-氨基羟甲基噁唑丙酸受体）cAMP 反应元件结合蛋白是长期记忆形成的关键控制单元。削弱 cAMP 反应元件结合蛋白功能可保持学习和短期记忆正常，但是会损伤长期记忆。PDE4 通过控制细胞内 cAMP 水平来调整记忆能力，对其抑制可以增强记忆功能。PDE4 抑制剂，如 Rolipram 诱导 cAMP 反应元件结合蛋白依赖的记忆增强，说明 PDE4 抑制剂可以作为记忆增强剂使用。PDE5 抑制剂（Sildenafil）也被报道具有增强记忆作用。

（3）精神分裂　PDEs 在精神分裂症的治疗中也发挥作用。PDE 抑制剂通过非受体依赖性机制，而不是传统的阻断多巴胺受体来治疗精神分裂。该类药物可能通过利用 cAMP（cGMP）作为第二信使的 G 蛋白偶联受体通路发挥作用。研究表明，PDE4 和 PDE10 抑制剂可用于治疗精神分裂的阳性症状、阴性症状及可能的认知障碍。

（4）抑郁　调节神经可塑性和细胞存活的信号转导通路损伤是造成抑郁症的重要机制之一。cAMP 介导的信号通路在抑郁的病理生理和药物治疗中发挥关键作用。通过 PDE4 抑制剂或刺激肾上腺素能受体活性，上调细胞内 cAMP 水平，可以在动物模型产生抗抑郁样作用。β-肾上腺素受体涉及抗抑郁药物的调节作用被激活后产生的 cAMP，主要受 PDE4 调控。因此，PDE4 被认为是针对抑郁症和认知功能受损进行干预治疗的首要靶点。PDE4 抑制剂 Rolipram 在动物中能产生抗抑郁样作用和记忆增强功能。

PDE4D 剔除小鼠的行为学、药理学和免疫印迹分析显示，在 PDE4D 剔除但不改变 PDE4A 和 PDE4B 表达的小鼠中，PDE4D 在大脑皮质和海马体的表达缺失，在尾旋实验和游泳实验中产生明显抗抑郁样作用。PDE4D 调控 cAMP 信号可能在抑郁的药理学研究和药物治疗中发挥作用。

9.6.2.4 癌症

PDE 抑制剂也可能作为抗癌药物。高效 PDE 抑制剂可以上调细胞内 cAMP 水平；增加的多种肿瘤细胞内的 cAMP 可以抑制 Ras 活性，进而降低肿瘤细胞中相对偏高的 MAPK 活性。另一方面，cAMP 削减细胞内 Bcl-2 和 MDM2 水平，增加细胞凋亡。cAMP 通过微管网络的特定元件的磷酸化导致骨架重构，PDE 抑制剂借助 cAMP 削弱细胞迁移。在各种肿瘤的病理学研究中已经发现 PDE 的过表达。选择性 PDE 抑制剂的应用能恢复细胞内信号的正常，提供了一个可以减少不良反应的抗肿瘤治疗策略。

9.7　纤溶酶

体内血栓形成是由于凝血因子激活形成，而纤溶酶可溶解血栓，用于治疗各种血栓症。

9.7.1　链激酶

链激酶（streptokinase，SK）是 C 组 β 溶血性链球菌产生的一种蛋白质，能与纤溶酶原结合，形成 SK-纤溶酶原复合物后，促使游离的纤溶酶原转变成纤溶酶，溶解纤维蛋白。因此，需选合适剂量以发挥最大效应。合适量应使 SK-纤溶酶原复合物与纤溶酶之比为 1∶10。静脉或冠脉内注射可使急性心肌梗死面积缩小，梗死血管重建血流。对深静脉血栓、肺栓塞、眼底血管栓塞均有疗效，但须早期用药，血栓形成不超过 6h 疗效最佳。严重不良反应为出血，因为被激活的纤溶酶不但溶解病理性，也溶解生理性的纤维蛋白。SK 有抗原性，体内若有 SK 抗体，可中和 SK，还可引起过敏反应。活动性出血 3 个月内，有脑出血或近期手术史者禁用。有出血倾向者，胃、十二指肠溃疡患者，分娩未满 4 周者，严重高血压患者，癌症患者禁用。

9.7.2　尿激酶

尿激酶（urokinase，UK）由人肾细胞合成，自尿中分离而得，无抗原性。能直接激活纤溶酶原，使纤溶酶原从精氨酸-缬氨酸处断裂成纤溶酶。UK 在肝、肾灭活。$t_{1/2}$ 为 11～16min。临床应用同 SK，用于脑栓塞疗效明显。因价格昂贵，仅用于 SK 过敏或耐受者。不良反应为出血及发热，较 SK 少。禁忌证同 SK。

9.7.3　组织纤溶酶原激活因子

组织纤溶酶原激活因子（tissue plasminogen activator，tPA）为较新的纤溶药。内源性 tPA 由血管内皮产生，已能用 DNA 重组技术制备。tPA 对循环血液中纤溶酶原作用很弱，对与纤维蛋白结合的纤溶酶原作用则强数百倍，所以对血栓部位有一定选择性。$t_{1/2}$ 为 3min，静脉滴注用于急性心肌梗死。剂量过大也引起出血。

9.7.4　茴酰化纤溶酶原链激酶激活剂复合物

茴酰化纤溶酶原链激酶激活剂复合物（anisoylated plasminogen streptokinase activator complex，APSAC）是一种新型纤溶酶原激活剂。其特点是通过茴酰化使纤溶酶原的活性部位得到保护，这样可避免注射时非特异地激活，进入体内缓慢脱茴酰而生效。血浆 $t_{1/2}$ 为 105～120min，一次静脉注射 30mg 就能产生较好溶栓效果。对发病 6h 内的急性心肌梗死患者，血管再通率与冠脉注射 SK 相近。不良反应与等剂量 SK 相等。

第10章 核 酸

核酸（nucleic acids）是重要的生物大分子之一，任何有机体都含有核酸，占细胞干重的 5%～15%，参与生物个体的生长、发育、繁殖、遗传和变异等生命过程。与蛋白质分子一样，其也是由少数的几种单体通过特定的化学键相互连接而成，具有复杂的空间结构。

核酸是分子生物学与分子药理学研究的重要对象和领域。1868 年，瑞士科学家米歇尔（F. Miescher）从外科绷带上脓细胞核中分离出一种具有较强酸性的有机化合物，含磷量很高，称之为核素。1944 年，艾弗利（Avery）用肺炎双球菌转化试验证明了遗传物质是 DNA；1953 年，沃森和克里克（Watson&Crick）提出了 DNA 双螺旋结构模型；之后核酸的结构和生物功能的研究就越来越多，也越来越深入。近年来，基因工程和基因治疗的理论研究和应用研究取得了很多进展，为肿瘤等重大疾病的治疗提供了新方向。

10.1 核酸种类和组成

10.1.1 核酸种类

根据化学组成特点，核酸分为核糖核酸（ribonucleic acid，RNA）和脱氧核糖核酸（deoxyribonucleic，DNA）两大类。其中，DNA 主要存在于细胞核的染色质中，线粒体和叶绿体中也有。RNA 又分为 mRNA、tRNA 和 rRNA。90% 的 RNA 存在于细胞质中，10% 存在于细胞核中，rRNA 主要存在于核糖体内。

除了上述 3 种 RNA，还有一些其他类别的 RNA。如核内 RNA（nuclear RNA，nRNA），核内 RNA 种类很多，包括：核内不均一 RNA（heterogeneous nuclear RNA，hnRNA），它是 mRNA 的前体；核内小 RNA（small nuclear RNA，snRNA），它在 RNA 成熟过程中起作用；染色体 RNA（chromosomal RNA，chRNA），是指与染色体结合的 RNA 等。此外，还有线粒体 RNA（mitochondrial RNA，mtRNA）、叶绿体 RNA（chloroplast RNA，ctRNA）和病毒 RNA 等。

10.1.2 核酸组成

核酸是一种多聚核苷酸，其基本结构是核苷酸。在核酸的最早期研究工作中，曾把注意力集中在对核酸降解产物的研究。采用不同的降解法，可以将核酸降解成核苷酸，核苷酸还可以进一步分解成核苷和磷酸。核苷再进一步分解生成碱基和戊糖。碱基分两类：嘌呤碱和嘧啶碱。所以，核酸是由核苷酸组成的，而核苷酸又由碱基、戊糖与磷酸组成。核酸是生物大分子，通过水解，得到其化学成分有戊糖、碱基、磷酸 3 种化合物。其中磷在两种核酸中的含量比较接近和恒定，DNA 的平均含磷量为 9.9％，RNA 的平均含磷量为 9.4％。因此，只要测出生物品中核酸的含磷量，就可以计算出样品的核酸含量，这是定磷法的理论基础。

10.1.3 核苷酸衍生物

除组成支链式多核苷酸的单核苷酸外，在生物体内还存在其他游离形式的核苷酸。有一些单核苷酸的衍生物参与体内许多重要的代谢反应，具有重要的生理功能。

10.1.3.1 多磷酸核苷酸

凡是含有 1 个磷酸基的核苷酸可简称为一磷酸核苷（NMP）。一磷酸核苷的磷酸基可进一步磷酸化生成二磷酸核苷（NDP）和三磷酸核苷（NTP）：

$$NTP \longrightarrow NDP+Pi$$
$$NTP \longrightarrow NMP+PPi$$
$$NDP \longrightarrow NMP+Pi$$

ATP 分解为 ADP 或 AMP 时释放大量的能量，这是生物体主要的供能方式，ATP 是机体生理活动、生化反应所需能量的重要来源。反之，AMP 磷酸化生成 ADP，ADP 继续磷酸化生成 ATP 时则储存能量，这是生物体暂时储存能量的一种方式。ATP 被称为"能量货币"。

此外，体内存在的多种多磷酸核苷酸都能发生能量转化作用，如 GTP、CTP 和 UTP。在核酸合成中，4 种三磷酸核苷（ATP、GTP、CTP、UTP）是合成 RNA 的重要原料，4 种三磷酸脱氧核苷（dATP、dGTP、dCTP、dTTP）是合成 DNA 的重要原料。

10.1.3.2 环化核苷酸

核苷酸之间除了形成直链式的磷酸二酯键外，核苷酸内部也能形成磷酸酯键，生成环状核苷酸。$5'$-核苷酸的磷酸基可与戊糖环 C-$3'$ 上的羟基脱水缩合形成 $3',5'$-环核苷酸。$3',5'$-环腺苷酸（cAMP）和 $3',5'$-环鸟苷酸（cGMP）不是核酸的组成成分，在体内含量很少，但具有重要的生理功能，在组织细胞中起着传递信息的作用，是某些激素发挥作用的媒介物，参与代谢调节过程，通常把它们称为激素作用的第二信使。此外，cAMP 和 cGMP 还参与大肠杆菌中 DNA 转录的调控，并且 cAMP 及其衍生物在治疗心绞痛及心肌梗死方面有一定的疗效。

10.1.3.3 辅酶类核苷酸

一些酶的辅酶或辅基属于核苷酸衍生物，如烟酰胺腺嘌呤二核苷酸（即辅酶Ⅰ，NAD^+）、烟酰胺腺嘌呤二核苷磷酸（即辅酶Ⅱ，$NADP^+$）、黄素单核苷酸（FMN）、黄素腺嘌呤二核苷酸（FDA）、辅酶 A（CoA-SH）等，分子中都含有腺苷酸。它们不参与核酸的构成，而在生物氧化过程中参与氢和某些化学基团的传递，在糖、脂肪和蛋白质代谢中起着重要的作用。

10.2 核酸性质及应用

10.2.1 核酸性质

核酸为多元酸，具有较强的酸性。DNA 是线性高分子，黏度极大，在机械力作用下易断裂，因此提取 DNA 过程中应注意不能过度用力。

由于核酸所含的嘌呤和嘧啶分子中都有共轭双键，所以在紫外区有较为强烈的光吸收，核酸的光吸收谱在 210nm 和 330nm 之间呈倒"N"形，并且核酸分子在紫外 260nm 波长处有最大吸收峰，该性质可用于核酸的定量检测。这可与蛋白质在 280nm 波长处有最大吸收峰相区别，又因为在核酸的提取过程中，蛋白质是最常见的杂质，故常用 A_{260}/A_{280} 来检测所提取核酸的纯度。在核酸的紫外吸收中，消光系数常用浓度（mg/mL）表示，1mg/mL dsDNA 的 A_{260} 值为 20，相应地，ssDNA 和 RNA 的 A_{260} 值为 25。

dsDNA 的大致纯度可以由 A_{260}/A_{280} 来确定。与消光系数相同，光吸收谱的形状也随着碱基的环境变化而变化。纯 dsDNA 的 $A_{260}/A_{280}=1.8$，纯 RNA 的 $A_{260}/A_{280}=2.0$，而蛋白质由于 $\lambda_{max}=280nm$，$A_{260}/A_{280}<1$（实际上在 0.5 左右）。所以，如果 DNA 样品的 $A_{260}/A_{280}>1.8$，说明样品受 RNA 污染；如果其 $A_{260}/A_{280}<1.8$，则说明样品受蛋白质污染。

变性，是 DNA 最重要的一个性质。DNA 双链之间以氢键连接，氢键是一种次级键，能量较低，易受破坏。在某些理化因素下，DNA 分子互补碱基之间的氢键断裂，致使 DNA 双螺旋结构松开，变成单链，即为 DNA 变性。监测 DNA 是否变性的一个最常用的指标是 DNA 在紫外区 260nm 波长处的吸收值变化。因为 DNA 变性时，DNA 双链发生解离，共轭双键充分暴露，使得 DNA 在 260nm 波长处的吸收值增加，这种现象叫 DNA 的增色效应。DNA 的变性从开始到解链完全，是在一个相当窄的温度范围内完成的。在这一范围内，紫外光吸收值增加达到最大增加值的 50% 时的温度叫做 DNA 的解链温度（T_m）。一种 DNA 分子的 T_m 值的大小与其所含碱基中的 G+C 的比例相关，也与 DNA 分子大小及变性条件有关。G+C 的比例越高，DNA 分子链越长，溶液离子强度越高，T_m 值越大，反之亦然。加热、低盐及强酸、强碱、重金属离子等均可使 DNA 变性。

变性 DNA 在适当条件下，两条互补链可重新恢复为天然的双螺旋结构，这种现象称为复性。热变性的 DNA 经缓慢冷却后即可复性，这一过程也叫退火。一般认为，比 T_m 值低 25℃ 的温度是 DNA 复性的最佳条件。

通过变性 DNA 的复性试验可知，DNA 单链之间、RNA 单链之间、一条 DNA 和一条 RNA 链之间只要存在序列互补配对区域，不管是整条链互补还是部分序列互补，均可重新形成整条双链或部分双链，此即为核酸分子杂交（hybridization）。该技术在分子生物学研究中具有极大的应用价值，可用于在基因组中对特异基因的定位及检测，PCR 技术扩增目的基因等。很多分子生物学实验技术的应用都基于核酸分子杂交的原理，如 Southern blotting、Northern blotting 甚至 PCR 技术等。

10.2.2　分子杂交

分子杂交，是指在退火条件下，不同来源的 DNA 互补区形成双链或 DNA 单链和 RNA 单链的互补区形成 DNA-RNA 杂合双链的过程。

分子杂交广泛用于测定基因拷贝数、基因定位、确定生物的遗传进化关系等。通过对天然或人工合成的 DNA 或 RNA 片段进行放射性同位素或荧光标记，做成探针（probe），经杂交后，检测放射性同位素或荧光物质的位置，寻找与探针有互补关系的 DNA 或 RNA。

直接用探针与菌落或组织细胞中的核酸杂交，因未改变核酸所在位置，称原位杂交技术；将核酸直接点在膜上，再与探针杂交，称点杂交，使用狭缝点样器时，称狭缝印迹杂交。该技术主要用于分析基因拷贝数和转录水平的变化，亦可用于检测病原微生物和生物制品中的核酸污染状况。

杂交技术较广泛的应用是将样品 DNA 切割成大小不等的片段，经凝胶电泳分离后，用杂交技术寻找与探针互补的 DNA 片段。由于凝胶机械强度差，不适合于杂交过程中较高温度和较长时间的处理，Southern 提出一种方法，将电泳分离的 DNA 条带从凝胶转移到适当的膜上，再进行杂交操作，称 Southern 印迹法（Southern blotting），或 Southern 杂交（Southern hybridization）技术。

进行杂交操作后，如何检测膜上的阳性条带，取决于探针的类型。若探针是用放射性同位素标记的，需要对膜进行放射自显影处理。这种方法灵敏度较高，但防护或废物处理较麻烦。若探针是用生物素标记的，可先用偶联碱性磷酸酶的抗生物蛋白处理膜，再加入合适的底物，使其水解产物有特定的颜色，或能发光，即可检出阳性条带的位置。这类方法不断得到改进，已经可以达到很高的灵敏度，且安全性和重复性好，现已得到广泛的应用。

将电泳分离后的变性 RNA 吸印到适当的膜上再进行分子杂交的技术，被称为 Northern 印迹法（Northern blotting），或 Northern 杂交（Northern hybridization）技术。其原理与 Southern 杂交相似，主要区别是，DNA 电泳后常用碱溶液处理凝胶使 DNA 变性，RNA 容易被碱水解。通常用甲醛、羟甲基汞或戊二醛作为变性剂。

Southern 杂交广泛用于测定基因拷贝数、基因定位、研究基因变异、基因重排、DNA 多态性分析和疾病诊断。Northern 杂交常用于检测组织或细胞的基因表达水平。杂交技术和 PCR 技术的结合，使检出含量极少的 DNA 成为可能，促进了杂交技术在分子生物学和医学领域的广泛应用。

10.2.3 DNA 芯片技术及应用

DNA 芯片技术（DNA chips）[或 DNA 微阵列（DNA microarrays）] 也是以核酸的分子杂交为基础的。其要点是用点样或压片合成的方法，将成千上万种相关基因（如多种与癌症相关的基因）的探针整齐地排列在特定的基片上，形成阵列，将待测样品的 DNA 切割成碎片，用荧光基团标记后，与芯片进行分子杂交，用激光扫描仪对基片上的每个点进行检测。若某个探针所对应的位置出现荧光，说明样品中存在相应的基因。由于一个芯片上可容纳成千上万探针，DNA 芯片可对样本进行高通量的检测。若将两个样本（A 和 B）的 RNA 提取出来，用反转录酶转化成 cDNA（与 RNA 互补的 DNA），分别用红色荧光标记 A 样本的 cDNA，用绿色荧光标记 B 样本的 cDNA，再与同一个 DNA 芯片杂交，如出现红色荧光的位点，其探针所对应的基因只在 B 样品中表达。若某基因在 A 样本和 B 样本中均表达，则其相应探针所在的位点会出现黄色荧光，黄色的色度（红色和绿色的相对比例）反映该基因在 A 样本和 B 样本中的相对表达量，用这种方法可以高通量地研究基因表达状况的差异。由此可以看出，DNA 芯片可以用于基因功能和基因表达状况的高通量分析。随着疾病相关基因的不断确定，和基因芯片技术可靠性的不断提高，基因芯片在疾病诊断方面的应用会日益广泛。

10.3 基因

广义来讲，基因是 DNA 或 RNA 分子中有特定遗传功能的一段序列。基因主要位于染色体上，此外，细菌的质粒、真核生物的叶绿体、线粒体等细胞器都含有一定的 DNA 序列，其中大部分是具有遗传功能的基因，这些染色体外的 DNA 称为染色体外遗传物质。

1958 年，Crick 提出中心法则，认为 DNA 通过转录和翻译控制蛋白质的合成，从而将 DNA 双螺旋结构与其功能联系起来。1961 年，Jacob 和 Monod 提出操纵子学说，以及结构基因、调节基因、操纵基因等概念，并证实了 mRNA 携带着从 DNA 到蛋白质合成的所有信息。1977 年，Sanger 测定了 ΦX174 的 DNA 序列，发现了重叠基因。同年，Jacp 发现了与基因序列相似，但不能产生表达产物的假基因。Sharp 和 Robert 发现了真核生物的多数基因的编码区被一些被称做内含子的非编码区分割成了若干称做外显子的小片段，提出断裂基因的概念。

10.3.1 结构基因和调节基因

结构基因（structure gene）是指为蛋白质或 RNA 编码的基因，结构基因的突变可导致蛋白质或 RNA 一级结构的改变。结构基因的 5′-端非编码区（5′-untranslation region，5′-UTR）包括 RNA 聚合酶的识别和结构位点［被称做启动子（promoter）］，以及原核生物 mRNA 起始密码子上游的核糖体结合位点（ribosome-binding site，RBS）［或 SD 序列（以发现者的名字命名）］。真核生物的 mRNA 不含 SD 序列，其 5′-端的帽子结构可以同核糖体相互识别。结构基因的 3′-非编码区（3′-UTR）包括促使转录终止的终止子（terminator）序列和真核生物的加尾信号等。调节基因（regulator gene）的功能是产生控制蛋白质，调控结构基因的表达。操纵基因（operator gene）的功能是与调控蛋白质结合，控制结构基因的表达。调节基因和操控基因的突变会影响一个或多个基因的表达活性。

10.3.2 基因家族

基因家族（gene family）是真核生物基因组中来源相同、结构相似、功能相关的一组基因。尽管基因家族各成员序列上具有相关性，但序列相似的程度以及组织方式不同。按照基因家族的成员在染色体上的分布，可以将基因家族分成两类：

一类是串联重复基因（tandemly repeated genes），还可称做成簇的基因家族（clustered gene family）或基因簇（gene cluster），是基因家族的各成员紧密成簇排列而成的串联重复单位，定位于染色体的特定区域。从分子进化的角度看，它们可能是同一个祖先基因扩增的产物。也有一些基因家族的成员在染色体上的排列并不十分紧密，中间包含一些间隔序列，但大多数分布在染色体上相对集中的区域。

另一类称作分散的基因家族（dispersed gene family），其家族成员在 DNA 上无明显的物理联系，甚至分散在多条染色体上，各成员在序列上有明显的差别。

10.3.3 假基因

在多基因家族中，有些成员的 DNA 序列和结构与有功能的基因相似，但不能表达产生有功能的基因产物，称假基因（pseudogene），常用符号表示 ψ 表示，如 ψa1 表示与 a1 相似的假基因。许多假基因与亲本基因（parental gene）连锁，且编码区及侧翼序列都具有高度同源性。通过序列比对发现，这类假基因最初是有功能的，由于发生了缺失（deletion）、倒位（inversion）、点突变（point mutation）等，使该基因失去了活性，成为无功能的假基因。此外，在真核生物的染色体基因组中还存在着一类加工的假基因（processed pseudogene）。这类假基因不与亲本基因连锁，结构域转录物相似，如没有启动子和内含子，但在基因的 3′-端有一段连续的腺嘌呤序列，类似 mRNA 3′-端的 poly A 尾巴。这些特征表明，这类假基因很可能是来自加工后的 RNA，称做加工的假基因。

假基因由于存在以下几个原因中的一个或几个，因而没有表达活性：①缺乏有功能的调控，使其不能进行正常的转录；②虽然能转录，但由于突变或缺失等，引起 mRNA 加工缺陷而不能翻译；③mRNA 的翻译被提前终止；④虽然能翻译，但生成的是无功能的肽链。在真核生物基因组中，假基因的存在比较普遍，如 α-球蛋白和 β-球蛋白基因簇中都存在 1～2

个能与真核基因序列进行分子杂交，但又没有正常功能的 DNA 区域。

10.3.4　重叠基因

传统的基因概念被看做彼此独立、非重叠的实体。但是，随着 DNA 测序技术的发展，在一些噬菌体和动物病毒中发现，不同基因的核苷酸序列有时是可以共用的。也就是说，它们的核苷酸序列是彼此重叠的。这种具有独立性但部分序列彼此重叠的基因称重叠基因（overlapping genes）或嵌套基因（nested genes）。近年来的研究发现，重叠基因在真核生物中是广泛存在的。值得注意的是，高等真核生物中既存在大量的非编码序列，又普遍存在重叠基因，其生物学意义目前所知甚少，有待于进一步深入研究。

10.3.5　移动基因

移动基因（movable genes）又称转座因子（transposable elements）。由于它可以从染色体的一个位置转移到另一个位置，甚至在不同染色体之间转移，因此也称跳跃基因（jumping genes）。

转座（transposition）和异位（translation）是两个不同的概念。易位是指染色体发生断裂后，通过连接而转移到另一条染色体上。转座则是在转座酶的作用下，转座因子或是直接从原来位置上切离下来，然后插入新的位置；或是染色体上的 DNA 序列转录成 RNA，随后反转录为 cDNA，再插入染色体上新的位置。转座因子本身既包含了基因，如编码转座酶的基因，同时又包含了非编码的 DNA 序列。

10.3.6　断裂基因

真核生物基因编码序列中间插有非编码的 DNA 间隔区，这些间隔区称为内含子（intron）；而编码区则称为外显子（exon）。含有内含子的基因称为不连续基因或断裂基因（split genes）。一个基因的两端起始和结束于外显子，对应于其转录产物 RNA 的 5′-端和 3′-端。如果一个基因具有 n 个内含子，则相应地具有 $n+1$ 个外显子。

断裂基因是 Roberts 和 Sharp 于 1997 年在研究腺病毒六邻体外壳蛋白质的 mRNA 时首先发现的，病毒 DNA 与它的 mRNA 进行分子杂交时，在电镜下观察到未与 mRNA 配对的 DNA 形成多个突环，称 R 环。R 环的形成说明腺病毒外壳蛋白质的基因具有 mRNA 中不存在的序列，这些序列就是内含子。后来发现，鸡卵清蛋白质的基因与 mRNA 杂交也会出现与其内含子数对应的 7 个 R 环。

研究断裂基因的另一个方法是比较基因组 DNA 和 cDNA 的限制性核酸内切酶图谱。研究发现，断裂基因在表达时首先转录成初级转录产物，即前体 mRNA，然后经过后加工，除去内含子序列的转录物，成为成熟的 mRNA 分子。

真核细胞中普遍存在断裂基因，编码蛋白质的多数基因、rRNA 和 tRNA 的基因都是不连续的，低等真核生物的线粒体和叶绿体中也有断裂基因。不过断裂基因在原核生物基因组中极为少见，目前只在古细菌和大肠杆菌的噬菌体中发现了断裂基因。

10.3.7　基因组

基因组（genome）指的是细胞或生物体全套染色体中所有的 DNA，包括所有的基因和基因之间的间隔序列。原核生物基因组就是其细胞内构成染色体的 DNA 分子，真核生物的核基因组是指单倍体细胞核内整套染色体所含有的 DNA 分子。除了核基因组以外，真核细胞内还有细胞器基因组，即动物细胞核基因组、植物细胞的线粒体基因组、植物细胞的叶绿体基因组。

真核生物单倍基因组所包含的全部 DNA 量是相对恒定的，称该物种的 C 值（C-value）。不同物种的 C 值差异很大，最小的支原体只有 10^6 bp，而最大的如某些显花植物和两栖动物可达 10^{11} bp。随着生物的进化，生物体的结构和功能越复杂，其 C 值就越大。

真核生物的 C 值与生物体复杂性之间对应关系的反常现象称 C 值悖理（C-value paradox）。主要表现为：①C 值不随生物的进化程度和复杂性增加，如人与牛的 C 值相近，约为 3.2×10^9 bp；②关系密切的生物 C 值相差甚大，如豌豆为 14×10^9 bp，蚕豆为 2×10^9 bp，相差 7 倍；③真核生物 DNA 的量远远大于编码蛋白质等物质所需的量。根据简单的估算，哺乳动物基因组 DNA 的量大约是全部编码基因长度的几十倍。90% 以上的基因组 DNA，其功能目前尚无令人信服的解释。

10.4 转录调节因子

真核生物的结构比原核生物复杂，所以真核生物的基因表达除了需要活化染色质，还需要活化基因，即转录水平的调节，而且转录水平的调控是真核生物基因表达调控中最关键的调控阶段。在转录水平的调节中，顺式作用元件和反式作用因子相互作用，共同控制着基因转录的起始和频率。

10.4.1 转录前水平的调控

10.4.1.1 顺式作用元件

顺式作用元件是真核生物细胞同一 DNA 分子中具有转录调节功能的特异 DNA 序列，主要指上游的调控区域内能与转录因子结合并影响基因转录的起始和频率的特异性 DNA 调控序列。按功能特性，真核基因顺式作用元件分为启动子、增强子及沉默子。起正调控作用的顺式作用元件主要包括启动子和增强子，起负调控作用的顺式作用元件主要指沉默子。

10.4.1.2 启动子

启动子是 RNA 聚合酶识别并结合的一段特异的 DNA 序列，是准确和有效地起始转录所必需的结构。真核生物有三种 RNA 聚合酶 I、II、III，它们分别负责 rRNA、mRNA 和 tRNA 以及其他小分子 RNA 的转录。rRNA 的合成主要在核仁（nucleolus）进行，RNA 聚合酶 II 与 III 主要在核浆（nucleoplasm）中合成 RNA。通过对 RNA 聚合酶 II 作用机制的研究发现，整个启动子是由近段的核心启动子和上游启动子元件（upstream promoter element，UPE）两个部分构成的。真核基因核心启动子包括转录的起始位点（initiator，Inr）和上游 $-30 \sim -25$ bp 处的 TATA 盒。起始位点的共有序列是 Py2CAPy5，即 mRNA 的第一个碱基通常为 A，左右有数个嘧啶。TATA 盒的核心共有序列是 TATAA，控制转录起始的准确性及频率。TATA 盒是基本转录因子 TF II D 的结合位点。实验证明，TATA 盒内单个碱基缺失或者突变，转录水平会大大下降。由 TATA 盒及转录起点即可构成最简单的启动子。除 TATA 盒外，GC 盒（GGGCGG）和 CAAT 盒（GCCAAT）也是很多基因常见的上游启动子元件，它们通常位于转录起点上游 $-110 \sim -30$ bp 区域。CAAT 盒的序列是 GGCCAATCT，是转录因子 CTF/NF1 的结合位点。CAAT 盒对转录的效率十分重要，但并非所有的真核生物都有该序列。GC 盒也并非所有的真核生物都有，它的全序列是 GGGGCGG，是转录因子 Sp1 等的结合位点，主要控制转录起始的频率，但它们都不参与起始位点的确定。有些 TATA 缺失（TATA-less）的基因不含有 UPE，但常有下游启动子元件，位于 +28～+32bp。

总结起来，Inr 和 TATA 盒主要决定转录的起始位点和方向，引起低水平的转录，而 UPE 能影响转录起始的频率，它通过和各种调控因子相结合，促进转录起始复合物的组装，提供转录起始的频率。

10.4.1.3　增强子

增强子（enhancer）是指远离转录起始点（1～30kb），增加同它连锁的基因转录频率的 DNA 序列。有效的增强子可以位于基因的 5′-端，也可位于基因的 3′-端，有的还可以位于基因的内含子中。增强子的效应很明显，一般能使基因转录频率增加 10～200 倍，有的甚至可以高达上千倍。增强子也是由若干机能组件组成，有些机能组件既可在增强子也可在启动子中出现。这些机能组件是特异转录因子结合 DNA 的核心序列。从机能上讲，没有增强子存在，启动子通常不能表现活性。没有启动子时，增强子也无法发挥作用。有时，对结构密切联系而无法区分的启动子、增强子样结构统称启动子。增强子发挥作用的方式与方向、距离无关，甚至远离靶基因达几百万碱基也仍有增强作用。

增强子的功能是可以累加的。缺失试验显示，SV40 增强子序列可以被分为两半，缺失一个并不产生什么影响，但如果两个均缺失即会大大降低活体内的转录。每一半序列本身作为增强子功能很弱，但合在一起，即使其中间插入一些别的序列，仍然是一个有效的增强子。因此，要使一个增强子失活，必须在多个位点上造成突变。

增强子能大大增强启动子的活性。增强子有两点有别于启动子：一是增强子对于启动子的位置不固定，而且有很大的变动；二是它能在两个方向产生作用。一个增强子并不限于促进某一特殊启动子的转录，它能刺激在它附近的任一启动子。增强子的作用原理是什么？增强子如何能在如此远的距离之外还能够增强基因的表达？一种观点认为，增强子为转录因子进入启动子区的位点提供帮助，提高了启动子附件转录因子的聚集度；第二种观点认为，增强子能改变染色质的构象，因为增强子区域容易发生从 B-DNA 到 A-DNA 的构象变化。

许多增强子的增强效应有很高的组织细胞专一性（tissue specificity），只有在特定的转录因子（蛋白质）参与下，才能发挥其功能。例如免疫球蛋白基因的增强子只有在 B 淋巴细胞内活性才最高。除此以外，在胰岛素基因和胰凝乳蛋白酶基因的增强子中都发现有很强的组织特异性。此外，所有的增强子中均有一段由交替的嘧啶-嘌呤残基组成的 DNA，这种 DNA 极易形成 Z-DNA 型。故有人认为，在形成一小段 Z-DNA 后，增强子才有功能。

增强子还受外部信号的调控，这种增强子的活性通常要有特定的启动子参与。例如，小鼠乳腺肿瘤病毒（MMTV）DNA 的转录可受糖类固醇激素的刺激。这个能受激素影响的顺序位于转录起点上游 100bp 处。此顺序可能和激素及其蛋白受体组成的复合物相结合。当将此顺序放在某基因的启动子的任一方向（上游或下游）和各种不同的距离时，它仍能刺激该基因的转录。因此，增强子还反映了瞬时调控（temporal regulation）的特性，其激活作用可能是：糖类固醇激素进入细胞后即与其受体结合。结合作用激活受体，使其能识别存在于增强子中的共同顺序，进而激活了在增强子附近能对糖类固醇起反应的基因。即当糖类固醇-受体复合物和增强子结合时，其附近的启动子即起始转录。

10.4.1.4　沉默子

沉默子（silencers）是指某些基因含有的一种负性调节元件。当其结合特异蛋白因子时，对基因转录起阻遏作用。沉默子的 DNA 序列可被调控蛋白识别并结合，这样就阻断了转录起始复合物的形成和活化，关闭基因表达。沉默子最初是在酵母细胞中发现的。酵母细胞的 MAT 基因和 HMR、HNL 基因的启动子都存在于具有相同序列的 Y 区，但 MAT 基因可以转录，而 HMR、HML 基因却不能转录。缺失分析发现，在 HMR、HML 基因上游−1kb 的位置存在沉默子，因此阻止这两个基因的转录。

10.4.1.5　基因座控制区

基因座控制区（locus control region，LCR）是染色体 DNA 上的一种顺式作用元件，结构域中含有多种反式作用因子的结合序列，可能参与蛋白质因子的协同作用，使启动子处于无组蛋白状态，增强相关基因的表达。如人类 β-球蛋白在转基因小鼠中的表达还需要 ε 基因 20kb 上游的一组顺式作用元件，这些元件对 DNaseⅠ具有高度敏感性。同一 LCR 可以调控在不同染色体上的基因群表达，其原理尚不十分明了。

10.4.1.6　绝缘子

绝缘子（insulator）能阻止正调控或者负调控信号在染色体上的传递，阻断包括增强子、沉默子和 LCR 的作用，使染色质活性限制在一定结构域之内，它是一种中性的转录调节顺式元件。如果绝缘子位于增强子和启动子，只能作用于特定的启动子，防止增强子毫无选择地作用于任何启动子。相反，如果绝缘子位于活性基因和抑制因子之间，可以保护活性基因受抑制因子的作用而失活。绝缘子还可以阻断异染色质的扩散。

10.4.1.7　反式作用因子

大多数真核转录调节因子由某一基因表达后，可与另一基因上特异的顺式作用元件相互作用，从而激活或抑制另一基因的转录，这种调节蛋白称反式作用因子。反式作用因子的重要特点是编码反式作用因子的基因与被反式作用因子调控的靶序列（基因）不在同一染色体上。反式作用因子可被诱导合成，其活性也受多种因素的调节。反式作用因子在细胞中的数量很低，大约每个哺乳动物细胞中 10^4 左右。这些蛋白质识别特定的 8～15 个核苷酸序列，与 DNA 结合后，可以促进（正调控）或抑制（负调控）其邻近基因的转录。

反式作用因子具有三个基本特征：①一般具有三个功能结构域，包括 DNA 结合域、转录/抑制活性域和结合其他蛋白的结合域，它们是其发挥转录调控功能的必需结构，这些功能区含几十到几百个氨基酸；②能识别并结合基因调控区中的顺式作用元件；③对基因表达有正性和负性调控作用，即激活和阻遏基因的表达。

根据靶位点的特点反式作用因子可以分为 4 类：

① 通用反式作用因子，在一般细胞中普遍存在。通用转录因子是 RNA 聚合酶Ⅱ结合启动子时所必需的一组转录因子，所有的 mRNA 转录起始时通用。通用转录因子主要识别一些 RNA 聚合酶Ⅱ启动子的核心成分 TATA 盒（如 TBP）、上游启动子成分 CAAT 盒（如 CTF/NF-1）、GC 盒（如 SP1），还可识别八聚体核苷酸的 Oct-1 等。

② 有的结合在增强子区或上游激活元件（upstream activation sequences，USAs），如甾体-受体复合物。USAs 是位于核心启动子上游的特异序列，控制转录起始的速率，是特异转录激活因子的结合位点。有的结合在沉默子并抑制特异转录，与增强子的主要区别是位于 TATA 盒下游时就没有功能。

③ 辅助激活因子（coactivators），它们不与 DNA 结合，但是对于招募转录因子和转录起始复合物的组装是必不可少的。大多数转录因子并不与直接结合在核心启动子的通用转录因子相互作用，而是通过中间体辅助激活因子影响核心启动子的活性。辅助抑制因子（corepressors）介导抑制性反式作用因子的负性调控活性。

④ 应答元件，如热休克应答元件（heat shock response element，HSE）、糖皮质激素应

答元件（glucocorticoid response element，GRE）、金属应答元件（metal response element，MRE）、肿瘤诱导剂应答元件（tumorgenic agent response element，TRE）、血清应答元件（serum response element，SRE）等。应答元件为具有类似特点的一组基因共受一个转录因子调控的启动子或增强子元件，是启动子或增强子的上游元件，它们含有短的保守顺序。在不同的基因中应答元件拷贝数比较接近，但并不一定相同，离起始点的距离并不固定，一般位于上游小于200bp处，有的也可以位于启动子或增强子中。

10.4.2　真核生物的转录阻遏

一般来说，真核生物在转录水平的调控主要以正调控为主，而抑制作用主要通过控制染色质的结构实现。一些调节蛋白可作为转录抑制因子干扰RNA聚合酶和转录因子之间的相互作用，阻遏基因的表达。

真核生物的转录阻遏和原核生物类似，主要依赖于阻遏蛋白。这些阻遏蛋白的作用机理有以下几种：有些与特异的启动子元件结合以后，占据了激活蛋白的作用位点，阻止了转录前起始复合物的组装；有些作为转录因子或辅助激活因子的抑制蛋白，拮抗它们的转录激活功能；有些结合在启动子的下游，阻止RNA聚合酶的转录。因此，真核生物转录水平的调控对细胞活性的影响也是正调控和负调控平衡作用的结果。

实验显示，有的转录因子具有双重功能。例如，糖皮质激素受体，一方面与特异的DNA序列结合后可以激活类固醇激素相关基因的转录，另一方面也能够与另一个相关基因的DNA特异位点相结合，抑制其转录。

10.4.2.1　固醇类激素对基因转录的调控

激素对基因调控作用的轮廓是激素-受体-作用位点，三者缺一不可。固醇类激素受体成员包括雌激素受体、雄激素受体、视黄酸受体、糖皮质和盐皮质激素受体、甲状腺激素受体、维生素D受体。固醇类激素受体属于核受体（nuclear receptor，NR）超家族的重要成员。目前核受体超家族已有49个基因和75个以上核受体蛋白。核受体为依赖配体的转录因子，对转录的调控涉及以下几个方面：①NR与基因组内的特异性调节位点相结合；②以配体依赖的方式招募共转录激活因子，修饰染色质及其相关蛋白；③调节RNA聚合酶Ⅱ在启动子的结合与功能；④终止或削弱NR依赖的信号转导。固醇类激素受体通过对基因转录的调控影响生长、增殖、分化等细胞生命活动的方方面面。

10.4.2.2　固醇类激素受体对基因转录的调控

固醇类受体蛋白常常先和配基结合被活化。脂溶性的固醇类激素可以通过自由扩散透过细胞膜，与细胞质中的受体特异性地结合。当固醇类受体与激素结合后，受体蛋白将发生结构变化而被激活，活化的激素-受体复合物进入核内，与特异的DNA相结合，启动靶基因的转录。靶基因上激素-受体复合物特异性结合的DNA序列，即激素应答元件HRE，常常起到增强子的作用。

受体蛋白和配基结合后，形成二聚体。活化的激素-受体复合物本身并不能促进基因转录，它必须和其他转录因子协同作用才能促进转录。受核受体调节的基因，其启动子部位除有HRE、TATA盒外，还有多个其他转录因子的结合位点。

与相应激素结合后，糖皮质激素受体或孕激素受体与HRE结合促使染色质结构发生改变，其启动子部位出现DNaseⅠ高敏区。在染色质结构改变过程中，组蛋白乙酰化导致核小体解聚可能是一个关键步骤。染色质结构改变使染色质由非活性状态向活性状态转变，并允许NF1等转录因子结合到DNA上，可能也使TFⅡD易于结合到TATA盒上而形成稳定的转录起始前复合物，从而促进基因转录。

一些固醇类受体（如 TR）在配体缺失的情况下，可直接与 DNA 结合，招募负调控因子，通过去乙酰化等机制抑制转录基本装置的功能。糖皮质激素受体（GR）介导的负调控则需要糖皮质激素的作用，结合特定的负调控 GRE，通过对抗其他转录因子的活性，竞争性耗竭激活因子等机理来抑制转录活性。

10.4.3 转录后水平的调控

在真核细胞中，基因转录的最初产物称核内不均一 RNA，经过剪切、拼接、带帽和加尾等加工过程，才能形成成熟的 mRNA。具体操作过程可参考相关书籍。

10.5 基因工程

根据基因的定义，基因本质上是核酸分子中的一段特定的序列，它包括编码蛋白质肽链或 RNA 的核酸序列，以及保证转录所必需的调控序列。不同种类的生物，其基因结构有所不同。随着分子生物学等学科的发展以及 DNA 分子克隆技术、核苷酸序列分析技术、核酸分子杂交技术等现代生物学实验手段的出现，使我们能够从分子水平上研究基因的结构与功能，并不断丰富与深化我们对基因本质的认识，为基因工程技术的应用奠定了坚实的理论基础。

10.5.1 DNA 重组技术

一般文献中所说的基因克隆技术或重组 DNA 技术是指将一种生物体（供体）的基因与载体在体外进行产物或新性状的 DNA 体外操作程序。这其中，供体、受体、载体是重组 DNA 技术的三大基本元件。习惯上，基因克隆与基因工程含义相近，并未严格区分（文献中常用的其他同义词包括重组 DNA，分子克隆，遗传工程等），但细分起来，这两个名称之间存在明显差别。基因克隆强调目的基因的克隆过程；而基因工程则着重于克隆工作的全局和整体。因此，基因工程是重组 DNA 技术的产业化设计与应用，包括上游技术和下游技术两大组成部分。上游技术指的是基因重组、克隆和表达的设计与构建；而下游技术则涉及基因工程菌或基因工程细胞的大规模培养以及基因产物的分离纯化过程。

综上所述，基因工程（genetic engineering）是指：利用重组技术，在体外通过人工"剪切"和"拼接"等方法，对各种生物的核酸（基因）进行改造和重新组合，然后导入微生物或真核细胞内进行无性繁殖，使重组基因在细胞内表达，产生出人类需要的基因产物，或者改造、创造新的生物类型。显然，基因工程操作中包含外源 DNA、载体分子、工具酶和受体细胞 4 个要素。

10.5.2 基本步骤

基因工程技术自诞生以来已经取得了巨大的成就，特别是一些现代技术和先进仪器的不断涌现，进一步推动了基因工程技术的发展，但一个完整的、用于生产目的的基因工程技术程序包括的基本步骤有以下几个主要方面：

（1）采用各种方法从复杂的生物体基因组中分离获得带有目的基因的 DNA 片段。

（2）在体外，将带有目的基因的外源 DNA 片段连接到具有自我复制功能及筛选标记的载体分子上，构建成重组 DNA 分子。

（3）将重组 DNA 分子转移到宿主细胞，并随宿主细胞的繁殖而扩增。

（4）从细胞繁殖群体中筛选出获得了重组 DNA 分子的受体细胞克隆（称为重组子）。

（5）从筛选出来的受体细胞中提取已经得到扩增的目的基因，以做进一步的分析鉴定。

（6）将目的基因克隆到合适的表达载体上，导入宿主细胞，构建成高效、稳定的具有功能性表达能力的基因工程细胞，或转基因生物体系。

（7）利用工程技术大规模培养上述的基因工程细胞，获得大量的外源基因表达产物，或选育和建立转基因新品系。

（8）工程细胞表达产物的分离纯化，并最后获得所需的基因工程产品，或实验研究及推广应用转基因新品系。

上述 8 个步骤也可归并为两大部分，分属上游技术和下游技术。其中上游技术包括（1）～（5）；下游技术包括（6）～（8）。两大部分有机结合成为一个整体：上游技术是基因克隆的核心与基础，上游设计中应以简化下游工艺和装备为指导思想；下游技术则是上游基因克隆蓝图的体现和保证，是克隆基因产业化的关键，两者必须兼顾，这是一个基本原则。

10.6　基因治疗

基因治疗是当代医学和生物学的一个新的研究领域。最初的基因治疗是针对根治遗传病而提出的。现在基因治疗（gene therapy）是指能将正常的外源基因通过基因转移技术插入患者特定靶细胞中，取代患者受体细胞中的缺陷基因，最终达到纠正或补偿基因缺陷或异常的目的。基因治疗的内容包括基因诊断、基因分离、载体构建和基因转移。

10.6.1　基因治疗的分类

基因治疗包括靶细胞的选择和基因转移两个步骤。其中，靶细胞的选择依疾病种类而定，根据治疗基因导入病变细胞的类型不同，基因治疗可分为生殖细胞治疗和体细胞治疗等两种策略。将正常基因转入生殖细胞或胚胎细胞，有可能彻底阻断缺陷基因的纵向遗传，但此方法涉及伦理学和法学的问题，故目前开展的基因治疗均采用体细胞作为靶细胞，如骨髓干细胞、皮肤或纤维细胞、干细胞、血管内皮细胞和肌细胞等。肿瘤治疗常用的靶细胞是自身的肿瘤细胞和造血干细胞。

10.6.2　治疗方式

10.6.2.1　矫正性基因治疗

矫正性基因治疗包括基因置换（gene replacement）、基因矫正（gene correction）和基因增强（gene augmentation）3 种。基因置换是通过同源重组用正常基因替代突变基因；基因矫正是通过定点重组对突变基因的序列在原位进行特异的修复；基因增强是将正常功能的基因转移到有基因缺陷或基因丢失的细胞中，以表达正常产物，从而弥补缺陷基因的功能。理论上，基因置换和基因矫正是基因治疗的理想方法，但是由于技术上的限制，目前以基因增强为最常用的方式。基因增强最适合单基因隐性遗传病（recessive monogenic diseases）的治疗；对显性遗传疾病，这种方法的应用价值受到一定限制，因为不正常的基因产物可能影响细胞的功能；对于肿瘤和感染性疾病的基因治疗，也存在同样的问题，因此增补缺陷基因功能的同时，还要设法减少缺陷基因的表达或过度表达。

10.6.2.2 调控性基因治疗

调控性基因治疗是广义的基因治疗，它通过调控某些基因的表达来达到改善症状的目的。

（1）基因治疗的反义技术主要有 3 类：一类是将特异的反义基因重组到表达载体上，导入靶细胞后转录出反义 RNA，它与靶 RNA 结合形成双链，能封闭 mRNA 的翻译；第二类是人工合成反义寡聚脱氧核苷酸（oligodeoxynucleotide），经化学修饰后导入体内通过胞吞进入细胞后与 DNA 结合形成核苷酸三聚体，它能影响转录因子的结合，使转录不能启动，或者与 mRNA 结合形成 RNA-DNA 杂链，影响基因的翻译；第三类是核酶，即具有催化作用的 RNA 分子，能催化切割、降解异常表达基因的 RNA，已设计出具有锤头（hammerhead）和发夹（hairpin）结构的特异性核酶。核酶介导的基因表达抑制的最大特点是其切割位点的特异性，切割位点的一个点突变就足以使核酶丧失切割能力。反义技术常用于肿瘤和病毒疾病的治疗中，其效果在很大程度上取决于是否能将反义核酸、核酶基因或寡聚脱氧核苷酸有效地导入细胞。

（2）通过其他基因的代偿作用弥补缺陷基因的功能。

10.6.3 治疗途径

体细胞基因治疗有体内（*in vivo*）和体外（*ex vivo*）治疗之分。前者是借助于载体直接将正常基因导入患者的病变组织器官内，该方法比较适用于脏器性分子的治疗；后者则必须从机体内预先分离出病变的细胞，体外导入正常基因，经鉴定和扩增后再将这种转基因细胞回输入患者体内，此方法对血液和骨髓等流动系统病变较为适用。

在基因转移方面：

第一，原则上依据病因和发病机制进行治疗基因的选择。其来源有：①供体细胞的基因组 DNA 或经限制性内切酶消化的 DNA 片段；②分离得到的某一基因；③反转录法得到的基因；④人工合成的 DNA 片段。

第二，应用重组 DNA 技术，结合基因的研究成果，分离并克隆人类特异正常基因。

第三，基因转移（gene transfer）是指将外源目的基因导入靶细胞内并达到高效表达，基因转移的方法有化学法、物理法和生物法。化学法有磷酸盐沉淀、脂质体包裹、多聚季铵盐和 DEAE-葡萄糖等化学试剂转移，目的是通过改变细胞膜的通透性或提高 DNA 与细胞的吸附作用而实施基因转移。物理法包括电穿孔、显微注射、裸露 DNA 直接注射、颗粒轰击等实施基因转移。生物法是指以病毒、单纯疱疹病毒、细小病毒、痘病毒和 RNA 病毒（即反转录病毒）等外源目的基因导入细胞内。

第四，目的基因的表达，即在重组基因上安装关键调控元件，如启动子、增强子，使整合到宿主的基因得到有效的表达，产生所需要的基因产物。

目前适合于基因治疗的疾病有遗传性疾病（如血友病、地中海贫血等）、免疫缺陷病、肿瘤、恶性血液病和糖尿病、心血管疾病等。

第11章 核酸类药物

利用分子生物学技术研究药物对 DNA、RNA 的影响已经扩展至许多方面，如核酸疫苗研究、药物代谢酶研究和癌症研究等。

11.1 核酸疫苗

核酸疫苗（nucleic acid vaccine），又称基因疫苗（gene vaccine），是指含有编码某种抗原蛋白的外源基因与质粒重组后直接导入人和动物细胞，并通过宿主细胞的转录系统合成抗原蛋白，诱导宿主产生对该抗原蛋白的免疫应答，以达到预防和治疗疾病的目的。它包括 DNA 疫苗和 RNA 疫苗，目前研究最多的是 DNA 疫苗，所以一般泛指的核酸疫苗就是 DNA 疫苗。

DNA 疫苗是指含有编码抗原基因的真核表达质粒 DNA，经直接接种体内后，可被体细胞摄取，并转录、翻译、表达出相应的抗原，然后通过不同途径刺激机体并产生针对此种抗原的免疫应答。由于 DNA 疫苗既拥有亚单位疫苗和灭活疫苗的安全性，又兼备只有减毒疫苗或重组疫苗才有的诱导细胞免疫应答的特点，因而越来越受到重视。它是继病原体疫苗、亚单位疫苗之后的第三代疫苗。

11.1.1 核酸疫苗特点

（1）更加安全稳定　核酸疫苗中不涉及致病的核酸序列，因而蛋白质抗原在宿主动物细胞内表达无毒力回升的危险，也不必担心机体对病毒性载体免疫应答反应和载体对机体的不良影响。外源 DNA 一般不会与宿主基因发生整合，应用起来比较安全。

（2）在宿主体内表达的过程与自然感染相似　核酸疫苗在接种机体后，蛋白抗原在宿主细胞内表达，其加工处理过程与病毒感染的自然过程相似，抗原提呈也相同，从而以自然的形式被加工后，以天然构象提呈给宿主的免疫识别系统，激发免疫应答，抗原性强，并且不存在体外合成蛋白抗原普遍存在的抗原表位的改变或丢失情况。由于外源基因可以不断地在体内表达蛋白抗原，持续地给免疫系统提供刺激，因而核酸疫苗可以刺激机体产生比较持久的免疫反应。一次或多次免疫后，可维持几年甚至终身，无需反复强化免疫。

（3）既能诱导体液免疫，也能诱导强烈的细胞免疫　核酸疫苗除能较好诱导体液免疫外，还是 CTL 细胞最有效的诱导剂，常诱导强烈的细胞免疫，这是大部分传统疫苗所不具备的，对于预防慢性病毒性感染等主要依靠细胞免疫的疾病效果较好。

（4）免疫特异性强，且不受母源抗体的干扰　核酸疫苗具有免疫原的单一性，只有编码所需抗原的基因被导入细胞得到表达，避免了载体病毒所携带的大量抗原信息，减少了抗体免疫系统的无效应答，从而增强了特异性免疫应答。母源抗体一直是影响传统疫苗的免疫效果的一大难题。而核酸疫苗虽可以正常诱导产生母源抗体，但其载体不会被母源抗体所识别，能进行正常表达和诱导免疫反应，在初龄动物的早期免疫中具有十分重要的意义，可广泛地应用于许多疾病的早期预防。

（5）有利于多价或多联疫苗的研制　核酸疫苗作为一种重组质粒，易在工程菌内大量扩增，提纯方法简单，且可将编码不同抗原基因的多种重组质粒联合使用，制备多价核酸疫苗，其质粒DNA稳定性好，便于储存和运输。

（6）可提供交叉防御作用　对于流感病毒这种变异快或型别比较多的病原微生物，可选择目的基因（保守区基因）来制备核酸疫苗，其表达产物在体内刺激引起的免疫应答，对该病原微生物的异源株可提供交叉防御作用。

11.1.2　DNA疫苗组成结构

DNA疫苗由病原微生物保护性抗原编码基因和作为真核表达载体的质粒构成。病原体抗原的编码基因可以是完整的一组基因或单个基因的DNA，也可以是编码抗原决定簇的一段核苷酸序列，其表达产物是病原体的有效成分，可引发保护性免疫。作为真核质粒表达载体，一般是以pBR322、PUC或pcDNA3为基本骨架，带有细菌复制子，能在大肠杆菌内高效复制，但不能在哺乳动物的细胞内复制。在质粒表达载体中另一个重要因素是启动子。常见的启动子有CMV（巨细胞病毒）、RSV和SV40等，它们多来源于病毒基因组，具有强烈的转录激活作用，诱导抗原基因在真核细胞内有效表达。

11.1.3　核酸疫苗作用机制

核酸疫苗可以引发全面的免疫应答反应。核酸疫苗导入宿主体内后，在动物体内产生微量的抗原蛋白，诱发机体免疫应答。而用等量的抗原蛋白直接免疫动物根本不能诱发任何免疫应答。其原因就在于用作载体的细菌质粒DNA中带有一定数量的CpG寡核苷酸序列（CpG motif），起到了免疫激活作用。未甲基化CpG二核苷酸在原核生物基因组中以一定的频率存在，而在真核生物基因组中较少被甲基化。核酸疫苗CpG寡核苷酸序列在动物体内通过一系列的连锁反应，激活机体的免疫系统，放大抗原的免疫效应。导入个体的免疫DNA被B细胞、吞噬细胞等抗原提呈细胞内吞进入细胞，质粒中的CpG寡核苷酸序列被细胞识别并导致核因子-κB（NF kappa B）的激活，激活的核因子-κB刺激细胞的基因转录及细胞因子的分泌。B细胞快速分泌白介素-6和IgM抗体，巨噬细胞分泌IL-12。一方面，IL-12激活自然杀伤细胞分泌IFN-γ，IFN-γ能进一步协助抗原提呈细胞MHCⅡ类表面分子提呈疫苗编码的抗原蛋白，来激活细胞毒T淋巴细胞成熟分化，产生细胞免疫；另一方面，由IL-6等细胞因子刺激B细胞转化为浆细胞，产生抗体，诱导了抗原特异性的体液免疫应答。

11.1.4　核酸疫苗应用现状

目前，核酸疫苗已经在病毒、细菌和寄生虫等感染性疾病的预防和治疗领域开展了广泛而深入的研究，针对HIV、HBV、结核分枝杆菌和疟原虫等的研究已进入临床实验阶段。

11.1.4.1　在病毒性疾病的应用研究

针对病毒性感染，核酸疫苗的研究已扩展到了人类及动物的众多病原体，如流感病毒、

HBV、HCV、HIV、牛疱疹病毒和牛病毒性腹泻病毒的抗原蛋白基因免疫，不仅能引起免疫反应，而且诱导高水平的细胞免疫应答，尤其是 CTL 细胞。

（1）**流感病毒** 流行性感冒是由流感病毒引起的一种常见的急性呼吸道传染病。流感病毒是单股负链 RNA 病毒，其 RNA 分 7～8 个节段，分别编码 7～8 种病毒蛋白，如血凝素（hemagglutinin，HA）、神经氨酸酶（neuraminidase，NA）、膜蛋白（membrane protein，MP）、P 蛋白（PB1、PB2、PA）和核蛋白（nuclear protein，NP）等。目前疫苗研制是针对以上各种蛋白展开，大多数核酸疫苗实验都在小鼠等动物进行。

（2）**口蹄疫病毒** 口蹄疫（foot-and-mouth disease，FMD）是由口蹄疫病毒（FMD virus，FMDV）引起的偶蹄动物和人类高热的一种急性传染性疾病。常以复合多表位表达盒 OAAT 及 Asia 型 FMDV 的 P1-2A-3C 基因为基础，构建 FMDV 多价 DNA 疫苗 pIRES-OAAT-P1-2A-3C，所构建的 FMDV 多价 DNA 疫苗在 HeLa 细胞中获得了正确表达，并诱导小鼠产生了特异性的细胞免疫和体液免疫应答，为下一步攻毒实验打下基础。

（3）**丙型肝炎病毒** 丙型肝炎病毒（HCV）包膜 E2 蛋白是介导 HCV 感染及诱导产生中和抗体的主要成分，是重要的丙肝疫苗候选靶抗原。E2 蛋白氨基末端由 27 个氨基酸残基组成的高变区 1（hyper variable region 1，HVR1）是 HCV 蛋白中变异频率最高的区域，也是公认的 HCV 中和抗体表位所在区域。HVR1 的高度变异曾被认为是遏制丙肝疫苗发展的瓶颈问题。尹迪等探讨 HCV 包膜 E2 蛋白 DNA 疫苗诱导小鼠产生中和抗体的可行性，分别构建 HCV E2 蛋白全长表达质粒 pcDNA3.121a746，截除疏水性羧基末端的表达质粒 pcDNA3.121a661，以及同时截除疏水性羧基末端和高变区 1（HVR1）的表达质粒 pcDNA3.121a661，转染 293T 细胞，结果发现：表达 E2 蛋白的 DNA 疫苗能有效诱导 HCV 中和抗体的产生，HVR1 不仅是重要的中和抗体表位，而且能增强 E2 蛋白其他抗原表位的抗体应答。这些信息对于 HCV 疫苗的研发有较为重要的理论意义。

11.1.4.2 细菌性疾病的研究

细菌性疾病也是严重危害人类和动物健康的一类疾病，目前已经在细菌性疾病 DNA 疫苗的研究方面开展了大量工作，其中研究得较多的是结核杆菌 DNA 疫苗。随着结核分枝杆菌全基因组序列测序的完成，结核病 DNA 疫苗的研制进入一个新的阶段。目前已构建多种具有免疫原性和保护效应的单一抗原成分的结核分枝杆菌 DNA 疫苗，通过在动物模型中测试表明，这些疫苗均能产生保护效应，多种单一抗原成分的 DNA 疫苗的联合免疫与分子佐剂的联合使用，可增强免疫保护性。

11.1.4.3 寄生虫疾病的研究

我国在日本血吸虫病候选疫苗筛选和研制方面取得了快速发展，并进行了多种动物试验。唐小牛等研究日本血吸虫调节蛋白样蛋白 P14 基因 DNA 疫苗对小鼠免疫保护作用，发现 pcDNA3.1（＋）SjP14 DNA 疫苗能诱导小鼠产生显著的抗日本血吸虫感染的保护性免疫作用，pcDNA3.1（＋）SjP14 与 pcDNA3.1（＋）SjGST 疫苗联合免疫能增强小鼠对血吸虫感染的保护。李建国等利用基因重组和 PCR 等技术将 SjGST 和 SjFABP 编码基因拼接在一起，得到融合基因 SjGST-FABP，将融合基因 SjGST-FABP 定向克隆到 pcDNA3 多克隆位点上，采用 SjGST-FABP/pcDNA3 进行小鼠免疫，获得了 42.4% 的减虫率和 56.1% 的肝减卵率，高于单价 SjGST/pcDNA3 DNA 组的减虫率和肝减卵率（分别为 25.0% 和 43.1%）。通过抗血吸虫卵和抗生殖产卵疫苗预防免疫宿主体内雌虫生殖，减少传染源的传播与扩散。

弓形虫是一种机会性致病胞内寄生虫，可感染包括人在内的几乎所有哺乳动物，对孕妇，虫体可穿越胎盘屏障造成死胎、畸胎、流产、早产，也可造成婴儿出生缺陷。近年来，一些具有保护性的弓形虫抗原基因如 SAG1、ROP2、GRA4、MIC3 相继作为核酸疫苗，在动物实验中起到不同程度的保护作用。但就目前的报道，弓形虫疫苗还不能完全抵抗强毒株 RH 感染，也不能完全阻止包囊的形成，只能延缓死亡时间。

11.2　siRNA

1998 年，Fire 和 Mello 在研究线虫基因沉默机制时证实，双链 RNA 较单链的正义或反义 RNA 对阻断基因表达起着更强有力的抑制作用，并首次将这种现象称之为 RNA 干扰（RNA interference，RNAi）。近年来，RNA 干扰技术作为一种新型的基因沉默技术，由于其具有高特异性抑制靶基因的表达、疗效显著、副作用轻微等特点，应用 RNA 干扰技术已成为药物研究领域中重点发展的方向之一，并逐渐应用于临床。2001 年，Tuschl 等将 siRNA 导入哺乳动物细胞中并由此解决了在哺乳动物细胞内导入长的双链 RNA 时引发的干扰素效应，拓展了 RNAi 在基因治疗上的应用前景。2010 年，Davis 等发表了全身的 siRNA 转运至人体肿瘤的纳米技术，这是第一个用于人体的 siRNA 靶向转运纳米粒，更为 RNAi 作为新的临床治疗手段提供了强有力的支持。

11. 2. 1　siRNA 作用机制

siRNA 的干扰机制是 siRNA 结合到核糖核酸酶复合物上形成 RNA 诱导的基因沉默复合体（RNA induced silencing complex，RISC），该复合体依赖 ATP 释能将 siRNA 双链解聚成单链而被激活，活化 RISC 结合的 siRNA 反义链与 mRNA 分子上的靶序列结合，引起 mRNA 降解，导致基因沉默效应。RNA 聚合酶Ⅲ作为 siRNA 的启动子与其一同导入细胞。

siRNA 作用机制有随机降解 PCR 和核酸内切酶分解两种假说。"随机降解 PCR"模式提出 siRNA 以探针形式与靶 mRNA 互补结合，类似于 PCR 的引物。当 siRNA 与 mRNA 互补结合后，以靶 mRNA 为模板，在 RNA 依赖性 RNA 聚合酶（RDRP）的作用下延伸，单链 mRNA 转变成双链，在核酸内切酶Ⅲ Dicer 的作用下，此双链片段化，即靶 mRNA 被分解产生新的 siRNA。"核酸内切酶分解"模式提出在 Dicer 作用下，dsRNA 片段化，即形成 siRNA，其与蛋白质结合成为 RNA 介导基因沉默复合物 RISC，RISC 可作为引物引导核酸内切酶降解靶 mRNA，该靶 mRNA 是与导入的 siRNA 精确互补的，且有研究证实 siRNA 仅在特定位点分解靶 mRNA。

RNA 干扰可以高特异性地沉默细胞的靶基因，同时对正常组织细胞没有明显影响。如果双链 RNA 的基因沉默作用应用于临床治疗（尤其是沉默在疾病发生过程中起重要作用的内源性基因），那么将会开启一个新的治疗领域。然而，这还需解决诸多的问题。

siRNA 在人体内不稳定，容易降解，作用时间短，其主要原因是体内含有 RNase A 家族酶，该酶可使 siRNA 降解，基因沉默效应下降。裸露的 siRNA 由于血清中的 RNase A 和极高的肾清除率，导致其极易被降解。

另一大要攻克的难关就是 RNAi 可能引起的脱靶效应。有研究表明，siRNA 作用过程中存在非特异性，可能与靶基因之外的其他基因作用而非特异性地阻断基因表达，产生意料之外的效应。目前已知脱靶效应在 mRNA 水平和蛋白质表达水平上均能得到检测，但对脱靶机制尚不完全清楚，一般通过化学修饰（如戊糖修饰、碱基修饰等）来降低 siRNA 和脱靶基因之间的作用效果。

11.2.2　siRNA 药物

2012 年处于临床试验阶段的 siRNA 药物见表 11-1。

表 11-1　处于临床试验阶段的 siRNA 药物

名称	公司	靶　　向	治疗疾病	是否化学修饰	临床试验阶段
Bevasiranib	OPKO	VEGF	湿性老年性黄斑变性	否	Ⅲ 期终止
PF-04523655	Quark&Prizer	RTP801	糖尿病黄斑水肿和湿性老年性黄斑变性	是	Ⅱ 期
QPI-1007	Quark	凋亡前体蛋白半胱天冬酶Ⅱ	青光眼和非动脉性前部缺血性视神经病	是	Ⅰ 期
SYL-040012	Sylentis	ADRB2	青光眼	是	Ⅰa 期
TD101	TransDerm	角蛋白 6a	先天性厚甲	未知	Ⅰb 期
ALN-RSV01	Alnylam	病毒衣壳 N 基因	呼吸道合胞体病毒	否	Ⅱb 期
Excellair	ZaBeCor	Syk 激酶	哮喘	未知	Ⅱ 期
CALAA-01	Calando	核糖核苷酸还原酶 M2 亚基	实体瘤	否	Ⅰ 期
ALN-VSP02	Alnylam	纺锤体驱动蛋白和血管内皮生长因子	肝癌	是	Ⅰ 期
Atu027	Slience	PKN3	多种肿瘤	是	Ⅰ 期
TKM-ApoB	Tekmira	ApoB	高胆固醇血症	是	Ⅰ 期
QPI-1002(I5NP)	Quark	前体凋亡蛋白 p53	急性肾损伤	是	Ⅱ 期
ALN-TTR01	Alnylam	TTR	淀粉样变性	是	Ⅰ 期

11.2.2.1　治疗眼部疾病的 siRNA 药物

美国费城 Acuity 制药公司（现与另一家眼科公司合并，重新命名为 OPKO）应用 RNA 干扰技术开发的第一个 RNAi 药物 Bevasiranib 于 2004 年获得 FNA 批准进入Ⅰ期临床。2006 年 9 月，129 名湿性老年性黄斑变性（AMD）患者参与的Ⅱ期临床试验大获成功。2007 年 7 月，Bevasiranib 启动了Ⅲ期临床试验。然而，令人惋惜的是Ⅲ期临床试验的结果不佳。于 2009 年 3 月，OPKO 公司在独立数据监控委员会的建议下终止Ⅲ期临床试验。有研究表明，裸露的双链 RNA 的眼内抗血管生成作用是由自身免疫系统调节的，而非通过 RNA 干扰。

目前，以眼部为靶器官的 siRNA 药物有 3 个，包括 PF-04523655 和 QPI-1007、SYL-040012，具体见表 11-1。

11.2.2.2　治疗先天性厚甲症的 siRNA 药物

由 TransDerm 开发的 TD101，用于先天性厚甲症的治疗，于 2008 年 2 月进入了Ⅱ期临床试验阶段。先天性厚甲症是由解码那些为皮肤细胞提供结构完整性的角蛋白的基因突变导致的显性遗传疾病。TD101 旨在抑制变异角蛋白的产生，且已被 FDA 依照《罕用药法案》批准为用于治疗罕见疾病的指定药品。TD101 标志着首次将 siRNA 技术用于治疗皮肤疾病，同时也是针对突变基因的首个 siRNA 药物。

11.2.2.3　抗病毒的 siRNA 药物

Alnylam 公司的抗病毒药物 ALN-RSV01 用于治疗呼吸道合胞体病毒（RSV）感染。

ALN-RSV01 沉默 RSV 复制所必需的 N 基因，从而抑制病毒繁殖。2006 年到 2007 年进行的 I 期临床试验结果表明，ALN-RSV01 的安全性和耐受性。2008 年初，88 名志愿者接种 RSV 参与了 II 期 GEMINI 试验，结果表明 ALN-RSV01 有抗病毒活性。2010 年 2 月，ALN-RSV01 进入了 II 临床试验阶段，该阶段由 76 名感染 RSV 的肺移植患者参与，2012 年 12 月完成该项试验。ALN-RSV01 是首个进入临床试验的抗病毒 RNAi 药物。

11.2.2.4　治疗哮喘的 siRNA 药物

Excellair 为 ZaBeCor 公司研制的 siRNA 药物，能够抑制炎症起始信号 Syk 激酶的表达，从而阻止多种炎性介质的释放，对支气管哮喘、应变性鼻炎等炎性疾病起到治疗作用。2009 年 9 月正式进入 II 期临床试验。Excellair 以非受体型酪氨酸激酶为靶向，抑制炎症的初始信号步骤，因为 ZaBeCor 公司认为除了哮喘以外，Excellair 还可以治疗其他炎性疾病，包括应变性鼻炎、风湿性关节炎、心血管疾病和其他验证病变。

11.2.2.5　治疗癌症的 siRNA 药物

Calando 公司研发的静脉给药 siRNA 药物 CALAA-01 于 2008 年 4 月获得 FDA 批准进入 I 期临床，该药物通过下调核糖核苷酸还原酶 M2 亚基的表达，达到阻止肿瘤细胞增殖的作用。

Atu027 是 Slience Therapeutics 研发的治疗晚期实体瘤的 siRNA 药物，作用靶点为 PKN3 临床前研究中，Atu027 对多种肿瘤均有抗肿瘤活性，包括胃肠道（包括胰）肿瘤、前列腺肿瘤、黑色素瘤、肝脏肿瘤等，并在老鼠和灵长类动物中未发现遗传毒性。

11.2.2.6　治疗高胆固醇血症的 siRNA 药物

Tekmira 研发的纳米技术也用于转运 TKM-ApoB 来治疗高胆固醇血症。2009 年 7 月进入 I 期临床，17 名受试者分 7 组接受不同剂量的 TKM-ApoB，同时有 6 名受试者接受安慰剂。2010 年 2 月发布的结果显示，受试者对 TKM-ApoB 有良好的耐受性，并且无肝脏毒性。同时，在最高剂量组的 2 名受试者有 1 名出现了类似感冒样症状。ApoB 蛋白和低密度脂蛋白分别减少 21.2% 和 16.3%。

11.2.2.7　治疗甲状腺素淀粉样变性的 siRNA 药物

2010 年 7 月，Alnylam 公司宣布其研发的 ALN-TTR01 进入 I 期临床试验。ALN-TTR01 用于治疗 TTR 突变导致的淀粉样变性，包括家族心肌淀粉样变性和家族多神经淀粉样变性。同时，ALN-TTR01 使用了 Tekmira 公司的 SNALP 纳米转运技术用于系统转运。

随着我们对 RNA 干扰技术的深入了解，siRNA 作为基因沉默治疗的潜力将被不断挖掘。随着纳米转运技术的不断改进，siRNA 的转运问题将得到妥善解决。我们有理由相信，siRNA 极有可能会成为继小分子药物、生物药品之后的第三大类别的特殊基因药物应用于临床治疗。

11.3　核酸抗肿瘤药

肿瘤是一类严重危害人类生命健康的疾病，表现为细胞过度增殖、分化异常。WHO 专家预测，2020 年全球人口 80 亿，肿瘤发病人数将达到 2000 万人，死亡将达到 1200 万人。肿瘤将成为 21 世纪人类第一杀手，对人类生存构成最严重威胁。

11.3.1 肿瘤基因

肿瘤形成的原因错综复杂，涉及细胞学、免疫学、分子遗传学和医学各方面的因素。大量的研究表明，肿瘤的发生和演进与细胞内遗传物质的变化和功能异常相关。在机体的生命活动过程中，细胞内以及细胞外环境中各种因素，如化学物质、物理射线和病毒等，都可影响细胞 DNA 复制，诱导基因产生突变。所有的肿瘤（包括大多数有明显遗传倾向的肿瘤）都是体细胞突变的结果，这些基因突变主要发生在原癌基因、肿瘤抑制基因和 DNA 修复基因这 3 类细胞基因。

癌基因（oncogene）和原癌基因的概念是在研究肿瘤病毒时逐渐形成的。据统计，原癌基因约占人体全部基因的 0.1%～1%。迄今为止，已分离和鉴定出的原癌基因有 100 多种。研究发现，原癌基因是一类控制细胞生长调控的关键蛋白基因，经常处于活跃状态，是机体生长发育不可缺少的，而且原癌基因的活性受到严格的调控，所以并不导致癌症的发生。

原癌基因在个体发育和细胞分裂的一定阶段十分重要，但在成体或平时不表达或表达抑制。细胞中的原癌基因可以由多种机制激活，包括点突变、基因重排、基因扩增及癌基因甲基化改变等。当原癌基因被激活成为癌基因时，细胞发生恶性转化而成为癌细胞。

经过对几种癌、癌旁组织和正常组织 DNA 的分析，确定某些癌基因（h-ras、c-myc）低甲基化和抑癌基因高甲基化改变是细胞癌变的一个重要特征，同时甲基化状态的改变与基因点突变、基因缺失及表达异常的发生有密切关系。

癌基因甲基化水平与肿瘤的生物学特性密切相关，癌基因 DNA 甲基化水平愈低，其表达水平愈高，肿瘤的生物学特性愈复杂。因此，随着技术方法的改进，DNA 甲基化状态的分析有可能成为判断肿瘤生物学特性及临床预后的重要指标之一。另外，甲基化转移酶在 DNA 甲基化过程中的作用及机制也是一个需要研究的重要问题。

11.3.2 肿瘤抑制基因

肿瘤抑制基因的功能是通过抑制细胞的过度生长而不使肿瘤形成，已在不少肿瘤中证实了相应的抑制基因的存在、缺失及其在肿瘤中的作用。这些肿瘤在临床上大多呈染色体显性遗传方式；但从基因水平上看，都是阴性的。隐性纯合才能使细胞恶性转化，这是肿瘤抑制基因致癌的先决条件，所以肿瘤抑制基因又称隐性癌基因（recessive oncogene）。

基因突变普遍存在于各种肿瘤抑制基因中。总的来说，肿瘤抑制基因的失活需要两次突变。第一次突变往往发生在生殖细胞中，其发生的方式有点突变、缺失及重组等；第二次突变则发生在体细胞中，经常局限在肿瘤抑制基因内部或其附近，有时是等位基因的损伤，甚至是全部缺失；也有例外，如散发型视网膜母细胞瘤的两次突变都发生在体细胞中。第二次突变对肿瘤的形成起主要的作用。

随着细胞增殖动力学、药物代谢动力学与免疫学等方面研究的迅猛发展，以及细胞生物学、分子生物学的崛起，抗肿瘤药物的研究已经进入分子水平，从传统的细胞毒类药物向针对机制的多环节作用的新型抗肿瘤药物发展，作用机制新颖的抗肿瘤药物不断进入临床。常见种类如下：

（1）干扰核酸生物合成 药物分别在不同环节阻止 DNA 的生物合成，属于抗代谢物。根据药物主要干扰的生化步骤或抑制靶酶的不同，可进一步分为：①二氢叶酸还原酶抑制剂，如甲氨蝶呤；②胸苷酸合成酶抑制剂，如氟尿嘧啶；③嘌呤核苷酸互变抑制剂，如巯嘌呤；④核苷酸还原酶抑制剂，如羟基脲；⑤DNA 多聚酶抑制剂，如阿糖胞苷。

（2）直接影响 DNA 结构与功能 药物分别破坏 DNA 结构或抑制拓扑异构酶活性，从而影响 DNA 的复制和修复功能。包括：①DNA 交联剂，如氮芥、环磷酰胺和塞替派等烷化剂；②破坏 DNA 的铂类配合物，如顺铂；③破坏 DNA 的干扰素，如丝裂霉素和博来霉素；④拓扑异构酶抑制剂，如喜树碱类和鬼白毒素衍生物。

（3）干扰转录过程和阻止 RNA 合成　药物可嵌入 DNA 碱基对之间，干扰转录过程，从而阻止 mRNA 的形成，属于 DNA 嵌入剂。如多柔比星等蒽环类抗生素和放线菌素 D。

（4）其他　作用于 Ras 蛋白的靶点；阻滞癌基因的表达；对肿瘤基因的残基进行甲基化；肿瘤诱导分化剂；DNA 修复；肿瘤耐药性逆转；无毒病毒运载工具。

目前抗肿瘤药物已发展到 6 大类：①抗代谢药；②烷化剂；③细胞毒素类抗生素；④植物生物碱和其他天然药；⑤抗肿瘤激素类；⑥铂类及其他抗肿瘤药。2010 年在整个抗肿瘤药物市场中抗代谢药占据 15.75％的市场份额，居第 3 位。该类药物大多为核苷类似物，是利用生物电子等排原理，将 DNA 复制中所需的嘌呤核苷、嘧啶核苷等单元物质的结构作为化学修饰而得，经细胞内三磷酸化后，通过抑制脱氧核苷三磷酸（dNTPs）的合成、掺入 DNA 或 RNA 分子中干扰细胞复制、竞争性抑制 DNA 聚合酶等作用，特异性干扰核酸的代谢，阻止细胞的分裂和繁殖，最终导致肿瘤细胞死亡。

11.4　核苷类似物

11.4.1　嘌呤类似物

嘌呤类似物已上市品种包括巯嘌呤（mercaptopurine，6-MP）、巯鸟嘌呤（tioguanine，6-TG）和硫唑嘌呤（azathioprine），均为抑制嘌呤合成途径的细胞周期特异性药物，化学结构与次黄嘌呤相似，因而能竞争性地抑制次黄嘌呤的转变过程，用于急性淋巴细胞性白血病（ALL）缓解期的维持治疗。目前此类药物的研究已少有报道。

11.4.2　鸟苷类似物

鸟嘌呤核苷类药物奈拉滨（Nelarabine）为脱氧鸟嘌呤核苷（dGuo）类似物 9-β-D-阿糖呋喃鸟嘌呤（ara-G）的水溶性前药，其体内转化后的 ara-GTP 在 T 细胞内比在 B 细胞内累计得更快更多，因此奈拉滨对 T 细胞有更强的选择性细胞毒作用。该产品 2005 年 10 月获得美国 FDA 的批准，成为治疗至少对两种化疗方案无反应或治疗后又复发的急性 T 细胞淋巴母细胞性白血病（T-ALL）和 T 细胞淋巴母细胞性淋巴瘤（T-LBL）的新药，2006 年在美国正式上市。目前尚未在中国上市。

美国 BioCryst 制药公司研发的 Forodesine 盐酸盐（BCX-1777），属于鸟嘌呤核苷类似物，利用 NH 基团取代了核糖环上的氧原子，是嘌呤核苷磷酸化酶（PNP）的抑制剂。Forodesine 优先黏附、抑制嘌呤核酸磷酸（PNP），导致脱氧鸟苷三磷酸酶积累，进而抑制核苷二磷酸还原酶合成，最终阻止 DNA 合成。该化合物可以选择性诱导或导致恶性 T 淋巴细胞凋亡。Forodesine 已获得美国 FDA 批准三个适应证的临床研究：T 细胞非霍奇金淋巴瘤，包括皮肤 T 细胞淋巴癌；白血病，包括幼淋巴细胞白血病、成人 T 细胞白血病、毛细胞白血病等相关白血病；以及对 B-ALL 的治疗。同时，美国 FDA 还对 Forodesine 治疗复发性或难愈性 T 细胞白血病的研究提供"快速通道"程序，并且用 Forodesine 的一种口服剂型制定的 CTCL 关键临床试验已经获得了 FDA 的特别评估方案（SPA）。

11.4.3　腺苷类似物

此类已上市品种有氟达拉滨（Fludarabine）、克拉屈滨（Cladribine）和氯法拉滨（Clofarabine)。

氟达拉滨是第一个用于临床治疗 B 细胞慢性淋巴细胞性白血病（B-CLL）的腺苷类似物口服制剂，但对乳腺癌、结肠癌、头颈癌等实体瘤疗效不佳。最近的体内和体外研究显示，氟达拉滨在急性髓细胞白血病（AML）的治疗中也有重要地位。氟达拉滨与阿糖胞苷（ara-C）联用，可发挥协同作用，增加髓细胞白血病细胞内三磷酸阿糖胞苷（ara-CTP）的浓度，后者是 ara-C 的有效代谢产物，从而提高疗效。另外，一些应用氟达拉滨治疗 B 细胞非霍奇金淋巴瘤（B-NHL）的研究也在开展中。

克拉屈滨可选择性杀死脱氧胞苷激酶（dCK）含量高于脱氧核苷酸酶的细胞，因此对淋巴细胞有高度特异性，可以有效地治疗淋巴细胞增殖类疾病，如 CLL、毛细胞血友病、非霍奇金淋巴瘤以及急性髓细胞白血病（AML），对实体瘤作用较弱。克拉屈滨作为一种腺苷脱氧酶抑制剂，最初由美国强生公司开发，并于 1993 年 2 月首次在美国上市。近二十年来的临床应用显示，克拉屈滨可以有效地治疗淋巴细胞增殖类疾病，但其一个重要缺点是其口服生物利用度只有 50%，原因是该化合物在酸性环境下不稳定，并且能被细菌的核苷酸磷酸酶所降解，影响了其临床应用。2011 年默克雪兰诺公司与梯瓦公司合作开发了克拉屈滨片，用于多发性硬化症的治疗（multiple sclerosis），已被俄罗斯和澳大利亚批准上市。

氯法拉滨将克拉屈滨和氟达拉滨的优势集于一体，既抑制 DNA 聚合酶，又抑制腺苷脱氧酶。氯法拉滨是十多年来首个获 FDA 批准专门用于儿童白血病治疗的化疗药，针对白血病总体有效率高，既可以静脉给药，也可以口服。氯法拉滨还具有潜在广谱抗肿瘤特性，在用于治疗急性淋巴细胞性白血病（ALL）的同时，最新在美国还用于其他恶性肿瘤的临床研究，其中对 AML 处于注册前阶段、骨髓增生异常综合征（MDS）处于 II 期临床研究阶段，它的临床应用还会进一步拓展。

阿卡地新（Acadesine，Acadra™），化学名为 5-氨基-1β-D-呋喃核糖基咪唑-4-酰胺（5-amino-1β-D-ribofuranosylimidazole-4-carboxamide），是 Advancell 公司开发的腺苷酸活化激酶激活剂，用于治疗 B-CLL。Acadesine 是 5-氨基咪唑-4-酰胺衍生化的嘌呤核苷类似物，为具有 B 细胞凋亡活性的核苷酸合成前体，通过新颖的 B 细胞特异性和非 p53 通路来发挥作用。细胞内吞后，Acadesine 被磷酸化为类似单磷酸腺苷（AMP）的 AICA 核苷酸（ZMP）。腺苷酸活化激酶（AMPK）和 AMPK 激酶（AMPKK）由 ZMP 激活，由此达到诱导细胞凋亡的必需条件。Acadesine 诱导细胞凋亡同时需要线粒体释放细胞色素 c 以及半胱氨酸蛋白酶独立于 p53 的激活。目前在欧盟国家进行的 I / II 期研究结果表明，Acadesine 具有可接受的安全性和白血病耐受剂量。在治疗淋巴细胞性白血病以外，同时开展 Acadesine 在其他疾病方面的应用。

HDP-15.0022（EPO-氯法拉滨），化学名为 [2-氯-9-(2′-脱氧-2′-氟-β-D-阿拉伯呋喃糖基)腺嘌呤]-5′-磷酸-(2-癸氧基-3-十二烷氧基)丙酯{[2-chloro-9-(2′-deoxy-2′-fluoro-β-D-arabino-furanosyl)adenine]-5′-phosphoric acid-(2-decyloxy-3-dodecyloxy)propyl ester}，是由德国 Wilex 制药公司开发的具有口服活性的氯法拉滨衍生化核苷，用于治疗吉西他滨耐受的胰腺癌。利用 EPO 前药技术，有希望开发为每日用药的氯法拉滨前体药物。它可作为单一用药或与吉西他滨联用。目前处于临床前研究阶段。

11. 4. 4 尿嘧啶类似物

氟尿嘧啶（Fluorouracil，5-FU）为尿嘧啶 5 位氟代衍生物，属细胞周期特异性药物，主要抑制 S 增殖期细胞。本品在体内先转变为 5-氟-2-脱氧尿嘧啶核苷酸，后者抑制胸腺嘧啶核苷酸合成酶，阻断脱氧尿嘧啶核苷酸转变为脱氧胸腺嘧啶核苷酸，从而抑制 DNA 的生物合成。5-FU 是第一个根据一定设计而合成的抗代谢药，上市几十年来，一直是世界上应用最广的抗癌药之一，对各种实体瘤均有明显疗效，也是治疗胃肠道肿瘤和乳腺癌的首选和基本用药，相关的化疗方案以及临床研究也取得了很多的进展。但 5-FU 毒性较大，会引起严重的消化道反应和骨髓抑制等不良反应。将氨基酸、短肽、葡萄糖、高分子化合物、杂环等引入 5-FU 分子中，可克服其吸收差的缺点，同时可提高选择性，由此衍生出一系列后续品种。

替加氟（Tegafur）为氟尿嘧啶的衍生物，在体内经肝脏活化逐渐转变为氟尿嘧啶，从而发挥抗肿瘤作用。其作用机理、疗效及抗瘤谱与氟尿嘧啶相似，但作用持久，吸收良好，毒性较低。化疗指数为氟尿嘧啶的两倍，毒性仅为氟尿嘧啶的 1/4～1/7。双呋氟尿嘧啶（Tegadifur）为替加氟的衍生物，其化疗指数为替加氟的两倍，毒性仅为其 1/3～1/2。卡莫氟（Carmofur）为氟尿嘧啶的衍生物，口服吸收迅速，在体内缓慢释放出氟尿嘧啶发挥抗肿瘤作用。去氧氟尿苷（Doxifluridine）为新的氟代嘧啶系列药物之一，作为氟尿嘧啶的前体药物，服用后在体内被嘧啶核苷磷酸化酶转换成游离的 5-FU 而发挥疗效。

卡培他滨（Capecitabine）是第一个肿瘤内激活的口服氟尿嘧啶氨甲酸酯衍生物，为 5-FU 前药，由瑞士罗氏公司开发，1998 年 9 月获得美国 FDA 批准上市，于 2001 年正式在中国上市，商品名为希罗达（Xeloda）。适用于联合化疗治疗晚期或转移性结直肠癌、晚期或转移性胃癌；也适用于紫杉醇和化疗方案治疗无效的晚期原发性或转移性乳腺癌的进一步治疗。希罗达的开发目的是模拟 5-FU 持续输注疗法，并可优先在肿瘤组织内产生 5-FU，该药物在肠道迅速吸收后，经肝脏三种酶（胞苷脱氨酶、羧酸酯酶和胸苷磷酸化酶）依次水解转化为活性代谢物 5-FU。胞苷脱氨酶在肿瘤组织和肝脏中的活性高于正常组织，羧酸酯酶几乎只存在于肝内，胸苷磷酸化酶在实体瘤的分布量比周围正常组织高 10 倍以上，因此卡培他滨的释放具有靶向性，在维持高效抗肿瘤活性的同时减轻了耐受性。希罗达为口服制剂，使得长期持续用药成为可能，其效果类似 5-FU 的持续输注，但无中心静脉通道的并发症和不便，与静脉疗法相比，可被大部分病人接受。卡培他滨在中国整个抗肿瘤药物医院市场中占有 3%～4% 的市场份额，居抗代谢类药物的第 1 位。

Eniluracil（5-乙炔基尿嘧啶，5-Ethynyluracil）是一种强有力的二氢嘧啶脱氢酶（尿嘧啶还原酶）抑制剂，而尿嘧啶还原酶是一种能迅速分解 5-FU 的酶。Eniluracil 与 5-FU 的联用最先由葛兰素史克（GSK）公司进行研究。尽管从 I 期临床试验和 II 期临床试验看来疗效很好，然而在两项多中心 III 期结直肠癌临床试验中，发现它通常比控制治疗产生更低的抗肿瘤活性，研究随即停止。之后，Adherex 公司继续开发此品种，优化剂量以及与 5-FU 的比例。目前该药正在俄罗斯、加拿大、英国、美国进行 II 期临床试验，其他国家未见报道。

11.4.5　胞苷类似物

在抗代谢类药物的研发中，此类品种为最为活跃的研究领域，目前已上市的代表产品有阿糖胞苷、吉西他滨、阿扎胞苷和地西他滨。

阿糖胞苷（Cytarabine，ara-C）为最早的胞苷类抗代谢药物，20 世纪 60 年代上市，主要作用于细胞的 S 增殖期，通过体内激酶磷酸化后转为阿糖胞苷三磷酸及阿糖胞苷二磷酸，抑制细胞 DNA 的合成，干扰细胞的增殖。ara-C 主要与其他药物联合治疗急性白血病，对恶性淋巴瘤、肺癌、消化道癌、头颈部癌有一定疗效。由于 ara-C 会造成严重的骨髓抑制和白细胞、血小板减少等副作用，因此此类胞苷衍生物相继被开发。

艾西拉滨（Elacytarabine，CP-4055），化学名为 4-氨基-1-{[5-O-反-9-十八碳单烯酸酯基]-β-D-阿拉伯呋喃糖基} 嘧啶-2(1H)-酮。艾西拉滨是由挪威 Clavis Pharma 公司进行开发的治疗急性髓细胞白血病（AML）的药物。作为阿糖胞苷的 $5'$-反油酸酯前药，CP-4055 在胞内通过胞苷激酶作用转换为三磷酸化阿糖胞苷，并随后与胞苷竞争掺入 DNA，从而抑制 DNA 合成。与阿糖胞苷相比，CP-4055 提高了细胞吸收和保留，增加了胞苷激酶对阿糖胞苷的三磷酸化活性，降低胞苷脱氨酶活性和脱氨化作用，从而增加对 DNA 合成的抑制作用。该化合物同时具有阿糖胞苷不具备的抑制 RNA 合成作用。针对此化合物抑制机制的研究使得人们重新认识了阿糖胞苷的代谢。阿糖胞苷主要的跨膜转运载体人核苷转运体-1（hENT1），已被确定为产生耐药性的重要媒介。艾西拉滨是阿糖胞苷的 $5'$-反油酸酯。作为脂溶性的衍生物，这种新型的分子进入细胞不依靠 hENT1，并相对其母药能提高活性阿糖胞苷代谢物的胞内水平。艾西拉滨的临床前研究显示延长了胞内潴留以及阿糖胞苷耐药模型中明显的细胞毒性。在临床研究中，Ⅰ期、Ⅱ期试验报告表明，艾拉西滨有很好的安全范围和临床反应，早期的响应率为 $15\% \sim 26.7\%$。

MB-7133 为美国 Ligand 制药公司开发的用于治疗肝癌的药物。MB-7133 是阿糖胞苷单磷酸（ara-CMP）形式的一种 HepDirect 前药，$5'$-磷酸进行 1,3-丙烷基酯化，同时包含一个 4-芳基环状取代基。其设计意图是有选择性地释放 ara-CMP 到表达 CYP3A4 的肝细胞中，同时在血浆及肝外组织中保持无活性前药形态，以此提高活性药物的浓度，用于治疗原发性肝细胞癌（HCC）。在美国进行的 Ⅰ/Ⅱ 期研究显示，MB-7133 针对肝内肿瘤的复发有效率高，同时其在不可切除的 HCC 患者中的耐受剂量达到 $1800mg/(m^2 \cdot 天)$。2011 年 1 月，中国海南凯华制药公司美国加利福尼亚分公司 Chiva 制药公司从 Ligand 制药公司获得了 MB-7133 在中国的开发和上市权，并获允将 HepDirect 技术用于在全球开发治疗乙肝和 HCC 的新化合物。该药目前正在香港和美国进行 Ⅱ 期临床试验，国内处于临床前阶段。

Thiarabine（$4'$-thio-cytarabine，OSI-7836），由 Southern 研究所开发并授权给 Access 公司，通过合理的设计使得活性高于阿糖胞苷与吉西他滨，利用硫原子取代核糖环中的氧原子结构。在临床前研究中，Thiarabine 对多种不同的实体瘤移植模型都显示出了突出的活性。相对于其他药物，Thiarabine 具备更强的抗肿瘤活性的原因可能是：胞内半衰期更长；降低了对脱氨酶灭活作用的敏感度；对 DNA 复制更强的抑制作用；促进了半胱氨酸蛋白酶 3 和 PARP 的分解作用并导致细胞凋亡以及肿瘤细胞死亡；抑制内皮细胞和体内血管再生的激酶信号转导通路。两Ⅰ期实体瘤临床研究已经表明 Thiarabine 具有良好前景的疗效和安全性。目前在美国进行急性骨髓性白血病（AML）和急性淋巴细胞性白血病（ALL）的Ⅱ期临床试验。

沙帕他滨（Sapacitabine）是一种口服抗癌胶囊，正在由 Sankyo 进行开发。它抑制 DNA α-聚合酶，并且通过掺入 DNA 链的合成，使得所生成的寡聚核苷酸的 $3'$-磷酸二酯键断裂，从而导致 DNA 链停止增长。胞苷脱氨酶和脱氧胞苷激酶参与了沙帕他滨机制的激活和终止，当这两种酶比例较低时，沙帕他滨就体现出抗癌活性，能有效延长细胞周期中 S 期和 G_2 期的时间。沙帕他滨在对胃癌、肺癌、结肠癌、乳腺癌、肝癌、胰腺癌和白血病等的治疗方面很有开发前景。该药在美国及日本正在Ⅲ期临床试验，其他国家暂没有研究报道。

吉西他滨（Gemcitabine）为 $2'$ 位双氟代脱氧胞苷类似物，同属细胞周期特异性抗肿瘤药。最初由礼来公司开发，1996 年在美国上市，商品名为健择（Gemzar）。与 ara-C 机理类似，主要杀伤处于 S 期（DNA 合成）的细胞，在一定条件下，可以阻断细胞增殖由 G_1 向 S 期的进展。适用于治疗中、晚期非小细胞肺癌，局部晚期或已转移的胰腺癌。目前，健择已在 90 多个国家获得批准使用，成为治疗非小细胞肺癌的一线药物和治疗胰腺癌的"金标准"。吉西他滨在中国整个抗肿瘤药物医院市场中份额中，居抗代谢类药物第 2 位，仅次于卡培他滨。同时吉西他滨也被批准用于卵巢癌、乳腺癌、膀胱癌、胆囊癌的临床治疗中，针对子宫颈癌等其他类型实体瘤的临床试验正在进行中。

作为吉西他滨品种的延续，Eilly 公司正在进行代号为 LY-2334737 的开发。LY-2334737 是吉西他滨通过酰胺键连接丙戊酸的口服前药，使其能够绕过肠黏膜上皮细胞和门脉循环的水解，从而避免未修改吉西他滨广泛存在的初次代谢问题。此外，随着酰胺键的断裂，吉西他滨逐步释放，可确保更多的癌细胞在进入 G_1/S 期细胞周期时可以接触到更高浓度的吉西他滨，提高了药效。相比吉西他滨静脉给药，LY-2334737 产生更低的吉西他滨血浆峰值和较低毒性，从而提高治疗指数。该化合物单一用药或联合治疗的 I 期临床试验正在进行。

与其他胞苷类似物不同，阿扎胞苷（Azacitidine，5-AC）和地西他滨（Decitabine）均为 5-氮杂胞苷类似物，具有独特的甲基化转移酶抑制剂作用。肿瘤细胞中的抑癌基因（如 $p21$、$WAF1$、$p16INK4a$）和编码细胞正常分化相关蛋白的基因如 $18S\ rRNA$、$RPL13A$、$OAZ1$ 会因过度甲基化而造成基因沉默（gene silencing）。上述两种药物磷酸化后与 DNA 甲基转移酶共价结合，使 DNA 去甲基化，上述相关基因被激活，导致细胞分化或凋亡，从而发挥抗肿瘤作用。同时也可被掺入 RNA，从而扰乱正常 RNA 功能并破坏 tRNA 胞嘧啶-5-甲基转移酶的活性。

地西他滨凭借其直接作用于 DNA 的独特机制成为临床治疗罕见病骨髓增生异常综合征（MDS）的一线药物。已发现 DNA 过度甲基化涉及几乎所有肿瘤，因此地西他滨可能具有广谱抗肿瘤活性，针对多种实体瘤的临床试验研究已进入 II 期。

SGI-110 是皮下注射的 DNA 甲基转移酶 1（DNMT1）抑制剂，正在由 SuperGen 开发用于治疗 MDS、急性骨髓性白血病（ALL）和实体瘤。它是地西他滨活性前药，因此通过已知的化学结构可以缩短开发周期，有希望成为用于治疗实体瘤的潜在载体。针对骨髓增生异常综合征和 ALL 的 I 期临床试验，于 2012 年在美国完成。

Ethynylcytidine（3′-C-ethynylcytidine，TAS-106），是由 Taiho 公司开发的 3′位乙炔基修饰的具有潜在抗肿瘤和放射增敏活性的胞苷化合物。Ethynylcytidine 在肿瘤细胞中代谢为三磷酸 Ethynylcytidine（ECTP），通过竞争性抑制 RNA 聚合酶 I、II 和 III 来抑制 RNA 合成；随后，核酸酶 L 被激活，从而导致细胞凋亡。目前在美国、日本等多个地区完成了头颈部肿瘤的 II 期临床试验，研究结果尚未公布。

11.4.6　其他核苷类似物

磷酸曲西立滨（Triciribine Phosphate，VQD-002）为三环核苷酸类似物，是 20 世纪 90 年代开发的抗癌化合物，但由于多种原因而被放弃。该化合物现由 VioQuest 制药公司开发，最新发现该化合物可以抑制 Akt 磷酸化，作为一种 Akt 信号通路的选择性抑制剂。它可以选择性地抑制 Akt1、Akt2 和 Akt3 的磷酸化和活化，但并不影响 Akt 激酶以及 Akt 上游活化剂（例如 PI3 激酶 PDK1）的活性，从而抑制细胞生长并诱导异常表达 Akt 的细胞凋亡。Akt 是丝氨酸/苏氨酸蛋白激酶，在正常细胞中是没有活性的，但在多种肿瘤中该蛋白激酶高度磷酸化，活性显著增强。由于其新的作用机制，很有希望成为治疗某些特定肿瘤的靶向药物。目前在美国进行针对多个肿瘤的 II 期临床试验。

11.5　核酸类药物的研究进展

核酸（RNA、DNA）是由许多核苷酸以 3′,5′-磷酸二酯键连接而成的大分子化合物。在生物遗传、变异、生长发育以及蛋白质合成等方面起着重要作用。核苷酸是核酸的基本结构，核苷酸又由碱基、戊糖和磷酸三部分组成，碱基与戊糖组成的单元叫核苷。生物体内核酸代谢与核苷酸代谢密切相关。核酸类药物包括核酸、核苷酸、核苷、碱基及其衍生物。

具有天然结构的核酸类物质，都是生物体合成的原料，或是蛋白质、脂肪、糖等生物合成、降解以反能量代谢的辅酶。机体缺乏这类物质会使生物体代谢造成障碍，发生疾病。提供这类药物，有助于改善机体的物质代谢和能量代谢平衡，加速受损组织的修复，促使机体恢复正常生理机能。临床已广泛使用于血小板减少症、白细胞减少症、急慢性肝炎、心血管疾病、肌肉萎缩等代谢障碍性疾病。属于这一类的核酸类药物有肌苷、ATP、辅酶 A、脱氧核苷酸、肌苷酸、鸟三磷（GTP）、胞三磷（CTP）、尿三磷（UTP）、腺嘌呤、腺苷、5′-核苷酸混合物、2′,3′-核苷酸混合物、辅酶 I 等。这些药物多数是生物体自身能够合成的物质，它们基本上都可以经微生物发酵或从生物资源中提取生产。

自然结构碱基、核苷、核苷酸结构类似物或聚合物类药物是当今治疗病毒性疾病（包括艾滋病）肿瘤的重要药物，也是产生干扰素、免疫抑制剂的临床药物。这类药物大部分自然结构的核酸类物质通过半合成生产。临床上用于抗病毒的这类药物有三氟代胸苷、叠氮胸苷等，此外还有氮杂鸟嘌呤、巯嘌呤、氟胞嘧啶、肌苷二醛、聚肌胞、阿糖胞苷等都已用于临床。

核酸药物是各种具有不同功能的寡聚核糖核苷酸（RNA）或寡聚脱氧核糖核苷酸（DNA），主要在基因水平上发挥作用。一般认为，核酸药物包括 Aptamer、抗基因（antigene）、核酶（ribozyme）、反义核酸（antisence nucleic acid）、RNA 干扰剂。由于其具有特异性针对致病基因，也就是说具有特定的靶点和作用机制，因此核酸药物具有广泛的应用前景。

11.5.1　Aptamer

Aptamer 指的是能结合蛋白质或其他小分子物质的单链或双链寡核苷酸。体外筛选技术的发展和 PCR 技术的应用，使得 Aptamer 的研究近年来有了长足的进步，筛选到了一大批能与各种蛋白质或小分子特异紧密结合的核酸分子（Aptamer）。这些 Aptamer 包含了 RNA、双链 DNA、单链 DNA 等多种形式的寡聚核苷酸，其配体的性质各异。用于抗病毒的 Aptamer 多为 RNA 分子，与基因表达调控有关的重要病毒蛋白作为其作用靶点，如 HCV NS3-4A 蛋白酶等均是理想的药物筛选靶点。

11.5.2　抗基因

抗基因（antigene）核酸化合物能与基因组在复制泡或转录泡处结合，对两个过程都有影响，但只对转录过程的影响具有基因特异性。目前发现的抗基因大多是 DNA。Roy 等人设计了与干扰素表达调控元件特异性结合的寡核苷酸，可抑制干扰素的表达。研究表明，β-arrestin2有望成为抑制吗啡耐受的形成以及逆转吗啡耐受状态的有效靶点。高峰等人构建携带 β-arrestin2 抗基因 RNA 的表达载体可有效下调 NG108215 神经细胞 β-arrestin2 的表达，实现基因沉默效应。

11.5.3　核酶

核酶（ribozyme）指具有催化功能的 RNA 和 DNA，分别称为酶性 RNA 和酶性 DNA，两者均为核内酶（nucleozyme）。理论上，通过人工设计，核酶可以从 mRNA 水平对活体细胞内的任何基因进行灭活，从而调控相应蛋白的表达，以达到治疗疾病的目的。目前对于核酶治疗癌症等的研究较多。王祎琴等利用小发卡状 RNA 单独及联合脱氧核酶对鼻咽癌细胞中 EB 病毒潜伏膜蛋白 1（LMP1）基因表达的抑制作用进行研究，研究发现，小发卡状 RNA 联合脱氧核酶能够提高抑制膜蛋白 1 基因表达的效率，为探讨联合基因治疗在鼻咽癌基因治疗中的可行性提供实验基础。血管内皮生长因子（VEGF）的过表达在肿瘤组织血管形成中起着重要作用，已经明确报道，大多数结肠癌组织的 VEGF 存在过表达。常树建等成功构建了抗 VEGF 发卡状核酶腺病毒载体，发现其对人结肠癌 HT-29 细胞感染率可达 80％，并对其 VEGF 的表达有明显的抑制作用。抗 VEGF 发卡状核酶在卵巢肿瘤细胞及移植瘤上也显示了一定的抗肿瘤作用。

11.5.4 反义核酸

反义核酸（antisence nucleic alid）是指能与特定 mRNA 精确互补、特异阻断其翻译的 RNA 或 DNA 分子。利用反义核酸特异地封闭某些基因表达，使之低表达或不表达，这种技术即为反义核酸技术。它包括反义 RNA、反义 DNA 和核酶三大技术。与传统药物主要是直接作用于致病蛋白本身的原理相比，反义核酸作为直接作用于致病编码基因的治疗药物，显示出诸多优点：①高度特异性，反义核酸药物通过特异的碱基互补配对作用于靶 RNA 或 DNA，犹如"生物导弹"；②高生物活性、丰富的信息量，反义核酸是一种携带特定遗传信息的信息体，碱基排列顺序千变万化；③高效性，直接阻止疾病基因的转录和翻译；④最优化的药物设计，反义核酸技术从本质上是应用基因的天然顺序信息，实际上是最合理的药物设计；⑤低毒、安全，尚未发现反义核酸有显著毒性，尽管其在生物体内的存留时间有长有短，但最终都将被降解消除，这避免了如转基因疗法中外源基因整合到宿主染色体上的危险性。目前，应用反义核酸治疗恶性肿瘤，已在神经母细胞瘤、膀胱癌、多发骨髓瘤、乳腺癌、胃癌中取得了一定的疗效，并且以反义寡核苷酸药物的应用最为广泛有效。福米韦生（Fomivirsen）是通过美国 FDA 批准成为第一个进入市场的 ASODN 类药物。其他 ASODN 类药物 ISIS2302，ISIS3521/CGP64128A 和 G3139 等在临床试验中也表现出良好的疗效。

11.5.5 RNA 干扰剂

RNA 干扰（RNA interference，RNAi）是指在进化过程中高度保守的、由双链 RNA（double-stranded RNA，dsRNA）诱发的、同源 mRNA 高效特异性降解的现象，是生物长期进化过程中对病毒、转录因子和其他转移核酸等外源物质的防御系统。由于使用 RNAi 技术可以特异性剔除或关闭特定基因的表达，所以该技术已被广泛用于探索基因功能和传染性疾病、恶性肿瘤的基因治疗领域。胡晓霞等设计了不同的 siRNA，是针对卵巢癌细胞中的基质金属蛋白酶 9 基因。结果显示，这些 siRNA 不同程度地抑制了蛋白酶 9 基因的表达，从而抑制了卵巢癌细胞的黏附和转移。对于血液系统最主要的恶性肿瘤之一的白血病，近年来的研究表明，大部分是基因相关性肿瘤，因此，RNAi 也广泛应用于白血病的相关基因功能研究上。目前，已对 nm23、SUZ12、iASPP、PNAS2 等基因进行相关的研究，结果表明，这些基因可能参与了白血病细胞的增殖和凋亡过程。这些致病基因的研究，直接为疾病的治疗提供可行的研究基础。

第12章 神经递质

12.1 神经递质种类和特点

1921 年，洛伊（Loewi）进行外周神经系统研究，发现了第一个神经递质（neurotransmitter）。自那以来，随着科学技术的进步，人类对神经递质的探索由外周逐步深入到中枢。神经递质是人类行为的化学基础。现已发现的中枢神经递质有几十种，根据其分子结构不同大致可分为胆碱类、单胺类（去甲肾上腺素、多巴胺、5-羟色胺）、氨基酸类（如谷氨酸、γ-氨基丁酸、天冬氨酸、甘氨酸）和肽类（如加压素、生长抑素等）四类递质。其中主要的神经递质是乙酰胆碱、γ-氨基丁酸、谷氨酸、多巴胺、5-羟色胺、去甲肾上腺素、P 物质和内啡肽。

12.1.1 胆碱类递质

1970 年，赫布（Hebb）等人研究证明，乙酰胆碱（Ach）不仅是一种外周神经递质，(peripheral neurotransmitter)，而且还是一种中枢神经递质。现已发现中枢神经系统内许多部位都存在胆碱能神经元，分布也比较广泛。

脊髓前角运动神经元与支配骨骼肌接头处的神经递质是 Ach，具有 N 样作用（nicotiniaction），引起骨骼肌收缩。脊髓前角运动神经元轴突侧支与闰绍细胞（Renshaw cell）突触联系的递质也是 Ach，也具有 N 样作用。但因闰绍细胞是一种抑制性中间神经元，所以它的活动可返回抑制前角运动神经元，使骨骼肌的收缩停止。当 Ach 过多时可引起运动障碍，特征为不随意的肌肉收缩；缺少时可以引起肌肉瘫痪。

在特异感觉传入途径中，丘脑外侧核的神经元与相应大脑皮层感觉区的神经细胞形成突触联系的神经递质是 Ach，能兴奋神经元的活动，引起相应的特异感觉。脑干网状结构上行激动系统的各个环节也几乎都存在 Ach 递质，能兴奋神经元的活动，可维持大脑皮层的觉醒状态。纹状体也存在许多胆碱能神经元，尾核、壳核以及苍白球内有些神经元对 Ach 敏感，尾核内有丰富的 Ach，这些 Ach 递质系统主要参与锥体外系运动机能的调节。在中枢神经系统（CNS）中，有 Ach 的重要通路。它包括前脑基底和嗅球通路，向皮质投射与向背侧丘脑、脑桥、网状结构、前庭核、海马与 Maynert 基底核的投射。边缘系统以及大脑皮层内部也有 Ach 递质系统，海马、杏仁核、梨状区内均有些神经元对 Ach 敏感，海马环路也含有丰富的 Ach，这些 Ach 递质系统与学习记忆等机能活动有密切联系。如老年人记忆力下降可能是与这些 Ach 递质系统的功能减退有关。另外，Ach 还担任调节自主神经系统的作用，如调节心律等。

12.1.2 单胺类递质

长期以来，单胺类递质研究工作进展十分缓慢，直到 1962 年福尔克（Falck）等人研究发展的荧光组织化学技术可用于组织切片在细胞水平观察单胺的定位，单胺类递质研究工作才得到迅速发展。目前已确定的单胺类递质主要有如下几种：

（1）去甲肾上腺素（norepinephrine，NE）　中枢神经系统内 NE 能神经元分布比较集中，它主要存在于脑桥的蓝斑、中脑网状结构、延髓网状结构的腹外侧部分。在周围神经系统（PNS）中与 Ach 是仅有的 2 个神经递质。NE 由肾上腺髓质作为一种激素释放至血液中。NE 作为一种神经递质，当突触传导时由 NE 能神经元释放。它在下丘脑、杏仁核与海马的齿状核中含量高。这些神经元轴突分支多而且支配范围也很广，几乎可以到达整个脑和大部分脊髓，根据其神经纤维投射途径不同，大致可分三个系统：上行纤维可投射到大脑新皮层、边缘前脑以及下丘脑等部位，对大脑皮层的神经元起兴奋作用，可维持大脑皮层的觉醒状态；下行纤维可到达脊髓的胶质区、侧角、前角等部位；还有一部分纤维主要分布在低位脑干内部。在蓝斑下部的 NE 系统与异相睡眠（paradoxical sleep，PS）有关，破坏这个系统会导致 PS 减少。

（2）多巴胺（dopamine，DA）　中枢神经系统内 DA 能神经元主要分布在中脑黑质，中脑脚间核以及下丘脑弓状核，尤其是黑质最多。DA 是儿茶酚胺成为去甲肾上腺素（NE）的前身。在脑中一半以上的儿茶酚胺是以 DA 形式存在，故它是脑中重要的神经递质。脑内 DA 也主要由黑质的神经元合成，储存在纹状体，尾核的含量最高。按其神经纤维投射途径不同，大致也可分为三个系统：黑质纹状体 DA 递质系统，是由中脑黑质 DA 能神经元发出的纤维投射到纹状体，可抑制纹状体内 Ach 递质系统的功能，与锥体外系的机能有很大关系，如果这个 DA 递质系统功能障碍，可导致肌紧张增加，随意运动减少，面部表情呆板等；中脑边缘 DA 递质系统，是由中脑脚间核 DA 能神经元发出的纤维投射到边缘前脑；结节漏斗 DA 递质系统，是由下丘脑弓状核 DA 能神经元发出的纤维投射到正中隆起，这个DA 递质系统与调节垂体的某些激素分泌的机能有关。

（3）5-羟色胺（5-hydroxytryptamine，5-HT）　中枢神经系统内 5-HT 含量低于 NE 和DA。5-HT 能神经元主要存在于脑干近中线的中缝核内，它是由酪氨酸合成的。其发出的纤维分布到中枢神经系统的绝大部分。中缝核上部神经元发出上行纤维可投射到纹状体、丘脑、下丘脑、边缘前脑以及大脑皮层等区域，它与睡眠觉醒、情绪反应、内分泌调节等机能有关，如选择性破坏中缝核上部使 5-HT 合成发生障碍，慢波睡眠（slow wave sleep，SWS）就明显减少，可引起长期失眠。中缝核下部神经元发出下行纤维可抵达脊髓灰质的胶质区、前角以及侧角，它与躯体运动调节、内脏活动等机能有关。中缝核还有些神经元发出纤维分布在低位脑干内部。但是，脑内 5-HT 主要来自中缝核上部的 5-HT 能神经元。它的功能涉及睡眠、情感控制、镇静、疼痛调节、呕吐等。与此系统障碍有关的精神病则包括情感障碍、焦虑、思维障碍、强迫观念、强迫行为、某种物质滥用与人格障碍等。

12.1.3 氨基酸类递质

在中枢神经系统内 Ach、DA、NE 和 5-HT 等递质可能仅占神经末梢传递的很少比例。1970 年以来，麦元伦南（Mclennan）等人研究估计，Ach 递质神经末梢在中枢神经系统内不超过 10%，DA 或 NE 递质神经末梢也不超过 1%，5-HT 递质神经末梢所占的百分比更小。因此，许多研究者就把某些氨基酸作为可能是大多数中枢神经末梢的递质，进行了深入而广泛的探索。现已发现的氨基酸类递质主要有以下几种：

（1）甘氨酸（glycine，Gly） Gly主要集中于脊髓，它可能是脊髓中间神经的抑制性递质，可使突触后膜出现IPSP（inhibitory postsynaptic potential），产生超极化反应。脊髓前角内闰绍细胞的轴突末梢释放的递质可能就是Gly，从而对前角运动神经元起返回抑制作用。

（2）谷氨酸（glutamic acid，Glu） Glu是中枢神经系统（CNS）中最常见的兴奋性神经递质，在学习和记忆中有重要的作用。Glu在中枢神经系统内分布很广，含量也很丰富，尤其是在大脑皮层和脊髓背侧部分的含量较高。Glu可能是感觉传入粗纤维和大脑皮层神经元的兴奋性递质，可使突触后膜出现EPSP（excitatory postsynaptic potential），产生去极化反应。Glu可用于老年性痴呆时增加记忆和学习能力。它同时也是抑制性神经递质γ-氨基丁酸（GABA）合成的前身。它广泛存在于许多食物中，其钠盐谷氨酸单钠是常用的增味剂（味精）。

（3）γ-氨基丁酸（γ-aminobutyric acid，GABA） GABA是一种重要的抑制性递质，也是唯一的几乎全部在脑和脊髓中合成的特殊氨基酸。GABA在大脑皮层、小脑皮层含量较高，纹状体投射到黑质的纤维也释放GABA，可抑制黑质内DA能神经元的活动。它可使突触后膜产生超极化，出现突触后抑制，所以GABA是突触后抑制的递质。但研究发现，GABA作用于轴突末梢时，可引起末梢产生去极化，使末梢在冲动抵达时递质释放量减少，产生抑制效应，出现突触前抑制，所以GABA也是突触前抑制的递质。GABA是脑中重要的抑制性神经递质。它高度集中于黑质和苍白球，其他如下丘脑、海马和中脑大脑导水管周围浓度也高。它对引起焦虑状态的神经递质能减缓其兴奋作用，关闭细胞的功能。没有GABA，脑细胞将无法控制地"点燃"（犹如癫痫发作）。

12.1.4 肽类递质

（1）神经肽（neuropeptide） 神经系统内具有神经生物活性的肽类物质的总称。它首先是在中枢神经内被发现，后来在外周神经系统中也被发现了。它可能是除胆碱类递质、单胺类递质、氨基酸类递质以外的一类新的神经递质，但近年有些人又提出化学传递物质可区分为递质（transmitter）和调质（modulator）两类，认为递质是通过经典突触联系作用效应细胞的传递物质，调质是通过非经典突触联系作用效应细胞的传递物质，而肽类物质一般属于调质。

（2）下丘脑激素 促甲状腺释放激素（thyrotropin releasing hormone，TRH）是具有生物活性的三肽物质，它主要可促进腺垂体分泌促甲状腺素（thyroid stimulating hormone，TSH）。促性腺释放激素（gonadotropin releasing hormone，GnRH），是具有生物活性的十肽物质，它主要可促进腺垂体分泌卵泡刺激素（follicle stimulating hormone，FSH）和黄体化激素（luteinizing hormone，LH）。促肾上腺皮质释放激素（corticotrophin releasing hormone，CRH），是近年来研究发现的一种肽类物质，它主要可促进腺垂体分泌促肾上腺皮质激素（adrenocorticotropic hormone，ACTH）。生长激素释放抑制激素（growth hormone release-inhibiting hormone，GHRIH），是具有生物活性的十四肽物质，它主要可抑制腺垂体生长激素（growthhormone，GH）的分泌。现已发现下丘脑基底部促垂体区正中隆起、弓状核等核团的肽能神经元可分泌TRH、GnRH、CRH、GHRIH等九种神经肽。门脉递质学说（portal vessel-chemotransmitter hypothesis）认为，下丘脑促垂体区神经元的轴突末梢所分泌的神经肽，通过与轴突末梢接触的门脉系统在正中隆起和漏斗柄的第一级毛细血管网进入门脉系统内，然后再从门脉系统在垂体前部的第二级毛细血管网透出作用于腺垂体分泌细胞，从而调节腺垂体活动。

（3）其他激素 催产素（oxytocin，OXT）是具有生物活性的九肽物质，它具有刺激乳腺和子宫的双重作用，以刺激乳腺为主，还可维持乳腺继续泌乳，不致萎缩。加压素（vasopressin），也是具有生物活性的九肽物质，血液中的浓度很低，不足以使血压升高，但可产生明显的抗利尿作用，所以又称为抗利尿激素（antidiuretic hormone，ADH）。目前已证明下丘脑视上核、室旁核的神经元能产生 ADH 和 OXT，视上核以合成 ADH 为主，室旁核以合成 OXT 为主。ADH 和 OXT 都是在下丘脑神经元先合成激素原（前身物质），并与同时合成的神经垂体激素运载蛋白（neurophysin）形成复合物被包在小颗粒状囊泡以后，再沿下丘脑垂体束的无髓神经纤维的轴浆移动储存到神经垂体，当受刺激时再释放出来，通过毛细血管进入血液。近些年研究发现，运载蛋白还可能把这些物质运向腺垂体，从而使神经垂体与腺垂体产生机能上的联系。

（4）P 物质（substance P）　具有生物活性的十一肽物质，1931 年在脑内被发现，20 世纪 50 年代被提纯与合成，确定为十一肽。它可能是第一级感觉神经元传入细纤维释放的兴奋性递质，主要与痛觉传入活动有关。P 物质见于脊髓后角、中脑黑质、杏仁核、下丘脑和大脑皮质。它是一种神经肽，功能则像神经递质和神经调节剂。在 CNS，它与心境调节、应力、神经生长、呼吸节律、血管扩张、恶心、呕吐和疼痛感受相关。P 物质在易受损害通路上，其作用为神经递质和涉及的周围受体向 CNS 传递疼痛信号，易受损害通路介导疼痛感觉。一些研究者曾认为 P 物质在纤维性肌瘤上起重要作用。辣椒素作为一种疼痛缓解剂，曾证实能降低 P 物质水平。

（5）脑啡肽（enkephalin，EK）　脑内具有吗啡样活性的五肽物质，它是 1975 年休斯（Hughs）研究发现的。在脑内已发现甲硫氨酸 EK（methionine-enkephalin）和亮氨酸 EK（leucine-enkephalin）两种。EK 与阿片受体（opiate receptor）经常相伴而存在，并能紧密结合，是体内天然存在的吗啡样物质（morphine-like substance），所以又称内源性 EK。研究表明，EK 在纹状体、杏仁核、下丘脑前区以及中脑中央灰质等部位含量较高，它主要与痛觉、情绪等机能活动有关。

（6）内啡肽（endorphin，EP）　EP 是一类内源性具有吗啡样活性多肽物质的总称。它是在 EK 的基础上逐步深入研究发现的。在脑内已发现有 α-EP（α-endorphin）、β-EP（β-endorphin）和 γ-EP（γ-endorphin）三种。α-EP 是脑内一种具有吗啡样活性的十六肽物质，β-EP 是脑内一种具有吗啡样活性的三十一肽物质，γ-EP 是脑内一种具有吗啡样活性的十七肽物质。EP 对人体的机能活动影响十分广泛，除具有很强的镇痛作用外，还与心血管、呼吸、体温、内分泌以及学习记忆等机能活动有关。

中枢神经递质，除上述胆碱类、单胺类、氨基酸类和肽类等四类递质以外，许多研究还发现其他一些生物活性物质也可能是递质，如 PG（prostaglandin）等。

12.2　神经递质作用机制

在介绍神经递质作用机制之前，首先来了解一下大脑各神经细胞是如何工作的。

12.2.1　神经元之间作用过程

神经系统的功能单位是神经细胞，也称为神经元。一个重约 1.4 千克的成年人大脑有大约 1000 亿个神经元。神经元形态与功能多种多样，但结构上大致都可分成细胞体和突起（轴突和树突）两部分，如图 12-1。一个神经元的功能虽然复杂，但必须同其他神经元相互作用，才能完成与某一行为调节有关的信息处理。但神经元之间在结构上并没有原生质相

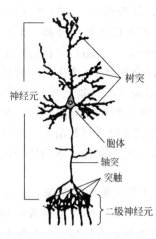

图 12-1　神经元结

连，每一神经元的轴突末梢仅与其他神经元的胞体或突起相接触，引起接触的部位称为突触。两个神经元之间主要是通过突触来进行细胞间的信息传递。每个神经元和附近神经元之间存在几千到几十亿个的突触连接。

那么突触是如何传递信息的呢？突触前的囊泡释放的化学物质充斥在突触间隙中，与突触后膜上的某特定蛋白结合。这些蛋白在接收到这些化学信号后，将这些信号进一步传递给突触后的细胞。这样就完成了突触的信息传递。这就好比接力赛跑中的接力棒交接，前一名运动员（突触前膜）将接力棒（化学物质）交到下一个运动员手中（突触后膜上的蛋白）。在这个过程中，接力棒（化学物质）叫神经递质，后一个运动员（突触后膜上的蛋白）叫递质受体。神经递质必须通过与受体相结合才能发挥作用。如果受体事先被药物结合，则递质就很难再与受体相结合，于是递质就不能发挥作用。

12.2.2　神经递质作用过程

突触是神经细胞间两个细胞膜的点式接触结构，它的功能是进行细胞间的信息传递。突触进行信息传递时，在大多数突触是由化学分子介导，仅在少数突触由电信号介导。化学分子介导的突触传递是一个相当复杂的过程，它包括突触前神经递质释放、突触间隙神经递质扩散和突触后神经递质作用三个阶段，其中突触前神经递质释放是突触传递的重要环节，一直是研究的重点。

突触前神经递质释放研究的重大发现是神经递质释放以囊泡为单位，以囊胞胞裂外排形式将囊泡中的递质释放出，这是神经递质量子释放理论的核心内容。另外，近年许多研究表明，突触前囊胞释放神经递质并不是一个简单的胞裂外排过程，而是一个相当复杂的由许多分子参与的囊胞循环过程，这些发现丰富了神经递质量子释放理论的内容，从分子机制上阐述了突触前神经递质的释放过程和调控机制，这是突触前神经递质释放研究的重要进展。

与神经递质释放有关的突触前囊胞循环可分为 10 个环节：①锚靠，囊胞膜与突触前膜接触，此接触具有高度选择性，即囊胞膜仅与突触前特定的膜区域——活化区接触；②激活，囊胞膜与突触前膜接触后，需经历一个激活过程，钙离子才能触发两者融合；③融合/外排，由钙离子内流触发的融合/胞外分泌；④内吞，囊胞递质外排后，剩余的空囊胞将被网格蛋白（Clathrin）附着而被内吞形成附有 Clathrin 的囊胞；⑤转移，囊胞脱掉 Clathrin，发生酸化；⑥内质网融合，囊胞融合入内质网；⑦出芽，从内质网形成新的囊胞；⑧神经递质再摄取，新形成的囊胞再摄取神经递质；⑨储存，形成的囊胞储存在囊胞储存区；⑩转移，含有神经递质的囊胞转移到活性区。

参与突触前囊胞循环的分子目前已知有几十种，其中囊胞膜上的 Synapsin 蛋白与胞浆中的骨架蛋白肌动蛋白丝相连，使囊胞储存在突触前的囊胞储存区；囊胞膜上的 Rab3A 蛋白通过与突触前膜上的 RIM 蛋白结合、囊胞膜上的 VAMP 蛋白通过与突触前膜上的 Synapxin 和 SNAP-25 蛋白结合，使囊胞锚靠在突触前膜上；胞浆中的 NSF 和 SNAPs 蛋白通过与 VAMP-Synapxin-SNAP-25 复合物结合，激活囊胞；囊胞膜上 Synaptotagmin 蛋白通过与钙离子结合，参与囊胞膜与突触前膜的融合和神经递质的胞裂外排；胞浆中的 Clathrin 通过与释放递质后的囊胞膜结合，参与囊胞膜的内吞；囊胞膜上的神经递质转运体参与新囊胞对神经递质的摄取。另外，在突触前的囊胞膜、细胞浆和突触前膜上还有许多其他蛋白参与对囊胞循环的控制，如胞浆内的 Complexin 可通过调节 VAMP-Synapxin-SNAP-25 复合物的形成控制递质释放；囊胞膜上的 Snapin 通过与 SNAP-25 作用控制递质释放；胞浆内的 Munc-18 和 Tomosyn 分别通过对 Syntaxin 的作用而抑制和促进递质释放；突触前膜的 Syntaphilin 通过与 SNAP-25 竞争同 Syntaxin 结合而抑制 VAMP-Synapxin-SNAP-25 复合物的形成；囊胞膜上的 SeptinCDCrel-1 也可通过与 Syntaxin 的结合而控制递质释放等。

神经递质释放时，参与突触前囊胞循环的分子发生瀑布式连锁变化，从而导致神经递质的有效释放。然而，目前对此瀑布式变化的许多细节还不清楚，仍在研究之中。从已有的资料看，由胞浆中骨架蛋白肌动蛋白丝释放出来的囊胞不断向突触前膜活动区集聚，囊胞膜上的 rab3 水解 GTP 后从囊胞膜上分离出来，同时突触前膜上与 VAMP 结合的 Munc-18 也分离出来。此时，囊胞膜上的 VAMP 蛋白通过与突触前膜的 Syntaxin 和 SNAP-25 蛋白结合，形成 VAMP-Synapxin-SNAP-25 复合物（SNARE 复合物），使囊胞锚靠在突触前膜上，然后 SNAP 和 NSF 复合物结合到 SNARE 复合物上，NSF 水解 ATP 使 SNARE 复合物解体，突触前膜和囊胞膜发生融合，神经递质被释放出来。然而，在这个过程中，囊胞膜上的钙结合蛋白 Synaptotagmin 对递质释放具有抑制作用，因而如果突触前无引起细胞内钙离子浓度升高的诱发条件（如动作电位）时，囊胞自发释放的频率是很低的，而当动作电位或其他诱发因素使细胞内钙离子浓度升高时，钙离子通过与 Synaptotagmin 结合解除 Synaptotagmin 对递质释放的抑制，从而可使囊胞释放递质的频率加快。

突触前钙离子浓度升高是突触有效传递的必要条件之一。在生理条件下，引起细胞内钙离子浓度升高的因素主要是突触前动作电位，因而调节突触前动作电位可对突触前神经递质释放产生调节作用。另外，在突触前还有许多环节可以调节突触前神经递质释放，如囊胞形成的数目、释放区内的囊胞数、囊胞大小、囊胞所含递质的量、递质释放的部位、每个部位释放递质的频率等。蛋白激酶在囊胞从储存区转移到释放区过程中具有重要作用：储存区中有很多 Synapsin，它是蛋白激酶的底物，可发生磷酸化和去磷酸化，在囊胞从储存区向释放区转移过程中非常重要，其中钙调素激酶 II 对 Synapsin I 的磷酸化是促进囊胞转移的重要因素。控制递质释放的另一个重要机制是突触前膜受体所进行的调节，这些受体可以是自身受体或非自身受体，其中研究最多的受体有 G-蛋白偶连受体和 GABA 激活的阴离子门控通道。另外，配体门控阳离子通道（P2X，nicotinic，kainate，NMDA，AMPA 和 5-HT$_3$）也存在于突触前膜，调节递质释放。神经递质的作用过程如图 12-2 所示。

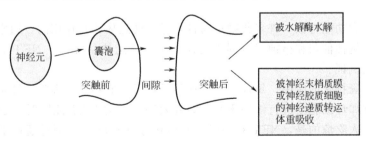

图 12-2　神经递质的作用过程示意图

12.3　神经递质转运体

中枢神经系统的神经元除了具有细胞所共有的对维持细胞正常功能起作用的运转体外，还有神经细胞（或神经胶质细胞）特有的运转体，以用于传递神经递质，参与神经元之间信息的传递。它们是一种糖蛋白，可根据它们的基本结构作用部分分为两个超家族：①质膜运转体；②囊泡膜运转体。近年来对中枢神经转运体的研究在国外也成为热点，国内也进行了一些研究。这里综述中枢神经递质转运体的研究进展，介绍其分子结构、分布、药理特性及它们在中枢神经系统中的生理功能和病理作用。

12.3.1 质膜神经递质转运体

质膜神经递质转运体为神经元和神经胶质细胞高亲和力地摄取神经递质。它们都是依赖细胞内外 Na^+ 梯度进行主动转运的，同时也要求 Cl^- 或 K^+ 的参与。根据它们不同的离子依赖性进一步分为两个家族：①Na^+/Cl^- 依赖性转运体；②Na^+/K^+ 依赖性转运体。单胺（多巴胺、去甲肾上腺素、组胺和 5-羟色胺）和某些氨基酸（γ-氨基酸、甘氨酸、脯氨酸、牛磺酸）的转运体是 Na^+/Cl^- 依赖性，而兴奋性氨基酸（谷氨酸、天冬氨酸）转运体是 Na^+/K^+ 依赖性的。

12.3.1.1 Na^+/Cl^- 依赖性神经递质转运体（SCDNTs）

（1）组成和结构　SCDNTs 成员包括多巴胺转运体（DAT）、5-羟色胺转运体（5-HTT）、γ-氨基丁酸（GABA）转运体（GAT1、GAT2、GAT3）、去甲肾上腺素转运体（NET）、脯氨酸转运体（PROT）、牛磺酸转运体（Taurt）、甘氨酸转运体（GLYT）。它们具有相同的结构特征和 $40\% \sim 60\%$ 的同源性。序列分析表明，它们拥有十二个跨膜区（TMs），包含 $2 \sim 4$ 个糖基化位点，细胞内有几个一致的磷酸化位点。

（2）电生理特性　所有的 SCDNTs 都是利用 Na^+ 的电化学梯度作为主要动力，该梯度是由质膜上 Na^+，K^+-ATP 酶所产生和维持的，同时需要 Cl^- 的参与。SCDNTs 除了具有已知的神经递质转运体的功能外，还有一些离子通道样特性。

（3）分布特征和转运的调节　利用合成的探针（cDNA 和特异性抗体）能测定 SCDNTs 详细的解剖和细胞定位。研究表明，DAT、NET 和 PROT 存在于神经元细胞；GAT3 存在于神经胶质细胞；GAT1、GLYT1-2 和 SERT 既存在于神经元，也存在于星形胶质细胞；GAT2 在蛛网膜和室管膜细胞上表达。SCDNTs 的活性能被蛋白激酶调节，而且这些转运体有一致的蛋白激酶 A、蛋白激酶 C、Ca^{2+} 依赖性蛋白激酶的作用位点。Corey 等已经证明蛋白激酶 C 的激活明显增加 GAT1 在蛙卵母细胞上的表达，同时所有的 SCDNTs 受第二信使的调节。

（4）药理学和功能特征　许多药物是与神经递质转运体相互作用的。通常这些化合物是转运体抑制剂。抗抑郁药和精神兴奋剂主要作为单胺转运体（DAT、NET 和 SERT）的抑制剂就是很好的例证。

由于分子克隆技术的应用，每种单胺转运体的特异性底物和药理学特征可以在被转染的哺乳类细胞或蛙卵母细胞上进行体外研究。研究发现，人的 DAT 能同时转运体多巴胺和去甲肾上腺素，令人吃惊的是，NET 对多巴胺的亲和力高于 DAT，而且超过了它的特异性底物去甲肾上腺素；另一方面，除了 DAT 和 NET，其他 SCDNTs 也能转运不止一种底物。这提示"一种转运体/一种底物"的概念不能再作为普遍的规则。DAT、NET 和 SERT 是可卡因的主要结合部位，可卡因是通过与多巴胺竞争多巴胺转运体而影响中枢神经系统的。除了多巴胺能系统外，5-羟色胺能系统在可卡因成瘾的形成中也具有重要作用。DAT 似乎与多种神经病或精神病的发病有关，在帕金森病中多巴胺能神经元明显变性，DAT 数量减少；在Ⅰ型脊髓小脑性共济失调患者的纹状体轴突末梢中，DAT 数量减少。单胺转运体也是三环和杂环类抗抑郁药物的主要作用部位，选择性的 SERT 抑制剂能有效治疗抑郁症状。

GABA 是哺乳类动物脑中重要的抑制性神经递质，调节 GABA 的药物如苯二氮䓬类和巴比妥类，已被证实治疗焦虑和癫痫有效。而且，反转 GAT 的功能，可以抑制癫痫发作时兴奋性氨基酸导致神经元的异常放电，因此，能反转 GAT 功能而促进 GABA 释放的药物可能是一类新的抗癫痫剂。

12.3.1.2　Na^+/K^+ 依赖性的谷氨酸转运体（SKDGTs）

谷氨酸是主要的兴奋性神经递质，高度集中在神经末梢，在细胞外间隙中浓度很低。细胞外间隙谷氨酸的水平提高能导致神经元的损害，它从突触间隙中移出对保护神经元至关重要。依赖 Na^+ 转运的谷氨酸进入神经元和神经胶质细胞是这种氨基酸从突触间隙移出的主要机制。这种高亲和性依赖 Na^+ 和 K^+，Cl^- 不参与。

（1）组成结构和电生理特性　SKDGTs 包括 5 个亚型，即 EAAT1、EAAT2、EAAT3、EAAT4 和 EAAT5，结构上完全不同于 SCDNTs 家族，这 5 个 SKDGTs 有相当高的同源性（40%～60%）。在氨基端部分显示有 6 个跨膜 α 螺旋，羧基段主要由长的疏水和高度保守序列组成。此外，具有 1～3 个糖基化作用位点。这些转运体已被证实具有产电性。

（2）分布特征和转运的调节　Northem 研究表明，EAAT1 和 EAAT2 仅在脑中表达；EAAT3 发现存于肠腔、肾、心、肝和大脑；EAAT3 存于脑和胎盘；EAAT5 存在于视网膜，在肝和脑有低水平表达。许多研究显示，SKDGTs 由蛋白激酶和磷酸酶调节，主要序列包括 12 个 PKA 和 PKC 一致的磷酸化作用位点。

（3）药理学和功能特征　神经元细胞持续暴露于谷氨酸可导致损害，因而为防止谷氨酸的神经毒性，它在细胞外的浓度必须维持低水平。细胞外谷氨酸浓度与多种神经变性疾病的病理生理有关，如肌萎缩侧索硬化症、亨廷顿舞蹈症和阿尔茨海默病。在创伤、中风、缺血、缺氧和癫痫状态中谷氨酸可造成严重的损害。近来研究表明，经典的和非经典的抗精神病药影响谷氨酸能神经元的传递，在使用了氯氮平或氟哌啶醇慢性处理的鼠中发现纹状体的 EAAT2 减少，与这些观察一致，在精神分裂症病人的基底节发现谷氨酸重摄取缺陷。Tanaka 等也提供了额外证据表明 EAAT2 在谷氨酸重摄取中起关键作用，GKDGT 在脑中清除谷氨酸的能力大小为 EAAT2＞EAAT1＞EAAT3。在缺乏神经递质转运体 EAAT1 和 EAAT2 的鼠中观察到神经元变性和癫痫发作。总之，EAAT2 似乎在控制谷氨酸能神经元传递和神经元变性过程中起关键作用，EAAT1 和 EAAT3 的生理作用似乎更精细，还有待进一步评价。

12.3.2　囊泡神经递质转运体

囊泡转运的神经递质（VNTs）包括 ACh、单胺、谷氨酸、GABA、甘氨酸和 ATP。神经递质的囊泡积聚能防止这些分子的渗漏和/或神经元内代谢，另外这种储存过程可以防止神经递质在细胞内的浓度超过临界水平可能产生的毒性作用。目前研究较多的是囊泡单胺转运体（VMAT）和囊泡乙酰胆碱转运体（VAChT）两个家族，尤其对 VMAT2 的研究较多。

12.3.2.1　VNTs 的克隆和结构

（1）VMAT 和 VAChT 家族　1992 年，美国两个研究小组在鼠中成功分离出 VMAT 的 cDNA 编码。一方面，Erichson 等从鼠的嗜碱性白细胞的 mRNA 中分离出一种 cDNA，这种 cDNA 具有促进 5-羟色胺囊泡聚集的作用；另一方面，刘永健等使用克隆表达的方法观察到大鼠嗜铬细胞瘤（PC12）细胞对神经毒素 MPP^+ 有抵抗作用，这种抵抗作用可归功于囊泡对这种毒素的摄取。VMAT 之所以得到较为充分的研究和认识，就是因为它有一个特异且高效的抑制剂——利血平，利血平在很低浓度就可与单胺类递质竞争囊泡转运体的识别位点，而且几乎是一种不可逆的结合，从而有效抑制单胺类递质的囊泡转运。VMAT1 与 VMAT2 在生物性状上区别不大，VMAT1 主要存在于外周器官的内分泌和旁分泌细胞，而 VMAT2 主要存在于中枢神经系统，在胃的组胺细胞、肾上腺髓质和血细胞中也有发现。这些转运体的主要结构有 12 个 TMs，在第 1、2 TMs 之间存在一个带有 3～5 个糖基化位点亲水环，这个环面向囊泡腔，而它们的 N 端和 C 端在胞浆中。VAChT 最初是从无脊椎动物中克隆的，随后哺乳动物的 VAChT 被分离出来。

（2）囊泡抑制性氨基酸转运体　囊泡 GABA 转运体（VGAT）与 VMAT 和 VAChT 比较，可发现它们不属于相同的基因家族。它的结构特点为：有 10 个 TMs，在细胞浆具有一个长氨基末端和一个短的羧基末端，以及在 TM1 和 TM2 之间有一个大的腔内环。

12.3.2.2　转运的调节和电生理特性

细胞外高 K^+ 的慢性刺激显示 VMAT2 合成明显增加，另外锂离子可提高 VMAT2 mRNA 的表达。在 VMAT1 和 VMAT2 胞浆内存在许多一致的蛋白激酶（PKA 和 PKC）位点，而且第二信使可能在 VMAT 活性的调节中起作用。无论由 PKA 还是 PKC 介导的 VMAT 转化功能的调节都是转运体本身或其他一些未知蛋白磷酸化作用的结果。

VNTs 是依靠 H^+-ATP 酶泵产生的电化学梯度进行主动转运，研究表明，单胺类浓度的稳定依赖于电位梯度和 pH 值梯度。VNTs 的转运活性对 pH 值和/或电位差有不同的敏感性，特别是 VMAT2 在 pH 值方面较 VGAT 更有依赖性。

12.3.2.3　药理学和功能特性

VMAT 可以识别多种单胺类递质，亲和力最强的是 5-羟色胺，其次是多巴胺、去甲肾上腺素和肾上腺素，利血平对两种 VMAT 有相似的亲和力。然而 VMAT2 对抑制剂丁苯那嗪的敏感性较 VMAT1 高近 10 倍。

VAChT 能识别许多 Ach 及衍生物，Vesamicol 已被作为一个选择性的高亲和力的 VAChT 的抑制剂。研究已发现了一些对 VGAT 有抑制作用的化合物，但具有高选择性和高亲和力的 VGAT 抑制剂尚有待发现。

12.3.2.4　分析特征

VAChT 分布在轴突末梢的小突触囊泡，VMAT2 也在小突触囊泡中有分布，但主要分布在大的稠密核心囊泡中。VAChT 和 VMAT2 在胞体和树突也见有表达。VMAT2 和 VAChT 树突水平的表达分布支持 DA 和 ACh 能在这些神经元的轴突储存和释放的学说。原位杂交显示 VGAT 在 GABA 能神经元中合成，并局限于小突触囊泡。

12.3.2.5　与神经变性疾病的关系

囊泡摄取隐匿作用对保护神经元免于神经递质和/或神经元的代谢产物的强有力的毒性影响是至关重要的。MPP^+ 是 DAT 和 VMATs 两者的底物，这种神经毒素已经应用于许多研究中，用于产生帕金森病相关的动物模型。VMAT 保护作用在于能隐匿 MPP^+ 进入突触囊泡，使多巴胺神经元免于 MPP^+ 的毒性作用。研究发现，PD 病人的 VMAT2 存在功能障碍这一关键作用点，如研发出一种可修复上调 VMAT2 的药物，可为 PD 的治疗提供新的方法。事实上，国外已尝试基因治疗。通过修饰 VMAT2 的蛋白编码基因，上调它的转运功能，使 PD 大鼠症状改善。另外，近年研究发现慢性氯氮平治疗能诱导 VMAT2 的表达增加。缺乏 VMAT2 的动物在运动能力和进食行为方面有明显缺陷，有些出生后不久即死亡。关于胆碱能神经元，VAChT 和 VMAT 基因编码的协同调节可能起关键作用，尤其在中枢和周围神经系统中。另外，阿尔茨海默病中胆碱能神经传递功能改变也与它们的转运体有关。

总之，对中枢神经系统神经递质转运体的研究才刚刚开始，随着医学发展，对中枢神经递质转运体的研究必将进一步深入。

12.4 神经递质新进展

粗略估计，人类神经系约有1000亿个神经元，每个神经元又有数千个与其他细胞相接触部位，因而构成了极为复杂的神经网络，在其中大量的信息进行加工、整合并导致生物效应。神经递质是突出部位信息传递、加工的必要媒介，故为近年神经生物学重要的研究对象。20世纪60年代，被确定为神经递质的仅有乙酰胆碱、几类氨基酸和单胺类化合物；进入70年代，由于免疫组化等新技术的发展，人们意外地发现一些传统的位于下丘脑、垂体或胃肠道的肽类激素也广泛地存在于其他神经部位，并陆续被证实具有递质的特性。

目前被认为是神经递质的化合物已有数十种，近几年已逐渐从研究其合成、释放、代谢等领域转向从不同的层次来探求递质的生理性调节机制，目的在于进一步了解在如此复杂的神经网络中它们是怎么协调一致，完成正常生理机能的。

12.4.1 神经元递质基因表型

神经元从胚胎发育到成熟期，是什么机制促使它形成错综复杂而又相对定型的神经网络，在某一特定部位的突触又会怎样适应的呢？神经系和其他组织相似，细胞的增殖、移行、聚集以及各种基因表型的表达是发育的主要过程。在此过程中逐步分化成类型有别的细胞和突触，形成神经网络。但 Cowan 提出一个新的概念：强调神经系的发育，不仅存在上述增殖与分化的过程，而更重要的是在形成大量的突触后，许许多多不适用的突触与神经元发生退变、消失。主要是依靠着与增殖、分化并存的蜕变过程，才使神经系发育、演变成我们所知的成熟的模式。递质及其合成酶系在增殖与蜕变过程中遵循某些规律。其中之一是当一个神经元与另一个发生突触后，诱导后者合成某一种递质，并抑制其合成其他递质。因此，神经元的递质基因表型合成哪类递质，与这个神经元是与哪一神经元发生突触有关。这是机体细胞生长发育控制的一个重要规律，甚至在成熟脑中也存在类似情况。

12.4.2 突触更新的可塑性

既然细胞-细胞的接触调控了神经元的递质基因表型，那么对神经元轴突的定向生长以及突触的形成机制就成为生理调节的另一个重要环节。哺乳动物在整个生存时期，不论是组织损伤时或正常生理情况下，其神经系突触的数目、特性及功能水平随时都在变化，不断地出现形成、退变、替换、消失等过程，称之为突触的更新。就目前所知，神经纤维的延伸、形成新的突触需有下列几个必要的条件：

（1）局部有各种生长因子，如神经生长因子、胶质生长因子等。局部生长因子的浓度水平常与神经支配有关，若部分失去神经支配，需神经纤维延伸、形成新突触时，局部生长因子的水平就升高，一旦恢复完整的神经支配，则水平随之下降。

（2）存在允许纤维延伸及导向的物质。就目前所知，促使神经元-神经元、神经元-胶质细胞黏合的特殊的细胞膜糖蛋白很可能是重要的导向物质。其中二类细胞-基质黏合分子 Fibronectin 及 Laminin 都能使神经元附着于基质上，导向神经的延伸。

此外，其他因素如神经生长因子及非生长因子化合物的化学趋向作用、局部电场的诱导作用以及与延伸相伴随的某些抑制因素，使纤维导向、再生后能恰如其分地覆盖其支配领域等等，亦可能是重要的突触更新的调节机制。

（3）纤维延伸，到达靶细胞形成新的突触时需要使突触后膜递质受体集聚，Laminin 可能也有这种促进受体集聚的作用。

12.4.3　递质共存现象

传统的观点是每个神经元仅能合成、释放一种递质。但在大鼠、豚鼠、猫及人的周围和中枢神经系，屡屡发现在单一神经元内同时有几种递质存在，看来似非偶然现象。

单一神经元利用几种化学递质作为信息媒介，要比单一递质优越，因为释出的递质在突触间隙，受体部位必然有相互作用及影响的机会。这又是另一个层次的调控。多递质不仅传递的信息量大大增加，而且还可能使信息在突触部位得以加工、整合。不仅关于外周部位的实验支持这种观点，关于中枢神经系的实验也支持这一观点。例如在脊髓前角轴突末梢释放出 5-HT、P 物质及促甲状腺激素释放激素（TRH）时，TRH 似作用于突触后膜，以增强 5-HT 的作用，而同时释放出的 P 物质则阻断 5-HT 的突触前自身受体，加强了 5-HT 的释放，故两者结合起来就大大地增强了 5-HT 的作用。

12.4.4　受体-环化酶系-磷蛋白与信息加工

信息通过递质与其特异性受体结合，这一步骤得以鉴别、选择，并改变膜离子通道特性或激活膜的腺苷环化酶系，而得以加工、放大、产生生物效应。

迄今，脑组织中已发现有一种 cAMP 依赖性蛋白激酶、一种 cGMP 依赖性蛋白激酶和几种钙依赖性蛋白激酶（包括蛋白激酶 C），已发现 70 余种脑特异性蛋白是这些蛋白激酶催化的底物，其中包括递质受体蛋白、离子通道蛋白和突触囊泡有关的突触蛋白 I 及蛋白 II 等。如上所述，递质可以调节蛋白激酶及蛋白磷酸的活性，影响蛋白磷酸化过程，而递质受体蛋白及膜离子通道蛋白则又成为激酶催化的底物，故激酶的活性又能改变受体的机能状态及调节离子通道来影响递质的作用。突触囊泡蛋白也有类似情况，上述二类囊泡蛋白都是 cAMP 依赖性及钙-钙调节蛋白依赖性蛋白激酶的底物，它们的磷酸化过程受以 cAMP 或钙-钙调节蛋白为信使的神经递质所调节。目前已有初步证据表明，突触蛋白 I 和钙-钙调节蛋白依赖性蛋白激酶 II 共同调节轴突末梢递质的释放。由此可见，即使在受体-环化酶系-磷蛋白这一实现递质生物效应的终末过程，也还存在不少自我调控的机制。

第 13 章

神经递质药物

13.1 氨基酸类药物

13.1.1 γ-氨基丁酸

γ-氨基丁酸(GABA)是中枢神经系统中最主要的抑制性神经递质,脑内局部微环境中的谷氨酸/GABA 比例是影响癫痫发作放电及其传播、终止、复发和神经元损伤的最重要因素。它还与镇静催眠药物等的作用机制相关。以下是主要相关的药物举例:

13.1.1.1 苯二氮䓬类

临床上常用的苯二氮䓬类 (Benzodiazepines,BDZ) 药物多为 1,4-苯并二氮䓬衍生物,包括地西泮 (Diazepam)、硝西泮 (Nitrazepam)、氯硝西泮 (Clonazepam)、氟西泮 (Flurazepam)、氯氮䓬 (Chlordiazepoxide) 及三唑仑 (Triazolam) 等,均可与 BDZ 识别位点高亲和力稳定结合,属于 BDZ 识别位点的激动药。这类药物的作用机制是通过变构性相互作用,增强 GABA 与识别位点的结合,增加氯通道开启的频率,加强 GABA 的抑制效应,产生抗焦虑、镇静催眠等作用。

天然的 BDZ 受体含有 3 种类型识别位点:①BDZ$_1$ 识别位点偶联于 GABA$_A$ 受体和氯通道,对 BDZ 类药物有着高亲和力,主要调节抗焦虑、催眠和抗痉挛作用;②BDZ$_2$ 识别位点不偶联于 GABA$_A$ 受体和氯通道,不同于抗焦虑作用,主要表现为镇静效果,研究发现,BDZ 拮抗药结构完全不同于 BDZ 类药物,可能作用于独立于 GABA$_A$ 受体而和氯通道相偶联的 BDZ$_2$ 受体,因此完全避开了抗痉挛和镇静性质;③BDZ$_3$ 受体不被 ^{3}H-氟硝西泮标定,似乎是一个变构位置,诱导 BDZ 位点构象变化,结合该位点的不是 BDZ 而是吡咯烷类,后者是活性非常强的抗焦虑催眠药,停药后没有反弹失眠和宿醉作用。

重组受体药理学研究表明,α 亚基和 γ 亚基对 BDZ 受体配体的亲和力影响最强,而 β 亚基稍有影响。缺乏 γ 亚基的重组受体对 GABA 有反应,但对 BDZ 无作用。α 亚基则是 BDZ 受体特性分类的基础,有研究证明,含有 α$_1$ 亚基的受体(与任意 β 亚基和 γ 亚基组合)呈现的药理学性质对应于 BDZ$_1$ 受体亚型;含有 α$_2$、α$_3$ 或 α$_5$ 亚基的受体呈现的药理学性质对应于 BDZ$_2$ 受体亚型;含有 α$_4$ 或 α$_6$ 亚基的受体对 BDZ 亲和力低,因而被称为地西泮不敏感受体。荧光亲和标定实验表明,BDZ 结合位点可能位于 αγ 或 βγ 亚基内面。

BDZ 与 GABA$_A$ 受体结合后,激活 GABA$_A$ 受体,促进 GABA 诱导的 Cl$^-$ 内流,加强了对神经系统的效应。有人称 BDZ 药物为 GABA 受体的正性变构调节物。电生理实验研究证实,较大量 BDZ 可增加 GABA 控制的氯通道的开放频率,治疗量则使抑制性突触传递过程加强。另外，BDZ 还抑制腺苷的摄取，导致内源性神经抑制剂作用增强；抑制 GABA 非依赖性 Ca^{2+} 内流，以及抑制 Ca^{2+} 依赖性神经递质释放和河豚毒素敏感性钠通道。

13.1.1.2 唑吡坦

唑吡坦（Zolpidem）为咪唑吡啶类催眠药，可选择性地作用于 BDZ 受体的 BDZ_1 受体亚型，增加 GABA 对 GABA 受体的亲和性，导致氯通道开放，使 Cl^- 流入神经细胞内，引起细胞膜超级化，从而抑制神经细胞激动。该药只作用于 BDZ 受体的 BDZ_1 受体亚型，对 BDZ_2 受体亚型亲和力很低，对外周 BDZ 受体亚型无亲和力。BDZ_1 和 BDZ_2 亚型在中枢神经系统分布有特异性，小脑主要为 BDZ_1 亚型，大脑皮质两种亚型共存，而脊髓只有 BDZ_2 亚型，因此唑吡坦有较明显的镇静催眠作用，而无肌肉松弛和抗癫痫作用。唑吡坦治疗失眠症作用快，能缩短入睡时间，延长睡眠时间，减少做梦和觉醒次数，不破坏睡眠周期，类似于生理状态。

13.1.1.3 扎来普隆

扎来普隆（Zaleplon）类似于唑吡坦，对 BDZ_1 受体的亚型的选择性强，与 $GABA_A$ 受体复合体的亲和力高，可增强 GABA 的抑制作用，增加氯通道开放频率，引起神经细胞膜超极化，使兴奋性下降；同时也能与 BDZ_2 受体亚型结合，但不与其他神经递质结合。扎来普隆是一种速效的镇静催眠药，在维持正常睡眠的同时对快动眼睡眠（rapid-eye-movement sleep，REM）无影响，日间宿醉现象、成瘾性和撤药反应等均较 BDZ 少。

13.1.1.4 佐匹克隆

佐匹克隆（Zopiclone）为环吡咯酮类催眠药，能活化 $GABA_A$ 受体，增强 GABA 抑制作用，与 BDZ 药物结合于受体同一识别部位，但结合后产生不同的受体效应，表明两药结合于同一部位的不同位点，并与 $GABA_A$ 受体复合物结合方式不同而产生不同的构象变化。本品有催眠作用，能明显减少高辐 δ 波和慢波睡眠，从而增加睡眠深度。对记忆功能几无影响。

13.1.1.5 氨己烯酸

氨己烯酸（Vigabatrin，VGB；喜保宁，Sabria）结构上类似 GABA，是一种选择性的 GABA 转氨酶不可逆性抑制剂，提高 GABA 的浓度。生理情况下，GABA 作为 GABA 转氨酶的底物，在转氨酶的作用下被降解为琥珀酸半醛，导致脑内 GABA 浓度降低而引发癫痫。VGB 能够取代 GABA 与 GABA 转氨酶结合，另外 VGB 的酶激活作用产生一种中间产物，像抑制剂一样反过来消耗该转氨酶，最终导致神经元内 GABA 浓度升高，从而抑制癫痫发作。临床主要用于成人复杂部分性发作的添加治疗，尤其对难治疗癫痫。

13.1.1.6 加巴喷丁

加巴喷丁（Gabapentin）结构与 GABA 类似，抗癫痫机制与改变 GABA 代谢有关，可以增加 GABA 的合成与释放，减少降解，抗癫痫作用较弱。主要用于癫痫单纯部分性和复杂部分性发作，耐受较好。

13.1.2 谷氨酸

谷氨酸为中枢神经系统中主要的兴奋性神经递质，其合成与释放增多、重摄取减低或反转运以及受体反应性增强，是导致脑内局部神经元过度兴奋，最终导致癫痫发作的一个重要原因。谷氨酸蓄积，作用于 AMPA 和 NMDA 受体时，便会使突触过度兴奋而引发癫痫。

13.1.2.1 拉莫三嗪

拉莫三嗪（Lamotrigine）可阻滞电压门控钠通道，对反复放电有抑制作用，是第一个抑制谷氨酸和天冬氨酸的抗癫痫药，能稳定突触前膜，抑制谷氨酸和天冬氨酸的释放。主要用于顽固性癫痫，包括部分性及全身性发作。可以单独使用，但通常作为添加治疗。

13.1.2.2 托吡酯

托吡酯（Topiramate）阻滞电压依赖的钠通道和钙通道，提高 GABA 激活 GABA 受体的频率，从而加强 GABA 诱导 Cl⁻ 内流的能力，表明托吡酯可增强抑制性神经递质作用，还可阻滞谷氨酸 AMPA 受体。该药为新型抗癫痫药，用于伴有和不伴有继发性全身发作的部分癫痫发作的辅助治疗。

13.2 单胺类药物

13.2.1 DA

帕金森病（Parkinson disease，PD）是一种黑质纹状体系统多巴胺神经功能受损所致多巴胺（DA）与乙酰胆碱（ACh）平衡失调的慢性疾病，以运动迟缓、静止性震颤和肌肉强直为主要特征。病程呈进行性发展，随着年龄的增长，患病率逐渐增高。现已明确，中脑黑质是多巴胺能神经元存在的主要部位，其纤维上行可抵达纹状体。PD 最主要的病理学特征为黑质致密带（SNc）DA 能神经元缺失及伴发的纹状体轴突末梢 DA 的耗竭，黑质-纹状体DA 能系统功能减退，纹状体 DA 含量降低而 ACh 能系统的功能相对亢进。纹状体 DA 和ACh 两种递质系统的失衡是产生 PD 各种运动症状的生化基础。残存 DA 能神经元细胞质内包涵体（Lewy 小体）的形成被认为是 PD 最常见但并非特征性的病变，尚可见于其他多种疾病，如多系统萎缩、进行性核上性麻痹、皮质基底核变性、运动神经元变性、亚急性硬化性全脑炎、阿尔茨海默病和唐氏综合征等。

13.2.1.1 左旋多巴

左旋多巴（Levodopa，L-dopa）在脑内可转变生成 DA，以补充纹状体中 DA 不足，约75％的 PD 患者用药后可获较好治疗。其作用特点：①疗效与黑质纹状体病损程度相关，轻症患者和较年轻患者疗效好，重症和年老体弱者疗效较差；②对肌肉僵直和运动困难疗效好，对改善肌肉震颤症状疗效差；③起效慢，一般在用药 2～3 周出现体征改善，1～6 个月以后疗效最强。

左旋多巴对其他原因引起的帕金森病也有效，但对抗精神病药如吩噻嗪类引起的锥体外系不良反应无效，这与吩噻嗪类药物阻滞多巴胺受体有关。另外，左旋多巴进入脑内，可合成去甲肾上腺素，恢复中枢神经功能，使肝昏迷患者清醒，但不能改善肝功能。

13.2.1.2 卡比多巴与苄丝肼

卡比多巴（Carbidoppa）与苄丝肼（Benserazide）都可以抑制 L-芳香氨基酸脱羧酶，抑制外周左旋多巴的脱羧作用，降低外周 DA 生成。不仅可减轻左旋多巴不良反应，而且可使血中更多左旋多巴进入中枢，增强其疗效。常与左旋多巴组成复方制剂。

13.2.1.3 麦角衍生物

溴隐亭（Bromocriptine；溴麦角环肽，Parlodel）是一种麦角多肽，能选择性地直接兴

奋 D_2 受体，增强黑质纹状体区多巴胺功能，提高左旋多巴疗效，缓解或减轻其晚期不良反应。

培高利特（Pergolide，硫丙麦角林）与溴隐亭均为四环麦角衍生物，对 D_2 与 D_1 两种主要受体具有激动作用。其半衰期长于左旋多巴或溴隐亭，是一种长效多巴胺激动药。硫丙麦角林对 PD 动物模型的治疗效果比溴隐亭强 10 倍，作用时间长 4 倍。

13.2.1.4　吡贝地尔

吡贝地尔（Piribedil；泰舒达，Trastal）是继溴隐亭之后研制的一种缓释型 DA 受体激动药，易于透过血脑屏障，能直接激动黑质-纹状体神经元的多巴胺能 D_2 受体和中脑-皮质、中脑-边缘系统的 D_3 受体，从而提高 DA 受体的兴奋性，恢复乙酰胆碱和 DA 系统间的平衡。该药可改善震颤、强直、运动不能等症状，提高左旋多巴的治疗效果，对以震颤为主的帕金森病患者治疗效果较好，而且能够改善抑郁情绪。

13.2.1.5　普拉克索

普拉克索（Pramipexole；米拉帕，Mirapex）属麦角类多巴胺受体激动药，对 D_2 受体家族具有直接作用，其亲和力强度依次为 $D_3 > D_2 > D_4$，对 D_3 受体的亲和力是 D_2 受体的 7 倍。由于普拉克索对边缘系统 D_3 受体的活性作用，因而具有调节精神、情绪和抗抑郁的效应。单一使用普拉克索治疗早期 PD 有效，可以推迟左旋多巴的使用，并可延缓长期应用左旋多巴引起异动症等不良反应的发生。与左旋多巴合用可缩短"关"期的时间，减轻"关"期的症状，增加"开"期的时间，以及减少左旋多巴用量 27%～30%。

13.2.2　去甲肾上腺素

13.2.2.1　NA 代谢

酪氨酸是中枢 NA 合成的前体物质。去甲肾上腺能神经元、肾上腺能神经元从细胞外摄取酪氨酸，在细胞质内经酪氨酸羟化酶催化生成多巴，再经多巴脱羧酶催化合成多巴胺，多巴胺进入囊泡内，经多巴胺 β 羟化酶（DA-β-hydroxylase）催化形成 NA。NA 合成后储存于囊泡。囊泡有大小囊泡之分。NA、ATP 和嗜铬颗粒蛋白质等形成复合物，是大囊泡内的主要组成成分。同时囊泡膜上有一个功能性的氨泵，为 Mg^{2+} 激活的 ATP 酶，主动将 NA 摄入囊泡，故 NA 不易渗出。多数学者认为，NE 的释放可用量子释放来解释，即胞裂外排学说。动作电位到达神经末梢时，突触前膜的通透性发生改变，Ca^{2+} 进入细胞，促使囊泡附着于突触前膜，并使两层膜融合，在细胞膜形成小孔，由于嗜铬颗粒蛋白的收缩，将囊泡内的内容物挤出到突出间隙。NA 的消除包括回收和酶解失活两个过程。突触间隙或血液中的 NA 可被突触前膜摄取，也可被突触后膜和非神经组织摄取。一般来说，神经末梢释放的 NA 主要被突触前膜所摄取（摄取 1）；血液中的 NA 则大部分被非神经组织摄取（摄取 2）。神经组织的摄取是由细胞膜摄取至细胞质，然后进入囊泡，需要 ATP 供给能量。最终由单胺氧化酶（monoamineoxidase，MAO）和儿茶酚胺氧位甲基转移酶（catechol-*O*-methyl-transferase，COMT）催化 NA 的降解（图 13-1）。

13.2.2.2　脑内 NA 功能

（1）维持觉醒　蓝斑去甲肾上腺素能神经元（NAN）的上行投射是上行网状激动系统的重要组成部分，在维持觉醒方面有着重要作用。

（2）镇痛调节　NAN 下行至脊髓的纤维，参与针刺镇痛，其作用与吗啡类似；NAN 上行纤维拮抗吗啡的镇痛作用。

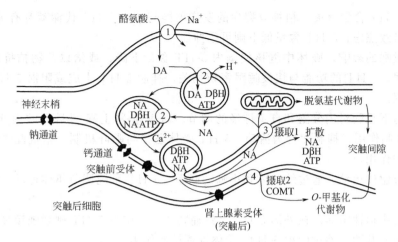

图 13-1 去甲肾上腺素代谢示意图

① 酪氨酸经 Na+ 相关载体摄入膨体；② 将多巴胺、NA 及其他胺类摄入囊泡的载体；③ 摄取 1；④ 摄取 2

（3）自主神经和内分泌活动的调节　脑内 α 受体参与 NA 的降压效应，β 受体参与 NA 的升压效应。脊髓内的 α_1 受体和 α_2 受体参与 NA 的降压效应。NA 上行至下丘脑的投射，作用于旁室核和视上核，刺激升压作用，心率加快。蓝斑 NAN 的下行投射，经垂体门脉至腺垂体，间接调控腺垂体激素的释放。NAN 至下丘脑的投射，通过下丘脑细胞的 α 受体，参与体温及摄食调节。

（4）参与学习记忆机制　NAN 上行投射参与脑内的酬谢系统，表现为动物自愿自我刺激的行为，参与学习记忆功能。老年性痴呆记忆下降，脑内的 NA 合成酶相对减少。给予多巴胺 β 羟化酶抑制剂及 β 受体阻滞药，均可使动物不能保持记忆。

（5）参与情绪反应　情绪激动时脑内 NA 活动增加，更新加快。抑郁症患者脑内 NA 减少，躁狂症患者脑内 NA 增多。

13.2.3　5-羟色胺

13.2.3.1　5-HT 代谢

色氨酸是 5-HT 的前体，在 5-HT 能神经元内，经色氨酸羟化酶催化生成 5-羟色氨酸，在 5-羟色氨酸脱羧酶的催化下脱羧基生成 5-HT。色氨酸羟化酶是 5-HT 合成的限速酶。脑部 5-HT 在缝隙核 5-HT 能神经细胞内合成，通过轴索输送，进入神经末梢的致密中心囊泡中储存。神经冲动到达时释放进入突触间隙。释放的 5-HT 主要通过突触前膜的再摄取和酶解失活消除，其中再摄取是消除的主要形式。5-HT 分解的主要途径是单胺氧化酶（MAO）催化，经 5-羟吲哚乙醛转变为 5-羟吲哚乙酸，还可与硫酸盐、葡萄糖醛酸结合或通过乙酰化、5-O-甲基化生成其他产物。5-HT 也可转化为 5-羟吲哚乙醇。MAO 主要位于线粒体内，分 MAO-A 和 MAO-B 两种，催化 5-HT 生成 5-羟吲哚乙酸的主要是 MAO-A。

在 5-HT 系统中，5-羟色胺转运体（5-HT transporter，5-HTT）多分布于中枢神经系统的突触前膜，它在 5-HT 重摄入突触前膜神经元的过程中起重要作用。人类大脑内，作用于突触后膜受体的 5-HT 在 Na+ 依赖性质膜转运体蛋白（5-HTT 蛋白）的作用下被重摄入突触前末梢，因而 5-HTT 对突触间隙 5-HT 的变化具有调节作用。另外，5-HTT 是很多抗抑郁剂的主要作用位点，情感性精神障碍和焦虑症状特质的发生可能与 5-HTT 有关。

13.2.3.2　5-HT 功能

（1）调节情绪变化。实验及临床研究表明，压抑、失眠、幻觉、躁狂等各种内心活动，都与脑内的 5-HT 含量有关。精神分裂症的发病可能与脑内 5-HT 代谢紊乱有关；5-HT 系统功能亢进可致焦虑；5-HT 含量低下则可致抑郁。

（2）对睡眠的影响。破坏中缝核使脑内 5-HT 含量下降，或给以药物拮抗脑内 5-HT，均可导致失眠。5-HT 的功能与快波睡眠密切相关，抑制 5-HT 生成或阻滞 5-HT 受体都会影响快波睡眠。

（3）参与下丘脑对内分泌和自主神经的调节。对垂体-肾上腺-性腺轴的内分泌活动，5-HT 主要起抑制作用，抑制性行为活动。5-HT 受体还参与呕吐机制，拮抗此受体的药物具有抑制呕吐的作用。

（4）调节躯体运动。通过纹状体和小脑的联系，5-HT 系统调节躯体运动。帕金森病与 5-HT 有关。

（5）参与中枢性镇痛。在外周 5-HT 是致痛物质，在中枢 5-HT 则增强镇痛效应。现已证明，对乙酰氨基酚可通过中枢 5-HT$_3$ 受体发挥镇痛作用。

13.2.3.3　5-HT 与精神、神经疾病

5-HT 在中枢神经系统功能的异常可能与畏食、紧张、精神分裂症、癫痫和自杀等有关。脑中 5-HT 增多可造成情感障碍，约 40% 的孤独症患者血 5-HT 升高。未经治疗的精神分裂症患者血 5-HT 增高，经精神抑制药治疗后则降低。5-HT 水平低下者有自杀念头。帕金森病和阿尔茨海默病均有 5-HT 能神经元的退化。

13.3　神经肽类药物

自 1931 年 VonEuler 和 Gaddum 首次发现 P 物质（substance P，SP），目前神经肽数目已达几十种。神经肽是体内传递信息的多肽，主要分布于神经组织。同一个神经肽按其分布不同可能有递质、调质和激素样作用。无论从基础研究或是临床观察结果来看，神经肽与精神疾病（特别是抑郁症）存在着密切关系。

13.3.1　P 物质

P 物质最初是从马肠和脑内发现的一种提取物，可以引起肠平滑肌的收缩。P 物质能激动神经激肽 NK$_1$、NK$_2$ 及 NK$_3$ 受体，其中主要是与 NK$_1$ 受体相结合而发挥作用。NK$_1$ 受体兴奋后，启动磷脂酰肌醇途径，激活细胞内 Ca^{2+} 信号转导系统。早期的动物模型研究就发现，局部给予 P 物质或者 NK$_1$ 受体激动药可以导致焦虑样行为。包括 P 物质定位、放射自显影、免疫组化以及 mRNA 表达的研究证明，P 物质与 NK$_1$ 受体的分布总体上相对应，于杏仁核、下丘脑、海马、额叶皮质和蓝斑等脑区高度表达，在调节情感行为和应激反应方面起关键作用，并与已知调节情绪有关的神经递质通路（如 5-HT 和 NA）存在相互交叉，一些神经元可共同表达 P 物质、5-HT 和 NA。动物研究提示，持续阻滞 NK$_1$ 受体可增强 5-HT 及 NA 神经传递功能，这些作用很可能与其抗抑郁作用有关。

13.3.2　神经肽 Y

神经肽 Y（neuropeptide Y，NPY）是由 36 个氨基酸组成的多肽，属于胰多肽相关肽家族，其 N 端和 C 端各有一个酪氨酸残基和酪胺酰胺残基，C 端的酰基化对 NPY 的生物活性至关重要，N 端的酪氨酸残基与稳定 NPY 的三级结构和结合 NPY 受体密切相关。NPY

广泛分布于中枢及外周神经系统，是哺乳动物神经系统内含量最多的肽类之一，尤以下丘脑的浓度为高，主要分布于下丘脑弓状核（arcuate nucleus，ARC）神经元，少部分分布于室旁核（paraventricular nucleus，PVN）和背中核（dorsomedial nucleus，DMN）等区域，并形成相互投射的神经环路。NPY通过与不同的受体结合而发挥其生物学作用。NPY受体共有Y_1、Y_2、Y_3、Y_4和Y_5 5种亚型，都为G蛋白偶联受体。Y_1受体主要分布于大脑皮质、丘脑及杏仁核；Y_3受体主要分布于脑干，特别是孤束核；Y_4和Y_5受体在脑中的定位尚在研究阶段。目前认为，Y_2受体是人脑中主要的NPY受体，它广泛分布于海马、黑质外侧、丘脑、下丘脑和脑干，尤以海马处密度最高。

杏仁核在情感培养、协作行为、自发及内分泌性恐惧反应等方面至关重要。在应急与抑郁中，NPY通过抑制下丘脑激活系统使神经元分泌下降，意味着NPY系统可能是抑郁症的主要影响因素。行为学研究曾证实，脑室内应用该浓度的NPY可产生镇静作用，且重复使用没有明显的耐受性。NPY定位注射和NPY类似物注入杏仁核可产生抗焦虑效应，且应用剂量大约是NPY脑室内注射剂量的1/10，而其他位点注射则无效。临床研究显示，抑郁症患者脑脊液（CSF）中NPY水平明显降低。抑郁症动物模型实验则表明，应用抗抑郁药可明显提高额叶的NPY含量，也可增加下丘脑NPY浓度。给正常大鼠投予锂盐、抗抑郁剂（如氟西汀）或电休克后，纹状体的P物质及NPY浓度增加，或NPY及其受体Y1的mRNA表达相应增加。故认为，NPY在情感畸形和应急反应的共同机制中发挥核心功能，抗抑郁药的作用机制与增强NPY能神经传递有关，抗抑郁药和NPY可能通过共同的最后通路介导抗抑郁效应，NPY系统可作为治疗应激相关性焦虑和抑郁等精神疾病的新型药理学靶标。

13.3.3　促肾上腺皮质激素释放激素

下丘脑神经元分泌的促肾上腺皮质激素释放激素（CRH）以高亲和力作用于腺垂体促肾上腺皮质激素（ACTH）细胞的膜受体，调节ACTH的生物合成和释放。CRH的释放呈脉冲式，并有昼夜周期节律性，其释放量在6:00～8:00达高峰，0:00最低，与ACTH和皮质醇的分泌节律同步。当机体遇到应激刺激（如低血糖、失血、剧痛以及精神紧张等）时，通过神经系统，最后将信息汇聚于下丘脑CRH神经元，引起下丘脑-垂体-肾上腺（hypothalamic-pituitary-adrenal，HPA）轴兴奋性提高，然后通过CRH引起垂体-肾上腺皮质系统反应。

目前认为，CRH不仅能作用于内分泌系统，而且还参与应激反应，是抑郁症的发生因子。在中枢神经系统内，CRH参与调节单胺类递质系统，而后者与抑郁症的病理机制有着密切关系。研究表明，童年时期的不幸经历如受虐或被忽视，其成年后CRH水平较正常者高，对抑郁症的易感性高。抑郁症患者的CRH-mRNA表达及脑脊液中CRH含量均高于正常者，经抗抑郁药治疗后，随着症状的改善，脑脊液中CRH水平趋于正常，提示抑郁症患者下丘脑-垂体-肾上腺功能异常，至少部分与下丘脑CRH分泌增强有关。

13.3.4　内源性阿片肽

内啡肽（endorphin）和脑啡肽（enkephalin）属于内源性阿片肽（endogenous opioid peptides）。内啡肽主要存在于脑和垂体，有α、β、δ和γ四种，其中以α-内啡肽和β-内啡肽较重要。内啡肽在体内通过受体而起作用，在中枢神经系统发挥神经调节作用，主要的生理作用有：①激素分泌，促进腺垂体分泌催乳素和生长激素；②镇痛作用，实验表明，内啡肽有镇定和镇痛作用，例如针刺可使脑脊液中内啡肽含量增高，其增高幅度与针刺镇痛效果相平行；③对情绪与行为的影响，脑内运动有关的结构如黑质、纹状体等有丰富的吗啡受体。注射内啡肽可引起动物木僵、运动减少和抽搐，用 DA 激动药可以对抗内啡肽的作用。脑室内注射内啡肽可引起欣快感，剂量稍大则出现木僵，这与精神分裂症的木僵有类似之处；而纳洛酮或纳曲酮则可使精神分裂症幻觉症状减轻，甚至消失。

13.3.5 胆囊收缩素

脑内的胆囊收缩素（CCK）主要是 CCK-8，是中枢神经系统内含量最高的神经肽之一，它存在于大脑皮质、纹状体、伏核、杏仁核、丘脑腹核及中脑。CCK-8 静脉注射可引起恐惧和焦虑，外周或中枢注射 CCK-8 都能产生饱感，降低人的食欲。中脑腹部 CCK 和 DA 共存的细胞至少占 40%，投射到伏核、中隔和内侧嗅结节，调节 DA 的作用。因此，CCK 受体阻滞药可以缓解精神分裂症的症状，且没有阻滞纹状体 DA 时所产生的锥体外系反应。

13.3.6 其他神经肽类

（1）神经降压肽　神经降压肽（NT）为十三肽，存在于中枢及外周器官。大脑皮质较少，下丘脑视前区及正中隆起，中央杏仁核以及中纹状体较多。NT 受体存在于黑质-纹状体通路神经末梢，破坏此通路则 NT 结合减少；在伏核及前额叶皮质，NT 除存在于 DA 神经末梢外，亦存在于突触后细胞，因此 NT 可增强 K^+ 处理引起的 DA 释放。NT 的生物效应包括降压，升血糖，降温，增加毛细血管通透性，以及脑室内注射产生镇痛作用。

（2）生长激素抑制素　生长激素抑制素为抑制生长激素分泌的十四肽。脑室内注射可使动物自发活动减少，食欲增加。对海马神经元及肠黏膜下神经元都能增强 K^+ 电流，对大脑皮质神经元及交感神经元则抑制 Ca^{2+} 电流。

（3）血管活性肠肽　血管活性肠肽（VIP）首先发现于小肠，在脑内以大脑皮质最高，也存在于下丘脑、杏仁核、导水管周围灰质以及某些初级纤维及背根神经节细胞中。在自主神经系统的副交感节后纤维 VIP 与 ACh 共存。VIP 能激活腺苷酸环化酶。

（4）促肾上腺皮质激素　促肾上腺皮激素（ACTH）是腺垂体分泌的一种含 39 个氨基酸残基的多肽类激素，其最主要的生理作用是促进肾上腺皮质的生长、刺激肾上腺皮质合成糖皮质激素和盐皮质激素。抑郁患者不仅表现为 24h 内尿 17-羟皮质激素及血浆皮质醇分泌过多，而且分泌的昼夜节律也有改变，给予 ACTH 后对抑郁有一定改善作用。

13.4　乙酰胆碱类药物

13.4.1 胆碱激动剂

阿尔茨海默病（Alzheimer's disease，AD）是一种以进行性认知障碍和记忆力损害为主的中枢神经系统退行性疾病，主要病理特征为大脑萎缩、脑组织内以 β-淀粉样蛋白（β-amyloid protein，Aβ）为核心成分的老年斑、微管相关蛋白（Tau 蛋白，τ 蛋白）过度磷酸化所致的神经元纤维缠结以及神经细胞凋亡导致的基底前脑胆碱能神经功能障碍。目前临床尚无针对 AD 病因或能够逆转 AD 病理变化的治疗药物。由于在 AD 早期，胆碱功能下降的症状早于其他任何症状，AD 特征之一的神经元凋亡也主要发生在胆碱能神经元，故胆碱能增强药是目前主要的治疗药物。美国 FDA 批准上市治疗 AD 的药物均为胆碱酯酶抑制药，有他克林、多奈哌齐和石杉碱甲等。可使用的其他药物包括脑血管扩张药、钙拮抗药、防止 β-淀粉样蛋白沉积药、β 分泌酶药、γ 分泌酶药和消炎药等。

13.4.2　胆碱受体阻滞药

本类药可阻滞中枢胆碱受体，减弱纹状体中乙酰胆碱的作用，可用于帕金森病的治疗。其疗效不如左旋多巴，临床可用于：①轻症患者；②不能耐受左旋多巴的患者；③与左旋多巴合用，可使 50% 患者症状得到进一步改善；④治疗抗精神病药引起的帕金森病。传统胆碱受体阻滞药阿托品和东莨菪碱抗 PD 有效，但因外周抗胆碱作用引起的不良反应大，因此，可应用合成的中枢性胆碱受体阻滞药苯海索（Trihexyphenidyl；安坦，Artane）。

第14章 激 素

14.1 概论

激素（hormones）是生物体内由特殊组织或腺体合成并直接分泌到体液的微量有机物质。激素在体内作为信使传递信息，对机体生理过程起调节作用。它通过调节各种组织细胞的代谢活动来控制身体的生长、新陈代谢、神经信号转导等。因此，也可以把这类化学物质看做是生物体内的"化学信息"。

14.1.1 激素分类

根据激素的化学本质，可将其分为四类：

第一类为氨基酸衍生物类激素，如甲状腺素、肾上腺髓质激素、松果体激素等。

第二类为蛋白质多肽类激素，主要是由垂体、甲状旁腺、胰岛、肠、胃黏膜、性腺等分泌的，可以是单纯蛋白质、多肽，也可以是糖蛋白。

第三类为甾体类激素，主要是由性腺、肾上腺皮质分泌的，以环戊烷多氢菲为母体的一类激素。

第四类为脂肪酸衍生物类激素，主要是以前列腺素为代表，含有一个环戊烷及两个脂肪酸侧链的二十碳脂肪酸。

产生激素的内分泌腺很多，常见部分激素的化学本质及生理功能如表 14-1。

表 14-1 常见激素的化学本质及生理功能

内分泌腺	激素	英文缩写	化学本质	生理效应
下丘脑	促甲状腺激素释放激素	TRF	三肽	促进或抑制激素分泌
	促肾上腺皮质激素释放激素	CRF	四十一肽	
	促性腺激素释放激素	GnRH	十肽	
	生长素释放激素	GRF	四十四肽	
	生长素释放抑制激素	GRIF	十四肽	
	促黑激素释放因子	MRF	多肽	
	促黑激素释放抑制因子	MRIF	多肽	
	催乳素释放因子	PRF	多肽	
	催乳素释放抑制因子	PRIF	多肽	

内分泌腺		激素	英文缩写	化学本质	生理效应
垂体	腺垂体	促甲状腺激素	TSH	糖蛋白	促进甲状腺发育及分泌
		促肾上腺激素	ACTH	三十九肽	促进肾上腺皮质分泌与糖皮质类固醇的分泌
		促性腺激素	GnH	糖蛋白	促进性腺生长、生殖细胞生成和分泌性激素
		生长素	GH	蛋白质	促进蛋白质的合成和骨的生长,促进代谢
		促黑激素	MSH	α-MSH 13个氨基酸 β-MSH 18个氨基酸	促进黑色素的扩散和生物合成
		催乳素	LTH	蛋白质	促进成熟的乳腺分泌乳汁
	神经垂体	抗利尿激素	ADH	九肽	促进肾小管重吸收水分,使小动脉收缩、血压升高
		催产素	OT	九肽	促进妊娠末期子宫收缩
甲状腺		甲状腺素	T4	氨基酸衍生物	促进糖的吸收、肝糖原的分解、升高血糖,加强组织对糖的利用,促进脂肪分解及生长发育
		三碘甲状腺原氨酸	T3	氨基酸衍生物	提高神经系统的兴奋性
		降钙素	CT	三十二肽	调节钙磷的正常代谢,降低血钙
甲状旁腺		甲状旁腺激素	PTH	八十四肽	调节钙磷的正常代谢,降低血钙
肾上腺	髓质	肾上腺激素	AD	儿茶酚胺	增加心输出量,使血糖升高,舒张呼吸道和消化道的平滑肌
		去甲肾上腺素	NA		使小动脉收缩、血压升高
	皮质	糖皮质激素	GCS		升高血糖,抗过敏,抗炎症,抗毒性
		盐皮质激素	MCS	类固醇	促进肾小管吸收钠和钾
		性激素	SH		分泌少量性激素
胰岛	A细胞	胰高血糖素	GLUC	二十九肽	促使血糖升高,促使脂肪、蛋白质分解
	B细胞	胰岛素	INS	蛋白质	促使血糖降低,促使脂肪、蛋白质合成及糖的氧化和储存
性腺	睾丸	雄激素	MH	类固醇	促进精子和副性器官的发育,激发并维持雄性特征
	卵巢	雌激素	FH	类固醇	促进雌性动物副性器官的生长发育,激发并维持雌性特征
		孕激素	P4	类固醇	促进子宫内膜增生和卵泡发育,有安胎作用

14.1.2 激素作用特点

(1) 专一性　专一性包括组织专一性和效应专一性。前者是指激素进入血液后被运送到各个部位,虽然与各处的组织、细胞有广泛接触,但有些激素只作用于特定的靶细胞、靶组织、靶器官。后者指部分激素有选择地调节某一代谢过程的特定环节。激素作用的专一性与靶细胞上存在与该激素发生特异性结合的受体有关。蛋白质多肽类激素的受体存在于靶细胞膜上，而类固醇激素与甲状腺激素的受体则位于细胞质或细胞核内。例如，胰高血糖素、肾上腺素、糖皮质激素都有升高血糖的作用，但胰高血糖素主要作用于肝细胞，通过促进肝糖原分解和加强糖异生作用，直接向血液输送葡萄糖；肾上腺素主要作用于骨骼肌细胞，促进肌糖原分解，间接补充血糖；糖皮质激素则主要通过刺激骨骼肌细胞，使蛋白质和氨基酸分解，以及促进肝细胞糖异生作用来补充血糖。

（2）高效能生物放大作用　激素在血液中的浓度很低，一般为 nmol/L，甚至为 pmol/L 数量级。虽然激素的含量甚微，但是激素通过调节酶量与酶活性发挥作用可以放大调节信号，其作用显著。据估计，1 分子的胰高血糖素使 1 分子的腺苷酸环化酶激活后，通过 cAMP-蛋白激酶可激活 10000 分子的磷酸化酶；1 分子的促甲状腺激素释放激素可使腺垂体释放 10^5 分子的促甲状腺激素。

（3）激素间的相互作用　当多种激素共同参与某一生理活动调节时，内分泌系统不仅有上下级之间控制与反馈的关系，在同一层次间多种激素往往存在着协同作用或拮抗作用，这对维持其功能活动的相对稳定起着重要作用。例如，下丘脑分泌促甲状腺激素释放激素，刺激垂体前叶分泌促甲状腺激素，使甲状腺分泌甲状腺激素。当血液中甲状腺激素浓度升高到一定水平时，甲状腺激素也可反馈抑制促甲状腺激素释放激素和促甲状腺激素的分泌。而生长素、肾上腺素、糖皮质激素及胰高血糖素，虽然使用的环节不同，但均能提高血糖，在升高血糖效应上有协同作用。但是，胰高血糖素等使血糖升高，而胰岛素则使血糖下降，使血糖稳定在正常水平。它们之间明显存在拮抗作用。

（4）信息传递作用　与神经系统不同，内分泌系统的信息是以化学的形式，靠激素在细胞与细胞之间进行信息传递。激素只是充当"信使"启动靶细胞固有的、内在的一系列生物效应，而不作为某种反应成分直接参与细胞物质与能量代谢的环节。在发挥作用过程中，激素对其所作用的细胞既不提供额外能量，也不添加新功能，而只是在体内细胞之间传递生物信息。

（5）激素的寿命　激素从分泌入血，经过代谢到消失（或消失生物活性），所经历的时间长短不同。但总的来说，激素在体内的寿命很短，大多数的半衰期仅为数分钟。少数激素的半衰期较长，可达数天，如甲状腺素；也有极少数激素的半衰期仅几秒，如肾上腺素。

14.1.3　激素在生命活动中的意义

激素在机体的生命活动中起着重要作用，它促使高等生物的细胞及组织器官分工合作，形成一个统一的整体。激素的分泌量随机体内外环境的改变而增减。正常情况下，各种激素的作用是相互平衡的，如扰乱正常代谢及生理功能，则会影响机体的正常发育和健康，甚至引起死亡。

14.2　激素种类和特点

14.2.1　肾上腺激素

肾上腺是位于人体肾脏上方重要的内分泌器官，腺体分肾上腺皮质和肾上腺髓质两部分，周围部分是皮质，内部是髓质。其髓质主要分泌儿茶酚胺类，尤以肾上腺素为主，有少量的去甲肾上腺素。皮质分泌的激素分为三类，即盐皮质激素、糖皮质激素和性激素。

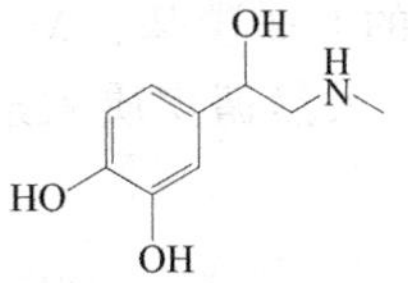

肾上腺素（Adrenaline，Epinephrine）

肾上腺素化学名为 1-(3,4-二羟基苯基)-2-甲氨基乙醇，分子式是 $C_9H_{13}O_3N$。白色或黄白色结晶性粉末；无臭，味苦；不稳定，遇空气或日光接触即缓慢氧化变为淡粉红色，最后成棕色。在中性尤其碱性溶液中迅速氧化变色而失效，饱和水溶液显弱碱性反应。极微溶于水，不溶于乙醇、氯仿、乙醚、脂肪油或挥发油，易溶于矿酸或氢氧化碱溶液。常用其盐酸盐，易溶于水。其化学本质为儿茶酚胺。

肾上腺素是肾上腺髓质的主要激素，其生物合成主要是在髓质铬细胞中首先形成去甲肾上腺素，然后进一步经苯乙胺-N-甲基转移酶的作用，使去甲肾上腺素甲基化形成肾上腺素。药用肾上腺素可从家畜肾上腺提取，也可人工合成。

肾上腺素在生理上的作用与交感神经兴奋的效果很相似。肾上腺素的一般作用是使心肌收缩力加强，兴奋性增高，传导加速，心输出量增多。对全身各部分血管的作用，不仅有作用强弱的不同，而且还有收缩或舒张的不同。对皮肤、黏膜和内脏（如肾脏）的血管呈现收缩作用；对冠状动脉和骨骼肌血管呈现扩张作用等。由于它能直接作用于冠状血管引起血管扩张，改善心脏供血，因此是一种作用快而强的强心药。肾上腺素可用于在心脏停跳时来刺激心脏，或哮喘时扩张气管。肾上腺素还可松弛支气管平滑肌及解除支气管平滑肌痉挛。利用其兴奋心脏、收缩血管及松弛支气管平滑肌等作用，可以缓解心跳微弱、血压下降、呼吸困难等症状。此外，肾上腺素也是促进分解代谢的重要激素，它对糖代谢的影响很大，可以加剧肝糖原分解。它还可以促进蛋白质、氨基酸及脂肪分解，增进机体代谢，升高体温等。

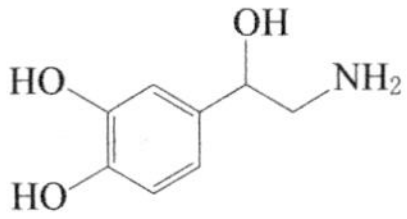

去甲肾上腺素（Norepinephrine）

去甲肾上腺素化学名为 1-(3,4-二羟苯基)-2-氨基乙醇，是肾上腺素去掉 N-甲基后形成的物质，在化学结构上也属于儿茶酚胺。其重酒石酸盐为白色或类白色无臭结晶性粉末，味苦；易溶于水，微溶于乙醇，难溶于乙醚、氯仿。本品分子具有儿茶酚胺结构，苯环上酚羟基遇光或空气易被氧化变质。去甲肾上腺素为 R-构型，有旋光性，左旋体疗效较右旋体大 27 倍，在 120℃加热 3min 或在 80～90℃与浓硫酸共热 2h，均发生消旋化。

去甲肾上腺素可由邻苯二酚与氯乙酰氯制成 3,4-二羟基-2-氯代苯乙酮后再与氨或乌洛托品作用制得。通常用它的酒石酸盐。

去甲肾上腺素是一种肾上腺素受体激动药，有收缩血管、升高血压的作用。去甲肾上腺素止血和血管收缩作用较肾上腺素强。但其兴奋心肌、抑制平滑肌和促进新陈代谢作用较肾上腺素弱。主要用于抢救急性失血症和周围血管扩张所引起的休克等。

14.2.2　皮质激素

14.2.2.1　糖皮质激素

糖皮质激素（glucocorticoids）是由肾上腺皮质中束状带分泌的一类甾体激素，其基本结构特征包括肾上腺皮质激素所具有的 C-3 羰基、Δ^4 和 17β 酮醇侧链，以及糖皮质激素所独有的 17α-OH 和 11β-OH 或氧化态。天然糖皮质激素以氢化可的松（Hydrocortisone）为代表。

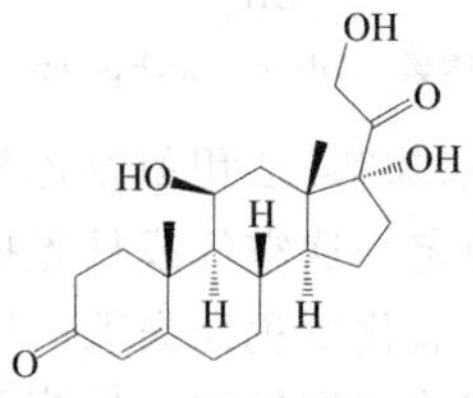

氢化可的松（Hydrocortisone）

氢化可的松化学名为 $11\beta,17,21$-三羟基孕甾-4-烯-3,20-二酮，分子式 $C_{21}H_{30}O_5$，相对分子质量 362.47，又名皮质醇。本品为无色晶体或白色结晶性粉末；无臭，味苦；遇光渐变质；熔点 220℃。不溶于水，难溶于乙醚，略溶于甲醇、乙醇、丙酮，微溶于三氯甲烷；溶于浓硫酸而呈强烈绿色荧光。皮质醇可用 17α-羟基黄酮为原料经一系列反应制得，主要用于治疗炎症和免疫性疾病。

糖皮质激素类药物根据其血浆半衰期分短、中、长效三类。血浆半衰期是指药物的血浆浓度下降一半的时间，其长短在多数情况下与血浆浓度无关，它反映药物在体内的排泄、生物转化及储存的速度。生物半衰期是指药物下降一半的时间。一般来讲，血浆半衰期和生物半衰期呈正相关关系。短效激素包括：氢化可的松、可的松。中效激素包括：强的松、强的松龙、去炎松。长效激素包括：地塞米松、倍他米松等药。

糖皮质激素具有广泛的生理作用：第一，糖皮质激素能促进糖原异生，减慢葡萄糖分解，使血糖升高；第二，糖皮质激素能促进蛋白质分解，抑制蛋白质合成；第三，糖皮质激素能激活四肢皮下的脂肪酶，使脂肪分解而重新分布于面部和躯干，形成向心性肥胖；第四，糖皮质激素具有抑制免疫应答、抗炎、抗毒、抗休克作用。另外，糖皮质激素还具有一定的盐皮质激素活性和雄激素活性。

14.2.2.2 盐皮质激素

盐皮质激素（mineralocorticoid）是由肾上腺皮质球状带细胞分泌的类固醇激素，以醛固酮为代表。

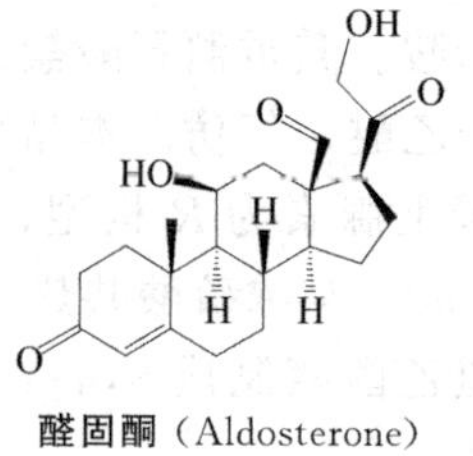

醛固酮（Aldosterone）

醛固酮化学名为 $11\beta,21$-二羟-3,20-二氧-4-孕烯-18-醛（11→18）乳醛（Ⅰ），化学式为 $C_{21}H_{28}O_5$。盐皮质激素的主要生理作用是维持人体内水和电解质的平衡，促进肾小管重吸收钠而保留水，并排泄钾，维持细胞外液量相对稳定。它与下丘脑分泌的抗利尿激素相互协调，共同维持体内水、电解质的平衡。它促进肾远曲小管和集合管主动重吸收 Na^+；并通过 Na^+-K^+、Na^+-H^+ 置换而增加 K^+、H^+ 排出；Na^+ 重吸收增加，使细胞外液有较多正电荷和较高渗透压，于是带动 Cl^- 和水被动重吸收。盐皮质激素的保钠排钾作用也表现在唾液腺、汗腺及胃肠道。醛固酮的分泌受多种因素调节，血容量减少，血压降低，通过肾素-

血管紧张素系统使其分泌增加；另外，血浆 Na^+ 浓度降低，血钾浓度升高，直接刺激球状带，使其分泌增强；亦受腺垂体分泌的促肾上腺皮质激素的调节，平时 ACTH 的作用小，应激时，则对醛固酮分泌起重要支持作用。

在天然皮质激素中，醛固酮是作用最强的一种盐皮质激素。其理盐作用是等量糖皮质激素（皮质醇）的 500 倍。在正常生理状态下，由于糖皮质激素的分泌量很大，故在人体总的理盐效应中由糖皮质激素承担的约占 45％，醛固酮也承担 45％，另一种盐皮质激素脱氧皮质酮承担 10％。平时每日醛固酮的分泌量很少，如因某种情况引起醛固酮分泌过多，其显著的钠水潴留及排钾效应则可引起低血钾、组织水肿、高血压。若盐皮质激素分泌水平过低，会导致水钠流失和血压降低的症状。

肾上腺皮质激素的基本结构为孕甾烷母核，构效关系非常密切：①C-3 的酮基、C-20 的酮基（或醛基，或羧酸）及 C-4,5 的双键是保持生理功能所必需；②糖皮质激素的 C-17 位上有—OH；C-11 位上有＝O 或—OH；③盐皮质激素的 C-17 位上无—OH；C-11 位上无＝O 或有 O 与 C-18 相连；④C-1,2 为双键以及 C-6 引入—CH₃ 则抗炎作用增强，水盐代谢作用减弱；⑤C-9 引入—F，C-16 引入—CH₃ 或—OH 则抗炎作用更强，水盐代谢作用更弱。为了提高皮质激素的临床疗效，曾对它们的结构进行改造并获得多种新型药物。

14.2.3 甲状腺激素

甲状腺是体内最大的内分泌腺。细胞内，在甲状腺过氧化物酶及过氧化氢的作用下，碘离子被氧化成活性碘，活性碘与甲状腺球蛋白中的酪氨酸残基作用产生一碘酪氨酸残基，进而产生 3,5-二碘酪氨酸残基。碘化酪氨酸残基之间进一步反应，并通过甲状腺球蛋白的水解形成三碘甲状腺原氨酸及甲状腺素。其中三碘甲状腺原氨酸的作用比甲状腺素强约 5 倍。

甲状腺素（T₄）   三碘甲状腺原氨酸（T₃）

甲状腺素为白色针状晶体；无臭，无味；遇光变质；熔点 231～233℃（分解）；不溶于水和乙醇等普通有机溶剂，溶于含有无机酸或碱的乙醇，也溶于氢氧化物和碳酸盐碱溶液。在其酸性乙醇溶液中加入亚硝酸钠，加热即呈黄色，再加过量氨水即变为粉红色。人体内可自主产生的物质，也可人工合成。临床上主要用于甲状腺功能低下的替代疗法。

当人遭遇危险而情绪紧张时首先会刺激下丘脑释放促甲状腺激素释放激素，血液中这一激素浓度的增高会作用于垂体促进其释放促甲状腺激素，即提高血液中促甲状腺激素的含量。促甲状腺激素进一步作用于甲状腺，使其腺细胞分泌量增加，即分泌大量的甲状腺激素。

甲状腺激素为氨基酸衍生物，主要有促进物质与能量代谢，促进新陈代谢和发育，提高神经系统的兴奋性，呼吸、心率加快，产热增加等生理作用。生长方面与生长激素起协同作用；体温调节方面与肾上腺素起协同作用。

14.2.4 胰岛素

胰岛素（insulin）是一种具有重要代谢调节作用的激素。它是机体内唯一降低血糖的激素，同时促进糖原、脂肪、蛋白质合成。胰岛素参与调节糖代谢，控制血糖平衡，可用于治疗糖尿病。它是由胰岛 β 细胞受内源性或外源性物质如葡萄糖、乳糖、核糖、精氨酸、胰高血糖素等的刺激而分泌的一种蛋白激素。

胰岛素是第一个确证化学结构和相对分子质量的蛋白质。我国于1965年首次人工合成了具有生物活性的结晶牛胰岛素。不同种族哺乳动物（人、牛、羊、猪等）的胰岛素分子的氨基酸序列和结构稍有差异，其中猪胰岛素与人的最为接近。胰岛素由A、B两条肽链组成。人胰岛素的A链有21个氨基酸残基，内部A6（Cys）与A11（Cys）之间存在一个二硫键；B链有15种30个氨基酸残基。其中A7（Cys）、B7（Cys）、A20（Cys）、B19（Cys）四个半胱氨酸的巯基形成两个二硫键，使A、B两链连接起来。据推测，胰岛素在β细胞中以六聚物颗粒形式储存，但生物活性形式是胰岛素单体。

不同种动物胰岛素结构相似，理化性质也相似，通常为白色晶体粉末，结晶时随pH变化可得到不同的晶型，如猪胰岛素在pH 5.8～6.2时，所得晶体为六面体或斜六面体；pH＝5.2时为楔形、双晶形或哑铃形；在上限pH＝6.2时均为斜六面体。胰岛素有典型的蛋白质性质，具有两性性质，等电点为5.1～5.3，易被强酸、强碱破坏，受热不稳定。

天然胰岛素只有在低浓度下（<0.1μmol/L）才以单体形式存在。当浓度较高时（0.6mmol/L），则以二聚体形式存在。在中性pH、锌离子存在的情况下，则以六聚体存在。含锌离子的六聚体也是胰岛素在β细胞内的储存形式。当浓度>0.2mmol/L时，即使缺乏锌离子，胰岛素依然是六聚体形式。因此，胰岛素在溶液中存在的不同形式很大程度上影响它的吸收。

胰岛素主要作用在肝脏、肌肉及脂肪组织，控制着蛋白质、糖、脂肪三大营养物质的代谢和储存。胰岛素分泌过多时，血糖下降迅速，脑组织受影响最大，可出现惊厥、昏迷，甚至引起胰岛素休克。相反，胰岛素分泌不足或胰岛素受体缺乏常导致血糖升高；若超过肾糖阈，则糖从尿中排出，引起糖尿；同时由于血液中成分改变（含有过量的葡萄糖），亦导致高血压、冠心病和视网膜血管病等病变。

14.2.5 性激素

性激素（sex hormone）是指由动物体的性腺以及胎盘、肾上腺皮质网状带等组织合成的甾体激素，具有促进性器官成熟、副性征发育及维持性功能等作用。其化学本质是脂质。雌性动物卵巢主要分泌两种性激素——雌激素与孕激素；雄性动物睾丸主要分泌以睾酮为主的雄激素。

14.2.5.1 雌激素

雌激素系甾体激素中独具苯环（A环芳香化）结构者，有雌二醇、雌酮和雌三酮。其中雌二醇的活性最强，其次为雌酮，活性只有雌二醇的1/10；雌三酮是雌二醇的代谢产物，其活性最弱，只有雌酮的1/3。雌二醇主要合成于卵巢内卵泡的颗粒细胞，它的2-羟基衍生物及4-羟基衍生物也具有重要生理意义。

雌二醇（Estradiol）

雌二醇为白色或乳白色结晶性粉末，无臭；在丙酮、二氧六环、三氯甲烷中溶解，在乙醇植物油中略溶，在水中不溶；由于酚羟基具弱酸性，可溶于碱水溶液中。

雌二醇的合成呈周期性变化，其有效浓度极低，在人和常用的实验动物如大鼠、狗等的血液中含量仅微克/毫升级。雌激素的靶组织为子宫、输卵管、阴道、垂体等。

雌激素的作用在于维持和调控性器官的功能。其主要作用是促进女性第二性征发育和性器官成熟，并与孕激素一起完成女性周期、妊娠、哺乳等功能；还具有降低血浆胆固醇的作用；对机体代谢、内分泌系统、心血管系统、骨骼生长等都有明显影响。早年利用去卵巢的动物观察其性器官变化，并与外源补充雌二醇的动物做比较，发现：在雌激素影响下，输卵管、子宫的活动增加，萎缩的子宫重新恢复，其腺体、基质及肌肉部分都增生，子宫液增多，阴道表皮细胞增生，表面层角化等。现已发现，不仅经典靶组织具有雌激素受体蛋白，许多重要的中枢或外周器官如下丘脑、松果体、肾上腺、胸腺、胰脏、肝脏、肾脏等也均有不同数量的受体或结合蛋白分子。外源雌激素可引起全身代谢的变化。大剂量的雌二醇可促进蛋白质合成代谢，减少碳水化合物的利用，可引起高血脂、高胆固醇，因此对脂肪代谢也有影响。此外，组织中雌二醇对水、盐分子的保留、钙平衡的维持也都有一定影响。雌激素在中枢神经系统的性分化中也起重要作用，而且由于其 2-羟基衍生物或 4-羟基衍生物属于儿茶酚类化合物，与儿茶酚胺等神经介质能竞争有关的酶系，从而相互制约、调控，形成了神经系统与内分泌系统之间的桥梁。这方面的深入研究将可能有助于阐明性分化、性成熟、性行为及生殖功能的神经-内分泌调控机理。

各种形式的雌激素衍生物已广泛应用于避孕，治疗妇女更年期综合征、男子前列腺肥大症以及其他内分泌失调病等。

14.2.5.2 孕激素

孕激素是由雌性动物卵巢中卵泡形成的黄体以及胎盘所分泌的激素，对子宫内膜的分泌转化、蜕膜化过程、维持性周期及怀孕等起重要作用。

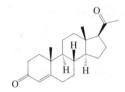

孕酮（Progesterone）

孕酮是活性最强的孕激素，也称黄体酮，是许多甾体激素的前身物质。

孕激素的分布很广，非哺乳动物如鸟类、鲨鱼、肺鱼、海星及墨鱼等卵巢中也有孕激素合成，如鸟类输卵管卵白蛋白的生成即受孕酮激活。其主要功能在于使哺乳动物的性器官作妊娠准备，是胚胎着床于子宫并维持妊娠所不可少的激素。

孕激素和雌激素在机体内的联合作用，保证了月经与妊娠过程的正常进行。雌激素促使子宫内膜增厚、内膜血管增生。排卵后，黄体所分泌的孕激素作用于已受雌二醇初步激活的子宫及乳腺，使子宫肌层的收缩减弱、内膜的腺体、血管及上皮组织增生，并呈现分泌性改变。孕激素使已具发达管道的乳腺腺泡增生。这些作用也依赖于细胞质中的孕酮受体，而雌二醇对孕酮受体的合成具有诱导作用。孕激素在高等动物体内的其他作用不多，已知大剂量的孕酮可引起雄性反应，药理剂量的孕酮还可对垂体的促性激素分泌起抑制作用，避孕药中所含孕激素的抑制排卵效应，就是对促性腺激素起抑制作用的结果。

14.2.5.3 雄激素

雄激素主要由睾丸间质细胞合成和分泌。由于雄烯二酮和睾酮是雄激素的生物合成前体，所以，卵巢及肾上腺皮质也可分泌雄激素。雄激素在动物界分布广泛，系十九碳甾体化合物，也是维持雄性性征所不可少的激素，如家禽的冠、鸟类的羽毛、反刍动物的角以及人类的须发、喉结等。睾酮是睾丸分泌的最重要的雄激素。

雄激素作用于雄性副性器官如前列腺、精囊等，促进其生长并维持其功能，雄激素还具有促进全身合成代谢，加强氮的储存等功能，这在肝脏和肾脏尤为显著。

雄激素的分泌不像雌激素，无明显的周期性，然而也与垂体促性激素形成反馈关系。

睾酮（Testosterone）

睾酮是在血液中运转、负责反馈作用的形式，但在细胞水平起作用时，睾酮常需转化成双氢睾酮，后者与受体蛋白结合的亲和力高于睾酮，雄激素在细胞水平如下丘脑等组织中的另一转化方式是 A 环的芳香化而形成雌激素，致使某些动物的睾丸中雌激素含量甚高。这种转化在中枢神经系统中已经证明与脑的性分化有重要关系。

现已有大量人工合成的雄激素，包括酯化、甲氧基化或氟取代的衍生物，或便于口服，或具较强的促合成代谢功能，可应用于临床。

14.3 激素药理作用

14.3.1 肾上腺素受体

肾上腺素受体属于 G 蛋白偶联的膜受体家族，广泛分布在外周神经系统的几乎所有组织以及中枢神经系统许多神经元，在心血管、呼吸及内分泌等系统中具有广泛的生理功能。根据肾上腺素受体对肾上腺素能神经递质的不同反应性，将肾上腺素受体分为两大类：α 受体和 β 受体。根据生理效应的不同，又将 α 受体分为 α_1 和 α_2 亚型，β 受体分为 β_1、β_2 和 β_3 亚型（见表 14-2）。

表 14-2　肾上腺素受体的分类、分布和效应

受体	α 受体		β 受体		
亚型受体	α_1	α_2	β_1	β_2	β_3
偶联 G 蛋白	Gq	Gi	Gs		
主要分布	突触后膜、心脏效应细胞、血管平滑肌、扩瞳肌、毛发运动平滑肌	突触前膜和后膜、血小板、血管平滑肌、脂肪细胞	心脏、肾、脑干	子宫肌、气管、胃肠道、血管壁、肝效应细胞	脂肪组织
激动后效应	收缩平滑肌，增加心收缩力，升压，缩瞳，毛发竖立	抑制去肾上腺素释放，降压，血小板凝聚，抑制脂肪分解	增强心脏功能，升压	舒张支气管、子宫和血管平滑肌，平喘，加强糖原分解	分解脂肪，增加氧耗

肾上腺素主要激动 α 受体和 β 受体，产生较强的 α 型和 β 型作用。其舒张支气管主要靠激动 β 受体。α 受体激动可使支气管黏膜血管收缩，减轻水肿，有利气道畅通。但 α 受体激动也收缩气道平滑肌，并使肥大细胞释放活性物质，加重哮喘。

14.3.2 糖皮质激素药理作用

（1）抗炎作用　糖皮质激素有快速、强大而非特异性的抗炎作用，对炎症和炎症病理发

展过程的不同阶段都有明显的非特异性抑制作用，能对抗下述各种原因引起的炎症：①物理性损伤，如烧伤、创伤等；②化学性损伤，如酸、碱损伤；③生物性损伤，如细菌、病毒感染；④免疫性损伤，如各型变态反应；⑤无菌性炎症，如缺血性组织损伤等。在各种急性炎症的早期，应用糖皮质激素可抑制毛细血管扩张，减轻炎症早期的渗出、水肿、血细胞浸润和吞噬等反应，从而改善和消除红、肿、热、痛等临床症状；在炎症后期，应用糖皮质激素可抑制毛细血管和成纤维细胞的增生，抑制胶原蛋白、黏多糖的合成及肉芽组织增生，从而减轻组织粘连，抑制瘢痕的形成，减轻炎症的后遗症。但必须注意，炎症反应是机体的一种防御功能，炎症后期的反应也是组织修复的重要过程，故糖皮质激素在抑制炎症、减轻症状的同时，也降低了机体的防御和修复功能，可导致感染扩散和延缓创口愈合。同时必须应用足量有效的抗菌药物，以防原有病情恶化。

（2）**免疫抑制作用** 糖皮质激素对免疫反应有多方面的抑制作用，能缓解许多过敏性疾病的症状，抑制因过敏反应而产生的病理变化，如过敏性充血、水肿、渗出、皮疹、平滑肌痉挛及细胞损害等，能抑制组织器官的移植排异反应，对于自身免疫性疾病也能发挥一定的近期疗效。糖皮质激素免疫抑制作用与下述因素有关：①抑制吞噬细胞对抗原的吞噬和处理；②抑制淋巴细胞的 DNA、RNA 和蛋白质的生物合成，使淋巴细胞破坏、解体，也可使淋巴细胞移行至血管外组织，从而使循环淋巴细胞数减少，糖皮质激素对人也引起暂时性淋巴细胞减少，其原因可能与淋巴细胞移行至血液以外的组织有关，而不是淋巴细胞溶解所致；③诱导淋巴细胞凋亡；④干扰淋巴细胞在抗原作用下的分裂和增殖；⑤干扰补体参与的免疫反应。动物实验表明，小剂量糖皮质激素主要抑制细胞免疫；大剂量则能抑制由 B 细胞转化成浆细胞的过程，使抗体生成减少，从而干扰体液免疫，原因可能与其选择性地作用于 T 细胞亚群，特别是增强了 T 细胞抑制 B 细胞的作用有关。大剂量糖皮质激素抑制了 B 细胞转化成浆细胞的过程，使抗体生成减少，抑制体液免疫，较少抗原-抗体反应之后引起攻击性物质的释放。但在人体还未证实糖皮质激素在治疗剂量时能抑制抗体产生。

（3）**抗休克作用** 超大剂量的糖皮质激素已广泛用于各种严重休克，特别是中毒性休克的治疗。这是抗炎免疫抑制和抗内毒素作用综合的结果。其作用可能与糖皮质激素的下列机制有关：①稳定溶酶体膜，阻止或减少蛋白水解酶的释放，减少心肌抑制因子（MDF）的形成，避免或减轻了由 MDF 引起的心肌收缩力下降、内脏血管收缩和网状内皮细胞吞噬功能降低等病理变化，阻断了休克的恶性循环，此外，水解酶释放的减少也可减轻组织细胞的损害；②降低血管对某些缩血管活性物质的敏感性，使微循环的血流动力学恢复正常，改善休克；③增强心肌收缩力，增加心排出量，扩张痉挛血管，增加肾血流量；④提高机体对细菌内毒素的耐受能力。

（4）**抗毒作用** 糖皮质激素虽然不能中和细菌内毒素，但 GCS 本身为应激激素，能大大提高机体对内毒素的耐受力，减少内源性热原物质的释放，迅速退热并对中毒症状有极大改善作用，从而保护机体度过危险期而赢得抢救时间。由于糖皮质激素有迅速而良好的退热作用，故可用于严重中毒性感染如肝炎、伤寒、脑膜炎、急性血吸虫病、败血症及晚期癌症的发热。糖皮质激素的退热作用机制可能是：抑制体温调节中枢对致热原的反应，降低其对致热原的敏感性，又能稳定溶酶体膜而减少内热原的释放，然后与内毒素主要成分脂多糖结合，阻止其所致的一系列病理变化。但是在发热诊断未明前，不可滥用糖皮质激素，以免掩盖症状使诊断困难。

（5）**其他作用** 糖皮质激素能刺激骨髓造血功能；抑制成骨细胞的活力，减少骨中胶原的合成，促进胶原和骨基质的分解；增加胃酸及胃蛋白酶的分泌，增强食欲，促进消化；还能影响认知能力及精神行为，并能提高中枢神经系统兴奋性。糖皮质激素的中枢可能与其减

小脑中 γ-氨基丁酸的浓度有关。

其药理作用可以归纳为：五增（增胃酸、增血糖、增蛋白质分解、增红细胞、增血小板），四抗（抗炎、抗毒、抗休克、抗过敏），三减（减三种粒细胞），一怪（向中性肥胖）。

14.3.3 甲状腺激素受体及作用机制

甲状腺激素有维持正常生长发育、促进代谢和产热、提高机体交感-肾上腺系统的反应性等生理作用。在垂体、心、肝、肾、骨骼肌、肺、肠等组织的细胞膜、线粒体、核内都含有甲状腺素受体。近来证明，甲状腺激素受体是具有结合 DNA 能力的非组蛋白，分子质量为 52kDa，可能是原癌基因的产物。甲状腺激素在体内主要以 T_4 的形式发挥作用，它具有以下类型受体：

（1）甲状腺激素核受体　甲状腺激素通过调控由核内 T_3 受体所介导的基因表达而发挥作用。T_3 可与胞核染色质上的受体结合，使 RNA 多聚酶活性增加，启动、调控基因转录，加速 mRNA 及蛋白质合成，从而使多种酶和细胞活性加强。受体对 T_3 的亲和力比 T_4 大 10 倍，T_3 占与此受体结合激素的 85%～90%，故此种受体又称为 T_3 受体。

（2）甲状腺激素膜受体　T_3、T_4 可与膜上受体结合，被动转运入细胞内，与胞浆结合蛋白结合并与游离的 T_3、T_4 形成平衡状态。

（3）甲状腺激素线粒体受体　影响能量代谢。

T_3 作用快而强，T_4 作用弱而慢。正常情况下，在中枢神经系统的调控下，下丘脑释放促甲状腺激素释放激素（TRH）调节腺垂体促甲状腺激素（TSH）的分泌，TSH 则刺激甲状腺细胞分泌 T_4 和 T_3；当血液中 T_4 和 T_3 浓度增高后，通过负反馈作用，抑制腺垂体 TSH 的合成和释放，降低腺垂体对 TRH 的反应性，使 TSH 分泌减少，从而使甲状腺激素分泌不至于过高；而当血中 T_4 和 T_3 浓度降低时，对腺垂体负反馈作用减弱。TSH 分泌增加，促使 T_4、T_3 分泌增加。总之，下丘脑-腺垂体-甲状腺调节环路可维持甲状腺激素分泌的相对恒定。

14.3.4 胰岛素受体和作用机制

目前认为胰岛素是通过胰岛素受体发挥作用。胰岛素在细胞水平的生物作用是通过与靶细胞膜上的特异受体结合而启动的。胰岛素受体为胰岛素起作用的靶细胞膜上特定部位，仅可与胰岛素或含有胰岛素分子的胰岛素原结合，具有高度的特异性，且分布非常广泛。胰岛素受体为一糖蛋白，由两个 13kDa 的 α 亚单位及两个 90kDa 的 β 亚单位组成的大分子复合物。α 亚单位穿过细胞膜，一端暴露在细胞膜表面，具有胰岛素结合位点；β 亚单位由细胞膜向胞浆延伸，是胰岛素引发细胞膜与细胞内效应的功能单位。

现在对胰岛素作用机制的研究有了显著进展，发现胰岛素和对其敏感的组织细胞膜上的特异性受体相结合，然后引发一系列的生理效应，包括葡萄糖等物质经细胞膜的转运、多种酶的激活或抑制、细胞的生长发育等。

胰岛素进入血液循环，到达靶细胞，与胰岛素受体的 α 亚基结合后迅速引起 β 亚基的自身磷酸化，进而激活 β 亚基上的酪氨酸蛋白激酶。酪氨酸蛋白激酶激活后，催化受体蛋白自身及胞内其他蛋白磷酸化，启动磷酸化的级联反应而产生效应。胰岛素诱导第二信使的形成，它们模拟或具有胰岛素样活性，可使葡萄糖载体蛋白从胞内重新分布到胞膜，从而加速葡萄糖的转运。葡萄糖转运蛋白激活后携葡萄糖进入细胞，促使糖原合成酶活性增加，磷酸化酶活性降低，加速糖原合成，抑制糖原分解；激活丙酮酸脱氢酶磷酸酶而使丙酮酸脱氢酶激活，加速丙酮酸氧化为乙酰辅酶 A，加快糖的有氧氧化；抑制 PEP 羧激酶的合成以及减少糖异生的原料，抑制糖异生；减缓脂肪动员，最终促使血糖水平降低。

当胰岛素绝对或相对不足时，葡萄糖进入细胞内的能力下降；从葡萄糖转化为糖原时所需的各种酶的活性下降；从蛋白质转变为葡萄糖的速度加快；蛋白质合成下降，脂肪分解增多，出现高脂蛋白血症，甚至酮症酸中毒。对于这些患者注射外源性胰岛素可在一定程度上纠正各种代谢紊乱，并可延缓或防止糖尿病慢性并发症的发生。

14.4 激素作用机制

激素的作用机制实际上就是细胞信号的转导过程。

14.4.1 由细胞膜受体介导的机制

14.4.1.1 通过第二信使介导的信号转导

通过第二信使介导的主要是针对那些含氮激素以及前列腺素。含氮激素均为非脂溶性物质，不能穿透细胞膜，只能与胞膜上受体结合，而脂溶性的前列腺素则能透过细胞膜与细胞膜内侧的受体结合。这些激素先与胞膜受体结合，再通过激发细胞内生成第二信使物质，而实现调节效应。

（1）以 cAMP 作第二信使的作用机制　通过生成 cAMP 而立刻作用于机体组织。大部分氨基酸衍生物类激素和蛋白质多糖类激素都以这种方式起作用。

激素作为第一信使与靶细胞膜上的特异受体结合，然后触发 G 蛋白与 GTP 结合形成 G-GTP 复合物，该复合物再激活腺苷酸环化酶使其转化为活性形式，接着环化酶催化 ATP 形成 cAMP。作为第二信使的 cAMP 经一系列的相关反应——级联放大，即先激活细胞内的蛋白激酶，再进一步诱发各种功能单位产生相应的反应，cAMP 起着信息的传递和放大作用。激素的这种作用方式称为第二信使学说，如图 14-1 所示。

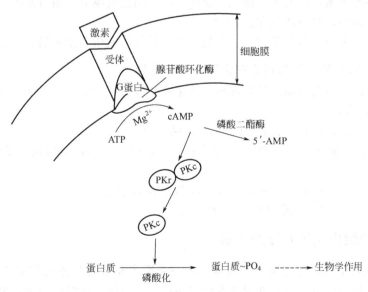

图 14-1　以 cAMP 作第二信使的作用模式

PKr—蛋白激酶调节亚单位；PKc—蛋白激酶催化亚单位

（2）以 Ca^{2+} 作第二信使的作用机制　有些激素与细胞膜受体结合后，可使细胞膜上依赖于受体的钙通道开放，使细胞内的 Ca^{2+} 浓度升高。还有一些激素通过启动磷酸肌醇级联反应，使细胞内 Ca^{2+} 浓度升高，因此，Ca^{2+} 也被认为是第二信使。

Ca^{2+} 主要是通过钙调蛋白来发挥第二信使作用的。一般 CaM-Ca^{2+} 与它所控制的酶相连，CaM 与 Ca^{2+} 结合后引起的构型变化会改变与它相连的酶的活性。细胞内存在着许多由 CaM-Ca^{2+} 活化的蛋白激酶，通过这条通道表现出许多细胞效应。例如，糖原磷酸化酶和糖原合成酶都是 CaM-Ca^{2+} 活化的蛋白激酶（磷酸化酶 b 激酶）的靶酶。激活磷酸化酶 b 激酶使磷酸化酶 b 活化，或使糖原合成酶失活（见图 14-2）。

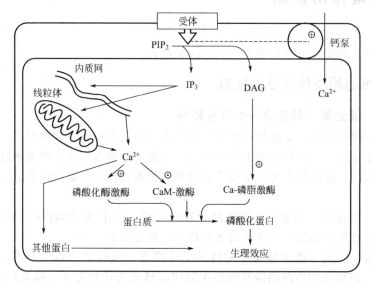

图 14-2　Ca^{2+} 作为第二信使作用示意图

14.4.1.2　通过相关蛋白激酶的信号转导

（1）受体型酪氨酸蛋白激酶　催化型受体，位于细胞质膜上。当与配体结合后，大多数发生二聚化而被激活，自身磷酸化。

（2）非受体型酪氨酸蛋白激酶　位于胞浆中，常与非催化型受体偶联而发挥作用。

14.4.1.3　有丝分裂原激活蛋白激酶的信号转导

有丝分裂原激活蛋白激酶的信号转导由催化性受体、GRB2、SOS、Ras 蛋白、Raf 蛋白和 MAPK 系统组成。

（1）GRB2　接头蛋白，含有 SH2 和 SH3 结构域。

（2）SOS　富含脯氨酸，可与 SH3 结合；并具有核苷酸转移酶活性，促使 Ras 的 GDP 转换成 GTP。

（3）Ras 蛋白　原癌基因产物，类似于 G 蛋白的 G 亚基。

（4）Raf 蛋白　具有丝/苏氨酸蛋白激酶活性。

14.4.2　由细胞内受体介导的机制

通过此方式起作用的均为脂溶性激素，这一类激素非常容易透过细胞膜直接进入细胞内，与胞内受体结合成复合物，并向细胞核内转移，再与核受体结合变成有生物活性的核内激素-受体复合物（简称活性复合物），触发基因的转录过程，生成新的 mRNA 诱导新蛋白质的合成，再引起细胞的最终效应。这些激素的原发效应反映在基因表达上，而不表现在酶的激活或转运过程的变化上。由于这种作用方式是通过基因转录形成 mRNA 而实现的，因此作用过程较慢，还有一些激素（如雌激素、孕激素及雄激素）是直接穿过核膜与核受体结合，调节基因表达。其作用机制如图 14-3 所示。

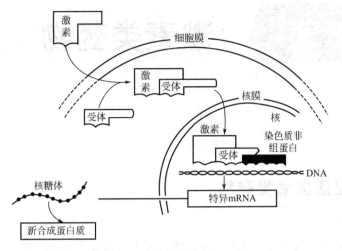

图 14-3　细胞内受体作用机制

第15章 激素类药物

15.1 糖皮质激素类药物

天然糖皮质激素以氢化可的松为代表，盐皮质激素以醛固酮为代表。

随着甾体合成化学的进展，人们在 20 世纪 50 年代开始了对糖皮质激素的结构改造，以期降低其盐皮质激素活性，增强抗炎活性，寻找作用强、毒副反应低的糖皮质激素类药物。

首先发现在 9α 位引入氟原子，可将抗炎作用和糖原沉积作用增强 10 倍，但因同时钠潴留作用增加更多，达 50 倍，因此其 21 位形成乙酸酯的醋酸氟氢可的松全身作用是作为盐皮质激素的替补治疗药物，而作为糖皮质激素类药物只能局部外用于皮肤消炎。但是 9α-F 作为增强皮质激素作用的有效结构，在后续的结构改造中，结合其他降低钠潴留作用的方法，一直被采用。

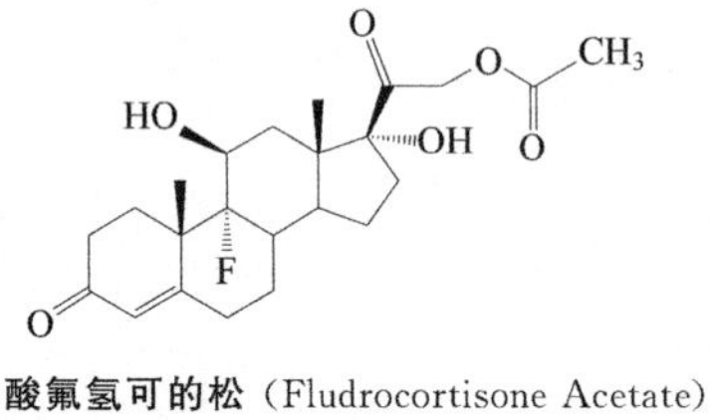

醋酸氟氢可的松（Fludrocortisone Acetate） 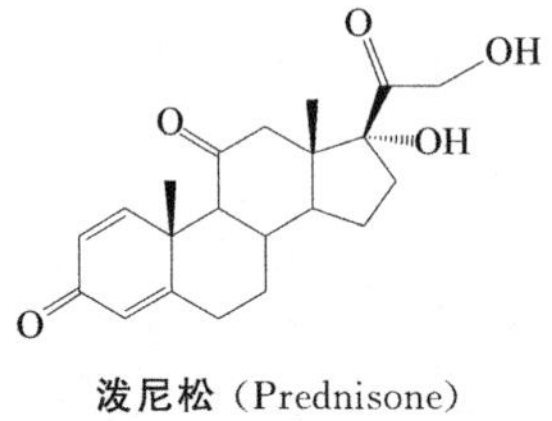　　泼尼松（Prednisone） 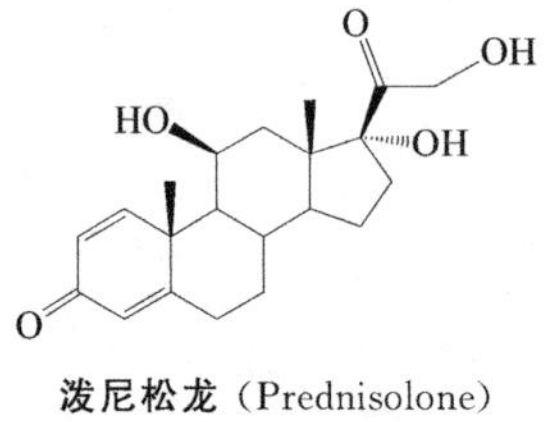　　泼尼松龙（Prednisolone）

之后人们发现在可的松和氢化可的松的 A 环引入 1，2-双键，可将抗炎活性提高 4 倍而钠潴留作用不变，如此得到的药物是泼尼松和泼尼松龙，用于抗炎抗过敏。$\Delta^{1,2}$ 的引入使 A 环构象由半椅式转变为船式，这可能是抗炎活性增强的原因。$\Delta^{1,2}$ 结构也为后续药物所继承。在甾核的其他位置引入双键都会降低作用。

氢化可的松的 16α-羟基物是其代谢产物之一，保留了糖皮质激素活性，而钠潴留作用明显降低。于是将 9α-F、$\Delta^{1,2}$ 和 16α-OH 一并引入氢化可的松分子中得到了盐皮质激素作用进一步降低的曲安西龙。将其 16α-OH 和 17α-OH 制成缩酮即为曲安奈德，作用持续时间较长。

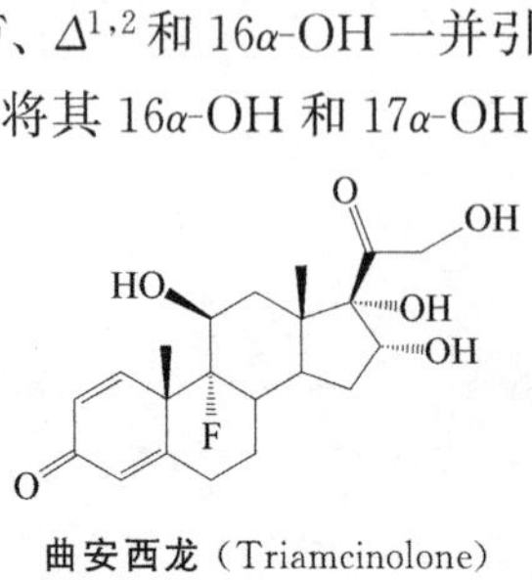

曲安西龙（Triamcinolone） 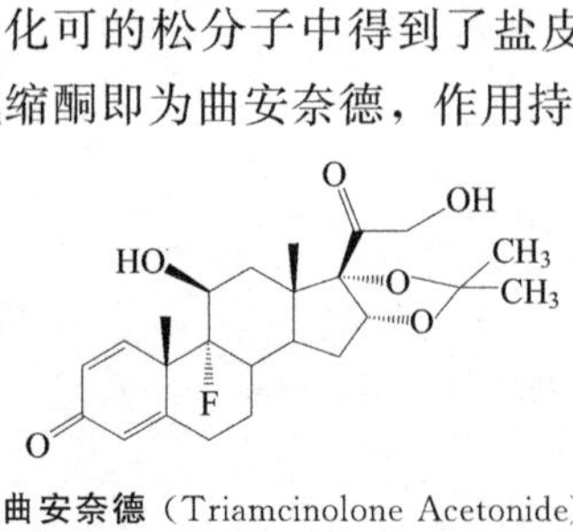　　　曲安奈德（Triamcinolone Acetonide）

在氢化可的松的 16 位引入甲基，因立体障碍使 17 位氧化代谢受阻，可显著增强抗炎作用，减弱钠潴留活性。地塞米松和倍他米松分别带有 16α-CH₃ 和 16β-CH₃，均为强效糖皮质激素药物，后者作用更为迅速。

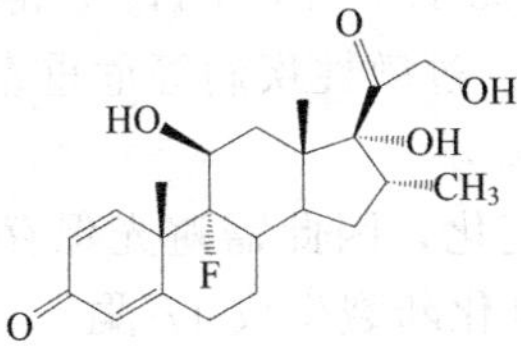

地塞米松（Dexamethasone） 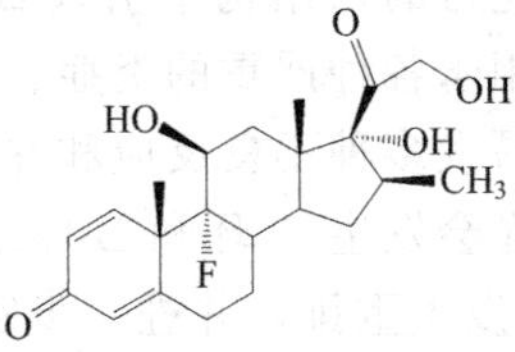　　　　倍他米松（Betamethasone）

在氢化可的松的 6 位引入取代基也可提高其代谢稳定性，使活性增强。代表药物是氟轻松及其 21-酯化前药醋酸氟轻松，由于其钠潴留作用增强幅度远远大于抗炎作用的增加，只能局部用于皮肤消炎、抗过敏等。

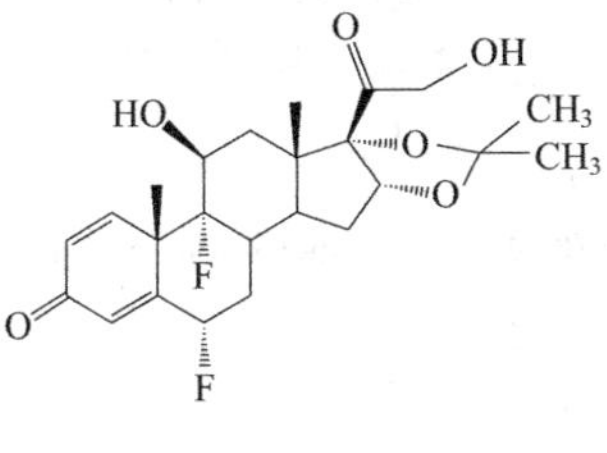

氟轻松（Fluocinonide） 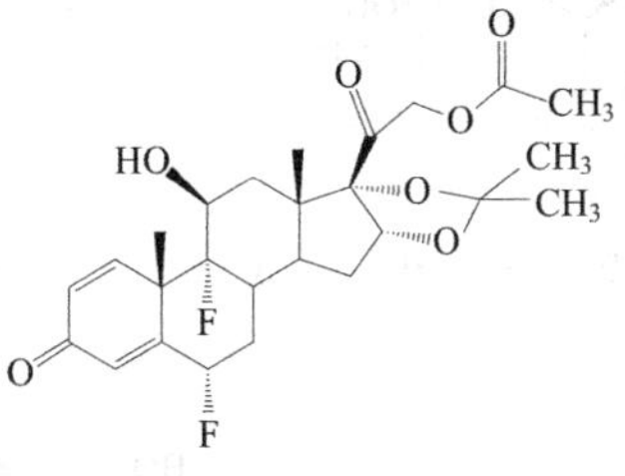　　　　醋酸氟轻松（Fluocinolone Acetonide）

在上述结构改造基础上，又有很多糖皮质激素类药物品种开发成功，大部分是局部使用的气雾剂、软膏剂、霜剂、滴眼剂等，与全身作用分离。这些药物的结构变化有：在 9 位引入氯原子，如丙酸倍氯米松；20-硫醇酯化，如丙酸氟替卡松，气雾剂吸入治疗哮喘；21-氯代，如丙酸氯倍他索；21-甲基，如利美索龙，作用持续时间长；D 环扩环，如多泼尼酯，结构新颖，副作用小。

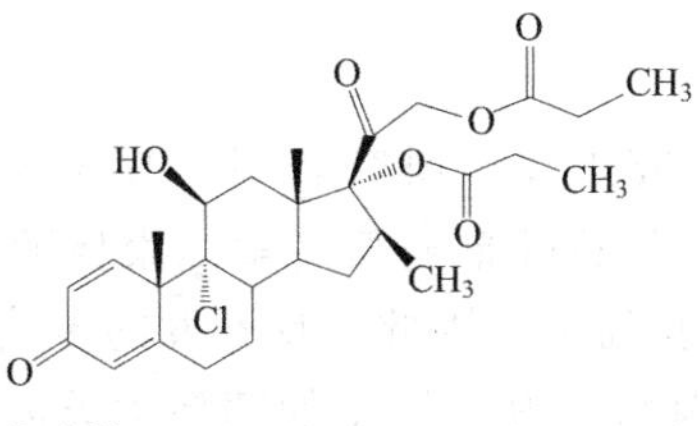

丙酸倍氯米松（Beclomethasone Dipropionate） 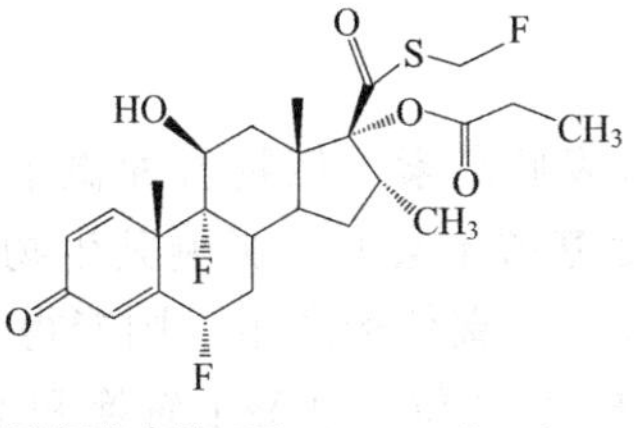　　　丙酸氟替卡松（Fluticasone Propionate）

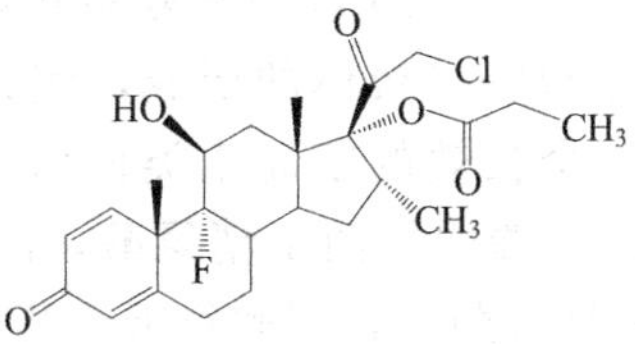

丙酸氯倍他索（Clobetasol Propionate） 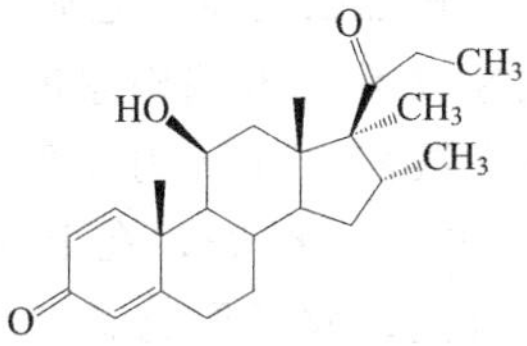　　　利美索龙（Rimexolone）

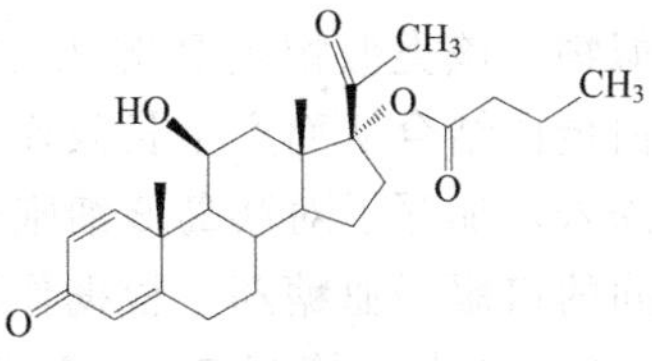

多泼尼酯（Domoprednate）

地塞米松化学名为$(11\beta,16\alpha)$-9-氟-11,17,21-三羟基-16-甲基孕甾-1,4-二烯-3,20-二酮。

白色或类白色结晶性粉末，无臭，有苦味；略溶于甲醇、乙醇、丙酮、二氧六环，微溶于三氯甲烷，极微溶于乙醚，几乎不溶于水。

地塞米松是在氢化可的松结构中引入$\Delta^{1,2}$、9α-F 和 16α-CH_3 后得到的强效、长效类糖皮质激素类药物，适用于各种严重的炎症、休克、过敏性疾病等危重患者，不适用于替代疗法；不宜久用，否则易发多种不良反应和并发症。

地塞米松固体受光会发生 A 环和 B 环结构变化，因此需避光保存。地塞米松溶液在碱性条件下 17 位侧链会发生重排，并进一步发生氧化断裂生成 17-酮。

地塞米松的 21-OH 可经酯化修饰成前药，如醋酸地塞米松、地塞米松磷酸钠；17,21-双酯化，如丙酸地塞米松等，增加稳定性，以及适应不同制剂的需要。

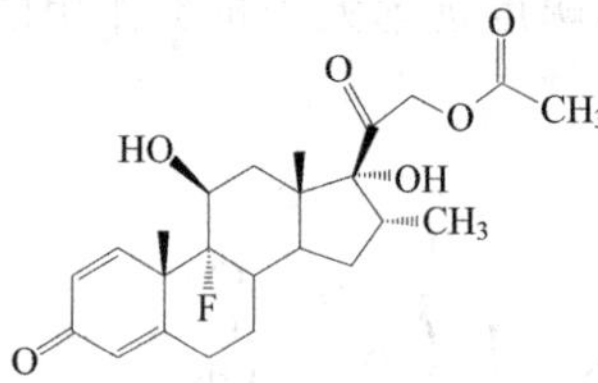

醋酸地塞米松（Dexamethasone Acetate） 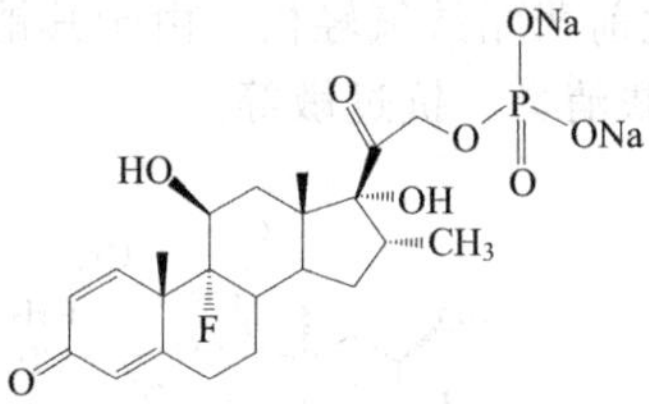　　地塞米松磷酸钠（Dexamethasone Sodium Phosphate）

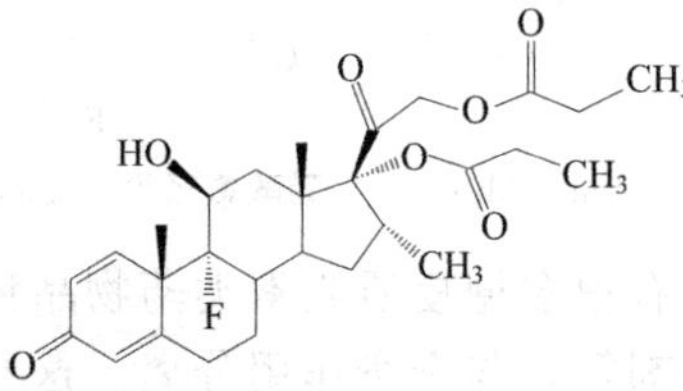

丙酸地塞米松（Dexamethasone Dipropionate）

15.2　胰岛素及相关药物

人们在开发胰岛素类似物方面做了大量研究工作。研究表明，改变或者去除胰岛素 B 链 C 末端的氨基酸不会明显影响其生物活性，但是可影响胰岛素二聚体的形成和解离。如果能抑制胰岛素二聚体的产生，则能得到速效胰岛素。因此，现开发的多数胰岛素类似物均是在 B 链 C 末端 28 位氨基酸上置换和增加氨基酸残基，所得的胰岛素类似物比天然胰岛素更为速效或长效。如赖脯胰岛素，它是将 B 链第 28、29 位的脯氨酸和赖氨酸互换的胰岛素类似物，这一变化导致了 C 末端构象的变化并抑制二聚体的形成，使其更易于分解成单体而迅速起效，它可在饭前 15min 内注射。第一个长效的胰岛素类似物甘精胰岛素，是以甘氨酸取代 A 链 21 位的天冬酰胺，在 B 链的 C 末端增加两个精氨酸，因其等电点接近于 7，皮下注射后易产生沉淀，故可形成储库，缓慢释放药物，因此每天给药 1 次，在 24h 内持续释药而无峰值变化。

地特胰岛素也是长效胰岛素类似物，该类似物是 B 链 29 位赖氨酸的 N 上结合一个十四碳肉豆蔻酸，该脂肪酸侧链与血浆白蛋白结合从而产生长效作用。

随着对糖尿病基础理论研究的深入，加深了对胰岛 β 细胞生理学和胰岛素外周作用机制的了解，从而研究开发出了各种不同的口服降血糖药。根据作用机制可分为胰岛素分泌促进剂、胰岛素增敏剂、二肽基肽酶-Ⅳ（DPP-Ⅳ）抑制剂、α-葡萄糖苷酶抑制剂和醛糖还原酶抑制剂等。

15.2.1 胰岛素分泌促进剂

Ⅱ型糖尿病患者常常伴有继发性 β 细胞功能缺陷，从而使胰岛素分泌不足。胰岛素分泌促进剂可促使胰岛 β 细胞分泌更多的胰岛素以降低血糖水平。按化学结构，胰岛素分泌促进剂可以分为磺酰脲类和非磺酰脲类。

15.2.1.1 磺酰脲类

早在 20 世纪 40 年代，在大量应用磺胺类药物——磺胺异丙基噻二唑治疗伤寒过程中，很多患者出现不明原因的死亡。进一步研究发现，这是因为磺胺异丙基噻二唑可刺激胰腺释放胰岛素，引起患者低血糖所致。不久，发现具有抗菌活性的氨磺丁脲具有更强的降血糖作用，是第一个应用于临床的磺酰脲类降血糖药，但副作用仍很多，特别是对骨髓的毒性大，后来被停用。自氨磺丁脲发现后，很多磺酰脲类药物陆续被开发，目前仍有一些药物在应用。在 1994 年之前，磺酰脲类药物是唯一的口服降血糖药。

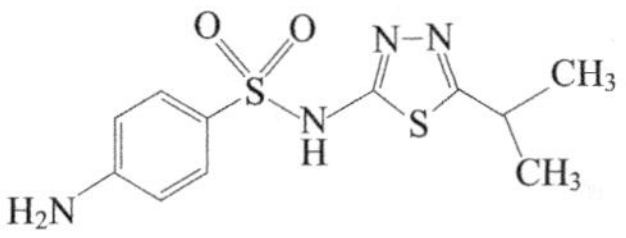

磺胺异丙基噻二唑（Sulfaisopropylthiadiazole） 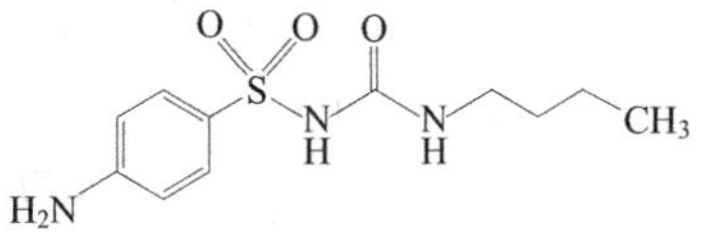　　　氨磺丁脲（Carbutamide）

氨磺丁脲的发现，促进了对磺酰脲类药物降糖作用的研究，人们合成了 12000 多种磺酰脲类化合物，其中发现了不少有效而毒性较低的药物。该类药物均能选择性地作用于胰腺 β 细胞，促进胰岛素的分泌，同时，也能增强外源性胰岛素的降血糖作用。因此，仅适用于胰腺功能尚未完全丧失的患者。这类药物具有相似的化学结构，其差别在于作用强度与持续时间。临床常用的磺酰脲类降血糖药见表 15-1。

表 15-1　磺酰脲类降血糖药

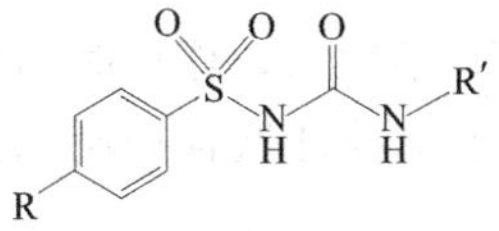

	药物	R	R′	半衰期/h	作用持续时间/h
第一代	甲苯磺丁脲	CH_3—	—C_4H_9-n	4.5～6.5	6～12
	氯磺丙脲	Cl—	—C_3H_7-n	36	＞60
	妥拉磺脲	CH_3—	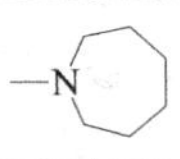 —N〈	7	12～14
第二代	醋酸己脲	H_3C—C(=O)—	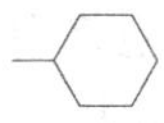 〇	6～8	12～18
	格列本脲	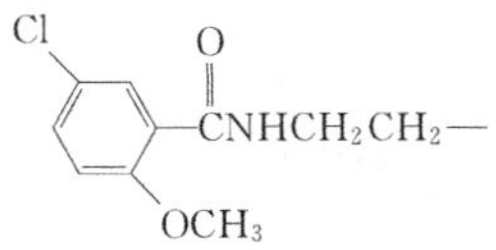 〔Cl, OCH₃ 苯环 CNHCH₂CH₂—〕	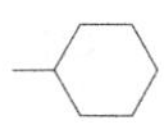 〇	1.5～3.0	＞24
	格列吡嗪	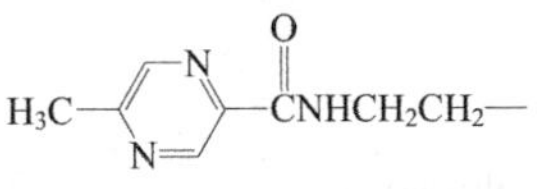 〔H_3C—吡嗪 CNHCH₂CH₂—〕	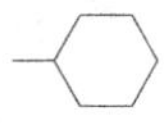 〇	4	＞24

	药物	R	R^1	半衰期/h	作用持续时间/h
第二代	格列齐特	CH_3-	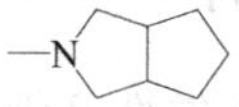	10~12	>24
	格列美脲	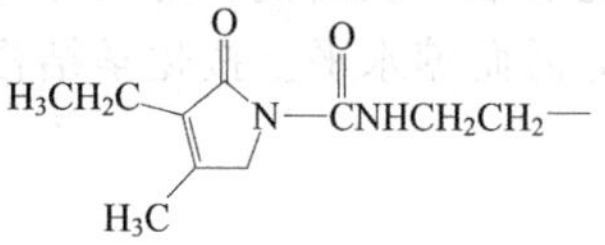	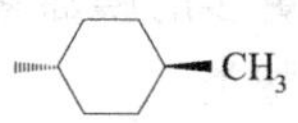	2~3	>24
	格列喹酮	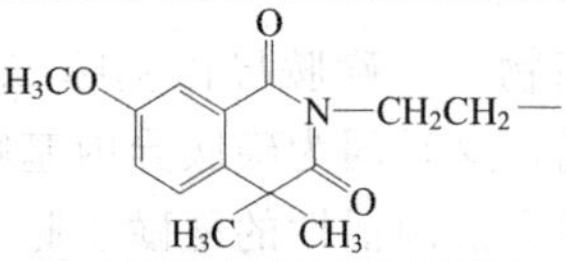	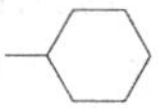	1.5	16~24

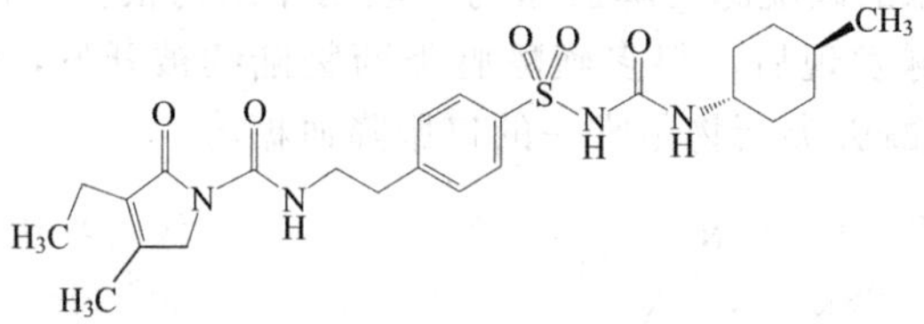

格列美脲（Glimepiride）

格列美脲化学名为 3-乙基-2,5-二氢[-4-甲基-*N*-[2-[4-[[[（反式-4-甲基环乙基）氨基]羰基]氨基]磺酰基]苯基]乙基]-2-氧代-1*H*-吡咯-1-甲酰胺。

格列美脲的作用机制是通过与胰腺 β 细胞表面的磺酰脲受体结合，此受体与 ATP 敏感的 K^+（K^+-ATP）通道相偶联，促使 K^+-ATP 通道关闭，引起细胞膜的去极化，使电压依赖性钙通道开放，Ca^{2+} 内流而促使胰岛素的释放，并抑制肝葡萄糖的合成。此外，格列美脲还可以通过非胰岛素依赖的途径增加心脏葡萄糖的摄取，这可能是葡萄糖转运子 1、4 两种蛋白质表达增加所致。由于格列美脲对心血管 K^+-ATP 通道的作用弱于格列齐特和格列吡嗪，故心血管的不良反应也很少。

格列美脲为第二代口服降血糖药，显效快，作用时间长，每天服用 1 次即可。60%经尿排泄，40%经粪便排泄。临床上主要用于单纯性饮食控制和锻炼措施未能控制血糖的Ⅱ型糖尿病患者。

15.2.1.2 非磺酰脲类

20 世纪 90 年代，一类具氨基酸结构的新型口服降糖药相继上市，这类药物被称为非磺脲类促胰岛素分泌剂。作为一类新型的促胰岛素分泌剂，该类药物独特的作用机制使其对餐时、餐后血糖有明显的控制作用，被称为"餐时血糖调节剂"。这类药物和磺酰脲类药物的化学结构虽然不同，但有相似的作用机制，通过阻断胰腺 β 细胞上对 ATP 敏感的钾通道，引起钙通道开放，Ca^{2+} 内流，使胞浆内 Ca^{2+} 浓度升高，从而刺激胰岛素分泌。与磺酰脲类不同的是，该类药物在胰腺 β 细胞上另有其亲和力和结合位点。临床上应用的药物主要有瑞格列奈、那格列奈和米格列奈。

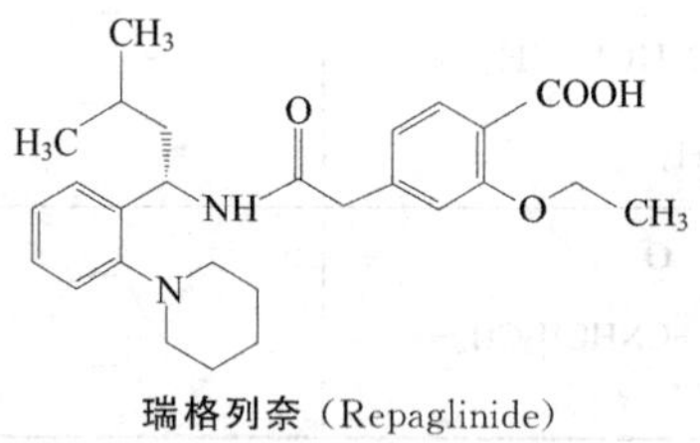

瑞格列奈（Repaglinide）

瑞格列奈化学名为 2-乙氧基-4-[2-[[1S-3-甲基-1-[2-(1-哌啶基)苯基]丁基]氨基]-2-氧代乙基]苯甲酸。

瑞格列奈是氨甲酰甲基苯甲酸的衍生物，分子结构中含有一个手性碳原子，其活性有立体选择性，S-(+)-构型的活性是 R-(-)-构型的 100 倍，临床上使用其 S-(+)-异构体。构象分析发现，瑞格列奈的优势构象与格列本脲和格列美脲一样，都呈 U 形，其中疏水性支链处于 U 形的顶部，U 形的底部是酰胺键，而无活性的类似物则呈现不同构象。

瑞格列奈作用机制与磺酰脲类降糖药类似，通过与胰腺 β 细胞膜上依赖 ATP 的钾离子通道的蛋白特异性结合，使钾离子通道关闭，钙离子通道开放，钙离子内流，从而促进胰岛素分泌。

该药作为餐时血糖调节剂，在餐前 15min 服用，经胃肠道迅速吸收，起效快，作用时间短，因此副作用更低。静脉给药降血糖作用比格列本脲强 5 倍，口服给药比格列本脲强 10 倍。无论空腹或进食时服药均吸收良好，30～60min 后达血浆峰值，并在肝内快速代谢为非活性物，大部分随胆汁排泄。临床上主要用于 Ⅱ 型糖尿病、老年糖尿病患者，并适用于糖尿病肾病患者。

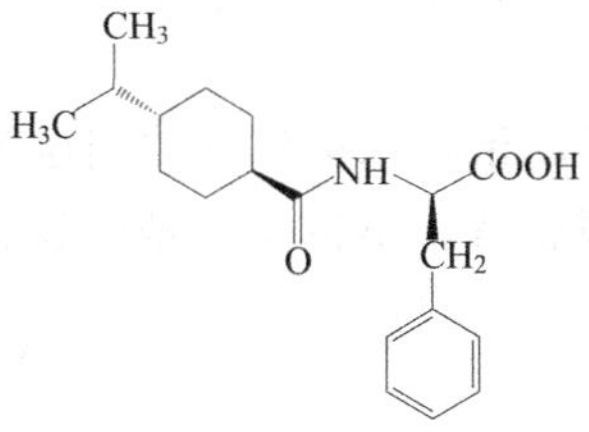

那格列奈（Nateglinide）

那格列奈为苯丙氨酸的衍生物。该药对 β 细胞的作用更迅速，持续时间更短，对周围葡萄糖浓度更为敏感而易于反应，副作用小。其作用机理与瑞格列奈相似，口服后 20min 起效，生物利用度为 73%，白蛋白的结合率为 98%，消除半衰期为 1.5h。

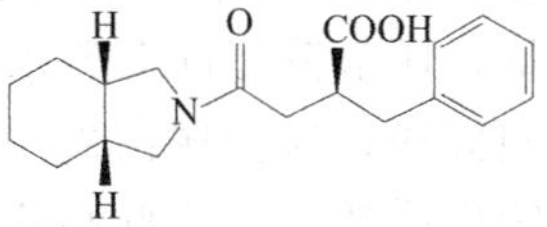

米格列奈（Mitiglinide）

米格列奈的降血糖作用较前两种更强，给药后起效更为迅速而作用时间更短。电生理研究表明，在浓度为 $10\mu mol/L$ 时，可使 ATP 敏感的 K^+ 通道完全阻断。血糖可促进米格列奈刺激胰岛素释放的作用，在有葡萄糖存在时，米格列奈促进胰岛素分泌量比无葡萄糖时约增加 50%，故其作用就像是一个"体外胰腺"，只是在需要时提供胰岛素。临床上主要用于降低餐后高血糖。

15.2.2 胰岛素增敏剂

近年来的研究表明，胰岛素抵抗在 Ⅱ 型糖尿病的发生、发展中起着极为重要的作用。胰岛素抵抗的主要原因是，胰岛素抗体与胰岛素结合后妨碍胰岛素的靶部位转运，高胰岛素血症时靶细胞上的胰岛素受体减少，酸中毒时受体和胰岛素的亲和力降低，靶细胞膜上葡萄糖转运系统及某些酶系统失常等。其结果是机体对胰岛素的敏感性下降。因此，开发和使用能提高患者胰岛素敏感性的药物，改善胰岛素抵抗状态，对糖尿病的治疗有非常重要的意义。该类药物主要有噻唑烷二酮类及双胍类。

15.2.2.1 噻唑烷二酮类

噻唑烷二酮类直接针对胰岛素抵抗而增加胰岛素的敏感性，从而增加胰岛素刺激的葡萄糖的利用，抑制肝糖的输出。该类药物主要包括罗格列酮和吡格列酮等。

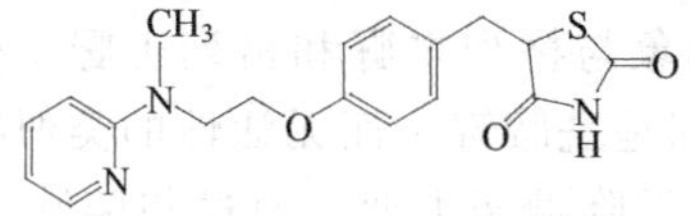

罗格列酮（Rosiglitazone）

罗格列酮化学名为 5-[[4-[2-(甲基-2-吡啶氨基)乙氧基]苯基]甲基]-2,4-噻唑烷二酮。

罗格列酮是一种高选择性过氧化酶体-增殖系统活化受体 γ（PPARγ）激动剂。其作用机制是通过与 PPARγ 结合，激活脂肪、骨骼肌和肝等胰岛素所作用组织的 PPARγ，增加多种蛋白质的合成，调节胰岛素应答基因的转录，控制血糖的生成、转运和利用；其改善胰岛素增敏性的另一个机制是通过增强葡萄糖转运因子 GLUT-4 对葡萄糖的摄取，使葡萄糖的摄取增加，从而降低高血糖。药理实验结果表明，罗格列酮早期能够使血糖正常化，并防止其发生反弹。此外，用本品治疗后，血胰岛素水平和血浆游离脂肪酸水平下降，对胰腺 β 细胞可能具有保护作用。

罗格列酮适用于饮食管理和运动治疗未能满意控制血糖水平，或对其他口服抗糖尿病药物或胰岛素疗效欠佳的 Ⅱ 型糖尿病患者。不良反应是引起肝脏转氨酶水平升高、轻度水肿及贫血。

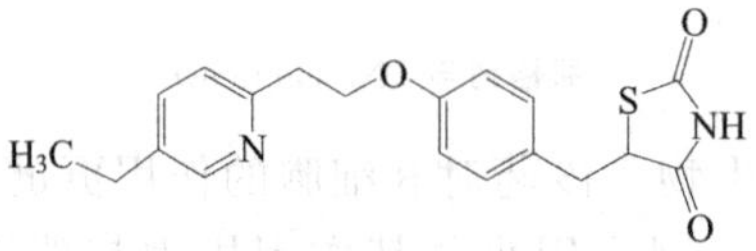

吡格列酮（Pioglitazone）

吡格列酮为高选择性 PPARγ 激动剂，通过提高胰岛素敏感性而控制血糖水平。主要的药理作用包括：直接减轻胰岛素抵抗，明显降低胰岛素水平；降低血糖和糖化血红蛋白；降低血甘油三酯，升高高密度脂蛋白胆固醇；减少尿白蛋白排出量等。

此外，吡格列酮还可以改善血管内膜功能和降低心脑血管危险因素，有助于 Ⅱ 型糖尿病患者降低冠心病、脑卒中等心脑血管疾病发生的危险。

15.2.2.2 双胍类

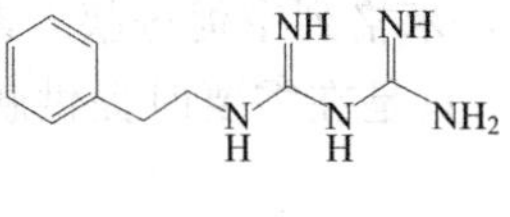

苯乙双胍（Phenethylbiguanide） 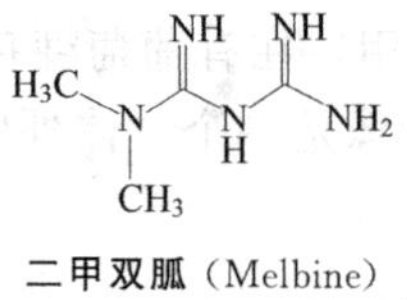　　　　**二甲双胍**（Melbine）

本类药物主要有苯乙双胍及二甲双胍。

这类药物并不直接刺激胰岛素分泌，而是抑制肝糖原异生，促进外周胰岛素靶组织对葡萄糖的摄取和利用，改善机体的胰岛素敏感性，它能明显改善患者的糖耐量和高胰岛素血症，降低血浆游离脂肪酸和血浆甘油三酯水平。主要不良反应是消化道症状，患心肾功能障碍的老年患者有发生乳酸中毒的危险。虽然苯乙双胍作用较二甲双胍强，但苯乙双胍有乳酸血症的不良反应，严重时可危及生命。二甲双胍本身无直接降血糖作用，主要靠增加肌肉和脂肪中胰岛素的作用来降低血糖。二甲双胍一般不引起乳酸血症的不良反应，应用较广。

15.2.2.3 α-葡萄糖苷酶抑制剂

α-葡萄糖苷酶是位于小肠黏膜细胞刷状缘内的一组水解酶（如麦芽糖酶、蔗糖酶、淀粉酶）。食物中的碳水化合物必须被水解成单糖才能被吸收利用，而水解依赖于α-葡萄糖苷酶。α-葡萄糖苷酶能促进肠道食物中碳水化合物分解成单糖，经小肠上段上皮细胞吸收后进入血循环，引起餐后血糖升高。而α-葡萄糖苷酶抑制剂降血糖的作用机制是可竞争性地与α-葡萄糖苷酶结合，抑制α-葡萄糖苷酶的活性，延缓食物尤其是碳水化合物的吸收，降低餐后血糖，但并不增加胰岛素分泌。此类药物对Ⅰ、Ⅱ型糖尿病患者均适用。临床上常用的主要有阿卡波糖、伏格列波糖和米格列醇，结构均为单糖或低聚糖结构类似物。

阿卡波糖是从微生物中分离得到的低聚糖，主要作用于淀粉、葡萄糖水解的最后阶段。它可通过降低单糖的吸收速率而显著降低餐后的血糖水平以及血浆高胰岛素水平，减少甘油三酯的生成和肝糖原的生成。口服后很少吸收，被肠内的酶和菌群所代谢，大约35%的药物以代谢物的形式被吸收。主要副作用是胃肠道功能紊乱，禁用于有炎症性肠病的患者和肝损伤的患者。如果出现低血糖，需要给予葡萄糖。

伏格列波糖是氨基糖类似物。它对小肠的双糖水解酶抑制作用非常强，而对α-淀粉酶几乎无抑制作用，小剂量即能使血糖曲线的峰值降低，改善餐后高血糖。同时胃肠道的副作用较小。阿卡波糖和伏格列波糖的区别在于前者以抑制葡萄糖淀粉酶为主，后者以抑制双糖酶为主，而葡萄糖淀粉酶在食物的消化吸收过程中处于上位酶，双糖酶处于下位，所以阿卡波糖作用较伏格列波糖强。

米格列醇的结构类似葡萄糖，对α-葡萄糖苷酶有强效抑制作用。口服吸收迅速，低剂量吸收安全，高剂量时则出现明显饱和状态，服药后血糖、血液中胰岛素水平可明显改善。

由于此类药物抑制碳水化合物的吸收，所以对于使用α-葡萄糖苷酶抑制剂引起的低血糖，不能够以食入饼干、馒头等碳水化合物方法来缓解低血糖症状，最有效的方法是进食少量的糖水或含糖饮料。

15.3 抗甲状腺药

抗甲状腺药主要有甲状腺激素、硫脲类、碘和碘化物、放射性碘和β受体阻断药。

15.3.1 硫脲类

硫脲类分为硫氧嘧啶类药物和咪唑类。

15.3.1.1 硫氧嘧啶类药物

硫氧嘧啶类分为甲硫氧嘧啶和丙硫氧嘧啶两类。对已合成的甲状腺激素无效，须待已合成的激素被消耗后才能完全生效，故起效缓慢。一般用药2～3周甲亢症状开始减轻，1～3个月基础代谢率才恢复正常；并能抑制外周组织的T_4转化为T_3，能迅速控制血清中T_3水平。本类药物适用于轻症和不宜手术或[131]I治疗者，开始治疗给大剂量以对甲状腺激素合成产生最大抑制作用。经1～3个月后症状明显减轻，当基础代谢率接近正常时，药量即可递减，直至维持量，疗程1～2年。长期应用后，可使血清甲状腺激素水平显著下降，反馈性增加TSH分泌而引起腺体代偿性增生。

口服吸收迅速，20～30min起效，2h血药浓度达峰值，吸收率为80%。血浆蛋白结合率约 75％，分布于全身各组织，以甲状腺浓集较多，能通过胎盘，易进入乳汁，主要经肝代谢灭活，$t_{1/2}$ 约 2h。

15.3.1.2 咪唑类

咪唑类有甲巯咪唑和卡比马唑。

甲巯咪唑（他巴唑）作用较慢而持久，血浆 $t_{1/2}$ 为 4～9h；卡比马唑（甲亢平）在体内转化成甲巯咪唑才生效，作用缓慢，不宜用于甲亢危象。

15.3.2 碘及碘化物

小剂量碘剂促进甲状腺激素合成，大剂量碘剂可阻止甲状腺激素的释放，可能是抑制了蛋白水解酶，使 T_3、T_4 不能和甲状腺球蛋白解离所致。抗甲状腺作用快而强，一般 24h 即可充分发挥作用，需同时配合服用硫脲类。用药 1～2 天起效，10～15 天达最大效应。若继续用药，反使碘的摄取受抑制而失去抑制激素合成的效应。

15.3.3 放射性碘

临床应用的放射性碘是 [131]I，$t_{1/2}$ 为 8.1 天。甲状腺有高度摄碘能力，[131]I 可被甲状腺摄取，并可产生 β 射线（99％），其在组织内射程仅约 2mm，因此其辐射作用只限于甲状腺内，破坏甲状腺实质，而很少波及周围组织。

[131]I 还产生 γ 射线（1％），可在体外测得，故可用作甲状腺摄碘功能的测定。

[131]I 适用于不宜手术或手术后复发及硫脲类药物无效或过敏者，[131]I 能使腺泡上皮破坏、萎缩、减少分泌，同时可降低腺泡内淋巴细胞，从而减少抗体产生。

甲状腺摄碘功能检查：小量 [131]I 可用于检查甲状腺功能（甲亢时，摄碘率高，摄碘高峰时间前移；反之，摄碘率低，摄碘高峰时间后延）。

剂量过大易致甲状腺功能低下，一旦发生可补充甲状腺激素对抗，服 [131]I 前 2～4 周应避免用碘剂及其他含碘食物。[131]I 也禁用于妊娠甲亢、儿童甲亢及重症甲亢患者。

15.3.4 β受体阻断药

β 受体阻断药主要通过阻断 β 受体，减轻甲亢患者交感-肾上腺系统兴奋症状，此外，还可抑制甲状腺激素分泌及外周组织 T_4 脱碘成为 T_3。β 受体阻断药用于控制甲亢症状、甲亢术前准备及甲状腺危象的辅助治疗。若与硫脲类合用则疗效更佳。

15.4 性激素及相关药物

15.4.1 雌激素及相关药物

药用雌激素及其相关药物临床上主要用于治疗雌激素缺乏症，如更年期综合征、卵巢功能不全、性周期障碍、闭经、不孕症、骨质疏松症等，还用于避孕。抗雌激素类药物则用于治疗乳腺癌。

15.4.1.1 非甾体雌激素

与其他几类甾体激素相比，雌激素活性的结构专一性较差，甾体母核并非必需结构。迄今为止已发现 30 多类非甾体化合物具有雌激素活性，有些已上市。其中己烯雌酚最具代表性。

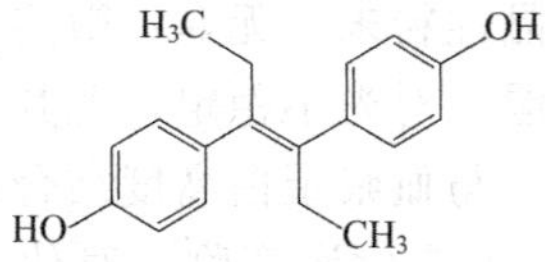

己烯雌酚（Diethylstilbestrol）

己烯雌酚化学名为 4,4′[(1E)-1,2-二乙基-1,2-亚乙烯基]双苯酚。本品为无色结晶或白色结晶性粉末，几乎无臭；可溶于乙醇、乙醚、脂肪油中，微溶于三氯甲烷，在水中不溶；由于酚羟基具有弱酸性，可溶于碱水溶液中。

己烯雌酚存在几何异构体。反式己烯雌酚的活性是其顺式异构体的 10 倍。临床使用的反式己烯雌酚，其结构简单，易于合成。在胃肠道快速吸收，肝代谢缓慢，因此口服有效。临床使用其片剂、栓剂和植物油针剂，治疗绝经后妇女乳腺癌和男性前列腺癌及雌激素替补疗法。因怀孕初期用药对胎儿有影响，故孕妇禁用。前列腺癌患者可出现女性化现象。

己烯雌酚结构中两个酚羟基是活性必需的，将其成酯修饰可制备前药。例如，二丙酸己烯雌酚长效油剂，进入体内缓慢水解释出己烯雌酚，作用可持续 2～3 天；又如，磷雌酚，即己烯雌酚的双磷酸酯，可在体内磷酸酯酶的作用下水解活化。由于前列腺癌细胞的磷酸酯酶活性较高，磷雌酚可在癌细胞释放更多的己烯雌酚，提高药物作用的部位选择性。故磷雌酚制成双钠盐或四钠盐的水溶性针剂用于治疗前列腺癌，对抗雌激素过多。

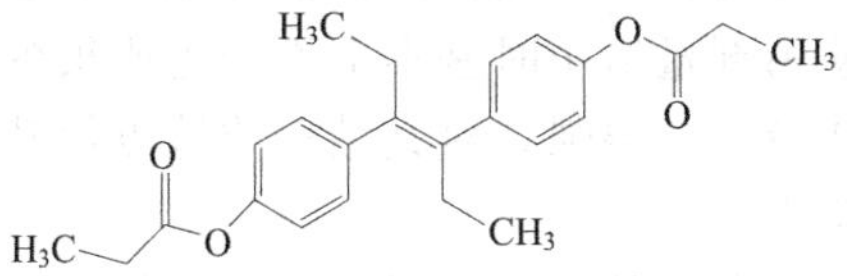

二丙酸己烯雌酚（Diethylstilbestrol Dipropionate）

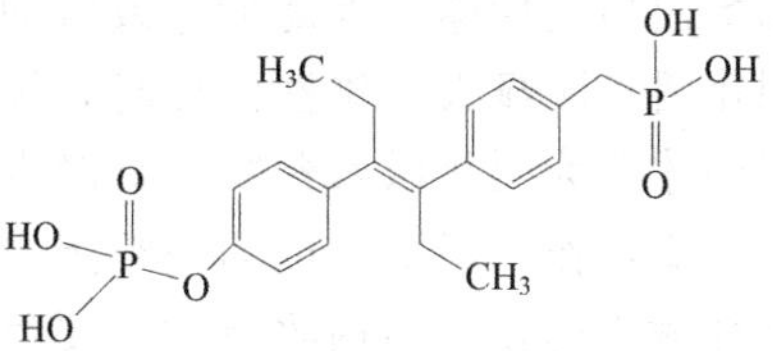

磷雌酚（Fosfestrol）

15.4.1.2 选择性雌激素受体调节剂（SERM）

具有抗雌激素作用的化合物，因可用于避孕和治疗雌激素依赖型乳腺癌而备受关注。一般可以通过两种机制产生抗雌激素作用：拮抗雌激素受体和抑制雌激素生物合成。人们对二苯乙烯类非甾体雌激素进行结构改造时发现，一些三苯乙烯类化合物具有抗雌激素作用，并由此产生了一系列雌激素受体拮抗剂。其中，第一个上市的药物氯米芬可促进排卵，临床上用于不孕症的治疗。他莫昔芬是此类药物的典型代表，作用强，毒性低，用于治疗乳腺癌。后来发现他莫昔芬对人体不同组织部位的雌激素受体表现出不同作用，如对乳腺呈现抗雌激素作用，而对内分泌系统、子宫、肝、骨细胞、心血管系统等则表现为雌激素样作用。于是选择性雌激素受体调节剂应运而生，专指组织特异性地对雌激素受体呈现拮抗和激动作用的药物。事实上传统的抗雌激素药物大部分都属于 SERM，只有极少数是完全的雌激素受体拮抗剂如氟维司群，由雌二醇衍生而来，用于治疗雌激素受体阳性乳腺癌。

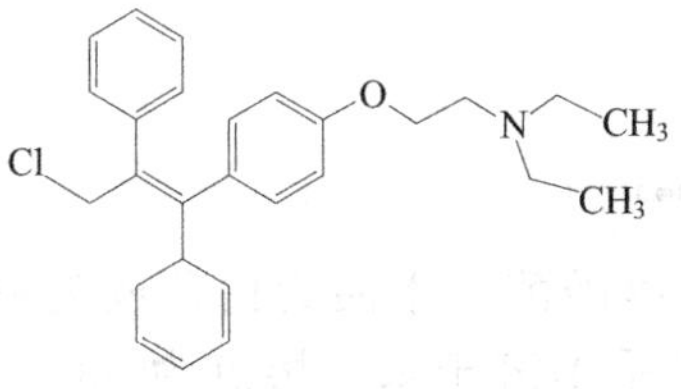

氯米芬（Clomiphene）

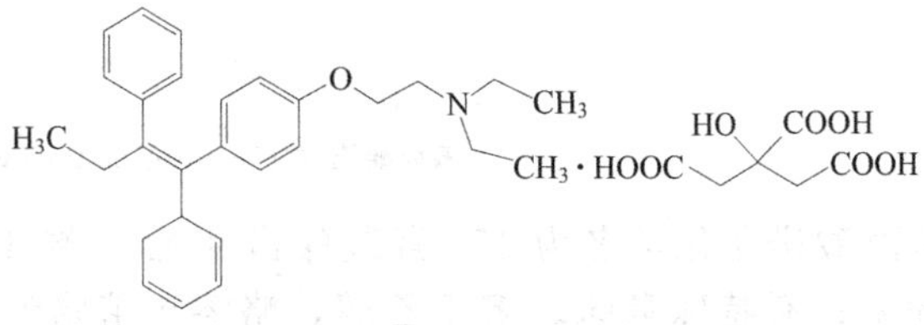

枸橼酸他莫昔芬（Tamoxifen Citrate）

枸橼酸他莫昔芬化学名为(Z)-2-[4-(1,2-二苯基-1-丁烯基)苯氧基]-N,N-二甲基乙胺枸橼酸盐。本品为白色或类白色结晶性粉末，无臭；微溶于水，溶于甲醇、乙醇、丙酮，易溶于冰醋酸；在高相对湿度下易吸湿。对光不稳定，尤其紫外线可引起光解反应。

枸橼酸他莫昔芬片口服吸收好，与血浆蛋白高度结合，体外清除慢。他莫昔芬在体内广泛代谢，其中 N-去甲基他莫昔芬是主要代谢产物，对他莫昔芬的抗雌激素作用贡献较大。而 4-羟基他莫昔芬是少量的活性更高的代谢物，是完全的雌激素受体拮抗剂，与受体的亲和力比他莫昔芬高，抑制乳腺癌生长的作用是他莫昔芬的 100 倍。但因量少，对他莫昔芬的治疗作用贡献不大。

作为药物的他莫昔芬为顺式异构体，其活性高于反式异构体。

作为 SERM，他莫昔芬对乳腺表现出较强的抗雌激素作用，是治疗乳腺癌的一线药物，尤其是对绝经后妇女晚期乳腺癌有特效。由于他莫昔芬对其他组织有雌激素样活性，使用中会出现相应毒副作用，如颜面潮红、恶心、呕吐、月经不规则（偶见）、阴道出血、皮炎及其他雌激素副作用。

15.4.2 雄激素及相关药物

雄甾类药物主要包括雄激素和蛋白同化激素，都是雄甾烷的衍生物，在结构上，含 4-烯-3-酮的结构，C-17β 位有羟基或羟基与羧酸形成的酯。目前临床应用的雄甾烷类药物有 20 多种。雄激素既有雄性活性，也有蛋白同化活性（简称同化活性），它能促进蛋白质的合成，抑制蛋白质的代谢，因此能导致氮的保留，这种正氮平衡使雄性变得肌肉发达，骨骼粗壮。当同化活性明显大于雄性活性时，按临床使用剂量给予时基本上不产生或很少产生男性化副作用的才称为同化激素药物。雄激素的结构专一性很强，对其结构改造可使其蛋白同化作用增强，雄性作用降低，成为一类蛋白同化激素。

对雄性激素的化学结构改造的主要目的是为了获得蛋白同化激素，幸运的是雄性活性的结构专一性很强，对睾酮的结构稍加变动，如 19 位去甲基、A 环取代、A 环并环等修饰，均可使雄性活性降低及蛋白同化活性增加。迄今为止，将两种活性分开的目的还没有完全达到。因此男性化副反应仍是这类药物的主要缺点。常用的同化激素药物有苯丙酸诺龙、氯司替勃、羟甲烯龙及司坦唑醇等。

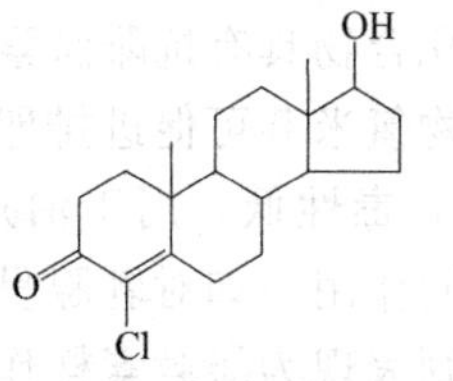

氯司替勃（Clostebol） 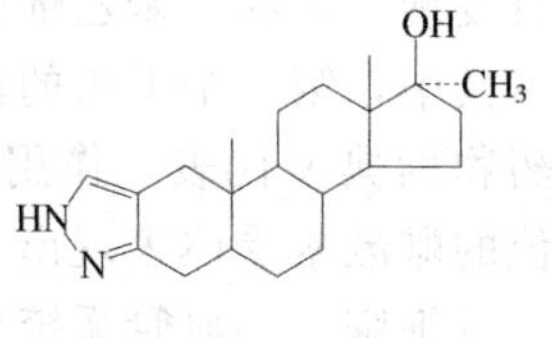　　羟甲烯龙（Oxymetholone） 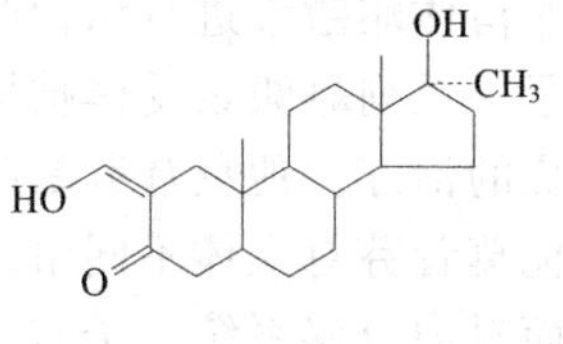　　司坦唑醇（Stanozolol）

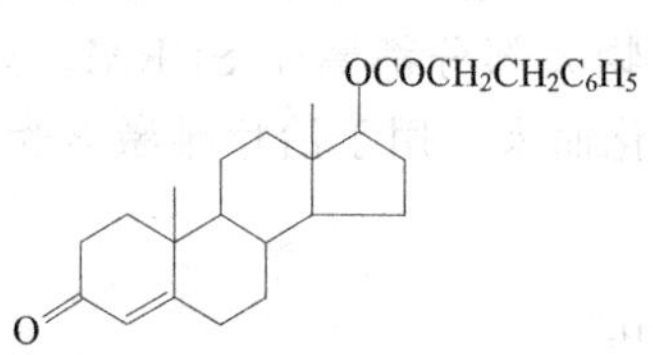

苯丙酸诺龙（Nandrolone Phenylpropionate）

苯丙酸诺龙化学名为 17β-羟基雌甾-4 烯-3-酮-17-苯丙酸酯。本品为白色或类白色结晶性粉末；有特殊臭味。溶于乙醇，略溶于植物油，几乎不溶于水。熔点为 93～99℃。比旋光度为＋48°～＋51°（1% 二氧六环溶液）。0.001% 无水乙醇液在 240nm 处有最大吸收峰。

本品的甲醇液与盐酸氨基脲缩合，生成缩氨脲衍生物，熔点为182℃（分解）。

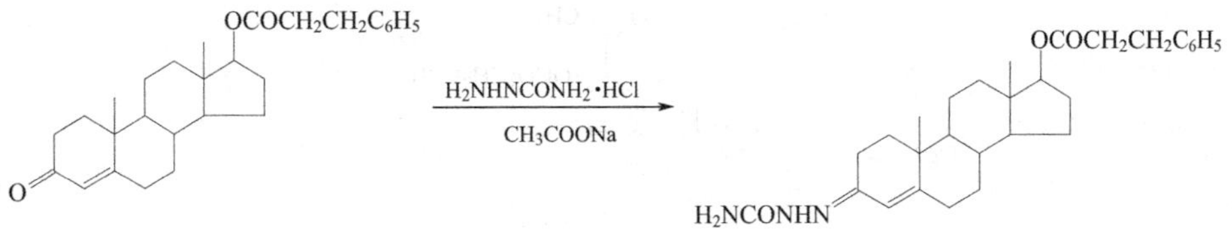

本品适用于营养不良、骨质疏松症、手术后及慢性消耗性疾病等。对肝脏有一定毒性，长期使用可引起黄疸及肝功能障碍。应避光、密封保存。

5α-雄甾烷有雄激素活性，它是雄激素的基本结构，5β-雄甾烷则无活性，说明 A/B 环的反式稠合是必要的。作为雄激素，它必须具有甾类骨架，这和雌激素不同。此外，甾类环的扩张或收缩都对活性带来极大的影响。

3-酮和 3α-OH 的引入能提高雄激素活性。C-17α-OH 对活性无贡献，但 C-17β-OH 对雄激素的活性至关重要，C-17β-OH 的酯化物有长效作用，它进入体内经水解释放出游离的 C-17β-OH，这个基团是与受体相互作用的重要基团。C-17α 烷基可阻止药物的代谢，故 C-17α 烷基化合物具有口服活性。

雄激素拮抗剂有两种类型：

（1）阻断雄激素受体的药物　二氢睾酮是睾酮在体内的活性代谢产物。阻断雄激素受体的药物能与二氢睾酮竞争结合雄激素受体，阻断或减弱雄激素在其敏感组织的生理作用。这些化合物临床用于治疗痤疮、女子男性化、前列腺增生和肿瘤形成。氟他胺是有效的非甾体抗雄激素。它与二氢睾酮竞争雄激素受体。它的羟基代谢物具有很高的亲和力，是很强的抗雄激素药物。

（2）雄激素生物合成抑制剂　5α-还原酶可以将睾酮转化成最强的内源性雄激素二氢睾酮，选择性抑制 5α-还原酶可降低血浆和前列腺组织中二氢睾酮的浓度，减小雄性激素的作用。非那利得是很强的 5α-还原酶抑制剂，能有效地降低血浆和前列腺组织中二氢睾酮的浓度。该药物被批准治疗良性前列腺增生。

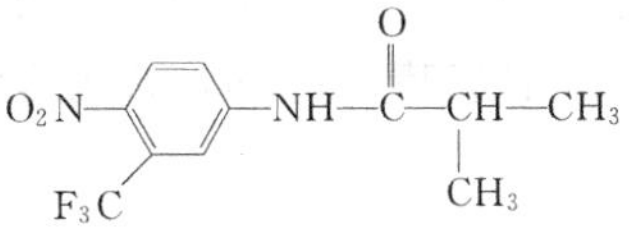

氟他胺（Flutamide）

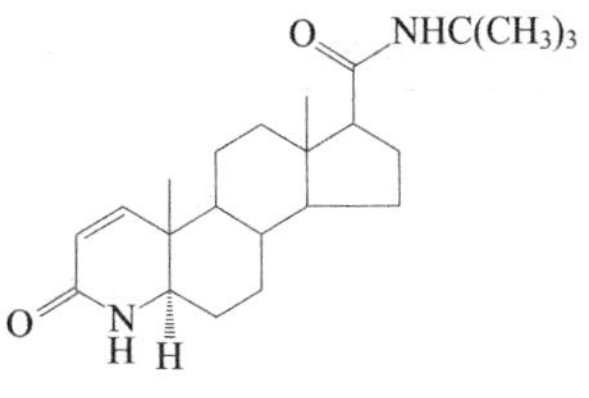

非那利得（Finasteride）

15.4.3　孕激素及相关药物

15.4.3.1　合成的孕激素

（1）孕酮类　在黄体酮的 C-17α 位引入羟基，孕激素没有活性，但羟基成酯后，作用增强而持久，所得化合物有一定的口服活性。真正在临床上应用的是 C-17α-己酸酯，即己酸羟孕酮（长效黄体酮）。它经注射给药，作用时间长，临床用于治疗先天黄体酮分泌不足所致的习惯性流产和月经不调等，也是一种长效避孕药。

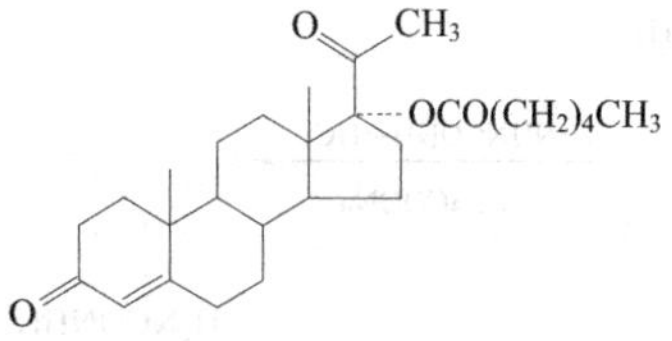

己酸羟孕酮（Hydroxyprogesterone Caproate）

为了获得口服孕激素，继而在 C-6 位引入甲基、双键或氯原子等取代基，可阻挡药物的代谢，增加脂溶性，提高了药物的活性。如醋酸甲羟孕酮（安宫黄体酮）、醋酸甲地孕酮及醋酸氯地孕酮等都是可口服、长效、强效的临床常用的孕激素。

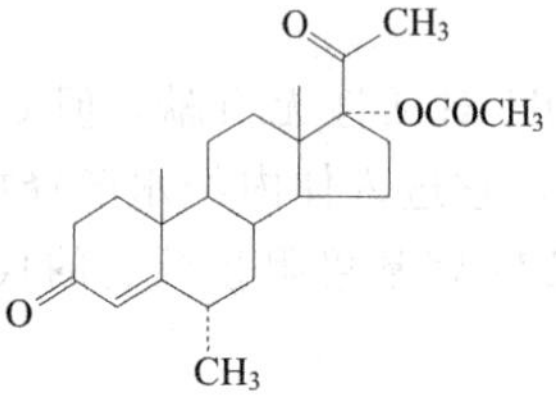

醋酸甲羟孕酮（Medroxyprogesterone Acetate）

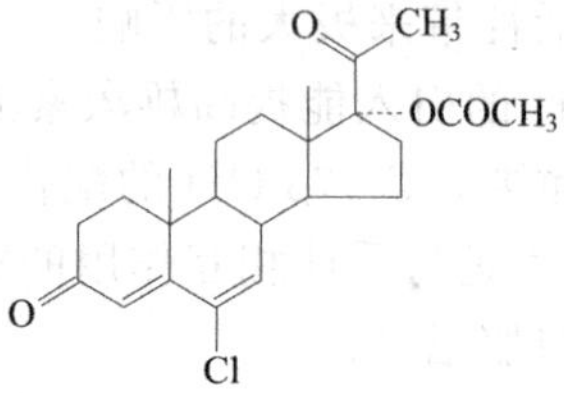

醋酸氯地孕酮（Chlormadinone Acetate）

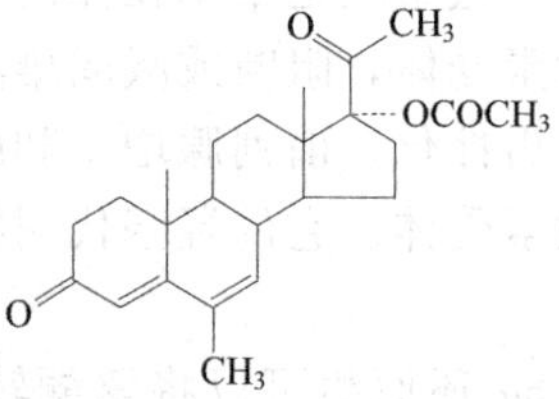

醋酸甲地孕酮（Megestrol Acetate）

醋酸甲地孕酮化学名为 6-甲基-17α-羟基孕甾-4,6-二烯-3,20-二酮-17-醋酸酯。白色或类白色的结晶性粉末，无臭，无味；易溶于三氯甲烷，溶解于丙酮或醋酸乙酯，略溶于乙醇，微溶于乙醚，不溶于水。比旋光度为 $+9°\sim+12°$（5% 的三氯甲烷溶液）。熔点为 $213\sim220℃$。加乙醇制氢氧化钾试液，水浴加热，冷却，加硫酸煮沸，即产生乙酸乙酯的香气。遇硫酸铁铵溶液呈黄绿色至绿色。

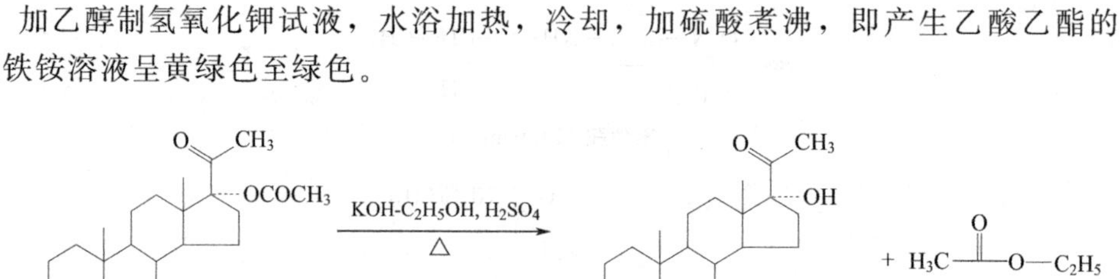

醋酸甲地孕酮为强效口服孕激素，注射也有效，可通过皮肤、黏膜吸收，常是各种长效、缓释、局部使用的避孕药的主药。无雌激素、雄激素或蛋白同化激素的活性，进入体内后，以其代谢物形式从尿中排出。

醋酸甲地孕酮口服、注射给药的作用分别为黄体酮的 75 倍和 50 倍，可与雌激素合用。

（2）睾酮类 1937 年，为了寻找口服雄激素，在睾丸素的 C-17α 位引入乙炔基，所得的化合物雄激素活性大大降低，而显示出了黄体酮样的抑制排卵作用，口服时孕激活性比黄体酮强 15 倍，后称为妊娠素（炔孕酮）。它的发现为一类新的孕激素的发展开辟了道路。

1953 年，第二个突破性进展是将其 C-19 去甲基和妊娠素结合起来得到活性更强的炔诺酮，它被用于治疗孕激素紊乱，与雌激素合用作为避孕药。炔诺酮的异构体异炔诺酮的活性仅为炔诺酮的 1/10。它与炔雌甲醚的复方在 1960 年问世，是人类生育史上第一个口服避孕药。由此推动了对 C-19 去甲基睾酮类化合物的广泛研究，合成出许多有特色的高效孕激素。

前面所述药物都用半合成方法合成，即以具有甾核的天然物为原料，它们的来源受到限制。对孕激素特别是避孕药的需求刺激了它们的研究和发展。炔诺孕酮是最先实现工业化生产的全合成甾类激素。

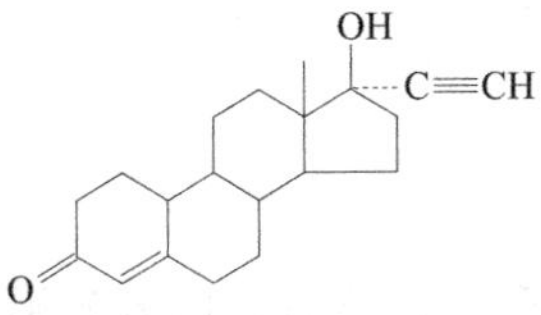

炔孕酮（Ethisterone） 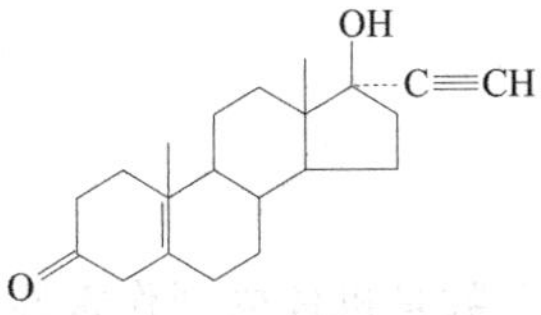　　　异炔诺酮（Norethynodrel） 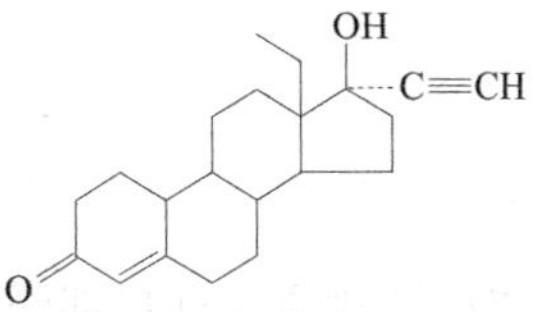　　　炔诺孕酮（Norgestrel）

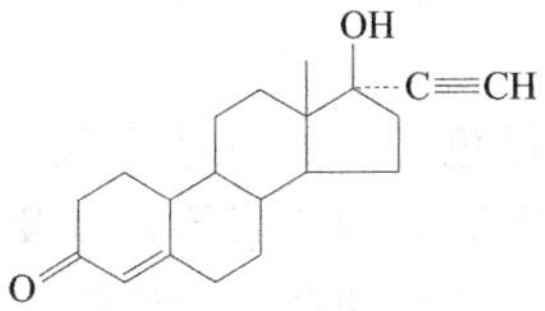

炔诺酮（Norethindrone）

炔诺酮化学名为 17β-羟基-19-去甲-17α-孕甾-4-烯-20-炔-3 酮。白色或类白色的结晶性粉末；无臭，味微苦。在三氯甲烷中溶解，在乙醇中微溶，丙酮中略溶，在水中不溶。熔点为 202～208℃。比旋光度为 −22°～−28°（1% 三氯甲烷溶液）。其乙醇溶液遇硝酸银试液，产生白色炔诺酮银盐沉淀。本品与盐酸羟胺及醋酸钠共热生成炔诺酮肟，熔点约为 115℃。

炔诺酮为口服强效的 C-19 去甲基睾酮的衍生物，其抑制排卵作用比黄体酮、妊娠素都强。有轻度雄激素和雌激素活性。临床用于治疗功能性子宫出血、妇女不育症、子宫内膜异位等，并与炔雌醇合用作为短效口服避孕药。

15.4.3.2　孕激素拮抗剂

孕激素拮抗剂也称为抗孕激素，拮抗激素与受体的作用，可干扰受精卵的着床和妊娠过程，达到抗早孕的目的。这是终止早孕的重要药物，此领域的研究也受到了相当的重视。

1982 年由法国药厂首先合成第一个抗孕激素药物米非司酮，它在甾环 C-11 位引入了二甲胺苯基，增加了与孕激素受体的亲和力，提高了稳定性，与前列腺素合用于抗早孕，完全流产率提高，副作用小，是最佳的终止早孕的方法，但该药有抗糖皮质激素活性。它的开发成功是以相应的激素受体系统的研究为基础的，是现代新药开发的一个范例。

另一个抗孕激素药物奥那司酮，也在甾环 C-11 位引入了二甲胺苯基，但 C-17α 位的结构改造使分子呈现较低的糖皮质激素活性。这些抗孕激素也用于治疗激素相关性乳腺癌。

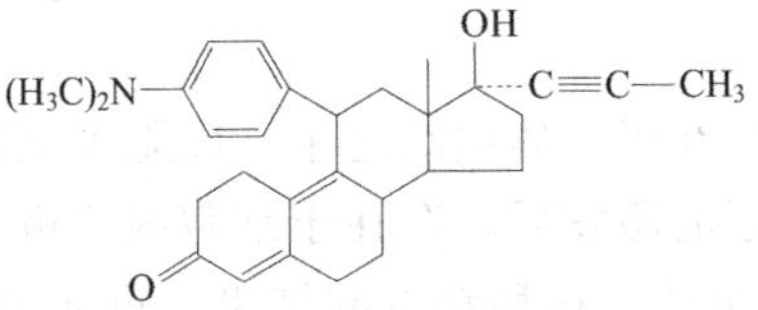

米非司酮（Mifepristone） 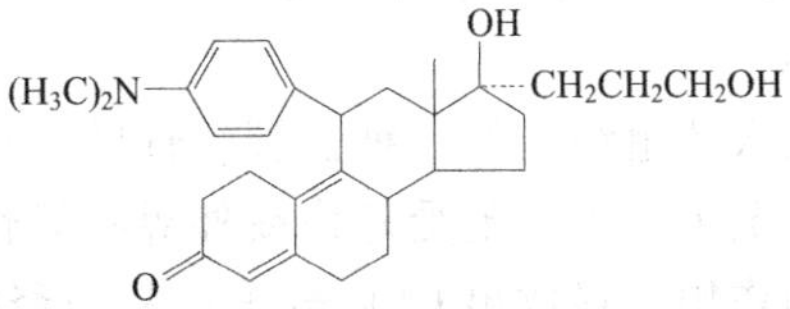　　　　　奥那司酮（Onapristone）

第16章 自体活性物质

自体活性物质又称局部激素，多数是机体受到伤害性刺激产生，然后，以旁分泌的方式到达邻近部位发挥作用。它们在局部合成后，不进入血液循环，主要在合成部位附近发挥作用，且半衰期短。

组胺、前列腺素、白三烯、5-羟色胺、血管活性肽类（P物质、激肽类、血管紧张素、利尿那肽、降钙素基因相关肽、神经肽和内皮素等）以及一氧化氮和腺苷等均为自体活性物质。这些不同种类的物质具有不同的结构和药理学活性，广泛存在于体内许多组织。包括天然的和人工合成的自体活性物质以及抑制某些自体活性物质或干扰其与受体相互作用的自体活性物质阻滞剂。

16.1 自体活性物质种类

16.1.1 组胺

组胺是自体活性物质之一，广泛存在于动植物体内的一种生物胺，在体内由L-组氨酸脱羧基而成。组织中的组胺是以无活性的复合物存在于肥大细胞和嗜碱性粒细胞的颗粒中，以皮肤、支气管黏膜、肠黏膜和神经系统中含量较多。在体内，组胺是一种重要的化学递质，当机体受到理化刺激或发生过敏反应引发抗原-抗体反应时，可引起这些细胞脱颗粒，引起肥大细胞的细胞膜通透性改变，释放出组胺，与组胺受体作用产生病理生理效应。

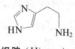

组胺（Histamine）

组胺也称组织胺，是一种活性胺化合物。其化学结构为2-(4-咪唑)乙胺，化学式是$C_5H_9N_3$，相对分子质量111。组胺的磷酸盐为无色结晶或白色结晶性粉末，易溶于水；与H_1和H_2组胺受体发生作用，能提高胃酸分泌，并使各种平滑肌发生痉挛，毛细血管扩张，通透性增加。

组胺是人体组织内的一种血管活性胺，广泛存在于人体组织之中，以肥大细胞内含量最高。多数情况下，当细胞受外伤或外界特异性抗原的激发后，存在于细胞内的组氨酸经组氨酸脱羧酶的作用，释放出CO_2分子，从而释放出组胺。这种释放的结果，可使平滑肌收缩、毛细血管扩张和通透性改变，促使血压下降，引起速发型超敏反应的典型血管损伤，即疹块与潮红症状。

在正常情况下，组胺是以不活动状态与肝素（Heparin）结合在一起，成为肥大细胞和嗜碱粒细胞的颗粒。由于组胺的作用或其他因素引起脱颗粒（degranulation），颗粒脱出细胞外之后，通过阳离子交换作用，从复合物中释放出来，组胺分子小，迅即弥散，以致细胞解体。组胺有外组织胺和内组织胺两种：外组织胺主要作用于皮肤、黏膜，使其产生水肿、渗出等；内组织胺主要作用内脏，使之产生支气管、胃肠、子宫、心血管的平滑肌痉挛、分泌腺增高等。平时，机体释放组织胺甚微，随时可被组织胺酶所破坏，故不致病。

作为身体内的一种化学传导物质，可以影响许多细胞的反应，包括过敏、发炎反应等，也可以影响脑部神经传导，会造成嗜睡等效果。它在过敏与发炎的调节上扮演一个很重要的角色。组胺属于一种化学讯息，亦是胺能神经传递素，参与中枢与周边的多重生理功能。在中枢系统，组胺是由特定的神经所合成，例如位于下丘脑后部的结节-乳头核，神经细胞多向延伸至大脑其他区域与脊椎，因此暗示组胺可能参与睡眠、激素分泌、体温调节、食欲调节与记忆形成等功能，另外还位于网状结构与端脑。在周边部分，组胺主要储存在肥大细胞、嗜碱粒细胞和肠嗜铬细胞，可引起发痒、打喷嚏、流鼻涕等现象。此外，组胺结合到血管平滑肌上的接受器（H1R）导致血管扩张，因而产生局部水肿。组胺会使肺的气管平滑肌收缩引起呼吸道狭窄进而呼吸困难，肠道平滑肌收缩降低血压以及增加心跳等。

组胺与靶细胞上特异受体结合，产生生物效应，如小动脉、小静脉和毛细血管舒张，引起血压下降甚至休克；增加心率和心肌收缩力，抑制房室传导；兴奋平滑肌，引起支气管痉挛，胃肠绞痛；刺激胃壁细胞，引起胃酸分泌。

在速发型变态反应中，组胺参与的作用有较大意义。其他类型变态反应，如内毒素休克、炎症和烧伤等，也出现肥大细胞脱颗粒和血液中组胺水平增高的现象，患有肥大细胞肿瘤，血液及组织中肥大细胞增多时，亦伴有组胺生成和释放的增加，其后果为明显的荨麻疹和发作性出现皮肤发红（潮红），重症患者可伴有水肿和支气管痉挛。

16.1.2 5-羟色胺

5-羟色胺最早是从血清中发现的，又名血清素，是一种抑制性神经递质，广泛存在于生物体内。

5-羟色胺（5-Hydroxytryptamine）

5-羟色胺简称 5-HT，属于吲哚胺类化合物，其化学结构为 3-(β-氨基乙基)-5-羟基吲哚，分子式 $C_{10}H_{12}N_2O$。5-羟色胺能与酸作用生成结晶盐。其盐酸盐熔点 $167\sim168℃$，苦味酸盐熔点 $185\sim189℃$。5-羟色胺在脑组织中的浓度较高，它是调节神经活动的一种重要物质。有些机体组织当受到某些药物作用时，可以释放出 5-羟色胺。在体内，色氨酸经色氨酸羟化酶催化首先生成 5-羟色氨酸，再经 5-羟色氨酸脱羧酶催化成 5-羟色胺。人体血清素含量的正常值是 $(161.45\pm31.3)ng/mL$。

作为自体活性物质，5-羟色胺广泛分布于胃肠道、脾脏、血液和中枢神经系统等组织。5-羟色胺约 90% 合成和分布于肠嗜铬细胞，通常与 ATP 等物质一起储存于细胞颗粒内。在刺激因素作用下，5-HT 从颗粒内释放、弥散到血液，并被血小板摄取和储存，储存量约占全身的 8%。中枢神经系统占 5%，脑干中缝核群是 5-HT 神经元集中的地方。在中枢神系统中，5-HT 以神经递质的形式主要分布于松果体和下丘脑，可能参与痛觉、睡眠和体温等的调节。5-HT 含量及功能异常可能与精神病和偏头痛等多种疾病的发病有关。

5-羟色胺是受到人们最广泛研究的神经递质，它是一种能产生愉悦情绪的信使，几乎影响到大脑活动的每一个方面，从调节情绪、精力、记忆力到塑造人生观。抗抑郁药如盐酸氟西汀就是通过提高脑内 5-羟色胺水平而起作用的。5-羟色胺水平较低的人群更容易发生抑郁、冲动行为、酗酒、自杀、攻击及暴力行为。另外，5-羟色胺还能增强记忆力，并能保护神经元免受"兴奋神经毒素"的损害。因此，充足的 5-羟色胺确实能在老化过程中防止脑损害发生。

在外周组织，5-羟色胺是一种强血管收缩剂和平滑肌收缩刺激剂。在体内，5-羟色胺可以经单胺氧化酶催化成 5-羟色醛以及 5-羟吲哚乙酸而随尿液排出体外。

16.1.3 前列腺素

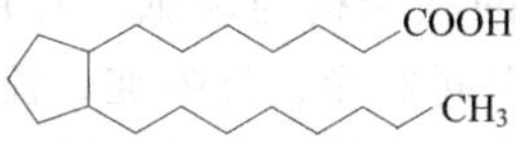

前列腺素（Prostaglandin）

前列腺素（prostaglandin，简称 PG）是存在于动物和人体中的一类不饱和脂肪酸组成的具有多种生理作用的活性物质。最早发现存在于人的精液中，当时认为这一物质是由前列腺释放的，因而定名为前列腺素。

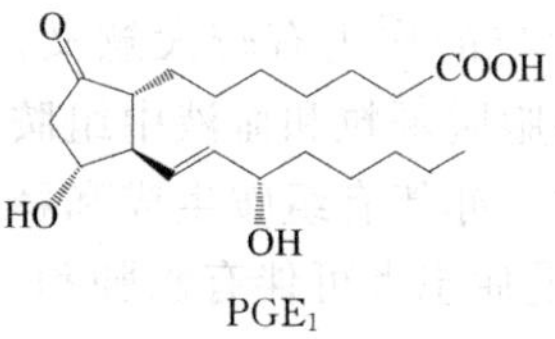

PGE₁

前列腺素在体内由花生四烯酸所合成，结构为一个五元脂肪环和两条侧链（上侧链 7 个碳原子、下侧链 8 个碳原子）构成的二十碳不饱和脂肪酸。前列腺素是一类激素，其基本骨架结构为前列腺素酸，或称为前列烷酸。根据分子中五元脂肪环上的取代基（主要是羟基和氢）的不同，前列腺素可分为 A、B、C、D、E、F、G、H、I 等类型，分别用 PGA、PGB、PGC、PGD、PGE、PGF 等表示；分子中侧链的双键数则标在 E 或 F 等的右下角，如上侧链和下侧链分别有一个双键，则称做 PGE_2 或 PGF_2；再根据脂肪环上 9 位的立体构型，在命名时在数字之后加上 α 或 β，如 $PGF_{2\alpha}$。

前列腺素的半衰期极短（1～2min），除 PGI_2 外，其他的前列腺素经肺和肝迅速降解，故前列腺素不像典型的激素那样，通过循环影响远距离靶组织的活动，而是在局部产生和释放，对产生前列腺素的细胞本身或对邻近细胞的生理活动发挥调节作用。前列腺素对生殖、心血管、消化、神经系统、内分泌、血液呼吸和泌尿均有作用。

（1）对生殖系统的作用

① 作用于下丘脑的黄体生成素释放激素的神经内分泌细胞，增加黄体生成素释放激素释放，再刺激垂体前叶黄体生成素和卵泡刺激素分泌，从而使睾丸激素（主要是雄性激素）分泌增加。

② 前列腺素也能直接刺激睾丸间质细胞分泌，可增加大鼠睾丸重量、核糖核酸含量、透明质酸酶活性和精子数量，增加精子活动。

③ 前列腺素维持雄性生殖器官平滑肌收缩，被认为与射精作用有关。精液中 PG 使子

宫颈肌松弛，促进精子在雌性动物生殖道中运行，有利于受精。但大量前列腺素，对雄性生殖机能有抑制作用。

（2）对血管和支气管平滑肌的作用　不同的前列腺素对血管平滑肌和支气管平滑肌的作用效应不同。例如前列腺素 E 和前列腺素 F 都能使血管平滑肌松弛，但 PGE 能扩张血管，增加器官血流量，减少血流的外周阻力，并有排钠作用，从而使血压下降；而 PGF 作用比较复杂，可使兔、猫血压下降，却又使大鼠、狗的血压升高。

（3）对胃肠道的作用

① PGE 和 PGF 对胃液的分泌都有很强的抑制作用，防止强酸、强碱、无水酒精等对胃黏膜侵蚀，具细胞保护作用，可以用于治疗胃溃疡、出血性胃炎及肠炎。但对胃肠平滑肌却增强其收缩。

② 对小肠、结肠、胰腺等也具保护作用。

③ 还可刺激肠液分泌、肝胆汁分泌，以及胆囊肌收缩等。

（4）对神经系统的作用　广泛分布于神经系统，对神经递质的释放和活动起调节作用。

（5）对呼吸系统的作用　前列腺素 E 有松弛支气管平滑肌作用，降低通气阻力；而前列腺素 F 相反，是支气管收缩剂。

（6）对内分泌系统的作用　通过影响内分泌细胞内环腺苷酸（cAMP）水平，影响激素的合成与释放；也通过降低靶器官的 cAMP 水平而使激素作用降低。

此外，PGE 和 PGF 类衍生物能引起妊娠子宫平滑肌频率而强烈的收缩，故应用于足月妊娠的引产、人工流产以及避孕等方面，取得了一定的效果。PG 对于排卵、黄体生成和萎缩、卵和精子的运输等生殖功能也有密切关系。PGI_2 对血小板功能也有多种生理作用，是当前血栓形成药物研究的重要对象。由此可见，前列腺素对治疗哮喘、胃肠溃疡病、休克、高血压及心血管疾病，可能有一定疗效，因而引起人们的重视。

16.1.4　白三烯

白三烯由于最早是在白细胞中发现故而得名。它是从花生四烯酸在白细胞代谢的产物中分离得到的，是一类含三个共轭双键的 20 碳直链羟基酸的总称，按取代基性质可分为 A、B、C、D、E、F 六类，其中双键的数目在右下角以数字表明。如 LTA_3 中的下标 3 代表碳链中双键总数为 3。LTA_4 为 5,6-环氧-7,9,11,14-二十碳四烯酸；LTB_4 为 5,12-二羟基-6,8,10,14-二十碳四烯酸；LTC_4 为 5-羟基-6-S-谷胱甘基-7,9,11,14-二十碳四烯酸；LTD_4、LTE_4、LTF_4 与 LTC_4 类似，只是 6 位取代基 LTD_4 不含谷氨酸，LTF_4 不含甘氨酸，LTE_4 只有半胱氨酸，其他白三烯命名法类似。LTC_4、LTD_4、LTE_4 和 LTF_4 的结构中都带有半胱氨酸残基，是重要的过敏介质，称为半胱氨酰白三烯，也称为过敏性物质。这四种半胱氨酰白三烯收缩血管平滑肌的能力排序为：$LTD_4 > LTC_4 > LTE_4 \gg LTF_4$。

半胱氨酰白三烯（Cysteinyl Leukotriene）

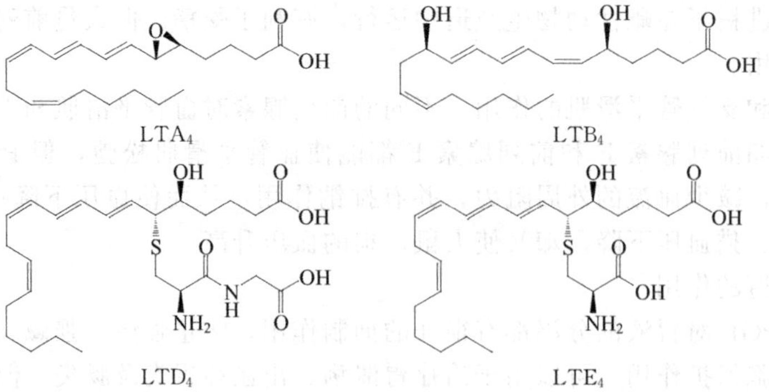

花生四烯酸是体内白三烯生物合成的前体物质。首先免疫球蛋白 E（Ig E）介导的抗原-抗体反应导致肥大细胞或嗜碱性细胞内的磷脂酶 A_2 活化，裂解成膜磷脂（phospholipid），同时释放出花生四烯酸（arachidonic acid，AA）、5-酯氧酶激活蛋白（5-lipoxygenase-activating protein，FLAP）促进花生四烯酸的转移，在 5-脂氧酶（5-LOX）的作用下催化花生四烯酸的氧化产生 5-羟过氧化二十碳四烯酸（5-hydroperoxyeicosatetraenoic acid，5-HPETE），5-羟过氧化二十碳四烯酸在 LTA 合成酶（LTA synthelase）的催化下产生 LTA_4，LTA_4 经过 LTA 水解酶（LTA hydrolase）、谷肽甘肽转移酶（GSH transferase）、γ-谷氨酰转移酶（γ-Glu transferase）和脱羧酶（decarboxylase）的一连串催化作用先后产生 LTB_4、LTC_4、LTD_4、LTE_4 和 LTF_4（见图 16-1）。其中 LTC_4、LTD_4 和 LTE_4 属于肽

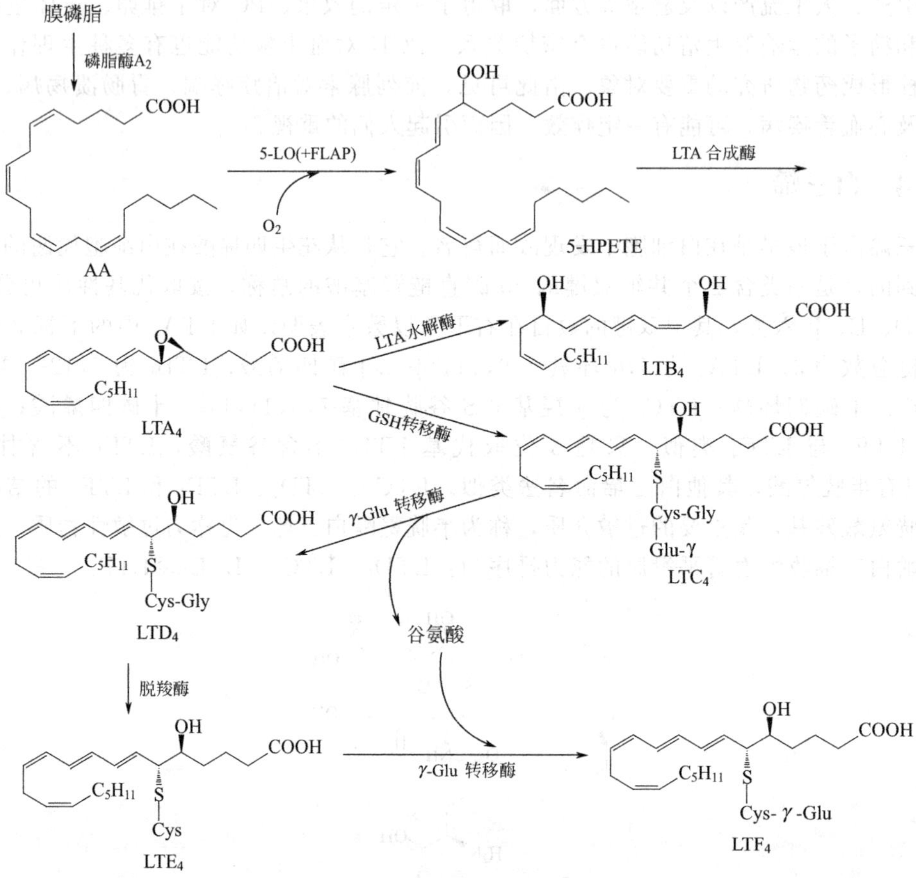

图 16-1　白三烯的生物合成途径

脂类，过敏慢反应物质就是 LTC_4、LTD_4、LTE_4 的混合物，其收缩支气管平滑肌的强度比组胺或前列腺素强 100～1000 倍。白三烯在体内含量虽微，但却具有很高的生理活性，并且是某些变态反应、炎症以及心血管病等过程中的化学介质。白三烯及其类似物——阻滞剂的研究，对于免疫以及发炎、过敏的治疗都有重要意义。

白三烯是与过敏性反应有关的生物活性物质。它们在体内的主要作用是引起气管平滑肌收缩，同时也增加微血管通透性。白三烯的过多释放是引起哮喘和过敏性鼻炎的主要原因之一。白三烯拮抗剂可通过抑制白三烯的产生和活动达到治疗哮喘和过敏性鼻炎（AR）的效果。白三烯在上下呼吸道的炎症中起重要作用。在诱导鼻过敏反应方面，白三烯的作用比组织胺强 1000 多倍。在变应原诱导的鼻过敏反应中，无论是在速发反应还是迟发反应阶段，白三烯的数量都显著增加。在阿司匹林敏感的哮喘患者中，在暴露阿司匹林后，鼻分泌物中的白三烯产物 LTB_4 和 LTC_4 都显著增加，但在对阿司匹林不敏感的正常人中和脱敏后的阿司匹林敏感患者中，未观察到白三烯增加。哮喘和 AR 患者粒细胞释放白三烯的数量高于正常人。越来越多的证据表明，白三烯在上、下呼吸道的炎症病变中起关键作用。

16.1.5 细胞因子

细胞因子（cytokine，CK）是因免疫原、丝裂原或其他因子刺激细胞，由免疫细胞产生、分泌的一大类能在细胞间传递信息、有免疫调节和效应功能的且具有生物活性的低分子量蛋白质或多肽的统称。细胞因子不仅作用于免疫系统和造血系统，还广泛作用于神经、内分泌系统，对细胞间相互作用、细胞的增殖分化和效应功能有重要的调节作用。细胞因子的化学性质大都为糖蛋白。细胞因子可分为白细胞介素、干扰素、肿瘤坏死因子超家族、集落刺激因子、趋化因子、生长因子等，免疫球蛋白、补体不包括在细胞因子之列。细胞因子为生物信息分子，具有调节固有免疫和适应性免疫应答，促进造血，以及刺激细胞活化、增殖和分化等功能，形成了十分复杂的细胞因子调节网络，参与人体多种重要的生理功能。

在免疫应答过程中，细胞因子对于细胞间相互作用、细胞的生长和分化有重要调节作用。由于基因工程、细胞工程研究的飞速发展，不仅克隆了早先发现的生物活性肽的cDNA，而且发现了许多新的细胞因子，并对各种细胞因子产生来源、分子结构和基因、相应的受体、生物学功能以及与临床的关系等进行了大量的研究，成为当今基础免疫学和临床免疫学研究中一个活跃的领域。

16.1.5.1 细胞因子分类

（1）根据产生细胞因子的细胞种类不同分类

① 淋巴因子（lymphokine） 顾名思义，主要由淋巴细胞产生，包括 T 淋巴细胞、B 淋巴细胞和 NK 细胞等。重要的淋巴因子有 IL-2、IL-3、IL-4、IL-5、IL-6、IL-9、IL-10、IL-12、IL-13、IL-14、IFN-γ、TNF-β、GM-CSF 和神经白细胞素等。

② 单核因子（monokine） 主要由单核细胞或巨噬细胞产生，如 IL-1、IL-6、IL-8、TNF-α、G-CSF 和 M-CSF 等。

③ 非淋巴细胞、非单核-巨噬细胞产生的细胞因子 主要由骨髓和胸腺中的基质细胞、血管内皮细胞、成纤维细胞等细胞产生，如 EPO、IL-7、IL-11、SCF、内皮细胞源性 IL-8 和 IFN-β 等。

（2）根据细胞因子主要功能的不同分类

① 白细胞介素（interleukin，IL） 由白细胞及其他细胞产生，主要介导白细胞间相互作用。目前已发现有三十余种（IL-1～IL-35）。

② 集落刺激因子（colony stimulating factor，CSF） 指能刺激多能造血干细胞和不同发育分化阶段的造血干细胞进行增殖分化，并在半固体培养基中形成相应集落的细胞因子，分别命名为包括粒细胞集落刺激因子（G-CSF）、巨噬细胞集落刺激因子（M-CSF）、粒细胞-巨噬细胞集落刺激因子（GM-CSF）、多重集落刺激因子（Multi-CSF）（IL-3）、SCF、EPO 等。不同 CSF 不仅可刺激不同发育阶段的造血干细胞和祖细胞增殖的分化，还可促进成熟细胞的功能。

③ 干扰素（interferon，IFN） 是由病毒或干扰素诱生剂诱导产生。根据干扰素产生的来源和结构不同，可分为 IFN-α、IFN-β 和 IFN-γ，它们分别由白细胞、成纤维细胞和活化 T 细胞所产生。各种不同的 IFN 生物学活性基本相同，具有抗病毒、抗肿瘤和免疫调节等作用。

④ 肿瘤坏死因子（tumor necrosis factor，TNF） 根据其产生来源和结构不同，可分为 TNF-α 和 TNF-β 两类，前者由单核-巨噬细胞产生，后者由活化 T 细胞产生，又名淋巴毒素（lymphotoxin，LT）。两类 TNF 基本的生物学活性相似，除具有杀伤肿瘤细胞作用外，还有免疫调节作用，参与发热和炎症的发生。大剂量 TNF-α 可引起恶液质，因而 TNF-α 又称恶液质素（cachectin）。

⑤ 生长因子（growth factor，GF） 具有刺激细胞生长作用的细胞因子，如表皮生长因子（EGF）、血小板衍生的生长因子（PDGF）、成纤维细胞生长因子（FGF）、神经生长因子（NGF）、转化生长因子-α（TGF-α）、血管内皮细胞生长因子（VEGF）等。

⑥ 趋化因子家族（chemokine family） 包括两个亚族：

C-X-C/α 亚族，主要趋化中性粒细胞，主要的成员有 IL-8、黑素瘤细胞生长刺激活性（GRO/MGSA）、血小板因子-4（PF-4）、血小板碱性蛋白、蛋白水解来源的产物 CTAP-Ⅲ 和 β-thromboglobulin、炎症蛋白 10（IP-10）、ENA-78。

C-C/β 亚族，主要趋化单核细胞，这个亚族的成员包括巨噬细胞炎症蛋白 1α（MIP-1α）、MIP-1β、RANTES、单核细胞趋化蛋白-1（MCP-1/MCAF）、MCP-2、MCP-3 和 I-309。

16.1.5.2 主要特点

众多的细胞因子有以下作用特点：

（1）绝大多数细胞因子为小分子多肽，分子质量一般小于 25kDa，分子质量低者如 IL-8 仅 8kDa；多为单体，少数细胞因子如 IL-5、IL-12、M-CSF 和 TGF-β 等以双体形式发挥生物学作用。

（2）主要与调节机体的免疫应答、造血功能和炎症反应有关。

（3）通常以旁分泌（paracrine）、自分泌（autocrine）或内分泌（endocrine）形式作用于附近细胞或细胞因子产生细胞本身。在生理状态下，绝大多数细胞因子只在局部起作用。

（4）高效性：在较低浓度下（pmol，即 10^{-12}mol 水平）即有明显的生物学作用。

（5）高亲和力：通过与受体特异性结合启动效应作用。

（6）一种 IL 可由许多种不同的细胞在不同条件下产生，如 IL-1 除单核细胞、巨噬细胞或巨噬细胞系产生外，B 细胞、NK 细胞、成纤维细胞、内皮细胞、表皮细胞等在某些条件下均可合成和分泌 IL-1。

（7）细胞因子调节作用与其本身浓度、作用靶细胞的类型以及同时存在的其他细胞因子种类有关，即产生多种不同的生物学效应（多重调节作用）。如人 IL-5 主要作用于嗜酸性粒细胞，而鼠 IL-5 还可作用于 B 细胞。

（8）重叠的免疫调节作用：不同细胞因子可作用于同一靶细胞产生相同或相似的生物学效应，如 IL-2、IL-4、IL-9 和 IL-12 都能维持和促进 T 淋巴细胞的增殖。

（9）细胞因子的网络特性，主要是通过以下三种方式体现：①一种细胞因子诱导或抑制另一种细胞因子的产生，如 IL-1 和 TGF-β 分别促进或抑制 T 细胞 IL-2 的产生；②调节同一种细胞因子受体的表达，如高剂量 IL-2 可诱导 NK 细胞表达高亲和力 IL-2 受体；③诱导或抑制其他细胞因子受体的表达，如 TGF-β 可降低 T 细胞 IL-2 受体的数量，而 IL-6 和 IFN-γ 可促进 T 细胞 IL-2 受体的表达。

（10）与激素、神经肽、神经递质共同组成了细胞间信号分子系统。

16.1.5.3　主要作用

（1）细胞因子通过结合细胞表面特异的细胞因子受体而发挥生物学效应。细胞因子与其受体集合后启动复杂的细胞内分子间的相互作用，由此引起的细胞内信号传递而改变细胞功能，最终引起细胞基因转录的变化。这些效应包括：参与免疫应答与免疫调节，调节固有免疫和适应性免疫应答；刺激造血功能；刺激细胞活化，促进靶细胞的增殖和分化；增强抗感染和杀肿瘤细胞效应；促进或抑制其他细胞因子的合成；促进炎症过程；影响细胞代谢；诱导或抑制细胞毒作用，诱导其凋亡等。

（2）细胞因子的作用方式有 3 种：自分泌，细胞因子作用于释放它的细胞当中；旁分泌，细胞因子作用于相邻的细胞上；内分泌，细胞因子扩散到远处的区域（通过血液或血浆）来影响不同组织。

（3）细胞因子的作用特点：多效性、重叠性、协同性、拮抗性和双重性。

细胞因子研究具有非常重要的理论和实用意义，它有助于阐明分子水平的免疫调节机理，有助于疾病的预防、诊断和治疗，特别是利用基因工程技术生产的重组细胞因子已用于治疗肿瘤、感染、炎症、造血功能障碍等，并收到良好疗效，具有非常广阔的应用前景。

16.1.6　血小板活化因子

血小板活化因子（platelet-activating factor，PAF）是近年来研究较活跃的细胞因子之一。它是一种具有强效生物活性的脂质递质，由白细胞、血小板、内皮细胞、肺、肝和肾等多种细胞和器官产生。它具有广泛的生物学活性，对其在休克、支气管哮喘、血栓形成、急性胃肠道黏膜损伤、肾小球肾炎、脑缺血、糖尿病、变态反应性疾病、缺血性心脏病、多器官衰竭等疾病中的作用也有广泛的研究。

血小板活化因子是一种对磷脂酶 A_2 敏感的、与 AA 代谢密切相关的脂质递质，是一种以醚链连接长碳链、2 位连接乙酰基、3 位连接磷酸胆碱的甘油酯。相对分子质量为 1100。化学名为 1-烷基-2-乙酰基-sn-甘油-3 磷脂酰胆碱。PAF 在体内含量很低，活性浓度为 $10^{-7} \sim 10^{-9}$ mol/L，其半衰期为 30s，不易捕捉；其结构与磷脂相近，不易分离纯化；它本身还有多个异构体，生物活性有很大差别。

血小板活化因子是一种内源性具有广泛生物活性的磷脂类介质，具有生理和病理双重作用。血小板活化因子是由体内许多细胞（如嗜酸性细胞、嗜碱性粒细胞、血小板、内皮细胞等）在受体特异性抗原刺激下合成并释放的。PAF 的代谢失活是由于二倍乙酰基被水解，催化水解反应的酶称为 PAF-乙酰水解酶（PAF-AH），此酶与 PAF 的含量密切相关。

16.1.7　血管活性肽类

血管活性肠肽（vasoactive intestinal peptide，VIP）是由 28 个氨基酸组成的肽类，VIP

神经元按功能不同分为运动神经元和分泌神经元，前者其传出作用主要是胃肠舒张及胃肠括约肌舒张，后者其传出作用主要是刺激胰液和肠液分泌。异常的胃肠通常可见于便秘患者及腹泻患者，便秘与腹泻是常见临床症状，而糖尿病合并有胃肠道功能障碍在临床上十分常见，常表现出胃轻瘫症状（如上腹饱胀、早饱、餐后上腹不适等）及腹泻、便秘等。

16.1.8 一氧化氮

一氧化氮（nitric oxide）是氮的化合物，化学式 NO，相对分子质量 30，氮的化合价为 +2。一氧化氮在标准状况下为无色气体，液态、固态呈蓝色。微溶于水；具有脂溶性，可快速透过生物膜扩散，生物半衰期只有 3～5s。由于一氧化氮带有自由基，这使它的化学性质非常活泼，且它具有顺磁性。NO 是一种极不稳定的生物自由基，当它与氧反应后，可形成具有腐蚀性的气体——二氧化氮（NO_2）。

近来发现，一氧化氮广泛分布于生物体内各组织中，特别是神经组织中。它是一种新型生物信使分子，1992 年被美国"Science"杂志评选为明星分子。其生成依赖于一氧化氮合成酶（nitric oxide synthase，NOS），并在心、脑血管调节、神经、免疫调节等方面有着十分重要的生物学作用，因此受到人们的普遍重视。

一氧化氮在体内的合成，是精氨酸在一氧化氮合酶的作用下合成一氧化氮，同时产生瓜氨酸。一氧化氮合酶大致分为三类：内皮型、神经型和诱导型。内皮型和神经型一氧化氮合酶为组成酶，在正常生理条件下存在；诱导型一氧化氮合酶为诱导酶，在特殊条件下经诱导才会产生。

在内皮中产生的一氧化氮，作为一个内皮舒张因子，其主要作用是使血管舒张、降低血管阻力、降血压、抑制血小板黏附和凝聚、抑制白细胞黏附和游走、降低平滑肌增殖、防止动脉粥样硬化和血栓形成。

在外周神经和大脑中产生的一氧化氮，作为肾上腺素和胆碱以外的神经递质，在血管、海绵体、胃肠道、泌尿道、气管肌、肛尾肌等外周输出神经抑制反应中起到非常重要的作用。

由诱导型一氧化氮合酶合成的一氧化氮，通过多条途径调节炎症，在调控免疫反应中起到很重要的作用。一氧化氮对细菌、真菌、寄生虫、肿瘤细胞有杀伤作用。同时，感染和类风湿性关节炎后的很多病理过程，包括休克、组织损伤、细胞凋亡等都与一氧化氮的过量表达有关。

此外，在生物体中，一氧化氮起着信使分子的作用。当内皮要向肌肉发出放松指令以促进血液流通时，它就会产生一些一氧化氮分子，这些分子很小，能很容易地穿过细胞膜。血管周围的平滑肌细胞接收信号后舒张，使血管扩张。

其主要作用如下：

（1）心血管系统　NO 在维持血管张力的恒定和调节血压的稳定性中起着重要作用。在生理状态下，当血管受到血流冲击，灌注压突然升高时，NO 作为平衡使者维持其器官血流量相对稳定，使血管具有自身调节作用。它能够降低全身平均动脉血压，控制全身各种血管床的静息张力，增加局部血流，是血压的主要调节因子。

（2）免疫系统　研究结果表明，NO 可以产生于人体内多种细胞。如当体内内毒素或 T 细胞激活巨噬细胞和多形核白细胞时，能产生大量的诱导型 NOS 和超氧化物阴离子自由基，从而合成大量的 NO 和 H_2O_2，这在杀伤入侵的细菌、真菌等微生物和肿瘤细胞、有机异物及在炎症损伤方面起着十分重要的作用。目前认为，经激活的巨噬细胞释放的 NO 可以通过抑制靶细胞线粒体中三羧酸循环、电子传递和细胞 DNA 合成等途径，发挥杀伤靶细胞的作用。免疫反应所产生的 NO 对邻近组织和能够产生 NOS 的细胞也有毒性作用。某些与免疫系统有关的局部或系统组织损伤、血管和淋巴管的异常扩张及通透性等，可能都与 NO 在局部的含量有着密切的关系。

（3）神经系统　有关 L-Arg→NO 途径在中枢神经系统（CNS）方面的研究认为，NO 通过扩散，作用于相邻的周围神经元（如突触前神经末梢和星状胶质细胞），再激活 GC 从而提高 cGMP 水平而产生生理效应。如 NO 可诱导与学习、记忆有关的长时程增强效应（LTP），并在其 LTP 中起逆信使作用，连续刺激小脑的上行纤维和平行纤维可引起平行纤维细胞的神经传导产生长时程抑制（LTD），这被认为是小脑运动学习体系中的一种机制，NO 参与了该机制。在外周神经系统也存在 L-Arg → NO 途径，NO 被认为是非胆碱能、非肾上腺素能神经的递质或介质，参与痛觉传入与感觉传递过程。另据报道，NO 在胃肠神经介导胃肠平滑肌松弛中起着重要的中介作用，在胃肠间神经丛中，NOS 和血管活性肠肽共存并能引起非肾上腺素能非胆碱能（NANC）舒张，但血管活性肠肽的抗体只能部分消除 NANC 的舒张，其余的舒张反应则能被 N-甲基精氨酸消除。

（4）泌尿及生殖系统　一氧化氮作为 NANC 神经元递质，在泌尿生殖系统中起着重要作用，成为排尿节制等生理功能的调节物质，这为药物治疗泌尿生殖系统疾病提供了理论依据。现已证明，在人体内广泛存在着以 NO 为递质的神经系统，它与肾上腺素能、胆碱能神经和肽类神经一样重要。若其功能异常，就可能引起一系列疾病。

16.1.9　血管紧张素

血管紧张素（angiotensin），亦称血管收缩素、血管张力素，是一种寡肽类激素，是肾素-血管紧张素系统（renin-angiotensin system）的重要组成部分。它具有很强的升压作用。血管紧张素最早于 20 世纪 30 年代末由美国印第安纳和阿根廷的研究人员分别独立分离，并被分别命名为 Angiotonin 和 Hypertensin，后来被美国克利夫兰诊所（Cleveland Clinic）和瑞士巴塞尔的汽巴实验室（Ciba Laboratories）描述并合成。

血管紧张素的前体是由肝脏合成的一种血清球蛋白：血管紧张素原。血管紧张素原是一种主要由肝脏持续合成并释放入血液循环的血浆 α_2-球蛋白的一种十四肽，它属于丝氨酸蛋白酶抑制物超家族，是肾素的底物。因失血引起循环血量减少或肾疾病导致肾血流量减少等，可促进肾小球旁器的球旁细胞分泌肾素（一种酸性蛋白酶），进入血液后，使血管紧张素原水解为血管紧张素 I（十肽），仅具有很小的生物活性。它随血液流经肺循环时，受肺所含的转化酶作用，被水解为八肽的血管紧张素 II，才具有升压的生物活性。部分血管紧张素 II 受血浆和组织液中血管紧张素酶 A 的作用，被水解为七肽的血管紧张素 III。

血管紧张素能特异地引起血压上升和周围血管阻力增加，支配动物血管平滑肌感受器而致血管收缩。因此它比一般的拟交感神经胺类药物（如去甲基肾上腺素、新福林、间羟胺、恢压敏等）升压效能强，且无组织坏死、影响肾功能之严重副作用，是一种升压的急救药物。

血管紧张素 I 能刺激肾上腺髓质分泌肾上腺素，它直接收缩血管的作用不明显；血管紧张素 II 能使全身小动脉收缩而升高血压，此外，还可促进肾上腺皮质分泌醛固酮，醛固酮作用于肾小管，起保钠、保水、排钾作用，从而引起血量增多，血压升高；血管紧张素 III 的缩血管作用较弱，只有血管紧张素 II 的 1/5，但促进醛固酮分泌的作用却强于血管紧张素 II。正常情况下，由于肾素分泌很少，血中血管紧张素也少，对血压调节不起明显作用。但当大失血时，由于动脉血压显著下降，使肾血流量减少，血管紧张素生成增多，对防止血压过度下降而使血压回升却起重要作用。肾血管长期痉挛或狭窄的患者，因肾血流量减少，血管紧张素生成增多，可导致肾性高血压。

此外，血管升压素可引起血管强烈收缩，但在正常情况下不参与血压调节。当机体处于失血等情况而使循环血量减少时，该激素在血中浓度将显著升高，对保持循环血量和维持动脉血压有一定作用。

16.1.10 腺苷

腺苷是一种遍布人体细胞的内源性核苷，是由腺嘌呤的 N-9 与核糖 D-核糖的 C-1 通过 β-N9-配糖键连接而成的化合物，其磷酸酯为腺苷酸。腺苷在生物化学上扮演重要角色，包括以腺苷三磷酸（ATP）或腺苷双磷酸（ADP）形式转移能量，或是以环状腺苷单磷酸（cAMP）进行信号传递等。此外，腺苷也是一种抑制性神经传导物，可能会促进睡眠。

腺苷（Adenosine）

腺苷化学名为 9-β-D-呋喃核糖基腺嘌呤，分子式为 $C_{10}H_{13}N_5O_4$，相对分子质量 267.24。腺苷是白色或类白色结晶性粉末；熔点为 233～238℃；比旋光度为 $-68.0°$～$-72.0°$。遮光，密封保存。腺苷是用于合成三磷酸腺苷（ATP）、腺嘌呤、腺苷酸、阿糖腺苷的重要中间体。

腺苷可直接进入心肌经磷酸化生成腺苷酸，参与心肌能量代谢，同时还参与扩张冠脉血管，增加血流量。腺苷对心血管系统和机体的许多其他系统及组织均有生理作用。腺苷主要用于治疗阵发性室上性心动过速者。对心力衰竭病人或先用了 β-受体阻断药者，用腺苷治疗室上性心动过速优于维拉帕米（可防止双重心肌抑制作用）。

16.1.11 P 物质

P 物质是人们发现最早的神经肽之一。P 物质是 1931 年 von Euler 和 Gaddum 在马脑的提取物中偶然发现的一种物质，1971 年 Chang 等将牛下丘脑提取物经凝胶过滤、离子交换色谱及高压纸上电泳后确定了分子序列，阐明了其化学结构为十一肽，相对分子质量为 1348。P 物质与人们已知的速激肽有相关结构，因此一般认为它是这个家族的成员。最初人们发现，当初级传入神经纤维受到刺激时，广泛分布于这些神经纤维内的 P 物质，就在中枢和外周末梢被释放。因此，它被认为仅是一种神经递质或调质在神经中枢和外周起作用。但是，随着研究的深入，近年人们发现中枢神经系统也存在大量的 P 物质，尤其是在黑质、下丘脑和松果体等部位。更重要的是，人们最近发现，P 物质还是调节机体免疫和内分泌的重要因子，特别是在神经系统内，它是神经源性炎症和免疫调节活动的主要神经递质。因此，P 物质作为一种能被免疫系统和神经系统共同识别的信号物质，引起了研究者的极大关注。P 物质是一种重要的神经传导介质，可把疼痛和瘙痒由外周神经传入脊髓神经和高级中枢神经。P 物质还是一种引起肠道收缩的强促进剂和血管舒张剂。

当神经受刺激后，P 物质可在中枢端和外周端末梢释放，与 NK1 受体结合发挥生理作用。在中枢端末梢释放的 P 物质与痛觉传递有关，其 C 末端参与痛觉的传递，N 末端则有能被纳洛酮翻转的镇痛作用。P物质能直接或间接通过促进谷氨酸等的释放参与痛觉传递，其镇痛作用是通过促进脑啡肽的释放引起的。逆向电刺激感觉神经或经传入纤维传出的轴突反射和背根反射冲动可使外周端末梢释放P物质，引起该神经支配区血管扩张、通透性增加、血浆蛋白外渗等神经源性炎症反应。结合经络研究的新进展，P物质可能是经脉信息传递的重要物质。另外，脑内P物质参与感觉、运动、情绪等的调节，并与焦虑症、抑郁症、精神分裂症的发病机理有关。

16.1.12　氧自由基

自由基（free radical），化学上也称为"游离基"，是指化合物分子在光、热等外界条件下，共价键发生均裂而形成的具有不成对电子的原子或基团。由原子形成分子时，化学键中电子必须成对出现，因此自由基就到处夺取其他物质的一个电子，形成稳定的物质。在化学中，这种现象称为"氧化"。生物体系主要遇到的是氧自由基，例如超氧阴离子自由基、羟自由基、脂氧自由基、二氧化氮和一氧化氮自由基，加上过氧化氢、单线态氧和臭氧，通称活性氧。体内活性氧自由基具有一定的功能，如免疫和信号转导过程。但过多的活性氧自由基会有破坏行为，导致人体正常细胞和组织的损坏，从而引起多种疾病，如心脏病、老年痴呆症、帕金森病和肿瘤。此外，外界环境中的阳光辐射、空气污染、吸烟、农药等都会使人体产生更多活性氧自由基，使核酸突变，这是人类衰老和患病的根源。

细胞经呼吸获取氧，其中98%与细胞器内的葡萄糖和脂肪相结合，转化为能量，满足细胞活动的需要，另外2%的氧则转化成氧自由基。由于这种物质非常活跃，几乎可以与各种物质发生作用，引起一系列对细胞具有破坏性的连锁反应。但在一般情况下，细胞不会遭到这种分子杀手的破坏，这是因为人体细胞中存在着大量氧自由基的克星——抗氧化剂，比如脂溶性的维生素E、水溶性的维生素C及一些酶类等，这些天然的抗氧化剂能够与氧自由基发生氧化还原反应，使氧自由基被彻底清除。只有在某些情况下，氧自由基才会致细胞甚至机体于死地。

当人体遭受外伤、中毒或者是大手术流血过多等重创的时候，组织处于缺氧状态，能量代谢发生障碍，细胞色素氧化酶无力将氧还原成水，氧原子便会被夺去一个电子，由无害的氧变成具有杀伤力的活性氧自由基。氧自由基的过氧化杀伤，主要是破坏细胞膜的结构和功能，破坏线粒体，断绝细胞的能源，毁坏溶酶体，使细胞自溶。同时它对人体的非细胞结构也有危害作用，可以使血管壁上的黏合剂遭到破坏，使完整密封的血管变得千疮百孔，发生漏血、渗液，进而导致水肿和紫癜等等。同样，当供应心脏血液的冠状动脉突然发生痉挛的时候，心肌细胞由于缺氧而发生一系列的代谢改变，心肌细胞内抗氧化剂含量减少，使生成氧自由基的化学反应由于缺氧而相对加快，在冠状动脉痉挛消除的一刹那，心肌细胞突然重新得到血液的灌注。随之而来有大量的氧转化成氧自由基，而同时由于抗氧化剂的相对不足，不能够清除氧自由基，结果使具有高度杀伤性的氧自由基严重损伤心肌细胞膜，大量离子由心肌细胞内溢出，而后者可以扰乱控制心脏搏动的电流信号，引起心室颤动，从而导致死亡。

此外，近年来的研究发现，氧自由基的化学性质是很活跃的，能够攻击细胞膜上的脂肪酸产生过氧化物。这些物质毒性很强，它会侵害体内的核酸、蛋白质等而引起一系列的细胞破坏作用。人体内氧自由基积累越多，衰老的进程就越快。我们常见老年人脸上的老年斑就是由于脂类受氧自由基的氧化分解作用形成丙二醛所致，老年斑是脂褐质素沉积于细胞中形成的，而脂褐质素即是脂质过氧化物丙二醛与蛋白质交联产物。由于衰老后细胞清除自由基和排毒能力下降，导致丙二醛交联物沉积，形成老年斑。

氧自由基不但与衰老有关，而且还和许多衰老有关的疾病有关系，比如动脉硬化症、高血压、骨关节炎、白内障以及帕金森病等。

目前已经发现了许多氧自由基的克星，也就是氧自由清除剂或者抑制剂，其作用机理有的是直接提供电子使氧自由基还原，有的是增强抗氧化酶活性，迅速消灭自由基，比如超氧化物歧化酶和过氧化氢酶就是存在于人体的正常组织当中的清除氧自由基的重要酶系统。另外，谷胱甘肽、别嘌呤醇和维生素 C、维生素 E 等都具有清除或者是抑制氧自由基的作用。

16.2　自体活性物质的作用机制

16.2.1　组胺受体

组胺作用于其受体产生相应的生理作用。表 16-1 列举了主要组胺受体的药物。

表 16-1　组胺受体药物

受体类型	所在组织	效应	阻断药	激动剂
H₁	支气管,胃肠,子宫等平滑肌	收缩	苯海拉明	培他司汀
	皮肤血管	扩张		异丙嗪
	心房,房室结	收缩增强,传导减慢	氯苯那敏	
H₂	胃壁细胞	胃酸分泌过多	西米替丁	培他唑
	血管	扩张	雷尼替丁	英普咪定
	心室窦房结	收缩加强,心率加快	安砜拉嗪	
H₃	中枢与外周	负反馈性调节组胺	安砜拉嗪	
	神经末梢	合成与释放		

16.2.2　5-羟色胺受体

1997 年国际药理学会根据受体结构、信号转导及动力学特征将哺乳动物 5-HT 受体（5-HTR）分为 7 个亚型，即 5-HT$_1$～5-HT$_7$ 受体。5-HT$_1$ 受体又可划分为 5-HT$_{1A}$、5-HT$_{1B}$、5-HT$_{1D}$、5-HT$_{1E}$ 和 5-HT$_{1F}$ 受体亚亚型；5-HT$_2$ 受体又划分为 5-HT$_{2A}$、5-HT$_{2B}$、5-HT$_{2C}$ 受体亚亚型；目前至少发现存在两种 5-HT$_3$ 受体即 5-HT$_{3A}$、5-HT$_{3B}$ 受体亚型。5-HT 受体可能还有新的亚型。除 5-HT$_3$R 外，其余 5-HT 受体均属 G 蛋白偶联受体。5-HT 受体的上述分类，为解释 5-HT 的复杂生理、病理作用及其某些拮抗效应提供了依据。

5-羟色胺作为体内的重要血管活性物质和神经系统的重要递质，广泛参与机体各种机能活动的调节和某些病理生理过程。它对心血管系统有十分重要的作用，并可因其作用部位、用药剂量及实验条件的不同而产生极其复杂甚至相反的结果。早在 20 世纪 50 年代，就发现它的这种复杂作用是通过作用于机体内特异性 5-HT 受体而实现的。1957 年，Gaddum 等首次提出将 5-HT 受体分为两类。他们观察到 5-HT 可直接作用于豚鼠回肠平滑肌上的受体而引起收缩，这一效应可被称麦角酰二乙胺、双氢麦角胺和酚卡明等药物所拮抗，并将该受体称为"D"受体；同时他们还观察到，5-HT 也可激活神经元上的受体，促进神经末梢释放 ACh，从而间接引起豚鼠回肠收缩，这一效应可被可卡因和吗啡所拮抗，将其称为"M"受体。

5-羟色胺主要与细胞膜上的 5-HT$_1$、5-HT$_2$ 和 5-HT$_3$ 受体结合起作用。

16.2.2.1　5-羟色胺受体的分布

（1）5-HT$_{1A}$ 受体　分布于 CNS，以边缘系统（海马、中隔、杏仁）和中缝背核最多，丘脑下部、锥体外系、大脑皮质和脊髓也有分布。在外周，5-HT$_{1A}$ 分布在自主神经末梢、血管平滑肌和胃肠道。5-HT$_{1A}$ 在突触前作为自身受体被激活时，Gi 抑制 AC 导致 K$^+$ 电导下降，高阈值的 Ca^{2+} 内流，膜超极化，从而抑制 5-HT 能神经元的缓慢而有规律的放电活动。

突触后 5-HT$_{1A}$ 参与的功能：①介导中枢降压机制；②调节行为活动，5-HT$_{1A}$ 受体兴奋，引起大鼠缓慢摇头，前足踏步，颤抖；③增加食欲；④调节体温，使动物体温降低；⑤调节情绪，5-HT$_{1A}$ 受体激动剂丁螺环酮有抗焦虑作用，对抑郁症也有效；⑥在丘脑下部-垂体神经内分泌调节中，释放促催乳素、促生长激素释放激素和生长激素、促肾上腺皮质释放激素和 ACTH。

（2）5-HT$_2$ 受体　5-HT$_{2A}$ 在外周主要分布在平滑肌、血小板、心肌；在中枢主要分布在 CNS 的皮质、边缘系统、延髓。5-HT$_{2B}$ 主要分布在胃底，肠道、心、肾、肺、脑。5-HT$_{2C}$ 分布在脉络丛的内皮细胞、脑室壁海马、大脑皮质、苍白球。

5-HT$_{2A}$ 受体激动 PLC，导致 IP$_3$、DAG、Ca^{2+} 上升，Ca^{2+} 电导、K$^+$ 电导下降，膜缓慢去极化，从而增强神经元兴奋性。此外，5-HT$_{2A}$ 的功能：①致焦虑和忧郁；②收缩血管平滑肌，使兔气管、大鼠子宫豚鼠肠条的平滑肌收缩；③使血小板凝集；④使豚鼠、大鼠、犬交感神经和肾上腺释放儿茶酚胺；⑤介导中枢升压机制；⑥促进 β-内啡肽、皮质酮、促黄体生成素和催乳素释放。5-HT$_{2B}$ 的功能尚不很清楚，有资料认为可使大鼠胃底血管收缩。5-HT$_{2C}$ 的功能：①行为活动；②抑制摄食，5-HT$_{2C}$ 受体基因敲除小鼠出现肌阵挛性发作、贪食和体重增加；③抑制脑脊液生成；④抑制肾上腺皮质激素释放。

（3）5-HT$_3$ 受体分布　稀疏分布在外周初级感觉神经末梢、自主神经系统节前和节后神经元，在中枢神经系统分布广泛，但密度较低，见于低位脑干、最后区、孤束核和骨髓。5-HT$_3$ 受体激活产生一个快速（<30ms）而短暂（100～300ms）的去极化产生兴奋效应，可介导的功能有：①使伤害感受神经元致敏，诱发疼痛；②作为异源受体，调节中枢 GABA 和多巴胺释放，由于 GABA 和多巴胺参与调节情绪和精神活动，故应用 5-HT$_3$ 受体拮抗剂有抗焦虑和抗精神病作用，并能治疗药物依赖和酒精依赖；③可致恶心，呕吐；④调节胃肠道张力，收缩膀胱。

16.2.2.2　5-羟色胺药理作用

（1）心血管系统　主要使血管收缩，但使骨骼肌血管扩张，有正性心肌力和频率作用，引起血压的三相反应：①短暂降压（反射兴奋冠状动脉内的化学受体）；②持续数分钟的高血压（血管收缩）；③长时间的低血压（骨骼肌血管舒张）。

（2）兴奋平滑肌　兴奋胃肠道平滑肌：直接兴奋胃肠道平滑肌＋兴奋肠壁内神经节细胞。兴奋支气管平滑肌：哮喘病人对其特别敏感。

（3）促进血小板聚集。

（4）神经系统　在外周，刺激神经末梢产生痒、痛感觉。注入中枢，可镇静，引起嗜睡，破坏体温调节，破坏运动功能。

16.2.3　前列腺素受体

很多组织的细胞膜上都有前列腺素的受体，不同类型的前列腺素与不同的受体结合，发挥不同的作用。已经证实，PGE_1 可以调节细胞膜上的 cAMP 和钙。这些作用的发生要通过与 PGE_1 受体的结合。在各种组织中的完整细胞、匀浆液或分离的膜中都具有可饱和的、可逆的极高亲和力的 PGE_1 受体。

前列腺素对丘脑下部的作用，因种类不同而有差异。PGF 能够引起 GnRH 释放，但由于血液中的 PGF 迅速被灭活，所以来自子宫的 PGF 不太可能直接影响中枢 GnRH。这种作用可能是由丘脑下部本身产生 PGF，使 GnRH 释放增加，GnRH 再促使垂体释放 LH 及 FSH，LH 又促使睾丸间质细胞分泌睾酮，从而对雄性生殖的各个方面起促进作用。

PGE_2 能诱发炎症，促进局部血管扩张，毛细血管通透性增加，表现出红、肿、痛、热等症状。PGE_2、PGA_2 使动脉平滑肌舒张，有降低血压的作用；PGE_2 及 PGI_2 抑制胃酸分泌，促进胃肠平滑肌蠕动。卵泡产生的 PGE_2 及 $PGE_{2\alpha}$ 在排卵过程中起重要作用，$PGE_{2\alpha}$ 可使卵巢平滑肌收缩，引起排卵；子宫释放的 $PGE_{2\alpha}$ 能使黄体溶解，分娩时子宫内膜释出的 $PGE_{2\alpha}$ 能引起子宫收缩加强，促进分娩。

16.2.4 白三烯受体

白三烯类（Leukotrienes，LTs）是强效的炎前介质，参与炎症、变态、哮喘、休克等的发病过程，因此阻断 LTs 的合成或阻断 LTs 与其受体的结合成为治疗的重要方向。白三烯拮抗剂药物，能够抑制白三烯的合成，阻断生物活性，是种安全有效的抗炎性、抗哮喘药物，可作为糖皮质激素的替代疗法，治疗轻度持续性哮喘来改善哮喘患者的生活质量。抗白三烯药物不仅用于哮喘，还可以用于风湿性关节炎、银屑病、肠炎和鼻炎等多种炎症性疾病。

白三烯受体组织分布广泛，但种属间差异较大。目前对 LTs（LTB_4、LTC_4、LTD_4 和 LTE_4）受体及其阻滞药的研究较为深入。一般认为 LTD_4 和 LTE_4 受体的特性极为相似，甚至认为是同一受体。

白三烯受体的作用如下：

（1）呼吸系统　白三烯作用于靶组织的受体，可引起平滑肌收缩、毛细血管壁渗出、黏液分泌增加、水肿和趋化反应等。具有半胱氨酰基团的 LTs（LTC_4、LTD_4 和 LTE_4）对呼吸道有强大的收缩作用，且持续时间较长；没有半胱氨酰基团的 LTA_4 和 LTB_4 则作用很弱。作用于支气管管壁，可引起：①支气管平滑肌收缩，支气管管腔变窄，气道阻力明显增高，其效力比组胺强 100~1000 倍，比乙酰胆碱强 20000 倍；②使气管和支气管壁毛细血管通透性增加，渗出增多，蛋白质和水分漏出引起黏膜水肿；③刺激支气管壁黏液腺体分泌增加，并降低黏膜纤毛的清除能力；④增加支气管炎症细胞的浸润，趋势化嗜酸细胞，使炎症细胞在嗜酸细胞中有广泛浸润，导致气道对炎症高敏反应和对炎症效应敏感性增高；⑤使冠状动脉痉挛，引起心肌缺血，收缩力下降，并诱发脑血管痉挛或水肿。

（2）心血管系统　静注 LTs 先短暂升压，是其直接收缩外周血管之故；而后持久降压，是 LTs 引起的心排血量和血容量减少所致，LTs 具有负性肌力作用。LTC_4、LTD_4 和 LTE_4 是心肌损害最主要的介质之一，可引起冠脉流量明显减少，导致心肌缺血性损害，作用强度为 $LTD_4 > LTC_4 > LTE_4$。LTs 可能是缺血性心脏病的诱发因素之一。LTs 还能增敏心脏对组胺所致的快速心率失常作用，并可能与脑血管痉挛和脑缺血有关。

（3）过敏反应的重要介质　LTs 在急性炎症中具有重要作用，并能对其他介质产生诱导和促进作用。LTC_4 和 LTD_4 使小动脉收缩，减低血流速度；使小静脉扩张，微血管通透性增加，血浆外渗，而引起水肿。其中，LTD_4 的渗出作用最强，为组胺的 1000 倍，并与 PGs 有协同作用。LTB_4 则使单核细胞和巨噬细胞趋化，促进白细胞向炎症部位游走、聚集，产生炎性介质，释放溶酶体酶，从而引起病理性炎症。

（4）炎性肾脏疾病的病理介质　LTs 使肾血管和肾小球收缩，减少肾小球滤过率，增强血管通透性，引起蛋白尿，因而是炎性肾脏疾病的病理介质。

16.2.5　细胞因子受体

16.2.5.1　细胞因子受体的结构和分类

根据细胞因子受体 cDNA 序列以及受体胞膜外区氨基酸序列的同源性和结构特征，可将细胞因子受体主要分为四种类型：免疫球蛋白超家族（IGSF）、造血细胞因子受体超家族、神经生长因子受体超家族和趋化因子受体。此外，还有些细胞因子受体的结构尚未完全清楚，如 $IL-10_R$、$IL-12_R$ 等；有的细胞因子受体结构虽已清楚，但尚未归类，如 $IL-2_{R\alpha}$ 链（CD25）。

（1）免疫球蛋白超家族　该家族成员胞膜外部分均具有一个或数个免疫球蛋白（Ig）样结构。已知属于 IGSF 成员的细胞因子受体有 $IL-1R_{tI}$（CD121a）、$IL-1R_{tII}$（CD121b）、$IL-6R_\alpha$ 链（CD126）、gp130（CDw130）、G-CSFR、M-CSFR（CD115）、SCFR（CD117）和 PDGFR，并可分为几种不同的结构类型，不同 IGSF 结构类型的受体其信号转导途径也有差别。

（2）造血细胞因子受体超家族　又称细胞因子受体家族，其结构特点为膜外区近氨基端有 2 个不连续保守半胱氨酸残基（C），其羧基端存在 Trp-Ser-X-Trp-Ser（WSXWS，X 代表任一氨基酸）残基序列。造血细胞因子受体超家族可分为红细胞生成素受体超家族和干扰素受体家族。

（3）神经生长因子受体超家族　该家族成员其胞膜外有 3～6 个约 40 个氨基酸组成的富含 Cys 区域，如 NGFR、TNF-RI、TNF-RII 有 4 个结构域，CD95 有 3 个结构域，CD30 有 6 个结构域。所有成员 N 端第一个区域中均含 6 个保守的 Cys 以及 Tyr、Gly、Thr 残基各一个，其他区域亦含 4～6 个 Cys。TNF-RI、CD95、CD40 分子之间胞浆区约有 40%～50% 同源性。属于该家族成员除神经生长因子受体外，还有 TNF-RI（CD120a）、TNF-RII（CD120b）、CD40、CD27、T 细胞 cDNA-41BB 编码产物、大鼠 T 细胞抗原 OX40 和人髓样细胞表面活化抗原 Fas（CD95）。

（4）趋化因子受体　到目前为止，趋化因子家族的成员至少有 19 个。部分趋化因子的受体已基本清楚，它们都属于 G 蛋白偶联受体。由于此类受体含有 7 个疏水性跨膜区（α 螺旋结构），胞质区与 G 蛋白结合，将信号转导入细胞内部，又称 7 个穿膜区受体超家族。G 蛋白偶联受体（或 STR）包括的范围很广，除了趋化因子受体外，如某些氨基酸、乙酰胆碱、单胺受体，经典的趋化剂（C5a、fMLP、PAF）受体等都属于 G 蛋白偶联受体/STR。

16.2.5.2　细胞因子受体效应

为了维持机体的生理平衡，抵抗病原微生物的侵袭，防止肿瘤发生，机体的许多细胞，特别是免疫细胞合成和分泌许多种微量的多肽类因子，它们在细胞之间起着传递信息、调节细胞的生理过程、提高机体的免疫力的作用。在异常情况下也有可能引起发烧、炎症、休克等病理过程。

16.2.6　腺苷受体

腺苷为天然核苷酸，通过激活腺苷受体（A 受体）而产生作用。腺苷受体可分为 A_1、A_2（A_{2A}、A_{2B}）和 A_3 4 种亚型，其中 A_1、A_2 受体与"预适应"关系最为密切。心肌缺血预适应是指心肌经一次或多次短暂缺血之后对随后较长时间缺血的耐受性明显增强。"预适应"的发生与缺血心肌和血管内皮细胞释放的腺苷、缓激肽、NO、前列腺素和 CGRP 的心肌保护作用有关,也可能与 ATP 敏感钾通道开放和激活蛋白激酶 C 有关。其中,腺苷/腺苷受体机制最为重要,研究也最为深入。在短暂缺血之后,心肌细胞和血管内皮细胞释放出腺苷,腺苷通过激动腺苷受体调节心肌细胞代谢,对随后的缺血再灌注损伤产生保护作用,即发挥心肌缺血预适应作用。在心房、窦房结及房室结,腺苷通过与 A_1 受体结合而激活 Ach 敏感的钾通道,使 K^+ 外流增加,缩短 APD,使心肌传导组织细胞膜超极化而降低自律性。腺苷还能抑制 Ca^{2+} 内流,延长房室结的 ERP、减慢房室传导以及抑制交感神经兴奋引起的迟后除极,从而发挥抗心律失常作用。

腺苷适用于治疗阵发性室上性心动过速者。对心力衰竭病人或先用了 β 受体阻断药者,用腺苷治疗室上心动过速优于维拉帕米。但腺苷禁用于 Ⅱ 度以上房室传导阻滞及病窦综合征,禁用于对腺苷过敏者。腺苷可能过度抑制窦房结和房室结功能,发生短暂严重房室传导阻滞,甚至停搏,腺苷对钾通道引起的副作用持续时间较短,包括颜面潮红、头痛、恶心、出汗、心慌、胸痛、低血压、气短或呼吸困难、胸部压迫感、过度通气、头部受压感、头晕、上肢麻刺感、感觉迟钝等。支气管收缩可能持续时间较长,尤其对哮喘病人可诱发呼吸困难。在转复为窦性心律时,有 55% 的患者发生短暂的新的心律失常,如房性或室性早搏、窦缓、不同程度的房室传导阻滞。

16.2.7 血管紧张素受体

16.2.7.1 分布和生物学性质

血管紧张素受体（AT）亚型则在右下角加上数字,如 AT_1、AT_2。AT_1 主要分布在血管、肾上腺、心、肝、脑、肾;而 AT_2 则主要分布在胚胎组织、脑组织、肾上腺髓质、子宫、卵巢。

所有已知的血管紧张素 Ⅱ 作用都是通过 AT_1 介导。包括:刺激心肌组织的细胞生长及正性变时、变力效应;刺激血管平滑肌细胞分裂、增殖,收缩血管平滑肌;刺激交感神经增加神经递质的释放,刺激血管加压素及醛固酮分泌释放,控制水及尿钠排泄。

AT_2 受体可能与肾小管的重吸收功能、饮水行为的调节以及组织修复有关,可能还参与脑血流的自动调节,介导内皮细胞合成 NO。此外,还参与生长、细胞增殖、凋亡和不同组织的再生,如抗细胞增殖、调节细胞凋亡的过程。

16.2.7.2 作用途径

肾素-血管紧张素系统（RAS）由肾素、血管紧张素及其受体构成,主要存在于体液系统,是重要的体液调节系统;特别是与心血管（循环系统）关系密切。肾素-血管紧张素-醛固酮系统是与循环功能密切相关的调节系统,在心脏、血管壁和肾上腺等局部均发现了完整的 RAS 的存在。血管紧张素转化酶抑制剂（ACEI）的研制及其在抗高血压和充血性心衰方面的广泛应用是最重要的研究成果。ACEI 除了作为第一线降压药外,还可用于治疗充血性心衰,并可预防和逆转左心室肥大;具有保护心肌缺血性损伤及肾脏超滤损害的作用;对糖尿病肾病也有改善作用。肾素-血管紧张素系统（RAS）,在高血压的发生、发展尤其是治疗中起重要作用,ACEI 中的血管紧张素 Ⅱ（Ang Ⅱ）是主要的效应肽。ACEI 抑制血管紧张素 Ⅰ（Ang Ⅰ）转换为 Ang Ⅱ,抑制缓激肽的降解,产生降压效应。RAS 在心脏病的治疗、预后中起重要作用,ACEI 导致扩张血管,降低心脏前后负荷;防止和逆转心衰（CHF）时的心室肥厚并降低死亡率。血管紧张素 Ⅱ 是血管紧张素中最重要的组成部分。人体的血管平滑肌、肾上腺皮质球状带细胞以及脑的一些部位、心脏和肾脏器官的细胞上存在有血管紧张素受体。血管紧张素Ⅱ与血管紧张素受体结合，引起相应的生理效应。血管紧张素作用于血管平滑肌，可使全身微动脉收缩，动脉血压升高。血管紧张素Ⅱ是已知最强的缩血管活性物质之一。作用于外周血管，使静脉收缩，回心血量增加；作用于中枢，引起渴觉。

16.2.8　氧自由基作用机制

氧自由基导致细胞的损伤机制在某些疾病的发病机理中具有重要作用。氧自由基损伤主要机制之一就是触发细胞膜上不饱和脂肪酸发生脂质过氧化链式反应，使内质网、溶酶体、线粒体等生物膜结构破坏，导致一系列功能紊乱。

正常时机体可产生少量氧自由基参与正常代谢，同时体内存在清除自由基，抑制自由基反应的体系，使得过多的自由基被清除或使自由基减少。如果这一机制遭到破坏，则过多的自由基可直接作用于细胞，致细胞损伤。目前研究表明，至少存在以下四种致细胞损伤机制：①对脂类和细胞膜的破坏，从而导致细胞死亡；②对蛋白质、酶的损伤，从而导致蛋白质变性、功能丧失和酶失活；③对核酸和染色体的破坏，从而导致DNA链的断裂、染色体的畸变和断裂；④对细胞外基质的破坏，从而使细胞外基质变得疏松，弹性降低。

16.2.8.1　氧自由基在炎症中的作用

目前认为·O_2的相对或绝对过多是导致炎症反应的重要机制，其途径如下：①·O_2直接氧化损伤；②·O_2灭活α抗胰蛋白酶；③·O_2参与前列腺素（PGE）的合成；④·O_2导致机体内自由基连锁反应；⑤·O_2具有中性粒细胞趋化作用，吸引更多的多形核白细胞（PMN）产生·O_2，导致恶性循环。动物试验及体外离体试验证实：炎症时体内超氧化物歧化酶（SOD）活性下降，外源性SOD给予可以中止炎症过程，·O_2产生过多导致PMN自溶并损伤周围组织。PMN-SOD主要功能就是防·O_2过多时自身的破坏。这些说明，自由基在炎症发展中起重要作用。

16.2.8.2　氧自由基与肝细胞损伤

在肝细胞损伤过程中，氧自由基起重要作用。氧自由基及其诱发的脂质过氧化物（LPO）可引起激烈的链式反应，产生几十种毒性分子和活性基因，再次诱发生成更多的氧自由基，继而加速加重肝细胞膜、细胞器、蛋白质以及DNA的损伤。

16.2.8.3　氧自由基对肾脏的损伤

肾小球肾炎基本发病机理是免疫介导的炎症反应。肾炎时随血流进入肾小球的多形核白细胞、巨噬细胞以及免疫复合物沉积的肾小球系膜细胞、肾小管都能产生大量的氧自由基。氧自由基与肾组织细胞和细胞器膜上的多聚不饱和脂肪酸结合生成脂质过氧化物，导致膜的流动性和转运功能障碍，酶的活性下降，以及亚细胞器功能的改变。在诱发的多种肾炎模型中，PMN的作用最为突出。PMN和肾小球系膜细胞在抗原-抗体复合物、补体系统等刺激下引起呼吸爆发，产生大量氧自由基，其中H_2O_2在髓过氧化物酶催化下与卤素化合物反应，生成毒性更强的次氯酸等产物，损伤肾小球引起蛋白尿。氧自由基使肾脏组织细胞损伤，促进炎症的发展，而炎症的发展促使产生更多的氧自由基，从而使损伤与炎症形成恶性循环。

16.2.8.4　自由基与内皮损伤

在体内生理状态下，氧自由基的产生和清除保持动态平衡。当致病因子破坏其动态平衡，造成氧自由基大量产生及机体清除能力减退时，体内脂质过氧化物反应增强，组织损伤加重。Andrenoli 等用葡萄糖-葡萄糖氧化酶系统与血管内皮细胞（EC）共同培养，因该系统产生过氧化氢，从而消耗 EC 内的三磷酸腺苷（ATP），在过氧化氢产生过多或 EC 暴露于过氧化氢时间过长的情况下，导致 EC 不可逆损伤，造成细胞内 ATP 含量减少以及胞浆乳酸脱氢酶（LDH）外溢。

第17章 自体活性物质相关药物

17.1 前列腺素类似药物

前列腺素除了作为炎症介质外，还可以发挥神经保护作用，其主要作用机制包括上调具有神经保护作用的热休克蛋白和阻断核转录因子 κB 的激活；促进神经生长因子的合成；抑制肿瘤坏死因子 α；增加细胞内的能量供应，降低细胞内自由基的形成；促进轴突生长和阻止神经元死亡；抑制谷氨酸盐的细胞毒性作用，通过减少钙内流而减少神经元损伤；抑制乳酸脱氢酶的释放等。

常见的前列腺素类药物类型、结构及用途见表 17-1。

表 17-1 常见的前列腺素药物

前列腺素类型	药物名称	药物结构	用途
PGE$_1$	前列地尔		扩张血管，抑制血小板血栓素的合成。用于治疗心绞痛、心肌梗死、脑梗死
PGE$_1$ 衍生物	米索前列醇		抑制胃酸分泌，保护胃黏膜。用于消化道溃疡和妊娠早期流产
PGE$_2$	地诺前列酮		收缩子宫平滑肌，用于妊娠早期流产
PGF$_{2\alpha}$	卡前列素		收缩子宫，用于抗早孕、扩宫颈及中期引产

前列腺素类型	药物名称	药物结构	用途
PGF$_{2\alpha}$酯	卡前列甲酯	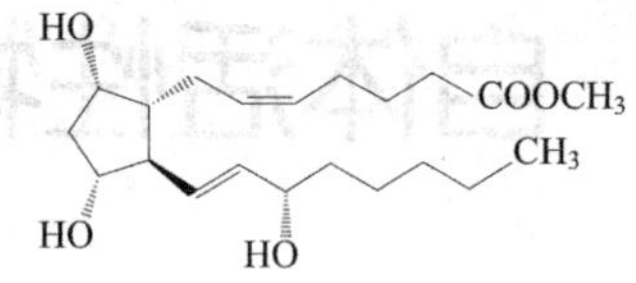	收缩子宫平滑肌,用于抗早孕、扩宫颈及中期引产
PGF$_2$ 衍生物	拉坦前列素	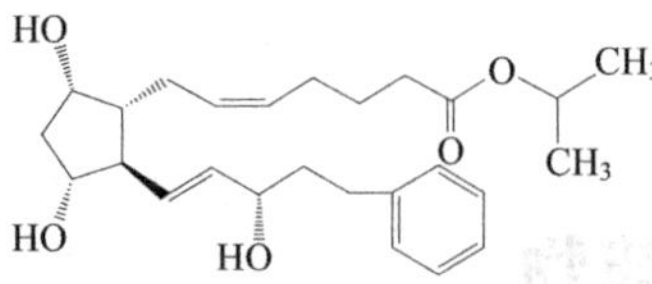	用于治疗青光眼
PGI$_2$	前列环素	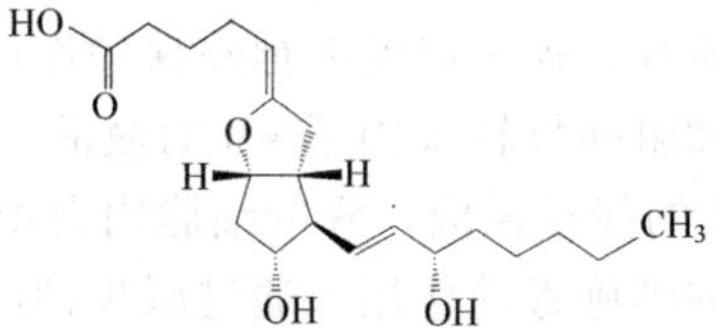	具有抗血小板凝聚作用和扩张血管作用,对冠脉有强力扩张作用,用于治疗冠心病、心绞痛、心肌梗死

米索前列醇(Misoprostol) 化学名为(＋)-11a,16-二羟基-16-甲基-9-氧前列烷-13-(反式)烯酸甲酯。黄色油状物;无臭无味。在二氯甲烷中极易溶解,在甲醇、乙醇、乙酸乙酯中易溶,在水中几乎不溶。为 C-16 位的外消旋体,其中 11R,16S 构型的异构体是药效成分。

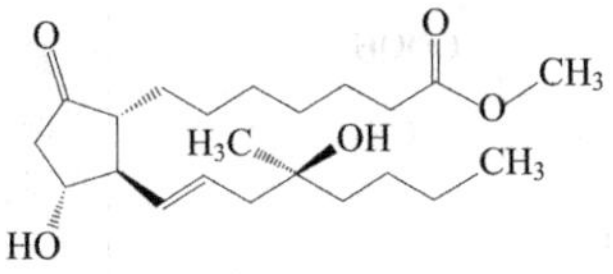

11R,16S 构型   11R,16R 构型

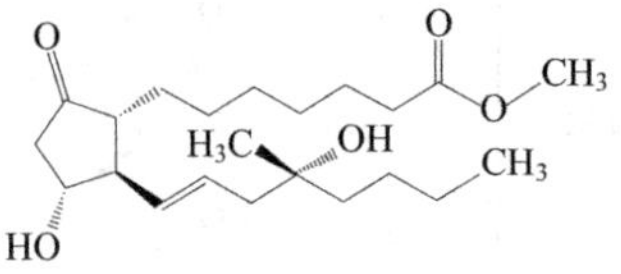

米索前列醇系 PGE$_1$ 的类似物,与 PGE$_1$ 不同的是将 C-1 羟基移至 C-16,同时增加 C-16 甲基。这是因为天然 PGE$_1$ 的肺和肝首过失活达 80%,半衰期只有 1min。其失活主要原因是在 C-15 羟基前列腺素脱氢酶作用下 PGE$_1$ 的 C-15 羟基被氧化成酮基,进而在 Δ^{13} 还原酶作用下可使 C-13 双键还原,再经 β-氧化或 ω-氧化成代谢产物从尿中排泄。米索前列醇系防止 PGE$_1$ 体内代谢快的结构改造类似物,当 C-15 羟基位移到 C-16 之后,同时又引入了甲基,使 C-16 上的羟基因位阻增加,这样一来不受 15-羟前列腺素脱氢酶的影响而氧化。不但使代谢失活的时间变慢及作用时间延长,而且口服有效,这是其突出优点。

米索前列醇在室温下很不稳定,可经差向异构化成 C-8 差向异构体。在酸或碱条件下,C-16α 羧基与邻近氢脱水成 PGA 类化合物并可以异构化成 PGB 类衍生物,见图 17-1。

为了增加米索前列醇在室温下的稳定性,可将其以分散于 PVP、EC、HPMC 等载体中,这种分散系统在室温下是稳定的。

米索前列醇口服后,在吸收前或吸收中首先水解成米索前列酸,这是其起作用的活性形

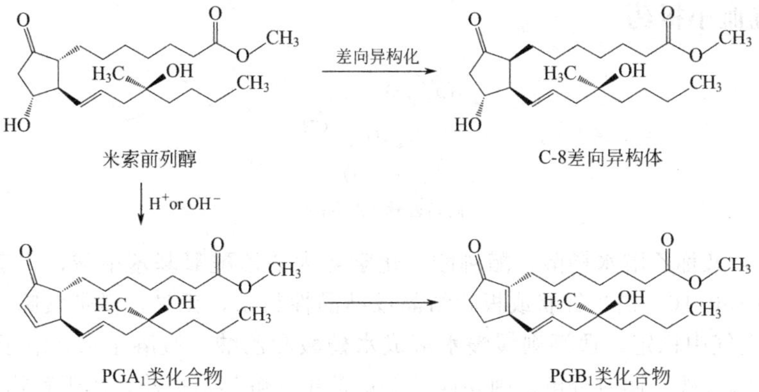

图 17-1　米索前列醇的降解途径

式，然后再经过 β-氧化或 ω-氧化而失活，其代谢途径见图 17-2。米索前列醇与米非司酮序贯合并使用，可用于终止停经 49 天内的早期妊娠。

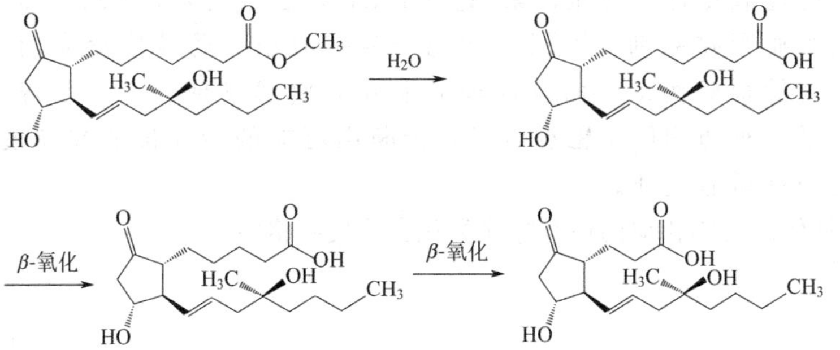

图 17-2　米索前列醇的代谢途径

17.2　抗血栓药

血液中维持血液流动性失调将导致血管内凝血形成血栓，进而产生冠脉血栓和脑血栓等栓塞性疾病。导致血栓形成的因素很多，如血小板在损伤的血管壁表面上的黏附和聚集、血流淤滞、凝血因子的激活促使凝血酶的形成、纤溶活性低下等，都能促进血栓形成。血液凝固过程中需要多种凝血因子参加，生成纤维蛋白，最终形成血凝块。在这些因素中血小板是血栓形成的必需物质，故抑制血小板聚集药在血栓病的预防和治疗中发挥着重要的作用；而凝血因子及凝血酶在血栓形成过程中则起着核心作用，因而凝血酶和凝血因子抑制剂也成为有效的抗凝血药；纤维蛋白溶酶能降解血栓中的纤维蛋白，使血栓溶解，故只要能直接或间接激活纤维蛋白溶酶原的药物就成为溶血栓药。

抗血栓药根据其作用机制不同，可分为抗血小板药、抗凝血药和溶血栓药三大类。由于传统的溶血栓药多为酶类（如尿激酶、链激酶等）及近几年应用基因工程和单抗等生物技术开发出来的基因工程药物；部分抗凝血药如肝素钠、低分子肝素钠、水蛭素等也是生化药物，这些药物的内容均属于生物化学方面的内容。本节只介绍抗血小板药和抗凝血药中常见的化学药物。

17.2.1 抗血小板药

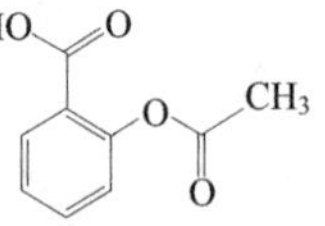

阿司匹林（Aspirin）

阿司匹林，又称乙酰水杨酸、醋柳酸。化学名为 2-乙酰氧基苯甲酸，化学式 $C_9H_8O_4$，相对分子质量 180.16。白色针状或板状结晶或结晶性粉末，无臭，微带酸味。密度 1.35g/cm^3。在干燥空气中稳定，遇潮则缓慢水解成水杨酸和乙酸。微溶于水，溶于乙醇、乙醚、氯仿，也溶于碱溶液，同时分解。阿司匹林是最常用的解热镇痛药，用于解热、镇痛、抗风湿，促进痛风患者尿酸的排泄，抗血小板聚集及胆道蛔虫治疗。

阿司匹林作为解热镇痛药使用至今已有 100 多年历史，1954 年才发现它可延长出血时间，1971 年发现其有抑制 PG 合成作用，近年来才作为抗血小板药用于预防血栓栓塞性疾病。阿司匹林能抑制环氧酶活性，使由血小板膜磷脂释放的花生四烯酸无法转变为内过氧化物，使血栓素 A_2（TXA_2）合成受阻，TXA_2 是一种强效血小板聚集促进剂和血管收缩剂。阿司匹林能作为抗血小板药被广泛应用，并为医生接受，是老药新用的很好例证，而且这种成绩并非偶然发现，或广泛普筛获得，它是经过在分子水平上对药物作用靶点研究，推断出可能的治疗价值并经过临床确认后，开发出老药的一种新适应证。

与阿司匹林作用机制相似的还有咪唑类化合物奥扎格雷。

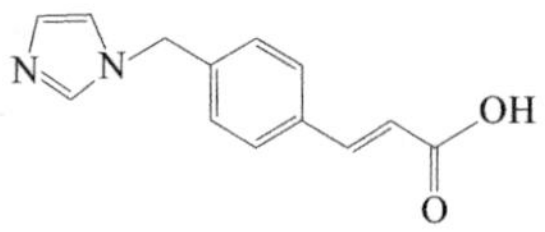

奥扎格雷（Ozagrel） 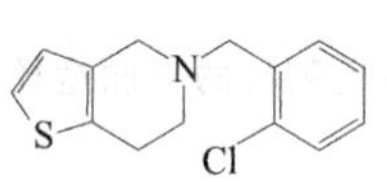　　　噻氯匹定（Ticlopidine） 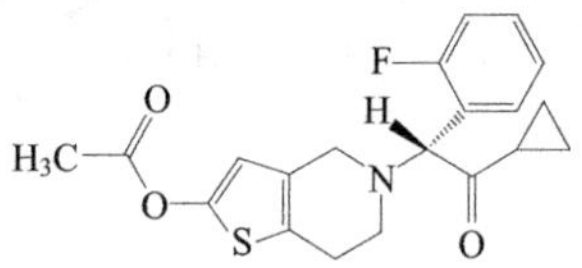　　　普拉格雷（Prasugrel）

噻氯匹定是噻唑并四氢吡啶类衍生物，能拮抗 ADP 受体，抑制各种实验性血栓形成，缺点是会导致中性粒细胞减少。将连接两个环的亚甲基上的一个氢原子用羧基取代，并将羧基成酯，即引入手性碳原子得氯吡格雷，副作用比噻氯匹定小。普拉格雷同样是 ADP 受体拮抗剂，其活性代谢物不可逆地抑制血小板 $P2Y_{12}$ 受体，作用强于氯吡格雷。

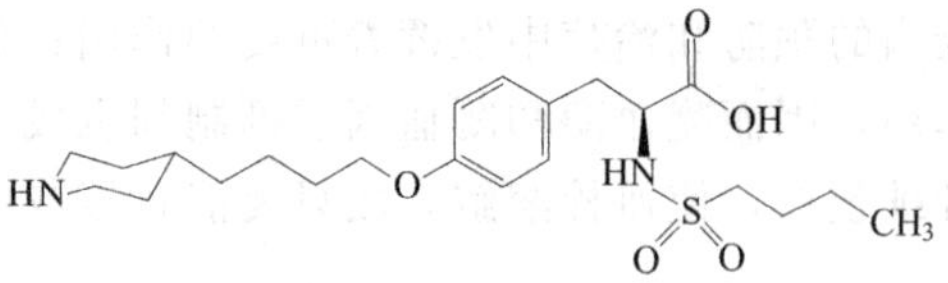

替罗非班（Tirofiban） 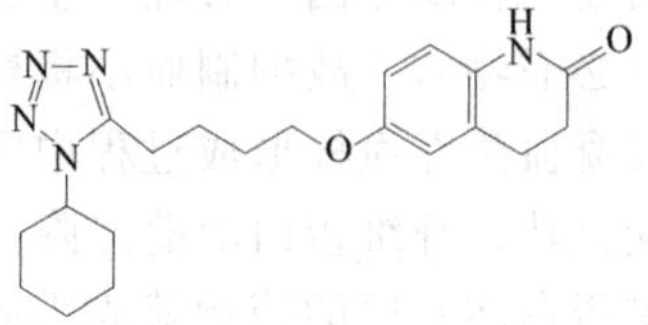　　　　　　西洛他唑（Cilostazol）

替罗非班是一个含有苯丙氨酸残基的酰胺类化合物，属纤维蛋白原受体（GPⅡb/Ⅲa）拮抗剂，能直接阻断血小板膜 GPⅡb/Ⅲa 与纤维蛋白原的结合而使血小板无法产生交联聚集。主要用于不稳定型心绞痛或非 Q 波心肌梗死的治疗。西洛他唑因能同时抑制血小板及血管平滑肌内磷酸二酯酶活性，为兼有血管扩张作用的抗血小板药。

氯吡格雷（Clopidogrel）

氯吡格雷化学名为 (S)-α-(2-氯苯基)-6,7-二氢噻吩并［3,2c］吡啶-5 (4H)-乙酸甲酯。

从结构上看，氯吡格雷属噻吩并四氢吡啶类衍生物，也可以看成是乙酸的衍生物，羧基成甲酯，甲基上有两个氢分别被邻氯苯基和噻吩并四氢吡啶基取代，由此而产生了一个手性碳原子为 S 构型。氯吡格雷为手性药物。无色油状物，药用其硫酸盐，其硫酸盐为白色结晶。

氯吡格雷在体外无生物活性，口服后需经肝细胞色素 P450 酶系转化后，才产生具有活性的代谢物。活性代谢物可选择性地、不可逆地与血小板膜上二磷酸腺苷（ADP）受体结合，从而抑制 ADP 诱导的血小板膜表面纤维蛋白原受体（GPⅡb/Ⅲa）活化，导致纤维蛋白原无法与该受体发生粘连而抑制血小板聚集。由于血浆中原型药浓度极低，其活性代谢物至今仍未明确，其药动学资料多以其主要循环代谢物——无活性的羧酸衍生物 SB26334 为代表。

临床用于预防缺血性脑卒中、心肌梗死及外周血管病等，大规模临床研究显示其疗效强于阿司匹林。

17.2.2　抗凝血药

香豆素类化合物华法林、双香豆素、醋硝香豆素，因其化学结构均与维生素 K 结构相似，而维生素 K 能催化凝血因子Ⅱ、Ⅶ、Ⅸ、Ⅹ转变为活化型，使有关酶原的谷氨酸侧链羧化成为 γ-羧基谷氨酸基团，从而形成 Ca^{2+} 结合点，再与血浆 Ca^{2+} 结合后这些凝血因子才具凝血活性。华法林能阻止维生素 K 代谢，致使维生素 K 缺乏，导致上述四种凝血因子合成减少，故华法林也称维生素 K 拮抗剂。

华法林（Warfarin）　　　　**双香豆素**（Dicoumarin）

华法林化学名为 3-(3-氧代-1-苯基丁基)-4-羟基-2H-1-苯并吡喃-2-酮，又名苄丙酮香豆素。白色结晶性粉末；无臭。在水中极易溶解，在乙醇中易溶，在三氯甲烷或乙醚中几乎不溶。加水溶解后，加入硝酸滤过，滤液加重铬酸钾液，振摇，数分钟后溶液显淡绿蓝色。

华法林结构中虽含有一个手性碳，但药用为外消旋体。在体内的代谢则因构型不同而有所区别，S 构型异构体经丙酮侧链还原而代谢，代谢物经尿液排泄，而 R 构型异构体则在母核 7 位上进行羟化，羟化产物进入胆汁，随粪便排出体外。

由于华法林主要经肝脏细胞色素 P450（CYP）酶系代谢，故能抑制 CYP 活性的药物，如胺碘酮、甲硝唑、氯霉素、西咪替丁、奥美拉唑、氟康唑和选择性 5-羟色胺再摄取抑制剂等药物，均可使华法林的代谢减慢，半衰期延长，抗凝作用增强；反之亦然。因而使用华法林时应特别注意与其他药物的相互作用。

制备华法林的方法是用水杨酸甲酯与乙酸酐进行酰化反应得邻乙酰氧基苯甲酸甲酯后，在碳酸钠存在下环合得 4-羟基香豆素钠，经盐酸酸化后与亚苯基丙酮缩合即得本品。

本品可用于治疗急性心肌梗死、肺栓塞及人工心脏瓣膜手术等发生的血栓栓塞性疾病。治疗血栓栓塞性疾病，先用作用快的肝素，再用华法林维持治疗。

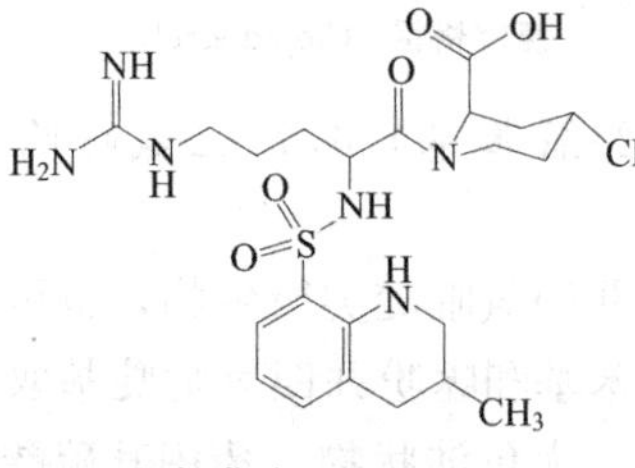

阿加曲班（Argatroban）

阿加曲班是凝血酶直接抑制剂，其特点是分子结构中含有甘氨酸、精氨酸的结构片段和磺酰基，静注该药（15mg/h）能产生较好的抗血栓作用，比使用肝素维持治疗更有效。

抗凝血酶药肝素钠及低分子肝素钠均为多糖类化合物，研究发现，对凝血酶Ⅲ有高亲和力的肝素类药物都必须有特异性的戊糖序列存在，即戊糖代表最小的链长度。基于此原理设计、合成的戊糖的甲基化衍生物戊聚糖钠为新型合成类凝血酶抑制剂，它比传统的肝素类生化药物具有更多的优越性，包括生物利用度高、起效快、半衰期长、不良反应少，特别是不会引起机体产生抗血小板抗体，从而减少肝素类药物诱导的Ⅱ型血小板减少症的发生。该药2002年首次在美国等国家上市。临床用于预防静脉血栓，特别是外科手术后静脉血栓的形成。

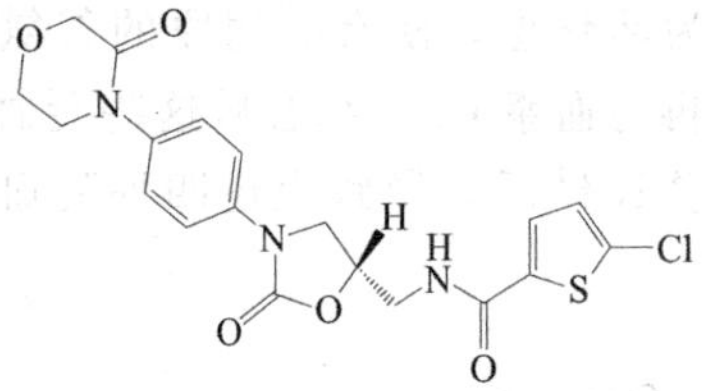

利伐沙班（Rivaroxaban） 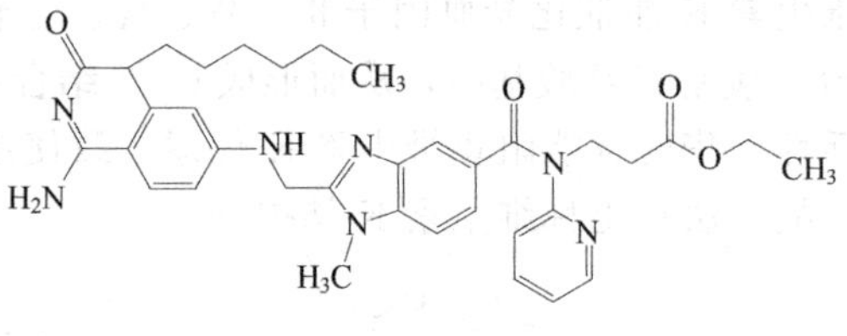　　　　　　达比加群酯（Dabigatran）

利伐沙班和达比加群酯都是 2008 年首次上市的口服抗凝血药，均可用于防治深静脉血栓及和肺动脉血栓的形成。利伐沙班属噁唑烷酮衍生物，为直接 Ⅹa 因子抑制剂。达比加群酯属苯并咪唑衍生物，为前体药物，需在体内水解成达比加群才能抑制凝血酶活性，体外、体内实验和临床各项研究均显示其具有良好的疗效及药动学特性。

17.3　抗白三烯药

现上市的抗白三烯药物，主要用于控制哮喘的症状。这一类药物，在一些文献上也称为白三烯修饰药或白三烯调节药。

这些药物的发展可溯源于 20 世纪 30 年代一种"慢反应物质"的发现。以后确定其为仅在免疫性组织遭抗原攻击后出现的特殊物质，遂命名为过敏性慢反应物质。到 70 年代末，确定了过敏性慢反应物质（slow reacting substance of anaphylaxis，SRS-A）的基本成分的结构，即为半胱氨酰白三烯。此后，证明了天然的白三烯 C_4 的结构和生理功能，阐明了其为花生四烯酸的 5-酯氧酶代谢产物。

基础研究的成功开辟了寻找新药的领域。从 20 世纪 80 年代开始，有几个大制药工业公司致力于开发影响白三烯作用的药物。开发的策略是：或致力于抑制 5-酯氧酶，而减少内源性白三烯的生物合成；或寻找白三烯的拮抗剂，即拮抗白三烯对其受体的作用。这些努力在 20 世纪 90 年代中期终于取得成果，有多种结构类型的十余个化合物进入了临床试验，得到了几个用于哮喘治疗的上市药物。这些药物包括白三烯受体拮抗剂和白三烯合成抑制剂。

17.3.1 白三烯受体拮抗剂

白三烯受体拮抗剂的代表药是扎鲁司特、孟鲁司特和普仑司特。

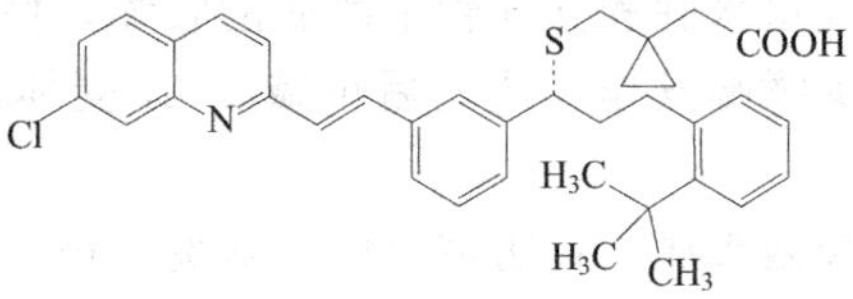

孟鲁司特（Montelukast）

孟鲁司特是默克公司在前期一系列白三烯 LTD_4 受体拮抗剂喹啉苯乙烯基硫醚衍生物的研究中发现的，能有效地抑制 LTC_4、LTD_4、LTE_4 与 $CysLT_1$ 受体结合所产生的生理学效应，而无任何受体激动的活性。因白三烯受体对炎症、过敏反应和哮喘有一定的作用，故孟鲁司特对哮喘有效，可减少哮喘患者对激素的依赖，可用于对阿司匹林敏感的哮喘患者。药用其 R-异构体。

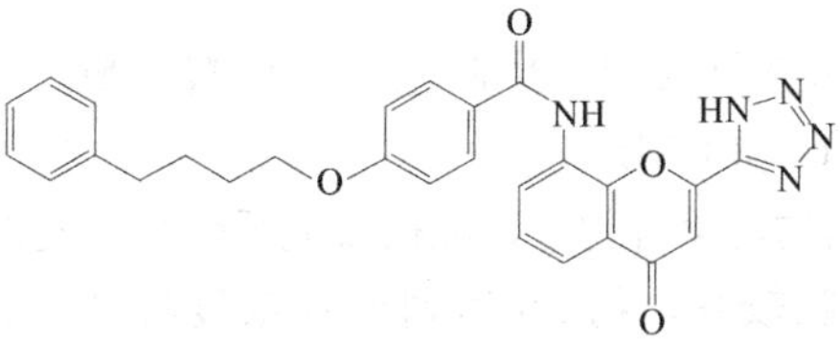

普仑司特（Pranlukast）

普仑司特是由日本小野公司首创的一个选择性的 LTD_4 的拮抗剂，结构中有从 LTD_4 衍生出的长链和刚性的环，其药理性质与扎鲁司特相似。

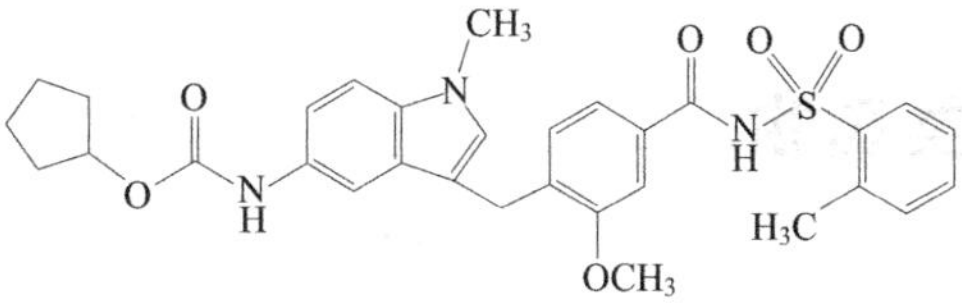

扎鲁司特（Zafirlukast）

扎鲁司特化学名为 [3-[[2-甲氧基-4-[[（2-甲基苯基）磺酰]氨基]羰基]苯基]甲基]-1-甲基-1H-吲哚-5-基氨基甲酸环戊酯。

白色至浅黄色无定形粉末，不溶于水，微溶于甲醇，易溶于四氢呋喃、二甲亚砜和丙酮。

扎鲁司特以前期 LTD_4 的结构改造得到的具拮抗作用的 ICI198615 作为先导化合物，研究者们做了吲哚甲基苯甲酰胺衍生物的构效关系研究，得到了能特异性地拮抗白三烯受体、并具有合适的药代动力学性质的药物。

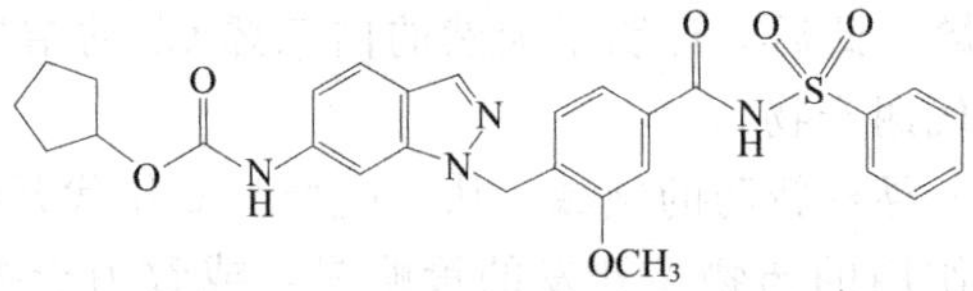

ICI198615

口服扎鲁司特吸收良好，血药浓度的达峰时间约为 3h，有明显的首过效应，生物利用度约为 40%。主要在肝内代谢，通过 P450（CYP2A9）进行羟基化，代谢物的活性仅为扎鲁司特的 1%。约 89% 通过粪便排泄，尿中排泄少于 10%，消除半衰期约为 10h。肝功能不全的患者及老年人应减少剂量，肾功能不全者无需调整。

扎鲁司特为过敏介质白三烯的阻滞药，能特异性地拮抗白三烯受体，有效地预防白三烯所引起的血管通透性增加、气道水肿和支气管平滑肌的收缩，使用后可减轻器官收缩和气道的发炎，缓解哮喘症状，减少哮喘发作。使用后可减少 β_2 受体激动剂的使用，并能改善肺功能。

扎鲁司特的不良反应有轻微头痛、胃肠道反应、咽炎、鼻炎等。

17.3.2　白三烯合成抑制剂

齐留通是最早上市的抑制 5-酯氧酶的白三烯合成抑制剂。

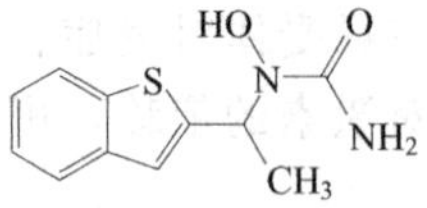

齐留通（Zileuton）

齐留通化学名为 N-(1-苯并[b]噻吩-2-基-乙基)-N-羟基脲。白色或类白色粉末，需密闭避光保存；溶于乙醇、DMSO 和 DMF。

齐留通是从异羟肟酸酯结构的化合物中，经构效关系研究开发得到的抑制 5-酯氧酶的药物。

齐留通口服在胃肠道吸收较好，约 2h 达到血药浓度峰值，在体内广泛分布，93% 与血浆蛋白结合。肝内代谢，大部分与葡萄糖醛糖结合成苷。此外，另有部分由于 CYP1A2、CYP2C9 和 CYP3A4 的氧化作用，在氮上脱掉羟基成代谢物 A-66193。齐留通通过肾排除，消除半衰期约 2h。

用于慢性哮喘的症状控制，但不是支气管扩张药，不适用于哮喘急性发作的对症治疗。

17.4　一氧化氮类药物

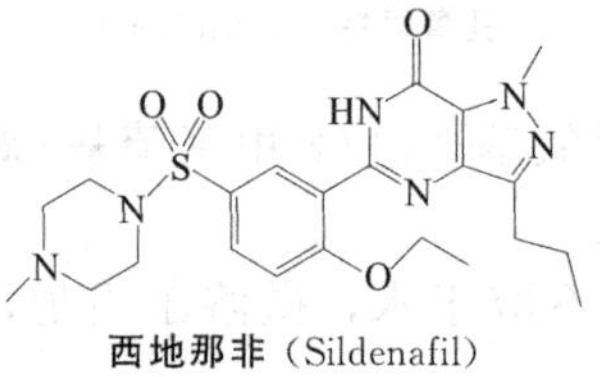

西地那非（Sildenafil）

西地那非化学名为 1-{4-乙氧基-3-[5-(6,7-二氢-1-甲基-7-氧代-3-丙基-1H-吡唑并[4,3d]嘧啶)]苯磺酰}-4-甲基哌嗪。

药品为蓝色菱形薄膜衣，为治疗阴茎勃起功能障碍（ED）的口服药。

西地那非的枸橼酸盐是一种对环磷酸鸟苷（cGMP）特异的 5 型磷酸二酯酶（PDE₅）选择性抑制剂。

阴茎勃起的生理机制涉及性刺激过程中阴茎海绵体内一氧化氮（NO）的释放。NO 激活鸟苷酸环化酶导致环磷酸鸟苷（cGMP）水平增高，使海绵体内平滑肌松弛，血液充盈。西地那非是高度选择性 PDE₅ 抑制剂，PDE₅ 在阴茎海绵体中高度表达，而在其他组织中（包括血小板、血管和内脏平滑肌、骨骼肌）表达低下。西地那非通过选择性抑制 PDE₅，增强 NO-cGMP 途径，升高 cGMP 水平而导致阴茎海绵体平滑肌松弛，使勃起功能障碍患者对性刺激产生自然的勃起反应。勃起反应一般随西地那非剂量和血浆浓度的增加而增强。实验显示，药效可持续至 4h，但反应较 2h 时弱。体外实验中，本品增强硝普钠（NO 供体）的抗人类血小板凝聚作用。在麻醉下的家兔，肝素与西地那非合用对出血时间的延长有叠加作用，但未进行过类似的人体研究。健康志愿者单剂口服西地那非 100mg 后，精子的活动力和形态未受影响。

西地那非口服后吸收迅速，绝对生物利用度约 40%。其药代动力学参数在推荐剂量范围内与剂量成比例。消除以肝脏代谢为主（细胞色素 P450 同工酶 3A4 途径），生成有活性的代谢产物，其性质与西地那非近似，细胞色素 P450 同工酶 3A4(CYP450 3A4) 的强效抑制剂（如红霉素、酮康唑、伊曲康唑）以及细胞色素 P450 的非特异性抑制物如西咪替丁与西地那非合用时，可能会导致西地那非血浆水平升高。西地那非及其代谢产物的消除半衰期约 4h。空腹状态给予 25～100mg 时，约 1h 内达最大血浆浓度(c_{max})127～560ng/mL。西地那非或它的主要代谢产物 N-去甲基代谢产物(N-desmethyl)对 PDE₅ 选择性强度约为 50%，蛋白结合率为 96%。在西地那非最大血浆浓度时，游离西地那非 c_{max} 是 22ng/mL。口服或静脉给药后，西地那非主要以代谢产物的形式从粪便中排泄（约为口服剂量的 80%），一小部分从尿中排泄（约为口服剂量的 13%）。

17.5　抗组胺药

17.5.1　H₁ 受体阻断药

常见的 H₁ 受体阻断药见表 17-2。

表 17-2　H₁ 受体阻断药作用特点

药物	镇静作用	止吐作用	抗胆碱作用	作用持续时间/h
苯海拉明	+++	++	+++	4～6
茶苯海明	+++	+++	+++	4～6
吡苄明	++	/	/	4～6
异丙嗪	+++	++	+++	4～6
曲吡那敏	++	—	—	4～6
氯苯那敏	+	+	++	4～6
布可立嗪	+	+++	+	16～8
美克洛嗪	+	+++	+	12～24
阿司咪唑	—	—	—	>24
特非那定	—	—	—	12～24
苯茚胺	略兴奋	—	++	6～8

注：＋＋＋作用强，＋＋作用中等，＋作用弱，一无作用。

其主要药理作用如下：

（1）抗外周组胺 H_1 受体效应　组胺使胃、肠、气管、支气管平滑肌收缩；使小血管扩张，通透性增加。H_1 受体阻断药可拮抗这些作用。如先给 H_1 受体阻断药，可使胚鼠接受百倍致死量的组胺而不死亡。对组胺引起的血管扩张和血压下降，H_1 受体阻断药仅有部分对抗作用，因 H_2 受体也参与心血管功能的调节。

（2）中枢抑制作用　镇静与嗜睡作用。作用强度因个体敏感性和药物品种而异，以苯海拉明、异丙嗪作用最强，第二代 H_1 受体阻断药特非那丁因不易通过血脑屏障几乎无中枢抑制作用。它们还有抗晕、镇吐作用，可能与其中枢抗胆碱作用有关。

药物镇静、催眠作用的强度依次为：异丙嗪、苯海拉明、安其敏、氯苯那敏。

（3）其他作用　多数 H_1 受体阻断药有抗乙酰胆碱、局部麻醉和奎尼丁样作用。多数 H_1 受体阻断药口服吸收良好，药物在肝内代谢后，经尿排出。肝病可使药物作用时间延长。

临床应用于：

① 变态反应性疾病　对组胺释放所引起的花粉症和过敏性鼻炎等皮肤黏膜变态反应良好；对昆虫咬伤引起的皮肤瘙痒和水肿也有良效；对药疹和接触性皮炎有止痒效果。能对抗豚鼠由组胺引起的支气管痉挛，但对支气管哮喘患者几乎无效。对过敏性休克也无效。

② 晕动及呕吐　苯海拉明、异丙嗪、布可立嗪、美克洛嗪对晕动病、妊娠呕吐以及放射病呕吐有镇吐作用。

17.5.2　H_2 受体阻断药

如治疗消化性溃疡药物：西米替丁、雷尼替丁、法莫替丁、尼扎替丁、罗沙替丁等。其作用主要表现在以下几方面：

（1）抑制胃酸分泌　本类药物竞争性拮抗 H_2 受体，能抑制组胺引起的胃酸分泌，对五肽胃泌素、M 胆碱受体激动剂、迷走神经兴奋所引起的胃酸分泌也有抑制作用。明显抑制基础胃酸及食物和其他因素所引起的夜间胃酸分泌。用药后胃液量及氢离子浓度下降。减少胃蛋白酶的分泌，促进溃疡愈合。抑制胃酸分泌作用：雷尼替丁为西咪替丁的 10 倍，法莫替丁为西咪替丁的 30 倍，尼扎替丁与雷尼替丁相等。

乙溴替丁为新一代 H_2 受体阻断药，抑制胃酸分泌作用为西咪替丁 10 倍。本品能使表皮生长因子（EGF）、血小板衍化生长因子（PDGF）表达增加，刺激上皮细胞增生，减少胃黏膜出血，促进溃疡愈合，增加和改善胃黏液分泌及质量，刺激上皮细胞增生，保护胃黏膜。与抗幽门螺杆菌药有协同作用。

（2）心血管效应　甲氰咪胍能对抗组胺对离体心脏的正性肌力作用和正性频率作用；能部分对抗组胺的舒血管作用及降压作用；通过中枢 H_2 受体抑制多种模型的心律失常作用。

（3）调节免疫　阻断抑制性 T 淋巴细胞的 H_2 受体。

第18章 分子药理学的实验研究方法

18.1 聚合酶链反应技术

18.1.1 聚合酶链反应原理

DNA 的半保留复制时，双链 DNA 在多种酶的作用下可以变性解链成单链，在 DNA 聚合酶与启动子的参与下，根据碱基互补配对原则复制成同样的两分子拷贝，在实验条件下，DNA 在高温时也可以发生变性解链，当温度降低后又可以复性成为双链。因此，通过温度变化控制 DNA 的变性和复性，并设计引物作启动子，加入 DNA 聚合酶、dNTP 就可以完成特定基因的体外复制。聚合酶链反应（PCR）类似于 DNA 的天然复制过程，其特异性依赖于与靶序列两端互补的寡核苷酸引物。PCR 由变性、退火（复性）、延伸三个基本反应步骤构成。

（1）模板 DNA 的变性 模板 DNA 经加热至 94℃左右一定时间后，使模板 DNA 双链或经 PCR 扩增形成的双链 DNA 解离，使之成为单链，以便它与引物结合，为下轮反应作准备。

（2）模板 DNA 与引物的退火（复性） 模板 DNA 经加热变性成单链后，温度降至 40~60℃左右，引物与模板 DNA 单链的互补序列配对结合。

（3）引物的延伸 DNA 模板-引物结合物在 DNA 聚合酶的作用下，于 72℃左右，以 dNTP 为反应原料，靶序列为模板，按照碱基配对与半保留复制原理，合成一条新的与模板 DNA 链互补的半保留复制链。重复循环就可以获得更多的"半保留复制链"，而且这种新链又可以成为下次循环的模板，每完成一个循环需 2~4min，2~3h 就能将待扩目的基因扩增放大好几百万倍。其示意图见图 18-1。

18.1.2 常用 PCR 技术

（1）反向 PCR 技术（inverse PCR，IPCR） 反向 PCR 是克隆已知序列旁侧序列的一种方法。主要原理是用一种在已知序列中无切点的限制性内切酶消化基因组 DNA，酶切片段自身环化，以环化的 DNA 作为模板，用一对与已知序列两端特异性结合的引物，扩增夹在中间的未知序列。该扩增产物是线性的 DNA 片段，大小取决于上述限制性内切酶在已知基因侧翼 DNA 序列内部的酶切位点分布情况。用不同的限制性内切酶消化，可以得到大小不

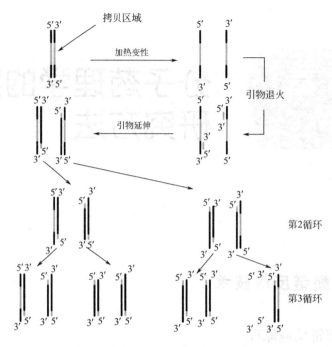

图 18-1　PCR 示意图

同的模板 DNA，再通过反向 PCR 获得未知片段。

（2）锚定 PCR 技术（anchored PCR，APCR）　用酶法在一通用引物反转录 cDNA 3′-末端加上一段已知序列，然后以此序列为引物结合位点对该 cDNA 进行扩增，称为 APCR。

（3）不对称 PCR 技术（asymmetric PCR）　两种引物浓度比例相差较大的 PCR 技术，即为不对称 PCR。在扩增循环中引入不同的引物浓度，常用（50～100）∶1 的比例。在最初的 10～15 个循环中主要产物还是双链 DNA，但当低浓度引物被消耗尽后，高浓度引物介导的 PCR 反应就会产生大量单链 DNA。

（4）反转录 PCR 技术（reverse transcription PCR，RT-PCR）　当扩增模板为 RNA 时，需先通过反转录酶将其反转录为 cDNA 才能进行扩增。应用非常广泛，无论是分子生物学还是临床检验等都经常采用。

（5）巢式 PCR 技术（NEST-PCR）　先用一对靶序列的外引物扩增以提高模板量，然后再用一对内引物扩增以得到特异的 PCR 带，此为巢式 PCR。若用一条外引物作内引物则称之为半巢式 PCR。为减少巢式 PCR 的操作步骤，可将外引物设计得比内引物长些，且用量较少。同时在第一次 PCR 时采用较高的退火温度，而第二次采用较低的退火温度。这样在第一次 PCR 时，由于较高退火温度下内引物不能与模板结合，故只有外引物扩增产物。经过若干次循环，待外引物基本消耗尽，无需取出第一次 PCR 产物，只需降低退火，即可直接进行 PCR 扩增。这不仅减少操作步骤，同时也降低了交叉污染的机会。这种 PCR 称中途进退式 PCR，主要用于极少量 DNA 模板的扩增。

（6）多重 PCR 技术（multiple PCR）　在同一反应中用多组引物同时扩增几种基因片段，如果基因的某一区段有缺失，则相应的电泳谱上这一区带就会消失。主要用于同一病原体的分型及同时检测多种病原体、多个点突变的分子病的诊断。

（7）重组 PCR 技术　重组 PCR 技术是在两个 PCR 扩增体系中，两对引物分别由其中之一在其 5′-端和 3′-端引物上带上一段互补的序列，混合两种 PCR 扩增产物，经变性和复性，两组 PCR 产物互补序列发生粘连，其中一条重组杂合链能在 PCR 条件下发生聚合延伸反应，产生一个包含两个不同基因的杂合基因。

（8）原位 PCR 技术　利用完整的细胞作为一个微小的反应体系来扩增细胞内的目的片段，在不破坏细胞的前提下，利用一些特定的检测手段来检测细胞内的扩增产物。直接用细胞涂片或石蜡包埋组织切片在单个细胞中进行 PCR 扩增，可进行细胞内定位，适用于检测病理切片中含量较少的靶序列。

（9）实时荧光定量 PCR 技术　以 DNA 探针连接荧光试剂，待此 DNA 探针与 PCR 产物结合，检测荧光量，利用荧光信号积累实时检测整个 PCR 进程，最后通过标准曲线，以计算机软件分析，确定样品中的 DNA 或者 RNA 的原始模板拷贝数量。

18.2　重组 DNA 技术

重组 DNA 技术（recombinant DNA technique）是指在体外重新组合脱氧核糖核酸（DNA）分子，并使它们在适当的细胞中增殖的遗传操作。这种操作可把特定的基因组合到载体上，并使之在受体细胞中增殖和表达。因此，不受亲缘关系限制，为遗传育种和分子遗传学研究开辟了崭新的途径。

重组 DNA 技术步骤一般包括：①获得目的基因；②与克隆载体连接，形成新的重组 DNA 分子；③用重组 DNA 分子转化受体细胞，并能在受体细胞中复制和遗传；④对转化子筛选和鉴定；⑤对获得外源基因的细胞或生物体通过培养，获得所需的遗传性状或表达出所需要的产物。

18.2.1　目的基因的制备

目的基因的制备，最常见的是已知序列和分布的基因，可用 PCR 等方法从组织或 cDNA 文库中克隆出感兴趣的基因；或者从中间载体比如克隆载体上将已知基因用酶切等方法切下，然后连接到目的载体上。这里介绍从 cDNA 文库中获取目的基因的方法。

此法的基本原理是先构建 cDNA 文库（包含某一组织细胞在一定条件下所表达的全部 mRNA 经反转录而合成的 cDNA 序列的克隆群体，它以 cDNA 片段的形式储存了全部的基因表达信息），然后筛选含有目的 cDNA 的克隆。cDNA 制备过程示意图见图 18-2。

18.2.2　接合反应

DNA 连接的方法主要有黏端连接法和平端连接法。在 DNA 连接酶的作用下，有 Mg^{2+}、ATP 存在的连接缓冲系统中，将分别经酶切的载体分子与外源 DNA 分子连接在一起，而且能使平末端的双链 DNA 分子连接起来。但这种连接的效率比黏性末端的连接效率低，一般可通过提高 T_4 噬菌体连接酶浓度或者增加 DNA 浓度来提高平端的连接效率。

18.2.3　细菌转化

细菌处于容易吸收外源 DNA 的状态叫感受态。转化是指质粒 DNA 或以它为载体构建的重组子导入细菌的过程。其原理是，在 0℃下的 $CaCl_2$ 低渗透溶液中，细菌细胞膨胀成球形。转化缓冲液中的 DNA 形成不易被 DNA 酶所降解的羟基-钙磷酸复合物，此复合物黏附于细菌表面。42℃短时间热处理（热休克），可以促进细胞吸收 DNA 复合物。将处理后的

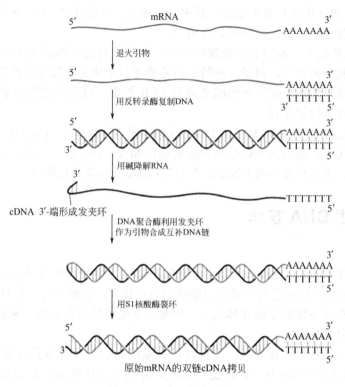

图 18-2　cDNA 制备过程

细菌放置在非选择性培养液中保温一段时间，促使在转化过程中获得的新的表型得以表达，然后再涂布于含有氨苄西林的选择性平板上，37℃培养过夜，这样即得转化菌落。

18.2.4　菌落筛选

一般情况下，质粒上常带有可供筛选使用的标记，例如，抗性基因或蓝白筛选系统元件等，这些足以对克隆成功与否做出初步判断。下一步可以根据所插入的片段的特性，例如，质粒大小及酶切位点，来确定其是否带有插入片段。

18.2.5　菌种培养保存和复苏

微生物具有容易变异的特性，因此，在保藏过程中，必须使微生物的代谢处于最不活跃或者相对静止的状态，这样才能在一定时间内使其不发生变异而又保持生活能力。低温、干燥和隔绝空气是微生物代谢能力降低的重要因素，所以，菌种保藏方法虽多，但都是根据这三个因素而设计的。

18.3　基因转染技术

将具有生物功能的核酸转移或运送到细胞内并使核酸在细胞内维持生物功能，称为基因转染。基因转染技术将特定的遗传信息传递到真核细胞中。目前，将外源 DNA 导入真核细胞的方法大致可分为两类：物理化学方法和生物方法。物理化学方法常用的有磷酸钙法、DEAE-葡聚糖法、电穿孔法、脂质体法等；生物方法是以病毒为载体，通过病毒感染的方法将外源 DNA 转入细胞，常用反转录病毒和腺病毒转染。

18.3.1 化学转染法

（1）**磷酸钙共沉淀法** 将氯化钙、DNA 和磷酸盐缓冲液混合，形成磷酸钙微沉淀，附着于细胞膜并经过细胞内吞作用进入细胞质。该方法的转化效率通常很低。

（2）**脂质体染法** 脂质体能在体内或体外提供运载外源性遗传物质进入细胞的载体。脂质体介导的基因转移的最大优势在于能在活体内应用。阳离子脂质体介导的感染示意图见图 18-3。

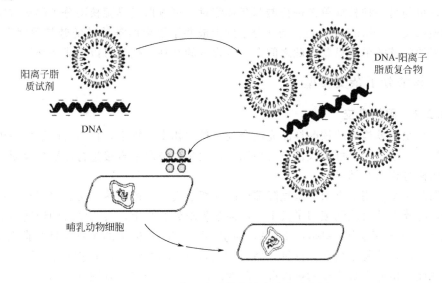

图 18-3　阳离子脂质体介导的感染示意图

18.3.2 生物方法

（1）**直接注射法** 将含有 DNA 的溶液直接注射到肌肉，以引起邻近的细胞摄入 DNA 链进行表达，在肌细胞中，基因表达可持续数月。

（2）**受体介导的基因转移** 依靠受体介导的细胞内吞途径以转移外源基因。受体介导的基因转移方法是在质粒 DNA 和某种特异的多肽（配体）之间形成复合体，而这种多肽能为细胞表面的受体所识别。若将 DNA 在体内运送至肝内，可以将 DNA 和能与肝细胞受体特异结合的去唾液酸糖蛋白质偶联，以便通过细胞内吞过程而被摄入，这种 DNA 大部分被肝脏所摄取。应用该方法转移的外源基因在活体内的表达持续时间较短，在评估实际应用前景上还存在一些问题。

（3）**精子载体法** 用精子和 NDA（吡啶核甘酸辅酶）一起孵育，可捕获得 DNA。通过受精过程，将外源性基因导入受精卵，大大简化了转基因动物的制备过程。这项转染方法是才发展出来应用于鱼类转殖的最新技术，它的最大优点就是简单方便。

18.4　核酸杂交

18.4.1 核酸分子杂交原理

　　DNA 分子是由两条单链形成的双股螺旋结构，维系这一结构的力是两条单链碱基氢键和同一单链上相邻碱基间的范德华力。在一定条件下，双螺旋之间氢键断裂，双螺旋解开，形成无规则线团，DNA 分子成为单链，这一过程称做变性或融解。加热、改变 DNA 融解的 pH 值、有机溶剂等理化因素，均可使 DNA 变性。变性的 DNA 黏度下降，沉降速度增加，浮力上升，紫外光吸收增加。在温度升高引起的 DNA 变性过程中，DNA 的变性会在一个很狭窄的温度范围内发生，这一温度范围的中点被称做融解温度 T_m。T_m 值的大小取决于核酸分子的 G-C 含量，核酸分子的 G-C 含量越高，其 T_m 值越高。因为 G-C 碱基之间有三个氢键，而 A-T 碱基之间只有两个氢键。变性 DNA 只要消除变性条件，具有碱基互补的单链又可以重新结合形成双链，这一过程称做复性。根据这一原理，将一种核酸单链标记成为探针，再与另一种核酸单链进行碱基互补配对，可以形成异源核酸分子的双链结构，这一过程称做杂交（hybridization）。杂交分子的形成并不要求两条单链的碱基顺序完全互补，所以不同来源的核酸单链只要彼此之间有一定程度的互补序列就可以形成杂交体。

18.4.2 核酸分子杂交类型

18.4.2.1 固相杂交

固相杂交是把欲检测的核酸样品先结合到某种固相支持物上，再与溶解于溶液中的杂交探针进行反应，杂交结果可用仪器进行检测，但大多数情况下直接进行放射自显影，然后根据自显影图谱分析杂交结果。

（1）菌落杂交　用于重组细菌克隆筛选的固相杂交，称做菌落杂交。主要步骤包括菌落平板培养，滤膜灭菌后放到细菌平板上，使菌落黏附到滤膜上，将滤膜放到经适当溶液饱和的吸水纸上，菌斑溶解产生单链的 DNA，固定 DNA 用 ^{32}P 标记的单链探针与菌落 DNA 进行杂交。杂交后，洗脱未结合的探针，将滤膜暴露于 X 射线胶片进行放射自显影。将自显影胶片与滤膜、培养平板比较就可以确定阳性菌落。菌落杂交示意图见图 18-4。

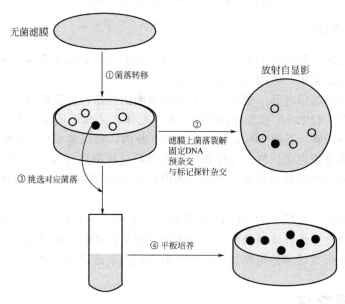

图 18-4　菌落杂交示意图

（2）Southern 杂交　Southern 杂交是从环境样品中提取细菌总 DNA，用适当的限制性核酸内切酶切割，经凝胶电泳分离后，将凝胶中的条带转移到硝酸纤维素滤膜或尼龙膜上，然后对该膜进行探针检测的方法。只有含有靶 DNA 序列的 DNA 分子才能与特定的核酸探

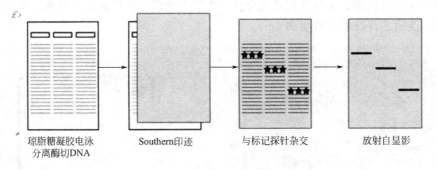

| 琼脂糖凝胶电泳
分离酶切DNA | Southern印迹 | 与标记探针杂交 | 放射自显影 |

图 18-5　Southern 杂交示意图

针进行杂交。Southern 杂交主要用于研究某些细菌多态性变化规律。Southern 杂交示意图见图 18-5。

（3）Northern 杂交　Northern 杂交和 Southern 杂交的过程基本相同，区别在于靶核酸是 RNA 而非 DNA。RNA 在电泳前已经变性，进一步经历变性凝胶电泳分离后，不再进行变性处理。在 Northern 杂交中所使用的探针常常是克隆的基因。

18.4.2.2　液相杂交

液相杂交是一种研究最早且操作简便的杂交类型。液相杂交的反应原理和反应条件与固相杂交基本相同，仅仅是将待检测的核酸样品和杂交探针同时溶于杂交液中进行反应，然后利用羟磷灰石柱选择性结合单链或双链核酸的性质，分离杂交双链和未参加反应的探针，用仪器计数并通过计数分析杂交结果，或者利用核酸分子的减色性（260nm 处吸光度的降低与双链形成的多少成正比）分析杂交的结果。

18.4.2.3　原位杂交

原位杂交是应用核酸探针与组织或细胞中的核酸按碱基配对原则进行特异性结合形成杂交体，然后应用组织化学或免疫组织化学方法在显微镜下进行细胞内定位或基因表达的检测技术。其中在此技术上发展的荧光原位杂交（FISH）技术因其经济、安全、无污染、探针稳定、快速、简便、直观、可靠、灵敏度高、信号强、背景低等，在诊断生物学、发育生物学、细胞生物学、遗传学和病理学研究上均得到广泛的应用。

18.5　基因芯片技术

基因芯片技术（gene chip）就是将大量探针分子固定于支持物上，根据碱基互补配对原理，与标记的样品分子进行杂交，通过检测杂交信号的强度及分布，进而获取样品中靶分子的数量和序列信息。

18.5.1　基因芯片技术原理

基因芯片的工作原理与经典的核酸分子杂交方法（Southern、Northern）一致，应用已知核酸序列作为靶基因与互补的探针核苷酸序列杂交，通过随后的信号检测进行定性与定量分析。具体地讲，即是将许多特定的寡核苷酸片段或 cDNA 基因片段作为靶基因，有规律地排列固定于支持物上；样品 DNA/RNA 通过 PCR 扩增、体外转录等技术掺入荧光标记分子或放射性同位素作为探针；然后按碱基配对原理将两者进行杂交；再通过荧光或同位素检测系统对芯片进行扫描，由计算机系统对每一探针上的信号作出比较和检测，从而得出所需要的信息。基因芯片技术流程见图 18-6。

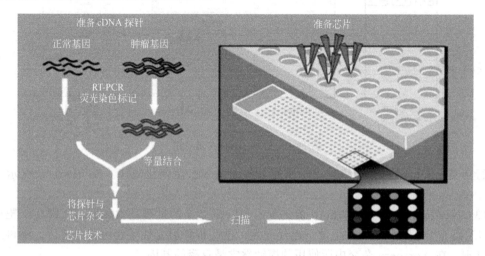

图 18-6　基因芯片技术流程示意图

18.5.2　基因芯片关键技术环节

基因芯片技术主要包括四个主要步骤：芯片制作、样品制备与标记、分子杂交反应、信号检测与结果分析。

18.5.2.1　芯片制作

基因芯片种类较多，主要以玻璃片、硝酸纤维素膜或硅片为载体，目前常用的基因芯片制作方法有：接触点样法、喷墨法、原位合成法。

（1）接触点样法　是将样品直接点在基体上，其优点是仪器结构简单、容易研制，是一种快速、经济、多功能的仪器，可以在 $3.6cm^2$ 面积内点上 10000 个 cDNA。不足之处是每个样品都必须是合成好、经过纯化、事先保存的。接触点样法流程见图 18-7。

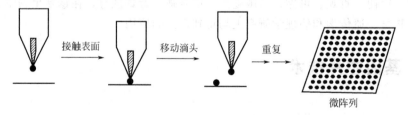

图 18-7　接触点样法流程

（2）喷墨法　是以定量供给的方式，通过压电晶体或其他推进形式从很小的喷嘴内把生物样品喷射到玻璃载体上。此法同样需要合成好的纯样品，包括 cDNA、染色体 DNA 片段和抗体。在 $1cm^2$ 面积上可喷射 10000 个点。喷墨法流程见图 18-8。

（3）原位合成法　主要是美国 Affymetrix 公司开发的寡聚核苷酸原位光刻 DNA 合成技术。采用的技术原理是在合成碱基单体的 $5'$-羟基末端连上一个光敏保护基，利用光照射使羟基端脱保护，然后逐个将 $5'$-端保护的核苷酸单体连接上去，这个过程反复进行直至合成完毕。此方法的优点是合成循环中探针数目呈指数增长，在 $1.6cm^2$ 面积上合成 40 万组寡核苷酸。原位合成法流程见图 18-9。

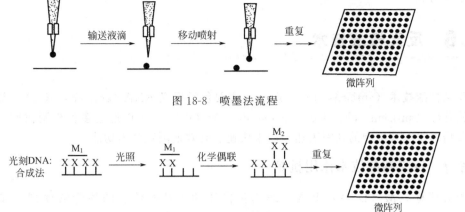

图 18-8　喷墨法流程

图 18-9　原位合成法流程

18.5.2.2　样品制备与标记

靶基因的制备和标记是基因芯片技术流程的一个重要环节，靶基因在与芯片探针结合杂交前必须进行分离、扩增及标记。标记方法根据样品来源、芯片类型和研究目的的不同而有所差异。通常是从待检细胞或者组织中分离出 DNA 或 RNA，也可以采用常规的分子生物学手段，如利用 PCR 扩增 DNA 片段，或用 RT-PCR 获得 cDNA，或从 cDNA 文库中获取单一、纯化的 cDNA，或人工直接合成的 DNA 片段等。经反转录、PCR 扩增、末端标记等操作，标记主要有荧光标记（常用 Cy3、Cy5）、生物素、放射性标记。对于检测细胞内 mRNA 表达水平的芯片，一般需要从细胞和组织中提取 RNA，进行反转录，并加入偶联有标记物的 dNTP，从而完成对探针的标记过程。

高密度芯片的分析一般采用荧光素标记探针，通过适当内参的设置及对荧光信号强度的标化，可对细胞内 mRNA 的表达进行定量检测。近年来运用的多色荧光标记技术可更直观地比较不同来源样品的基因表达差异，即把不同来源的探针用不同激发波长的荧光素标记，并使它们同时与基因芯片杂交，通过比较芯片上不同波长荧光的分布图获得不同样品间差异表达基因的图谱，常用的双色荧光试剂有 Cy3-dNTP 和 Cy5-dNTP。

18.5.2.3　分子杂交反应

该反应是指标记的样品与芯片上的靶基因进行杂交，产生检测信号的过程。它与经典分子杂交的区别在于：杂交时间短，30min 内完成，可同时平行检测许多基因序列。而杂交反应的质量和效率直接关系到检测结果的准确性，这些影响杂交反应的因素包括靶分子的浓度、探针浓度、靶分子和探针的序列组成、盐浓度、杂交温度和反应时间、DNA 二级结构等。

18.5.2.4　信号检测与结果分析

芯片经杂交反应后，各反应点形成强弱不同的光信号图像，用芯片扫描仪和相关软件加以分析，即可获得有关的生物信息。如果是用同位素标记靶基因，其后的信号检测即是放射自显影；若用荧光标记，则需要一套荧光扫描及分析系统，对相应探针阵列上的荧光强度进行分析比较，得到待测样品的相应信息。对于基因芯片的数据分析，就是把原始数据按一定的标准精简、归类，然后从归类数据中寻找有实际生物学意义的过程。总体来说，对于芯片的数据分析可分为以下几步：标准化、数据精简、统计学分析、生物学意义分析。

18.6 反义核酸技术

反义核酸技术（antisense technology）主要包括反义 RNA（antisense RNA）和反义寡脱氧核苷酸（antisense oligodeoxynucleotide，AS-ODN），可以通过多种机制快速、可预测地调节培养组织或细胞的基因表达，用来快速、有效地测定基因功能。

18.6.1 反义核酸技术作用机制

脱氧核糖核酸（DNA）上携带编码蛋白质的氨基酸信息的核苷酸序列，称正义链（sense strand），另一条与正义链互补的核苷酸序列称反义链（antisense strand）。AS-ODN 与靶 mRNA 上特定序列以 Watson-Crick 碱基配对原则杂交，从而抑制或阻断了 mRNA 基因的表达。统计表明，人类基因组中只能出现一次的核苷酸序列数目平均为 13 个。基于这一点，理论上设计一个有 15 个以上碱基（15～25 个碱基）特异序列的 ODN 能针对人类基因组中任何的单个基因作为靶点，从而调控基因表达。Yoshikawa 等报道 AS-ODN 干预转录、mRNA 前的剪接和翻译过程，可竞争转录、蛋白合成或致 mRNA 降解。迄今为止，AS-ODN 的作用机制尚未完全清楚，但较多理论和实验表明其可能的机制为：

（1）设计 AS-ODN 定向互补到靶 mRNA，严格按 Watson-Crick 碱基互补配对，从而抑制 mRNA 的表达。与 AS-ODN 结合的 mRNA，还可能阻断 mRNA 从核内进入胞浆，使其蛋白质的翻译过程不能正常进行，从而阻断了翻译过程。有研究发现，AS-ODN 与 mRNA 之编码区配对结合就足以阻断 mRNA 的翻译功能，而另外一些研究则证明 AS-ODN 与 mRNA 的 5′端非翻译区（是高度保守的序列）的结合才能取得最佳结果。

（2）AS-ODN 进入细胞核内以 Hoogsteen 键连接到核内基因组 DNA，即 ODN 直接与 DNA 双链的特定部位结合形成三聚体，或 ODN 与 mRNA 形成的双链与 DNA 双链竞争转录因子的结合，导致转录过程不能启动，转录被阻断。

（3）非特异性的作用机制是 AS-ODN 与靶蛋白以 Aptamer 式连接，从而抑制了蛋白质的加工、修饰及功能的表达。

18.6.2 反义核酸种类

反义核酸通常根据其作用方式可分为三类：①把特异的反义核酸连接到特定的表达载体上（病毒、质粒），导入靶细胞直接转录出反义 RNA，与相应 mRNA 形成双链，阻断 mRNA 的翻译过程；②人工合成或生物合成的 ODN，以胞吞的方式进入细胞与相应的 mRNA 结合发挥作用；③核酶特异性序列通过互补碱基对形成识别并结合特异性靶 RNA，催化核心则以酶的效率催化裂解靶 RNA，使目标失活并无法恢复，从而达到治疗目的。核酶（ribozyme）是一类能在特异序列位点催化 RNA 切割的小片段 ODN 链。

18.6.3 RNA 干扰技术

天然反义 RNA 广泛存在于原核和真核细胞内，通过与靶基因形成 RNA-RNA 或 RNA-DNA 双螺旋，对基因功能起重要的调节作用。RNA 干扰技术（RNA interference，RNAi）正是利用了反义 RNA 与正链 RNA 形成双链 RNA，特异性抑制靶基因转录后表达这一原理，成为研究转录后调控的有效工具，广泛用于功能基因组学、基因治疗和转录调控机制研究。在这一技术中，早期使用双链 RNA（double-strand RNA，dsRNA）作为干扰剂，核心技术是小分子干扰 RNA（small interfering RNA，siRNA）的设计与合成（哺乳动物通常选择 21～23 bp dsRNA，其他生物选择更长的片段），另外还包括 siRNA 的标记、转染和 RNAi 的检测。然而基因敲除实验显示 RNAi 存在一定程度的非特异性。分析认为，RNAi 最初在哺乳动物细胞中所获得的成功，部分是由于所使用的短链 dsRNA 激活了胞内 dsR-NA 依赖的蛋白激酶，引起细胞反应并不断累积。近来两方面技术的发展使得 RNAi 在哺乳动物细胞中更加奏效：①使用能使 siRNA 稳定表达的新的载体系统；②利用人 U6 核内小 RNA（snRNA）启动子进行单一 RNA 转录单位的核内表达。即通过转染 dsRNA 的胞内表达并在胞内降解成约 20 bp 的 dsRNA，后者通过 RNA 依赖的 RNA 合成酶复制，并结合到核酸酶复合物上，形成 RNA 诱导的转录沉默复合体（RNA-induced silencing complex，RISC），降解靶 mRNA。

18.6.4 反义寡核苷酸

反义寡核苷酸主要通过 RNase H 介导的机制抑制基因表达。RNase H 是一种降解 RNA-DNA 杂交链中 RNA 的酶，产生 5′-磷酸和 3′-OH。RNase H 酶切产物因缺少 5′-cap 和 3′-poly A 尾而被细胞中的 5′-外切酶和 3′-外切酶降解。这种高效的方法已被广泛用于含有反义寡核苷酸结合序列的靶基因的下调（down regulation）。实际上这种技术对于鉴定 mRNA 中的有效靶基因在某种程度上靠经验，因为许多靶基因不能显示最佳活性。可以通过增加反义寡核苷酸的种类克服这种局限，如在 96 孔板上进行 PCR 后，同时使用 80 种以上的反义寡核苷酸进行同一个 mRNA 表达的研究。整个过程仅用 4～5 天。因此，这是一种高通量的基因功能检定方法。化学修饰如 2′-甲氧基乙基化 [2′-O-（2-methoxy）ethyl，2′-MOE] 可降低细胞中核酸酶对寡核苷酸的降解作用，因而得到越来越多的研究应用。反义寡核苷酸技术已被用于多种系统的基因功能研究，如蛋白磷酸化酶、细胞周期蛋白依赖性蛋白激酶抑制剂 p27/kip（cyclin-dependent kinase inhibitor p27/kip）、凋亡蛋白抑制剂 survivin 和抗凋亡蛋白 BCL-XL。反义技术广泛用于体内外模型中靶基因功能的验证，可部分替代基因敲除技术。

18.7 蛋白质定量方法

定量作为生物实验室的日常工作之一，具有非常重要的意义。在蛋白质组学研究中，我们常常需要对蛋白质进行快速定量。无论是对蛋白质表达谱的定量比较还是蛋白质理化性质的分析，都建立在准确的定量这一基础之上。蛋白质的快速定量方法主要依靠蛋白质本身的发色基团，或其与其他显色剂反应产生的紫外吸收来进行定量。目前常用的主要有紫外吸收法、Bradford 法和 Lorry 法三种。

18.7.1 紫外吸收法

由于蛋白质中存在着含有共轭双键的酪氨酸和色氨酸，所以任何一个蛋白质都具有 280nm 附近的紫外吸收峰，在此波长范围内，蛋白质溶液的光密度 OD_{280nm} 与其浓度呈正比关系，可以对其进行定量。紫外吸收法测定蛋白质含量迅速、简便、不消耗样品，低浓度盐类不干扰测定，因此，已在蛋白质和酶的生化制备中广泛采用。尤其在柱色谱分离纯化中，常用 280nm 进行紫外检测，来判断蛋白质吸附或洗脱情况。

但该法存在无法弥补的缺陷：首先，对于测定那些与标准蛋白质中酪氨酸和色氨酸含量差异较大的蛋白质，有一定的误差，故该法适于测定与标准蛋白质氨基酸组成相似的蛋白质；其次，若样品中含有嘌呤、嘧啶等吸收紫外光的物质，会出现较大干扰，例如，在制备酶的过程中，色谱柱的流出液中有时混杂有核酸，应予以校正。

18.7.2 Bradford 法

由于直接紫外定量的方法有误差，所以实验室一般不采用紫外吸收法，而通常采用改良的 Bradford 法进行蛋白质含量测定。其原理为蛋白质与染料考马斯亮蓝 G-250 结合，使得染料最大吸收峰从 465nm 变为 595nm，在一定的线性范围内，反应液 595nm 处吸光度的变化量与反应蛋白量成正比，测定 595nm 处吸光度的增加即可进行蛋白定量。只需将 eppendorf 管换为 ELISA 板并相应地减少各个试剂的用量，这种方法可以应用到大规模高通量的试验中，可以同时进行 384 个样品的全自动准确定量。

18.7.3 Lorry 法

其原理为蛋白质与碱性铜溶液中的 Cu^{2+} 络合使得肽键伸展，从而使暴露出的酪氨酸和色氨酸在碱性铜条件下与费林试剂反应，产生蓝色，在一定浓度范围内，其颜色的深浅与蛋白质中的酪氨酸和色氨酸的含量成正比。由于各种蛋白质中的酪氨酸和色氨酸的含量各不相同，因此在测定时需使用同种蛋白质作标准。Amersham 公司将 Lorry 法进行了改良并商品化。首先用沉淀剂和共沉淀剂沉淀蛋白质，这样可以消除样品中的色素、尿素和盐等干扰因素。然后用含 Cu^{2+} 的复溶剂溶解蛋白质，再加入显色液进行定量。这种方法的优点在于定量准确，对各种干扰因素的容忍度都比较高，但是由于引入了沉淀复溶的操作步骤，使得该方法比较耗时，而且容易沉淀复溶不完全，影响结果的准确性。

纵观三种蛋白质定量方法，各有优缺点：紫外吸收法适合于与色谱柱联用，达到实时监控，然而较不准确；Bradford 法适合于大规模测定样品，但是样品中不能含有太高浓度的去污剂，对样品的要求较高；改良的 Lorry 法不再排斥去污剂，相对地操作就比较复杂。在试验中应按照要求选用不同的定量方法。

18.8 酶联免疫吸附测定

1971 年 Engvall 和 Perlmann 发表了酶联免疫吸附测定（enzyme linked immunosorbent assay，ELISA）用于 IgG 定量测定的文章，使得 1966 年开始用于抗原定位的酶标抗体技术发展成液体标本中微量物质的测定方法。

18.8.1 基本原理

这一方法的基本原理是：①使抗原或抗体结合到某种固相载体表面，并保持其免疫活性；②使抗原或抗体与某种酶连接成酶标抗原或抗体，这种酶标抗原或抗体既保留其免疫活性，又保留酶的活性。在测定时，把受检标本（测定其中的抗体或抗原）和酶标抗原或抗体按不同的步骤与固相载体表面的抗原或抗体起反应。用洗涤的方法使固相载体上形成的抗原-抗体复合物与其他物质分开，最后结合在固相载体上的酶量与标本中受检物质的量成一定的比例。加入酶反应的底物后，底物被酶催化变为有色产物，产物的量与标本中受检物质的量直接相关，故可根据颜色反应的深浅定性或定量分析。由于酶的催化频率很高，故可极大地放大反应效果，从而使测定方法达到很高的敏感度。

18.8.2 酶联免疫吸附法的分类及其操作步骤

ELISA 可用于测定抗原，也可用于测定抗体。在这种测定方法中有 3 种必要的试剂：①固相的抗原或抗体；②酶标记的抗原或抗体；③酶作用的底物。根据试剂的来源、标本的性状以及检测的具备条件，可设计出各种不同类型的检测方法。

18.8.2.1 双抗体夹心法

双抗体夹心法，属于非竞争结合测定。它是检测抗原最常用的 ELISA，适用于检测分子中具有至少两个抗原决定簇的多价抗原，而不能用于小分子半抗原的检测。

（1）工作原理（见图 18-10） 利用连接于固相载体上的抗体和酶标抗体分别与样品中被检测抗原分子上两个抗原决定簇结合，形成固相抗体-抗原-酶标抗体免疫复合物。由于反应系统中固相抗体和酶标抗体的量相对于待测抗原是过量的，因此复合物的形成量与待测抗原的含量成正比（在方法可检测范围内）。测定复合物中的酶作用于加入的底物后生成的有色物质量（OD 值），即可确定待测抗原含量。

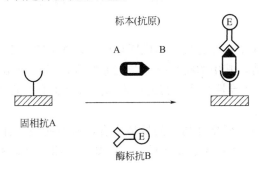

图 18-10 双抗体夹心 ELISA 测定原理示意图

（2）操作步骤

① 将特异性抗体与固相载体连接，形成固相抗体，洗涤除去未结合的抗体及杂质。

② 加受检标本，使之与固相抗体接触反应一段时间，让标本中的抗原与固相载体上的抗体结合，形成固相抗原复合物。洗涤除去其他未结合的物质。

③ 加酶标抗体，使固相免疫复合物上的抗原与酶标抗体结合。彻底洗涤未结合的酶标抗体。此时固相载体上带有的酶量与标本中受检物质的量正相关。

④ 加底物，夹心式复合物中的酶催化底物成为有色产物。根据颜色反应的程度进行该抗原的定性或定量。

根据同样原理，将大分子抗原分别制备固相抗原和酶标抗原结合物，即可用双抗原夹心法测定标本中的抗体。

18.8.2.2 双位点一步法

在双抗体夹心法测定抗原时，如应用针对抗原分子上两个不同抗原决定簇的单抗分别作为固相抗体和酶标抗体，则在测定时可使标本的加入和酶标抗体的加入两步并作一步。这种双位点一步不但简化了操作，缩短了反应时间，如应用高亲和力的单抗，测定的敏感性和特异性也显著提高。单抗的应用使测定抗原的 ELISA 提高到新水平。

在一步法测定中，应注意钩状效应（hook effect），类同于沉淀反应中抗原过剩的后带现象。当标本中待测抗原浓度相当高时，过量抗原分别和固相抗体及酶标抗体结合，而不再形成夹心复合物，所得结果将低于实际含量。钩状效应严重时甚至可出现假阴性结果。

18.8.2.3　间接法

此法是测定抗体最常用的方法，属非竞争结合试验。

（1）基本原理（见图 18-11）　将抗原连接到固相载体上，样品中待测抗体与之结合成固相抗原-受检抗体复合物，再用酶标二抗（针对受检抗体的抗体，如羊抗人 IgG 抗体）与固相免疫复合物中的抗体结合，形成固相抗原-受检抗体-酶标二抗复合物，测定加底物后的显色程度，确定待测抗体含量。

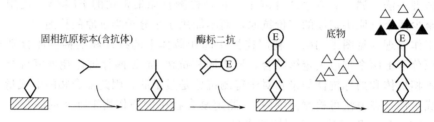

图 18-11　间接法 ELISA 原理示意图

（2）操作步骤

① 将特异性抗原与固相载体连接，形成固相抗原，洗涤除去未结合的抗原及杂质。

② 加稀释的受检血清，其中的特异抗体与抗原结合，形成固相抗原-抗体复合物。经洗涤后，固相载体上只留下特异性抗体。其他免疫球蛋白及血清中的杂质由于不能与固相抗原结合，在洗涤过程中被洗去。

③ 加酶标抗抗体，与固相复合物中的抗体结合，从而使该抗体间接地标记上酶。洗涤后，固相载体上的酶量就代表特异性抗体的量。例如，欲测人对某种疾病的抗体，可用酶标羊抗人 IgG 抗体。

④ 加底物显色，颜色深度代表标本中受检抗体的量。

本法只要更换不同的固相抗原，可以用一种酶标抗体检测各种与抗原相应的抗体。

18.8.2.4　竞争法

竞争法可用于测定抗原，也可用于测定抗体。

（1）竞争法的原理和特点（见图 18-12）

① 酶标记抗原（抗体）与样品或标准体中的非标记抗原或抗体具有相同的与固相抗体（抗原）结合的能力。

② 反应体系中，固相抗体（抗原）和酶标抗原（抗体）是固定限量，且前者的结合位点少于酶标记与非标记抗原（抗体）的分子。

③ 免疫反应后，结合于固相载体上复合物中被测定的酶标抗原（抗体）的量（酶活性）与样品或标准品中非标记抗原（抗体）的浓度成反比。

（2）操作步骤

① 将特异抗体与固相载体连接，形成固相抗体，洗涤。

② 待测管中加受检标本和一定量酶标抗原的混合溶液，使之与固相抗体反应。如受检标本中无抗原，则酶标抗原能顺利地与固相抗体结合。如受检标本中含有抗原，则与酶标抗原以同样的机会与固相抗体结合，竞争性地占去了酶标抗原与固相载体结合的机会，使酶标抗原与固相载体的结合量减少。参考管中只加酶标抗原，保温后，酶标抗原与固相抗体的结合可达最充分的量。洗涤。

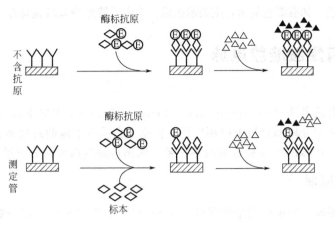

图 18-12　竞争法 ELISA 测定抗原原理示意图

③ 加底物显色。参考管中由于结合的酶标抗原最多，故颜色最深。参考管颜色深度与待测管颜色深度之差，代表受检标本抗原的量。待测管颜色越淡，表示标本中抗原含量越多。

18.8.2.5　捕获法

捕获法（亦称反向间接法）ELISA，主要用于血清中某种抗体亚型成分（如 IgM）的测定。以目前最常用的 IgM 测定为例，因血清中针对某种抗原的特异性 IgM 和 IgG 同时存在，则后者可干扰 IgM 的测定。

（1）工作原理（见图 18-13）　先将针对 IgM 的第二抗体（如羊抗人 IgMμ 链抗体）连接于固相载体，用以结合（"捕获"）样品中所有 IgM（特异或非特异），洗涤除去 IgG 等无关物质，然后加入特异抗原与待检 IgM 结合；再加入抗原特异的酶标抗体，最后形成固相二抗-IgM-抗原-酶标抗体复合物，加酶底物作用显色后，即可对样品中是否存在待检 IgM 及其含量进行测定。

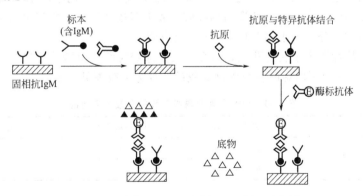

图 18-13　捕获法 ELISA 测定 IgM 原理示意图

（2）操作步骤

① 将抗人 IgM 抗体连接在固相载体上，形成固相抗人 IgM，洗涤。

② 加入稀释的血清标本，保温反应后，血清中的 IgM 抗体被固相抗体捕获。洗涤除去其他免疫球蛋白和血清中的杂质成分。

③ 加入特异性抗原试剂，它只与固相上的特异性 IgM 结合，洗涤。

④ 加入针对特异性的酶标抗体，使之与结合在固相上的抗原反应并结合。洗涤。

⑤ 加底物显色，如有颜色显示，则表示血清标本中的特异性 IgM 抗体存在，是为阳性反应。

18.9 聚丙烯胺凝胶电泳

聚丙烯酰胺凝胶电泳（polyacrylamide gel electrophoresis，PAGE），具有较高的分辨能力，因而在蛋白质的分离和分析中应用广泛。依据蛋白质分子量的对数和它的相对迁移率在一定范围内（15～200kDa）呈较好的线性关系，求出待测蛋白质的分子量。

18.9.1 基本原理

聚丙烯酰胺凝胶，是由丙烯酰胺单体（Acr）和少量的交联剂 N,N'-亚甲基双丙烯酰胺（Bis）在催化剂（过硫酸铵或核黄素）和加速剂（N,N,N',N'-四甲基乙二胺）的作用下聚合交联成的三维网状结构的凝胶。以此凝胶为支持物的电泳称聚丙烯酰胺凝胶电泳（PAGE）。具有机械性能好、化学性能稳定、灵敏度好、分辨率高的优点。

PAGE 根据其有无浓缩效应，分为连续系统和不连续系统两大类。前者电泳体系中缓冲液 pH 及凝胶浓度相同，带电颗粒在电场中的泳动主要靠电荷和分子筛效应；后者电泳体系中缓冲液离子成分、pH、凝胶浓度及电位梯度是不连续的，带电颗粒在电场中的泳动不仅靠电荷和分子筛效应，还有浓缩效应。

聚丙烯酰胺凝胶为网状结构，具有分子筛效应。它有两种形式：非变性聚丙烯酰胺凝胶（Native-PAGE）及 SDS-聚丙烯酰胺凝胶（SDS-PAGE）。非变性聚丙烯酰胺凝胶，在电泳的过程中，蛋白质能够保持完整状态，并依据蛋白质的分子量大小、蛋白质的形状及其所附带的电荷量而逐渐呈梯度分开。SDS 聚丙烯酰胺凝胶的有效分离范围取决于用于灌胶的聚丙烯酰胺的浓度和交联度。在没有交联剂的情况下聚合的丙烯酰胺形成毫无价值的黏稠溶液，而经双丙烯酰胺交联后凝胶的刚性和抗张强度都有所增加，并形成 SDS 蛋白质复合物必须通过的小孔。这些小孔的孔径随"双丙烯酰胺-丙烯酰胺"比率的增加而变小，比率接近 1∶20 时孔径达到最小值。SDS 聚丙烯酰胺凝胶大多按"双丙烯酰胺-丙烯酰胺"为 1∶29 配制，试验表明它能分离大小相差只有 3% 的蛋白质。

凝胶的筛分特性取决于它的孔径，而孔径又是灌胶时所用丙烯酰胺和双丙烯酰胺绝对浓度的函数。用 5%～15% 丙烯酰胺所灌制凝胶的线性分离范围见表 18-1。

表 18-1　SDS 聚丙烯酰胺凝胶的有效分离范围

丙烯酰胺浓度/%	线性分离范围/kDa	丙烯酰胺浓度/%	线性分离范围/kDa
15	12～43	7.5	36～94
10	16～68	5	57～212

18.9.2 操作步骤

（1）安装　安装垂直板电泳槽。

（2）制备凝胶板　根据分离组分的分子量大小选择合适的分离胶浓度及浓缩胶浓度。

（3）样品处理　将待分析样品配制成合适的浓度或浓度梯度溶液，连同 marker 分装于 Ep 管中，并加入上样缓冲液（loading buffer），100℃ 煮沸。

（4）电泳　接通电源，采用恒流电泳，调节电流为 15mA，等溴酚蓝指示剂进入分离胶后，电流变为 30mA。电泳大概需时 3～4h。

（5）染色及脱色　从凝胶板中取出凝胶，加入考马斯亮蓝 R-250 染色液，染色时间以染透整个凝胶板为准（一般需 24h）。加入脱色液，脱色完全后即能看到清晰的蓝色蛋白质条带。

（6）光密度扫描　用图像分析系统对电泳图片进行扫描分析，获得谱带的积分光密度值，计算样品中各蛋白的百分含量。

18.10　Western 印迹法

Western 印迹法（Western blot）是把电泳分离的组分从凝胶转移到一种固相支持体，并以针对特定氨基酸序列的特异性试剂作为探针检测之。Western 印迹法使用的探针是抗体，它与附着于固相支持体的靶蛋白所呈现的抗原表位发生特异性反应。这种技术的作用是对非放射性标记蛋白组成的复杂混合物中的某些特异蛋白进行鉴别和鉴定。

18.10.1　原理

原理与 Southern 杂交或 Northern 杂交方法类似，但 Western 印迹采用的是聚丙烯酰胺凝胶电泳，被检测物是蛋白质，"探针"是抗体，"显色"用标记的二抗。经过 PAGE 分离的蛋白质样品，转移到固相载体（例如硝酸纤维素薄膜）上，固相载体以非共价键形式吸附蛋白质，且能保持电泳分离的多肽类型及其生物学活性不变。以固相载体上的蛋白质或多肽作为抗原，与对应的抗体发生免疫反应，再与酶或同位素标记的第二抗体发生反应，经过底物显色或放射自显影，以检测电泳分离的特异性目的基因表达的蛋白成分。该技术也广泛应用于检测蛋白水平的表达。

18.10.2　操作步骤

（1）蛋白质样品制备　细胞或组织加含 PMSF 的裂解液裂解，离心取上清液。

（2）蛋白质含量的测定　取 $5\mu L$ 待测蛋白样品与 G250 考马斯亮蓝溶液显色后比色测定。

（3）SDS-PAGE 电泳　配 15% 分离胶和 5% 浓缩胶，加入 TEMED 后立即摇匀即可灌胶。电泳时间一般 0.5h，电压为 80V 较好，然后加压用 160V。电泳至溴酚蓝刚流出即可终止电泳，进行转膜。

（4）转膜　转一张膜需准备 6～7 张滤纸和 1 张 PVDF 膜（大小和胶一样大小）。将切好的 PVDF 膜置于甲醇上浸 5～10min 才可使用。一般用 60V 转移 2h 或 40V 转移 3h（50V 转移 2.5h）。

（5）免疫反应　将膜移至含有封闭液的平皿中，室温下脱色摇床上摇动封闭 1h，洗涤。将一抗用 PBST 稀释至适当浓度（通常 1∶1000 稀释）于膜室温下孵育 1～2h，或 4℃过夜。同上方法准备二抗稀释液并与膜接触，室温下孵育 1～2h 后，洗涤后进行显色。

18.11　免疫共沉淀

免疫共沉淀（co-immunoprecipitation）是以抗体和抗原之间的专一性作用为基础的用

于研究蛋白质相互作用的经典方法。这是确定两种蛋白质在完整细胞内生理性相互作用的有效方法。

18.11.1 基本原理

当细胞在非变性条件下被裂解时，完整细胞内存在的许多蛋白质-蛋白质间的相互作用被保留了下来。如果用蛋白质 x 的抗体免疫沉淀 x，那么与 x 在体内结合的蛋白质 y 也能沉淀下来。这种方法常用于测定两种目标蛋白质是否在体内结合；也可用于确定一种特定蛋白质的新的作用搭档（见图 18-14）。

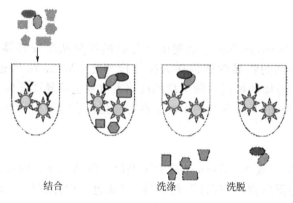

结合　　　　　　洗涤　　　　洗脱

图 18-14　免疫共沉淀原理示意图

这种方法的优点是：①相互作用的蛋白质都是经翻译后修饰的，处于天然状态；②蛋白质的相互作用是在自然状态下进行的，可以避免人为的影响；③可以分离得到天然状态的相互作用的蛋白复合物。

缺点为：①可能检测不到低亲和力和瞬间的蛋白质-蛋白质相互作用；②两种蛋白质的结合可能不是直接结合，而可能有第三者在中间起桥梁作用；③必须在实验前预测目的蛋白是什么，以选择最后检测的抗体，所以若预测不正确，实验就得不到结果，方法本身具有风险。

18.11.2 操作步骤

①细胞用适量细胞裂解缓冲液（含蛋白酶抑制剂）浸润，离心取上清；②取少量裂解液以备 Western 印迹分析，剩余裂解液加 $1\mu g$ 相应的抗体，4℃缓慢摇晃孵育过夜；③取 $10\mu L$ 蛋白质 A 琼脂糖珠，用适量裂解缓冲液洗 3 次，每次 3000r/min 离心 3min；④将预处理过的 $10\mu L$ 蛋白质 A 琼脂糖珠加入到和抗体孵育过夜的细胞裂解液中 4℃缓慢摇晃孵育 2～4h，使抗体与蛋白质 A 琼脂糖珠偶联；⑤免疫沉淀反应后，在 4℃ 以 3000r/min 速度离心 3min，将琼脂糖珠离心至管底，将上清小心吸去，琼脂糖珠用 1mL 裂解缓冲液洗 3～4 次；⑥最后加入 $15\mu L$ 的 $2\times SDS$ 上样缓冲液，沸水煮 5min，SDS-PAGE、Western 印迹或质谱仪分析。

18.12　膜片钳技术

20 世纪 80 年代初发展起来的膜片钳技术（patch clamp technique）为了解生物膜离子

单通道的门控动力学特征及通透性、选择性膜信息提供了最直接的手段。该技术的兴起与应用，使人们不仅对生物体的电现象和其他生命现象有了更进一步的了解，而且对于疾病和药物作用的认识也不断更新，同时还形成了许多病因学与药理学方面的新观点。本节拟对膜片钳的基本原理及在心血管研究中的应用作一介绍。

18.12.1 膜片钳技术基本原理与特点

膜片钳技术本质上也属于电压钳范畴，两者的区别关键在于：①膜电位固定的方法不同；②电位固定的细胞膜面积不同，进而所研究的离子通道数目不同。电压钳技术主要是通过保持细胞跨膜电位不变，并迅速控制其数值，以观察在不同膜电位条件下膜电流情况。因此，只能用来研究整个细胞膜或一大块细胞膜上所有离子通道的活动。目前电压钳主要用于巨大细胞的全性能电流的研究，特别在分子克隆的卵母细胞表达电流的鉴定中发挥着其他技术不能替代的作用。该技术的主要缺陷是必须在细胞内插入两个电极，对细胞损伤很大，在小细胞（如中枢神经元）就难以实现，又因细胞形态复杂，很难保持细胞膜各处生物特性的一致。

膜片钳的基本原理则是利用负反馈电子线路，将微电极尖端所吸附的一个至几个平方微米的细胞膜的电位固定在一定水平上，对通过通道的微小离子电流作动态或静态观察，从而研究其功能。膜片钳技术实现膜电流固定的关键步骤是在玻璃微电极尖端边缘与细胞膜之间形成高阻密封，其阻抗数值可达 $10\sim100G\Omega$（此密封电阻是指微电极内与细胞外液之间的电阻）。由于此阻值如此之高，故基本上可看成绝缘，其上电流可看成零，形成高阻密封的力主要有氢键、范德华力、盐键等。此密封不仅电学上近乎绝缘，在机械上也是较牢固的。又由于玻璃微电极尖端管径很小，其下膜面积仅约 $1\mu m^2$，在这么小的面积上离子通道数量很少，一般只有一个或几个通道，经这一个或几个通道流出的离子数量相对于整个细胞来讲很少，可以忽略。也就是说，电极下的离子电流对整个细胞的静息电位的影响可以忽略。那么只要保持电极内电位不变，则电极下的一小片细胞膜两侧的电位差就不变，从而实现电位固定。

另外，高阻封接技术还大大降低了电流记录的背景噪声，从而显著地提高了时间、空间及电流分辨率，如时间分辨率可达 $10\mu s$，空间分辨率可达 $1\mu m^2$ 及电流分辨率可达 $10\sim12A$。影响电流记录分辨率的背景噪声除了来自于膜片钳放大器本身外，最主要还是信号源的热噪声。信号源如同一个简单的电阻，其热噪声为：

$$\sigma n = 4Kt\Delta f/R$$

式中，σn 为电流的均方差根；K 为波尔兹曼常数；t 为绝对温度；Δf 为测量带宽；R 为电阻值。可见，要得到低噪声的电流记录，信号源的内阻必须非常高。如在 1kHz 带宽、10% 精度的条件下，记录 1pA 的电流，信号源内阻应为 $2G\Omega$ 以上。电压钳技术只能测量内阻通常达 $100k\Omega\sim50~M\Omega$ 的大细胞的电流，从而不能用常规的技术和制备达到所要求的分辨率。

18.12.2 膜片钳记录形式

高阻封接问题的解决不仅改善了电流记录性能，还随之出现了研究通道电流的多种膜片钳方式。根据不同的研究目的，可制成不同的膜片构型。

（1）细胞贴附膜片（cell-attached patch） 将两次拉制后经加热抛光的微管电极置于清洁的细胞膜表面上，形成高阻封接，在细胞膜表面隔离出一小片膜，既而通过微管电极对膜片进行电压钳制，高分辨测量膜电流，称为细胞贴附膜片。由于不破坏细胞的完整性，这种方式又称为细胞膜上的膜片记录。此时跨膜电位由玻管固定电位和细胞电位决定。因此，为测定膜片两侧的电位，需测定细胞膜电位并从该电位减去玻管电位。从膜片的通道活动看，这种形式的膜片是极稳定的，因细胞骨架及有关代谢过程是完整的，所受的干扰小。

（2）内面向外膜片（inside-out patch）　高阻封接形成后，再将微管电极轻轻提起，使其与细胞分离，电极端形成密封小泡，在空气中短暂暴露几秒钟后，小泡破裂，再回到溶液中，就得到"内面向外"膜片。此时，膜片两侧的膜电位由固定电位和电压脉冲控制。浴槽电位是地电位，膜电位等于玻管电位的负值。如放大器的电流监视器输出是非反向的，则输出将与膜电流（I_m）的负值相等。

（3）外面向外膜片（out-side patch）　高阻封接形成后，继续以负压抽吸，膜片破裂，再将玻管慢慢地从细胞表面垂直地提起，断端游离部分自行融合成脂质双层，此时高阻封接仍然存在。而膜外侧面接触浴槽液。这种膜片形式应测膜片电阻，并消除漏电流和电容电流。整个过程要当心是否形成囊泡。如果浴槽保持地电位水平，膜电位即与玻管电位相等。如放大器是非反向的，放大器的输出将与 I_m 值相等。

（4）全细胞记录构型（whole-cell recording）　高阻封接形成后，继续以负压抽吸使电极管内细胞膜破裂，电极胞内液直接相通，而与浴槽液绝缘，这种形式称为"全细胞"记录。它既可记录膜电位，又可记录膜电流。其中膜电位可在电流钳情况下记录，或将玻管连到标准高阻微电极放大器上记录。在电压钳条件下记录到的大细胞全细胞电流可达 nA 级，全细胞钳的串联电阻（玻管和细胞内部之间的电阻）应当补偿。任何流经膜的电流均流经这一电阻，所引起的电压降将使玻管电压不同于细胞内的真正电位。电流愈大，愈需对串联电阻进行补偿。对于全细胞钳，应注意细胞必须合理地小到其电流能被放大器测到的范围（25～50mA）。减少串联电阻的方法是玻管尖要比单通道记录大。

膜片钳技术的创立取代了电压钳技术，是细胞电生理研究的一个飞跃，使得离子通道的研究从宏观深入到微观，使昔日的"肉汤生理学"（broth physiology）与"闪电生理学"（lightning physiology）在分子水平上结合起来，使人们对膜通道有了新的认识。当前，生理学、生物物理学、生物化学、分子生物学和药理学等多种学科正在把膜片钳技术和膜通道蛋白重组技术、同位素示踪技术、光谱技术等非电生理技术结合起来，协同对离子通道进行全面的研究。不少实验室已经将基因工程与膜片钳技术结合起来，把通道蛋白有目的地重组于人工膜中进行研究。设想将合成的通道蛋白分子接种入机体以替换有缺陷和异常的通道的功能，从而达到治疗的目的。

18.13　放射配体受体结合实验

放射配体受体结合（radio-ligand receptor binding assay，RRA）实验广泛用于测定受体的密度和亲和力。

18.13.1　原理

$$R+L \Longrightarrow RL^*$$

上式为本实验的基本反应。其中 R 代表受体；L 代表配基；RL^* 代表受体配基复合物。药物与受体结合位点间的相互作用，遵守质量守恒定律。利用不同浓度的放射性配基与一定量的受体结合，即可以用数学作图推导出受体含量，并计算出解离常数作为受体与配基亲和力的一个指标。

放射配基与受体制备物（含受体的组织或细胞制备物）作用时，其结合形式有两种：一种是配基与受体的特异性结合，其特点是亲和力高，且由于受体有限，故具有饱和性；另一种是配基与受体制备物的非受体分子的结合，称为非特异性结合，其特点是亲和力低但结合点多，不易饱和。用放射性配基研究特异性受体时，必须设法减除非特异性结合。一般采用的方法是制备总结合管和非特异结合管，两者计数之差即为特异性结合量。

（1）总结合　将放射性配基与受体制备物反应，除去游离的放射性配基，测定结合的放射性配基的计数（其中包含特异性结合与非特异性结合，称为总结合）。

（2）非特异性结合　将大量（一般为 500～1000 倍）非标记特异性配基与标记的放射性配基相混，然后共同与受体制备物反应。由于非标记配基与标记配基两者比例悬殊，所以受体几乎全部被非标记配基饱和，标记配基只能与组织制备物中的非特异结合位点结合。这时测出的标记配基的结合量，反映的是非特异结合量。用总结合管的计数减去非特异结合管的计数，即可得到特异结合计数。

组织制备物中的受体含量及解离常数的计算：设想如果放射性配基浓度足够大，受体全部被其结合，这时的放射性配基的结合量即反映出受点含量，我们将其称为最大结合量，以 B_{max} 表示。若以 B 代表与受体结合的配基量，F 代表配基浓度，K_D 代表解离常数，根据 Clark 受体理论：

$$B = B_{max} \cdot F/(F+K_D)$$

B 与 F 的关系是一条直角双曲线（图 18-15）。

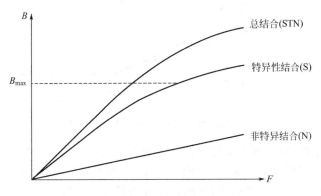

图 18-15　受体与配基结合的饱和曲线

将上式变形得：

$$B/F = B_{max}/K_D - B/K_D$$

以 B/F-B 作图，可得到一条直线，即 Scarchard 作图（如图 18-16）。若放射性配基稀释成不同浓度（F），与受体制备物作用后，分别测得相应的结合配基量，即可绘出图形，从而求得 B_{max} 及 K_D。由图 18-16 可分析受体的属性以及求得 B_{max} 值。

以上是一个配基一个受体的情况，若受体具有亲和力不同的两种以上的结合点，则 Scatchard 图是曲线。例如当有高低两种亲和力结合点时，Scatchard 图是双曲线。其两个渐近线分别代表高低亲和力两种结合点的图形，并可通过计算求出相应的 B_{max} 及 K_D（如图 18-17 所示）。

18.13.2　测定方法

按顺序加入配制各反应管，每个测定点都取双复管平行实验。每个配基浓度有 4 管，两

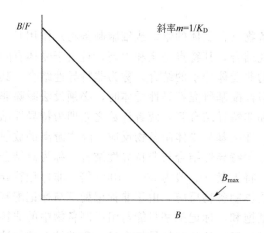

图 18-16　一个配基一种受体情况下的 Scarchard 作图

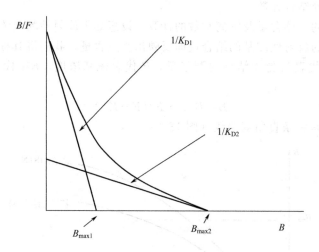

图 18-17　有高低两种亲和力受体结合点时的 Scatchard 图

个总结合管 T（取平均值），两个非特异性结合管 N（取平均值）；做 6 个不同浓度。加样完毕，样品试管混合均匀后，置于 30℃下保温 30min，冰上终止反应。样品用滤膜过滤，取下膜，滤膜放入闪烁杯，每管加 8mL 闪烁液，进行液闪测定。按上述公式计算结合率。

参 考 文 献

[1] Gerald Karp. Cell and Molecular Biology. New York：John Wiley & Sons Inc，2007.

[2] 郑集，陈钧辉. 普通生物化学. 第 4 版. 北京：高等教育出版社，2007.

[3] 陈宏博，李忠义. 生物有机化学. 大连：大连理工大学出版社，2011.

[4] 陈石根，周润琦. 酶学. 上海：复旦大学出版社，2001.

[5] 李晓华. 生物化学. 第二版. 北京：化学工业出版社，2010.

[6] 徐寒梅，周长林，郑珩，等. 治疗酶的研究进展. 生物工程学报，2009，25（12）：1852-1862.

[7] 张庆柱. 分子药理学. 北京：高等教育出版社，2007.

[8] 朱培，李鑫强，李振轮，等. 磷酸酶在病原菌浸染寄主中的作用. 生物工程学报，2012，28（2）：154-163.

[9] 袁勤生. 现代酶学. 第二版. 上海：华东理工大学出版社，2007.

[10] 王晨泉，李运曼，马晓慧. 磷酸二酯酶与疾病相关的药理学研究进展. 医学综述，2011，18（18）：2806-2808.

[11] 郑集，陈钧辉. 普通生物化学. 第 4 版. 北京：高等教育出版社，2007.

[12] 查锡良，药立波. 生物化学与分子生物学. 第 8 版. 北京：人民卫生出版社，2013.

[13] 彭银祥，李勃，陈红星. 基因工程. 武汉：华中科技大学出版社，2007.

[14] 杨建雄. 分子生物学. 北京：化学工业出版社，2009.

[15] Turner Phil，Mclennan Alexander，Bates Andy，et al. BIOS Instant Notes in Molecular Biology. Oxford：Michael Taylor & Francis Ltd，2012.

[16] 刘志国. 基因工程原理与技术. 第 2 版. 北京：化学工业出版社，2011.

[17] 郭葆玉. 基因工程药学. 北京：中国劳动社会保障出版社，2010.

[18] 於剑，黄家政，艾必燕，等. 核酸疫苗研究进展. 重庆中草药研究，2009，（2）：39-42.

[19] 张蕾，汪嘉，方小楠，等. 核酸疫苗的作用及我国目前的研究现状. 放射免疫学杂志，2013，26（4）：432-436.

[20] 许乐幸，王菊仙，李祎亮，等. siRNA 药物的临床研究进展. 中国新药杂志，2012，21（22）：2631-2635.

[21] 房宝英，何冬梅，张洹. siRNA 及其导入体内外方法的研究进展. 国际病理科学与临床杂志，2007，27（1）：44-47.

[22] 刘洋，李明花. 邢向红核苷类抗肿瘤药物的研究进展. 中国新药杂志，2012，（21）：2493-2498.

[23] 齐香君. 现代生物制药工艺学. 第 2 版. 北京：化学工业出版社，2010.

[24] 王学林. 分子药理学. 北京：中国医药科技出版社，2011.

[25] 王晓良. 应用分子药理学. 北京：中国协和医科大学出版社，2005.

[26] 杨宝峰. 药理学. 北京：人民卫生出版社，2013.

[27] 胡维新. 医用分子生物学. 北京：科学出版社，2013.

[28] 邵福源，王宇卉. 分子神经生物学. 上海：上海科学技术出版公司，2005.

[29] Edward A，Bradshaw Ralph A. Transduction Mechanisms in Cellular Signaling：Cell Signaling Collection Dennis. Lodon：Academic Press Inc，2011.

[30] Bastien D Gomperts，Ijsbrand M Kramer，Peter E R Tatham. 信号转导. 原著第 2 版（影印版·导读版）. 北京：科学出版社，2010.

[31] 李俊发，贺俊. 崎细胞信号转导研究技术. 北京：中国协和医科大学出版社，2008.

[32] Gary B Willars，R A John Challiss，张幼怡. 受体信号转导研究方法. 第 2 版. 北京：北京大学医学出版社，2008.

[33] 贺师鹏，胡雅儿，夏宗勤. 受体研究技术. 第 2 版. 北京：北京大学医学出版社，2011.

[34] 李扬秋. 细胞受体的研究和应用. 北京：人民卫生出版社，2009.

[35] Bradshaw，Ralph A.，Dennis Edward A. Functioning of Transmembrane Receptors in Signaling Mechanisms：Cell Signaling Collection. London：Academic Press Inc，2011.

[36] 李泱，程芮. 离子通道学. 武汉：湖北科学技术，2007.

[37] 张黎明. 神经系统离子通道病. 北京：科学出版社，2008.

[38] 吴钢，李卫华，黄鹤. 心脏离子通道病：从基础到临床. 北京：科学出版社，2010.

[39] 陈乃宏. 神经递质与神经疾患. 北京：中国协和医科大学出版社，2012.

[40] 张均田，张庆柱，张永祥，等. 神经药理学. 北京：人民卫生出版社，2008.

[41] 罗焕敏. 神经药理学基础. 广州：暨南大学出版社有限责任公司，2011.

[42] Gerald Litwack. 人体生物化学与疾病 2：转录激素代谢. 北京：科学出版社，2008.

[43] 陈家伦. 临床内分泌学. 上海：上海科学技术出版社，2011.

［44］廖二元. 内分泌代谢病学. 第 3 版. 北京：人民卫生出版社，2012.

［45］张均田. 现代药理实验方法. 第 2 版. 北京：中国协和医科大学出版社，2012.

［46］陈德富，陈喜文. 现代分子生物学实验原理与技术. 北京：科学出版社，2006.

［47］魏春红，门淑珍，李毅. 现代分子生物学实验技术. 第 2 版. 北京：高等教育出版社，2012.

［48］周登高，丁晓刚，田淑琴，等. G 蛋白偶联受体研究进展. 科技信息（科学教研），2007，（11）：10-11.

［49］任煜，朱会超，肖扬，等. 血管离子通道的研究进展. 天津中医药，2013，30（9）：573-576.

［50］李俊，王剑松. 抗肿瘤药物信号转导通路的研究进展. 医学综述，2012，18（17）：2796-2799.

［51］段铭铭，何进宇. 癫痫发作相关经典神经递质研究进展. 中国临床研究，2013，26（4）：407-408.